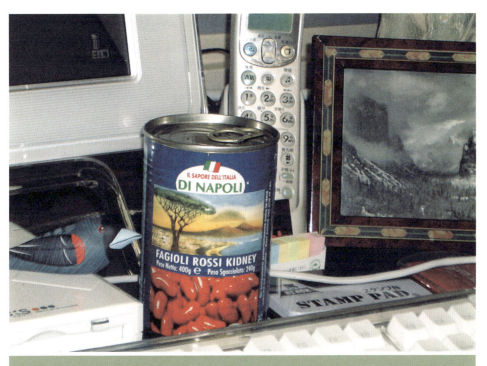

このナポリ特産の腎臓の形の赤色豆(fagioli rossi kidney は英語では red kidney beans)が入った缶詰のように，小児腎臓病学とその臨床に関する重要な知識や知恵がいっぱいにつまった本にしたい(味は読んでからのお楽しみ).

小児腎疾患の臨床

改訂第7版

著作 **五十嵐 隆**
国立成育医療研究センター 理事長

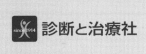
診断と治療社

■■ 改訂第7版の発刊に際して ■■◆◢▨

　「小児腎疾患の臨床」改訂第7版をここに上梓する.

　本書は1996年4月に上梓した「研修医のための小児腎疾患の臨床」を基に，2006年6月に書名を「小児腎疾患の臨床」に改め，現在に至っている．本書は小児科の研修医や若手小児科医が小児腎疾患を診療する上で必要な最新の知識を提供することを目的に執筆した．小児腎臓病学の基礎である腎生理学は難解で，臨床に用いられる負荷試験も慣れないものが少なくない．これらを出来るだけわかりやすく解説することを心がけると共に，最新の概念や重要な医学的成果をも積極的に紹介することで，世界の小児腎臓病学の潮流を意識した内容になるようにした．その結果，本書はこれまでに多くの読者から20年以上の長い期間にわたって御支援を戴くことができた．

　小児腎疾患に関する基礎・臨床医学は大きな進化を遂げている．本書を初めて上梓した頃は，患者さんの臨床像を詳細に観察し，臨床検査，画像検査や負荷試験，そして腎生検などを行って病気を診断し，経験に基づいて治療することが臨床の中心であった．その後，臨床に用いられる検査法が進歩すると共に，様々な分子生物学的手法が臨床にも導入されるようになった．現在では多数の糸球体・尿細管疾患の原因が遺伝子レベルで同定され，既成の疾患概念のスペクトラムが広げられ，新しい疾患とその原因遺伝子も解明されつつある．巣状分節性糸球体硬化症，SLE，ネフロン癆などの遺伝性疾患の病因論的多様性が明らかにされ，病気を成り立たせる複雑な仕組みの理解が少しづつではあるが着実に深まってきている．また，次世代シークエンサーを用いるwhole gene sequenceや遺伝子パネル検査も臨床に導入され，疾患の遺伝子レベルでの解明も格段の成果をあげている．さらに，質量分析やプロテオーム解析などの技術も研究レベルで盛んに用いられている．こうした新しい研究手法は小児腎臓病学の基礎と臨床のレベルを格段に向上させた．一方，IgA腎症やネフローゼ症候群に対する質の高いコントロールスタディが推進され，エビデンスレベルの高い成果がわが国からも発出されている．また，効果的な免疫抑制薬や分子標的薬が開発され，慢性糸球体腎炎，ネフローゼ症候群，腎移植の治療に利用され，優れた成績を上げている．

　しかしながら，原因が解明されていない小児腎疾患も残されており，薬剤の副作用に悩まされる患児も少なくない．小児腎疾患に関する研究は基礎と臨床の両面においてこれからも大いに必要とされる．今後の研究の発展を期待したい．これまでのわが国で遅れていた遺伝子治療や遺伝子改変技術も小児腎疾患の分野での応用も可能となりつつある．優れた臨床研究を実施する上での基盤整備として，重症疾患の質の高いデータベースの構築も学会として求められるであろう．また，現在医療に導入されつつある人工知能AIをAugmented Intelligenceとして画像・病理診断だけでなく様々な面に利用することも求められている．

　小児腎疾患の診療を担当する医師にとって本書が臨床の助けとなるだけでなく，本書を通じて小児腎疾患の基礎・臨床研究に興味を持たれ，高い志を持って基礎・臨床研究に参画する方が増えることを願う．

2019年10月

五十嵐　隆

小児腎疾患の臨床 改訂第 7 版
Contents

改訂第 7 版の発刊に際して ……………………………………………………………………………… iii
著者紹介 …………………………………………………………………………………………………… 330
腎臓の形をした赤色豆（fagioli rossi kidney）………………………………………………………… 前見返し
おもな遺伝性腎疾患の原因分子の腎における局在 ………………………………………………… 後見返し

第 1 部　総　論

A　腎の発生と分化
1. 腎の系統発生と三つの腎系 ………………………………………………………………………… 2
　　前腎 / 中腎 / 後腎
2. 尿管芽 …………………………………………………………………………………………………… 4
3. ネフロン ………………………………………………………………………………………………… 4
4. 蛋白 ……………………………………………………………………………………………………… 5
5. 腎発生の分子メカニズム …………………………………………………………………………… 6

B　腎機能と排尿機能の発達，およびその特徴
1. 腎機能の発達 …………………………………………………………………………………………… 7
　　胎児期の腎の発達 / 出生後の腎の発達
2. 排尿機能の発達 ……………………………………………………………………………………… 9
　　蓄尿と排尿 / 自覚的排尿

C　腎の形態と機能
1. 腎の形態 ………………………………………………………………………………………………… 10
　　腎の血管系 / 糸球体の構造 / 尿細管の構造 / 傍糸球体装置
2. 腎の機能 ……………………………………………………………………………………………… 18
　　糸球体機能（濾過機能）/ 尿細管機能（分泌再吸収機能）/ 代謝機能

D　腎疾患の主要症状
1. 臨床症状 ……………………………………………………………………………………………… 24
　　浮腫 / 高血圧（体高血圧）/ 尿毒症 / 腎外所見
2. 尿の異常 ……………………………………………………………………………………………… 28
　　血尿 / 蛋白尿 / 白血球尿（膿尿）と細菌尿 / 糖尿 / 尿量の異常 / 排尿異常
3. 血液生化学の異常 …………………………………………………………………………………… 38
　　クレアチニン，シスタチン C，β_2- ミクログロブリン，血液尿素窒素，尿酸 / 電解質 / 酸塩基平衡

E　診断法
1. 尿検査から何がわかるか …………………………………………………………………………… 58
　　外観 / 尿試験紙を用いた尿定性あるいは半定量検査 / 尿沈渣 / 定量検査と精密検査 /
　　尿培養 / 尿試験紙を用いた尿検査の原理と妨害反応の原因 / その他
2. 尿保存法の実際 ……………………………………………………………………………………… 63
　　室温放置による尿中成分の変化 / 尿中成分の適切な保存法
3. 糸球体機能検査 ……………………………………………………………………………………… 63
　　腎血漿流量の測定 / 糸球体濾過率の測定 / RI 物質を用いた GFR 測定法 / 小児の腎機能障害の
　　診断と小児 CKD ステージ判定のアルゴリズム

4. 尿細管機能検査 ··· 69
　　近位尿細管機能検査法 / 遠位尿細管，集合管検査法 / レニン - アンギオテンシン -
　　アルドステロン系の機能検査法 / その他

5. 画像検査 ·· 84
　　X線検査 / レノグラム，腎シンチグラム / 腎超音波検査 / CT 検査 / MRI 検査 /
　　腎血管造影検査

6. 腎 生 検 ··· 94
　　種類 / 適応 / 禁忌 / 経皮的腎生検の実施法

7. 骨塩定量法と骨生検 ·· 96
　　骨塩定量法 / 骨生検

8. 分子生物学的検査法 ·· 98
　　遺伝子クローニングとその応用 / 遺伝子発現の解析 / 病態モデル作製による解析 /
　　遺伝子病の分子生物学的解析 / 遺伝子診断の基礎知識 / 腎疾患の遺伝子解析 / 機能
　　性蛋白の解析法 / バイオインフォマティクスの利用 / エピジェネティクス解析

9. 質量分析 ·· 110

F 治　療　法

1. 一般的治療法 ·· 111
　　食事療法 / 運動制限

2. 血清電解質と酸塩基平衡の異常に対する治療法 ······································ 123
　　電解質異常 / 高尿酸血症

3. 透析療法 ·· 129
　　腹膜透析 / 血液透析

4. 腎 移 植 ·· 134
　　適応，術前検査 / 組織適合検査とその意義 / 予後

G 腎疾患の早期発見と対応——尿異常を呈する患児にはどう対処するか

1. 胎児閉塞性腎疾患の診断と対応 ·· 138
　　胎児の尿路はいつから評価できるか / 胎児閉塞性腎疾患 / 胎児閉塞性腎疾患の治療

2. 乳幼児腎検診 ·· 140

3. 学校検尿 ·· 141
　　検尿システム / 尿異常の頻度

4. 腎臓病検診有所見者に対する指導と対応 ··· 142
　　検診結果通達時あるいは腎臓検診にて異常を指摘されて受診した場合の指導 /
　　有所見者への対応

H 慢性腎疾患の成人への移行と慢性腎臓病（CKD）

1. 小児科医の守備範囲とあるべき立場 ·· 148

2. 成人に移行する腎疾患 ·· 151
　　慢性腎炎 / 泌尿器疾患 / その他

I 糸球体腎炎の発症機序

1. 免疫複合体の関与 ·· 154

2. 血管内皮障害性を有する IC 以外の原因 ··· 155

3. 細胞性免疫と補体系の異常 ·· 155

4. アポトーシスの関与 ··· 155

5. 糸球体内浸潤マクロファージの関与 ·· 155

vi ■ Contents

　　6. 基底膜構成成分の異常 ……………………………………………………… 156

J 慢性腎不全への進展機序
　　1. 増殖因子の関与 ……………………………………………………………… 157
　　2. メサンギウム細胞の形質転換と細胞増殖・基質増加 …………………… 157
　　3. 糸球体過剰濾過 ……………………………………………………………… 157
　　4. 糸球体肥大 …………………………………………………………………… 158
　　5. 高蛋白食(蛋白負荷) ………………………………………………………… 158
　　6. 高脂血症 ……………………………………………………………………… 159
　　7. 間質性腎炎 …………………………………………………………………… 159
　　8. 尿細管細胞の線維芽細胞への形質転換と増殖 …………………………… 159
　　9. 蛋 白 尿 ……………………………………………………………………… 159
　10. 尿細管間質病変 ……………………………………………………………… 159
　11. アルドステロンの腎障害作用 ……………………………………………… 159
　12. アンギオテンシン II の podocyte 傷害 …………………………………… 160
　13. 糸球体障害発生時の年齢 …………………………………………………… 160
　14. 尿細管間質における慢性腎虚血 …………………………………………… 161
　15. 尿中への酸排泄の増加 ……………………………………………………… 161

K 腎疾患患児への予防接種
　　1. 積極的に予防接種をすべき疾患とその時期 ……………………………… 162
　　2. 免疫能の低下している患児への予防接種施行時の注意点 ……………… 162
　　3. 腎疾患患児への予防接種の方針 …………………………………………… 163

▌第 2 部　各　　論

A 糸球体疾患
　　1. 急性糸球体腎炎 ……………………………………………………………… 168
　　2. 可逆性皮質下血管性脳浮腫 ………………………………………………… 168
　　3. 慢性糸球体腎炎 ……………………………………………………………… 170
　　　　無症候性血尿,無症候性蛋白尿 / IgA 腎症 / メサンギウム増殖性糸球体腎炎(非IgA腎症)/
　　　　巣状分節性糸球体硬化症 / 膜性増殖性糸球体腎炎,C3 腎症 / 膜性腎症 / HB ウイルス腎症 /
　　　　HIV 関連腎症
　　4. ネフローゼ症候群 …………………………………………………………… 181
　　　　生後 1 年以内に発症するネフローゼ症候群(先天性ネフローゼ症候群)/
　　　　特発性ネフローゼ症候群
　　5. 急速進行性糸球体腎炎 ……………………………………………………… 199
　　6. 二次性糸球体腎炎・腎症 …………………………………………………… 201
　　　　IgA 血管炎性腎炎・Henoch-Schönlein紫斑病性腎炎 / 溶血性尿毒症症候群 / 膠原病,
　　　　自己免疫疾患による腎炎 / 腎症候性出血熱(重症アジア型)/ immunotactoid glomerulopathy
　　　　あるいは fibrillary glomerulonephritis / チアノーゼ腎症 / 肥満関連性腎症 / 骨髄移植後の腎症
　　7. 遺伝性腎症 …………………………………………………………………… 217
　　　　Alport 症候群 / nonmuscle myosin heavy chain IIA syndrome / 良性家族性血尿 /
　　　　爪膝蓋骨(形成不全)症候群 / ネフロン癆 / oligomeganephronia / リポ蛋白糸球体症 /
　　　　Cockayne 症候群 / ミトコンドリア異常症 / Fabry 病 / C1q 腎症 /
　　　　complement factor H-related protein 5 nephropathy /fibronectin腎症 /Galloway-Mowat症候群 /
　　　　Schimke immuno-osseous dysplasia

B 尿細管疾患

1. 尿細管機能異常症 ·· 227
    近位尿細管機能異常 / 近位あるいは遠位尿細管機能異常症 / 遠位尿細管機能異常症

2. 尿細管間質性腎症 ·· 248
    全身性疾患 / 感染症 / 薬剤, 重金属 / その他

C 細菌性尿路感染症

1. 起 因 菌 ··· 255
2. 起因菌の薬剤感受性と第一選択薬 ·· 256
3. Gram陰性桿菌の尿路感染成立機序 ··· 257
4. 診断, 部位診断 ··· 258
5. 尿路異常の合併 ··· 259
6. 膀胱尿管逆流の病態生理 ·· 259
    尿管膀胱移行部における正常な逆流防止機構 / VURの成因 / 排尿時膀胱尿管撮影による
    VURの重症度判定 / VURの予後
7. 治療, 管理 ··· 265
    細菌性尿路感染症 / 腎周囲膿瘍, 腎膿瘍, 巣状細菌性腎炎と黄色肉芽腫様腎盂腎炎 /
    急性出血性膀胱炎 / アレルギー性膀胱炎 / 無症候性細菌尿 / Ochoa症候群 /
    気腫様腎盂腎炎

D 囊胞性腎疾患

1. 腎皮質囊胞 ··· 271
    単純性腎囊胞 / 糸球体囊胞症
2. 多囊胞性異形成腎 ·· 271
3. 多囊胞腎 ·· 274
    常染色体劣性多囊胞腎 / 常染色体優性多囊胞腎 / Meckel症候群
4. 遺伝性症候群における囊胞性腎疾患 ·· 278
    結節性硬化症 / von Hippel-Lindau病 / Mowat-Wilson症候群
5. 腎髄質囊胞性疾患 ·· 280
    髄質海綿腎 / 髄質囊胞腎 / 口顔指症候群 / 腎囊胞と糖尿病の合併 / Bardet-Biedl症候群 /
    Alström症候群

E 腎尿路の形成異常

1. 閉塞性腎疾患 ·· 282
    水腎症 / 多囊胞性異形成腎
2. 腎異形成, 腎低形成 ·· 285
    腎異形成 / 腎低形成 / 遺伝子異常が明らかになった腎尿路形成異常症

F 代理Münchhausen(Munchausen)症候群 ·· 288

G 排尿異常

1. 器質的排尿異常 ··· 289
    排尿調節機構 / 排尿異常 / 蓄尿異常 / 器質的排尿異常と機能的排尿異常の鑑別 /
    治療, 管理

H 急性腎障害(AKI)

1. 診　　断 ·· 295

高窒素血症，血清クレアチニン高値 / 尿量，尿中ナトリウム濃度 / その他

2. 原因究明──腎前性腎障害か腎性腎障害か ……………………………………………… 296
3. 合　併　症 ……………………………………………………………………………………… 298
　　体液量の増加あるいは減少 / 電解質異常 / 高窒素血症 / 高血圧 / 感染症
4. 治　　　療 ……………………………………………………………………………………… 299
　　透析療法

I　慢性腎不全と慢性腎臓病（CKD）

1. 概念，疫学 ……………………………………………………………………………………… 300
2. 病態生理 ………………………………………………………………………………………… 300
3. 治　　　療 ……………………………………………………………………………………… 300
　　方針 / 保存的治療
4. 学校生活への適応 ……………………………………………………………………………… 305
5. 慢性腎不全，透析，腎移植に関する医療情報の提供 ……………………………………… 305

J　高　血　圧

1. 定　　　義 ……………………………………………………………………………………… 307
2. 原因疾患 ………………………………………………………………………………………… 308
3. 高血圧患者にどう対応するか ………………………………………………………………… 308
　　現病歴，家族歴等の問診 / 身体所見の診察 / 各種検査値の検討 /
　　血圧のスクリーニング測定の検討 / 病因の検討
4. 二次性高血圧症の診断 ………………………………………………………………………… 310
　　大動脈狭窄症 / 体液量の増加 / 高レニン血症 / カテコラミン過剰 /
　　コルチコステロイド過剰 / 甲状腺機能亢進症
5. 治　　　療 ……………………………………………………………………………………… 313
　　一般的治療 / 薬物療法 / 外科的治療

K　腎尿路結石

1. 臨床症状 ………………………………………………………………………………………… 318
2. 種　　　類 ……………………………………………………………………………………… 318
　　カルシウム結石（シュウ酸カルシウム結石，リン酸カルシウム結石）/
　　炭酸リン酸カルシウム結石 / シスチン結石 / 尿酸結石，その他の結石
3. 治　　　療 ……………………………………………………………………………………… 320
　　薬物療法 / 食事療法 / 外科的治療

索　　　引 ……………………………………………………………………………………………… 321

第1部　総　論

A 腎の発生と分化

B 腎機能と排尿機能の発達，およびその特徴

C 腎の形態と機能

D 腎疾患の主要症状

E 診断法

F 治療法

G 腎疾患の早期発見と対応

H 慢性腎疾患の成人への移行と慢性腎臓病（CKD）

I 糸球体腎炎の発症機序

J 慢性腎不全への進展機序

K 腎疾患患児への予防接種

A 腎の発生と分化

1. 腎の系統発生と三つの腎系

腎はその発生過程で系統発生を繰り返して前腎(pronephros), 中腎(mesonephros), 後腎(metanephros)の3つの異なった腎系が順次発生する. 最終的に腎となるのは後腎である(図1).

a. 前　腎

前腎は胎児頸部の中間中胚葉を構成する細胞からつくられる. 尿細管状の構造をもつが糸球体はなく, 胎生3週に出現して4週に完全に消失する.

b. 中　腎

中腎は前腎が消失する頃に胸腰部の中間中胚葉を構成する細胞がまず中腎細管(尿細管)を形成し, S字型に伸び, その内側端が糸球体包を形成して糸球体を包む(中腎小体). その反対側は中腎管(集合管)と結合する. 中腎は胎生2か月頃に最も発達し3か月には尾側の尿細管を遺

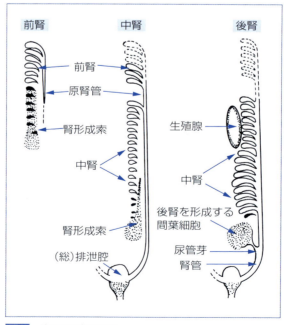

図1　泌尿器系の発生
(Saxénl L : *Organogenesis of the Kidney*. Cambridge University Press, 1987)

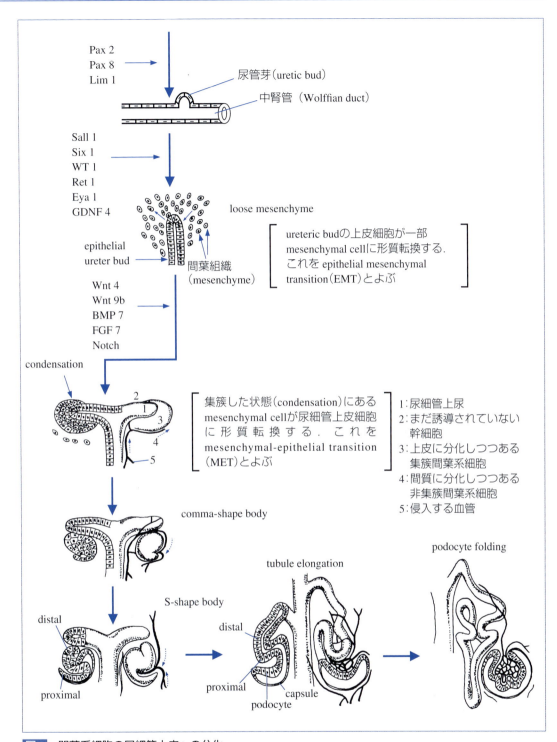

図2 間葉系細胞の尿細管上皮への分化
発生過程で作用する主たる蛋白を細矢印で示す.蛋白の名称は略語で示してあるが,それらの full spelling は表1を参照されたい.
(Ekblom P:Renal development. In:Seldin DW, Giebisch G(eds), *The Kidney*. Raven Press, New York, 1992 に追加)

して大部分が消失する．中腎は尿生成能を有する．

c. 後　腎

胎生 5 週頃から中腎管（Wolff 管）から分かれ出た尿管芽（ureteric bud）と尾側の中間中胚葉由来の造腎組織（ともに将来腎組織に分化する幹細胞）との相互作用により後腎が形成される．尿管芽分岐（ureteric bud branch）の先端に上皮細胞が形質転換（epithelial mesenchymal transition；EMT）してできた間葉細胞が集簇（condensation〈濃縮〉）して造腎帽子を形成し，それが上皮化する（mesenchymal-epithelial transition：MET）．同じ間葉細胞は S 字型の細管を形成し，遠位端が尿管芽の分枝と結合し，近位端は外部から血管の新芽が進入してできた毛細血管塊（糸球体）に押し込められて糸球体嚢を形成する（図 2）．図 3 に後腎形成の早期に生じる 4 つの細胞成分間で作用する転写因子とシグナルの相互作用について示す．

2. 尿管芽

尿管芽の根本は尿管となり，先端は拡大して腎盤（腎盂）となり，胎生 5 週から二分割を繰り返して枝分かれする．枝分かれした尿管芽の片方は常に新しいネフロンを誘導し，胎生 36 週頃には尿管芽の枝分かれと新たなネフロンの誘導は終了する．

尿管芽からは尿管，腎盂，腎杯，集合管が生じ，造腎組織からは糸球体嚢，近位尿細管，遠位尿細管，Henle のループが形成される（図 2）．両者の接点が集合管と遠位曲尿細管である．

3. ネフロン

腎は発生の過程で極めて特徴的なステップを経てネフロンを形成する．その過程は極めて複

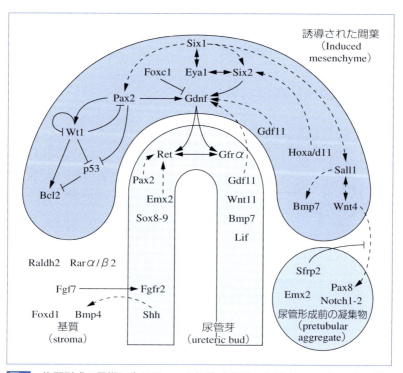

図3　後腎形成の早期に生じる 4 つの細胞成分間で作用する転写因子とシグナルの相互作用

表1 腎発生の過程で発現する主たる蛋白とその発現部位，および機能

蛋白		発現部位，機能
1. 増殖因子とその受容体	c-ret（receptor tyrosine kinase）	ureteric bud の上皮に発現し分岐を誘導
	GDNF（glial cell-line-derived neurotrophic factor）	ureteric bud に接した mesenchyme に発現
	TGF-β（transforming growth factor-β）	ureteric bud に発現
	BMP-7（bone morphogenic protein-7）	ureteric bud と nephrogenic zone の mesenchyme に発現
	HGF（hepatocyte growth factor）	nephrogenic zone の mesenchyme に発現
	IGF-I（insulin-like growth factor-I）	集合管に発現
	IGF-I receptor	主として ureteric bud に発現
	FGF-2（fibroblast growth factor-2）	mesenchymal cell を増殖させて apoptosis を誘導
	Ret（tyrosine kinase c-ret protooncogene）	GNDF と結合して間葉細胞の migration を促進
	Gfr α（GDNF family recepror-α）	GNDF-family ligands と結合して RET を活性化
2. プロトオンコジーン（転写因子）	PAX2（transcription factor of the paired box family）	condensation 部に発現して mesonephric development や metanephric development を誘導
	Wnt-4（secreted glycoprotein）	mesenchymal condensate の上皮細胞への転換に関与
	WT-1（Wilms tumor suppressor gene-1）	induced mesenchyme に発現
	Emx-2（homeobox gene）	ureteric bud に発現
3. 細胞外マトリックスを構成する蛋白	S-laminin（β chain of laminin）	糸球体基底膜の蛋白透過性防止
	HSST（heparan sulfate 2-sulfo-transferase）	condensation と branching morphogenesis 時に発現
	fibrillin-1	mesenchymal cell の維持
	TIN（tubulointerstitial nephritis antigen）	尿細管上皮細胞の分化
	galactin-3	ureteric bud branching に関与
4. メタロプロティナーゼ	MMP-2（metalloproteinase-2）	mesenchyme に発現して細胞外基質を分解
	MT-1-MMP（membrane type1-MMP）	ureteric bud epithelia に発現して細胞外基質を分解
	integrin $\alpha8\beta1$	epitheila-mesenchymal interaction に関与
5. インテグリン	integrin $\alpha3$	branching morphogenesis
	integrin $\alpha5$	angiogenesis
	VEGF（vascular endothelial growth factor）	angiogenesis

雑であり，プログラムされた様々な遺伝子がある特定の時期に特定の細胞に発現し，様々な因子や受容体などの蛋白を産生する．間葉細胞は糸球体，近位尿細管，遠位尿細管への分化能を有するが，その分化には尿管芽由来の因子の関与が不可欠である．逆に，尿管芽は間葉細胞の存在によって branching morphogenesis が促進される．両者の相互作用は epithelial-mesenchymal interaction とよばれ，間葉細胞と尿管芽が産生する様々な因子や受容体などの蛋白が産生され機能することによって営まれている．nephrogenesis は通常在胎 36 週までに終了する．約 6 割のネフロンは妊娠後期に形成される．正常の人の 1 腎当たりのネフロン数は 80 万〜100 万個とされる．早産児は出生後 40 日頃にネフロン形成が終了する．早産にて出生体重が 1 kg 低いと，出生時のネフロン数は約 26 万個少なくなる（「低出生体重児」の項，p.152 参照）．

4. 蛋白

腎発生の過程で発現する蛋白には，(1)ureteric bud の分岐を促進し，ureteric duct と nephrogenic zone の mesenchyme に発現して腎形成に関与する増殖因子やその受容体，(2)プロトオンコジーンとよばれる転写因子，(3)細胞外マトリックスを構成する蛋白，(4)細胞外基質を分解するメ

タロプロティナーゼ，(5)細胞外マトリックスの受容体であるインテグリンなどが明らかにされている(**表1**).

5. 腎発生の分子メカニズム

腎の発生に関与する遺伝子を研究するうえで organ culture system を用いた解析法はこれまでに多くの情報をもたらした．たとえば，uninduced mesenchyme を分化させたり，branching morphognesis などの *in vitro* での分化を観察することにより，そこで働く遺伝子を同定することが可能となった．しかし，このシステムは上皮細胞の分化を誘導し観察することができるが血管形成を欠いたシステムであるため，糸球体発生の重要な過程である angiogenesis を検討できない．一方，ノックアウトマウスを用いた解析は遺伝子欠損の影響を直接観察することができる．しかし，ノックアウトマウス作製から得られた結果と organ culture system の結果とがしばしば異なる．さらに，遺伝子の欠損による表現型がマウスとヒトで必ずしも同一でない．

腎発生の分子メカニズムを解明することはわが国を含め先進諸国の小児末期腎不全患者の原因疾患の第一位を占める先天性腎形成異常や腎尿路奇形の原因解明に寄与する．さらに，"腎の再生"実現のために必要な極めて重要なステップとなる．

B 腎機能と排尿機能の発達，およびその特徴

1. 腎機能の発達

小児の腎機能の発達の特徴を胎児期と出生後に分けて，簡単に記載する．

a. 胎児期の腎の発達

前腎，中腎が形成・消失し，最後に形成された（在胎5週頃から形成され，9〜12週頃には尿を産生し始める）後腎が残存し，生涯にわたり機能する．胎児期の腎は羊水を形成（胎児の体を守る環境を形成）するだけでなく，肺の成熟に必要な物質を産生する．羊水過少は肺低形成の原因となる（Potter 症候群）．

発生過程で糸球体は後腎の腎皮膜に近い nephrogenic zone に出現し，次第に成熟して腎皮質に移動する（遠心性〈centrifugal〉）．したがって，出生時に皮質表面側に近く位置する糸球体ほど若いできたての糸球体である．在胎36週までに糸球体の形成は完了し，1腎当たり約100万個の糸球体が形成される．糸球体濾過率（GFR）は在胎週数の経過とともに増加する（在胎24〜26週で 0.32 ± 0.24 mL/min，在胎32〜34週で 1.46 mL/min，在胎38〜40週で 4.67 mL/min）．GFR の増加は在胎26週から40週にかけて14倍となる．GFR が増加するのは新たにネフロンが形成されること（数の増加）と糸球体毛細血管新生により糸球体体積が増加するため（サイズの増加）である．

腎への血流は心拍出量の3〜7%（このとき，胎盤へは45〜50%）程度である．一方，成人では心拍出量の20〜25%が腎に灌流する（腎重量は体重の1%弱）．

妊娠中の喫煙が胎児の腎のサイズを小さくする．

b. 出生後の腎の発達

1）重　量

満期産時の腎の重量は 12.5 g（体重は約3 kg），それが成人になると 250 g になる（体重は約60 kg）．

2）血流量

生下時の腎血流量は成人の約10%である．心拍出量が少ないこと，腎血管抵抗が体血管抵抗よりも高いことが原因である．新生児期の腎血管抵抗が高い理由は不明であるが，レニンやカテコラミン分泌が高いことが一因とされる．腎血流量は体表面積に換算すると3歳頃までにほぼ成人と同じになる．

3）糸球体濾過率

生下時の糸球体濾過率（glomerular filtration rate；GFR）は成人の約 1/5 である．2週間後には

8 ■ 第1部　総論

2/5，2か月で1/2になる．体表面積に換算するとGFRは3歳頃までにほぼ成人と同じになる．皮質近傍の糸球体が機能するようになることと，糸球体そのもののサイズが増大することがGFRが増加する理由である．

4）ナトリウム再吸収能

　新生児の近位尿細管でのナトリウム再吸収能も成人に比べ低い（新生児のナトリウム再吸収率は85〜95%，成人では99%）．新生児のFENa（クレアチニンクリアランスに対するナトリウムのクリアランス）は5%程度で，生後2か月後には1〜1.5%程度（成人では1%以下）となる．尿中にナトリウムが失われやすい腎であることが低出生体重児に低ナトリウム血症が多い理由の一つとなる．特に低出生体重児では生後2週間は負のナトリウムバランスのために低ナトリウム血症になりやすい．これは胎児期は細胞外液量が多いために近位尿細管でのナトリウム再吸収が抑制されているからである．出生後に尿細管が長軸方向に伸展（出生時の4〜5倍の長さに）し，管腔側の襞形成が進み，膜面積が増大する．尿細管細胞のNa^+, K^+-ATPase活性も2〜3倍に増加し，能動輸送のエネルギー源であるATPを産生するミトコンドリアも5倍以上に増加する．出生後にGFRが増加することにより近位尿細管からのナトリウムと水の再吸収力が増大する（glomerulotubular balance）ことも尿細管からのナトリウム再吸収能の増加に寄与する．その結果，ナトリウム再吸収能は出生1年後には新生児期の10倍以上となる．新生児期の尿細管はアルドステロンに対する感受性も低い．

　一方，新生児期はレニン，アルドステロン活性が増加しているため遠位尿細管ではナトリウム再吸収能が亢進している．そのため，新生児にナトリウム濃度の高い生理食塩水を投与するとナトリウム排泄とそれに伴う利尿が少なく，浮腫を招きやすい．

　(1)新生児のGFR低値，(2)有機酸排泄のための尿細管表面積が少ない，(3)有機酸排泄に必要なエネルギー産生の不足，(4)近位尿細管でのHCO_3^-（重炭酸イオン）再吸収閾値の低値（すなわち，HCO_3^-が尿中に排泄される），(5)尿細管でのアンモニア，滴定酸産生低値（すなわち，尿中に酸を排泄しにくい）などの理由にて，血中HCO_3^-濃度は20 mEq/L程度（成人では25 mEq/L程度）と低値である．酸排泄能は生後1〜2か月でほぼ成熟するが，排泄予備能が不十分なため乳幼児期は酸血症になりやすい．生後ほぼ2年間かけて尿細管のNa^+, K^+-ATPase, H^+-ATPase, Na^+/HCO_3^-共輸送体，Na^+/H^+逆輸送体の活性がほぼ成人のレベルにまで増加する．同様に集合管の酸分泌細胞である間在細胞も約2年間かけて管腔側の襞が形成されミトコンドリアが増加し，細胞数が増加する．

5）尿濃縮力，尿希釈力

　(1)新生児のGFRが低値，(2)集合管，Henle係蹄が短い，(3)集合管細胞が扁平でなく円柱で間質が広く，再吸収された尿素が拡散しにくい，(4)髄質部の血管の発達が未熟，(5)集合管のADH感受性低値，(6)腎プロスタグランジン（PG）E_2，kallikrein高値，(7)蛋白摂取不足による髄質での尿素不足などが原因して尿濃縮力は低い（400〜550 mOsm/kgの最大尿濃縮力）．2歳になると成人と同等の尿濃縮力（1,000 mOsm/kg）となる．

　尿希釈力は新生児でもすでにほぼ成人と同等である．

　成長に伴う腎機能の発達をまとめて**表1**に示す．

表1 成長に伴う腎機能の発達

年　齢		糸球体濾過率 （mL/min/1.73 m²）	糸球体血流量 （mL/min/1.73 m²）	最大尿濃縮能 （mOsm/kg）	血清クレアチニン （mg/dL）	FENa （%）
新生児	低出生体重児	14 ± 3	40 ± 6	480	1.3	2 ～ 5
	成熟児	21 ± 4	88 ± 4	800	1.1	< 1
1 ～ 2 週		50 ± 10	220 ± 40	900	0.4	< 1
1/2 ～ 1 歳		77 ± 14	352 ± 73	1,200	0.2	< 1
1 ～ 3 歳		96 ± 22	540 ± 118	1,400	0.4	< 1
成　人		118 ± 18	620 ± 92	1,400	0.8 ～ 1.4	< 1

FENa：fractional excretion of sodium.

2. 排尿機能の発達

a. 蓄尿と排尿

　膀胱と尿道の機能は腎でつくられた尿を失禁することなく貯め（蓄尿），必要時に残尿なく排出（尿排出）することである．これら蓄尿と尿排出の機能は大脳と橋に位置する排尿中枢とその支配を受ける腰仙髄排尿中枢とにより調節されている（p.290 参照）．胎児期後期から胎児は排尿可能となるが，出生時には尿排出機能はほぼ完成するので新生児にも残尿はみられないのが普通である．ただし，新生児，乳児期は大脳排尿中枢から橋排尿中枢への抑制経路がまだ未完成のため蓄尿機能は未熟であり，少量の尿が膀胱にたまると反射的に排尿が生じてしまう．

b. 自覚的排尿

　抑制経路は生後発達し生後 18 か月頃には蓄尿機能はほぼ完成し，膀胱充満や尿意を態度や言葉で表現可能となる．腎濃縮能は 2 歳までに完成し，反射的な排尿は 2 歳半頃には消失する．その結果，2 歳半頃には自覚的排尿が可能となり，昼間の失禁はほぼ消失する．抗利尿ホルモンの日内リズムは 4 歳頃に完成し，夜間の排尿調節も可能となってくる．しかし，小学校入学時の児童の 20%，中学校入学時の生徒の 5% は夜間の排尿調節が不十分で，夜尿がみられる．そして，思春期以後には夜尿はほぼ消失する．これらの排尿機能の発達には個人差や遺伝性が強くみられることが特徴である．

C 腎の形態と機能

1. 腎の形態

腎は第12胸椎から第3腰椎の位置で背側腹膜に接する後腹膜臓器で，右腎が左腎より少し低く位置する．腎は呼吸運動と共に上下に最大で約2椎体分の距離を移動する．腎は外側に膨らみ内側にへこむそらまめの形をし，内側のへこみ(腎門)から尿管，動静脈が腎に交通する．腎の表面は腎門を除いて線維性の筋膜(周腎筋膜〈Gerota's capsule，perirenal fascia〉)で覆われている．腎の表層側は皮質(cortex)とよばれ糸球体の多くがここに存在する．一方，内側は髄質(medulld)とよばれ，尿細管の多くがここに存在する(図1)．部分的ではあるが，皮質が髄質に入りこむことがあり，これをベルタン柱(column of Bertin)とよぶ．

a. 腎の血管系

成人では腎の重量は体重の1%弱であるが，腎血流は心拍出量の約20～25%を占める．このような大量の血流が腎を灌流するのは腎自身の生存のためではなく，体全体の体液恒常性を維持することと蛋白代謝産物の体外への排泄を可能にするためである．それは，腎血流量が低下(腎不全)すると血清カリウム，リン，尿酸，クレアチニンなどが上昇することから容易に理解できる．

腹部大動脈から分かれた腎動脈(renal artery, main branch)は腎門から腎に入り葉間動脈(renal artery, segmental branch)となって皮質髄質境界部に向かう．皮質髄質境界部で弓状動脈(arcuate artery)となり，小葉間動脈(interlobular artery)が次々に分かれ皮質に向かって放射状に走行する．小葉間動脈は糸球体に向かって輸入細動脈(afferent arteriole)を分岐する(図1a, 図1b)．弓状動脈から糸球体の入り口の動脈(輸入細動脈)に至る間に血圧は50 mmHgほど低下する．輸入細動脈は血管極から糸球体に入り毛細血管(一度目の毛細血管)となり，糸球体内を灌流後再び合流して輸出細動脈となり，血管極から糸球体を出て尿細管周囲毛細血管となる(二度目の毛細血管)．輸入細動脈の中膜は血管軸を輪状に取り巻く単層の平滑筋細胞からなるが，糸球体の入り口でレニン分泌顆粒を含む顆粒細胞(腎のレニンの大部分を産生する)に置き換わる．その後静脈血となって皮質では直接小葉間静脈に，髄質の静脈血は上行直血管を通り小葉間静脈にそれぞれ灌流する．さらに，弓状静脈，葉間静脈を経て腎静脈となって腎門にて腎から出て，下大静脈に灌流する．左の腎静脈は腹部大動脈の前で上腸間膜動脈の下を通過する．

直血管(直細動脈，vasa recta)はHenle係蹄と髄質に血流を供給するが，その特殊なヘアピン構造(図1c)が腎髄質に溶質を蓄積させ，さらに皮髄境界から乳頭部への浸透圧勾配を形成するのに重要な役割を果たす．

直血管の下行脚では水を間質へ，溶質を血管内へ，逆に上行脚では水を間質から血管内へ，溶質を血管内から間質へ移動させることにより，髄質に蓄積された溶質を血流によって逃がさ

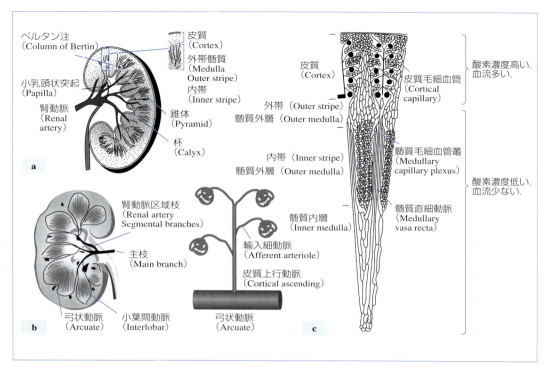

図1 腎臓の構造
(A)腎の肉眼的構造，(B)腎血管系の走行，(C)腎髄質内の直血管の走行
(Lifton RP, et al.：Genetic Diseases of the Kidney. Elsevier, Amsterdam, 2009 より作成)

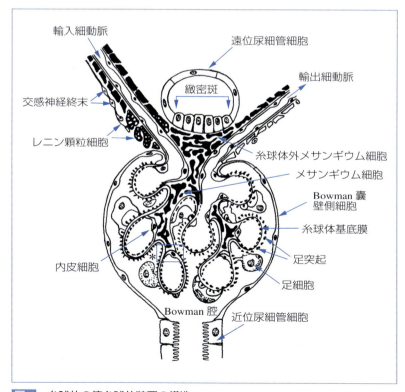

図2 糸球体の傍糸球体装置の構造
＊内皮細胞とメサンギウム細胞の間には糸球体基底膜がない点に注目．
(Kriz W, Sakai T, 1988)

ないようにするメカニズムを対向流交換系とよぶ．

　酸素は動脈から静脈に流れるので，腎髄質内部に行くほど酸素濃度は低下する．さらに，腎髄質血流は傍髄質糸球体(一番髄質側にある一層の糸球体)の輸出動脈からつながる直血管から主に供給されるため，総腎血流や皮質血流に比べ 10% 未満となる．そのため，腎髄質の酸素分圧は 20 mmHg 以下に低下する．

　髄質内層の尿細管は一般に低酸素状況であっても機能が保たれている．しかし，髄質外層の尿細管は Henle のループ尿細管の尿管腔側にある Na-K-2Cl 共役輸送体のように血管側の Na-K ATPase ポンプに依存する酸素を利用して Na を再吸収する．そのため，腎血流の低下だけでなく，酸素消費が亢進したときにも，低酸素状態が助長され，虚血・腎障害が生じる．心不全，高血圧，糖尿病，造影剤腎症，急性尿細管壊死疾患では腎髄質外層から腎障害が進みやすい．

　腎臓内の血流には一酸化窒素や活性酸素などのフリーラジカルを中心とした酸化ストレスが影響力をもつ．激しい運動は腎血流の低下や Na 再吸収亢進による酸素消費が亢進し，運動終了後に腎血流が回復したときに大量の活性酸素が発生する．一方，長時間の有酸素運動では一酸化窒素合成酵素の増加による一酸化窒素の増加と活性酸素の減少により酸化ストレスが減少することにより，腎血流が増加する．

b. 糸球体の構造

　図 2 に糸球体と傍糸球体装置の構造を模式的に示し，以下，その概要を説明する．

1) 糸球体

　糸球体は輸入細動脈と輸出細動脈を結ぶループ状の毛細血管網を Bowman 嚢が包んだものである．Bowman 嚢は尿細管の盲端部が二重壁のまま杯状に膨らんで形成される．糸球体内の毛細血管網はメサンギウム(特殊な結合組織)にて支えられる．複数の糸球体毛細血管はその側面をメサンギウムにより互いに束ねられ，それら全体を糸球体基底膜とその外側に位置する足細胞が覆った構造をとる．これを糸球体係蹄(係蹄とは縄で獣の足を引っかける罠のこと)とよぶ．糸球体の直径は成人では約 200 μm であり，髄質部の糸球体の直径が最も大きい．

a) 内皮，基底膜

　糸球体毛細血管は多数の孔(直径 50 〜 100 nm)のあいた内皮にて内貼りされている．毛細血管内皮の外側は大部分が糸球体基底膜，一部メサンギウムが位置する．糸球体毛細血管床の総表面積は両腎あわせると成人では約 1.5 m^2 にも及ぶ．糸球体基底膜は中心にあって電子顕微鏡写真上暗い色調の緻密層，その外側で足細胞直下の外透明層，内皮側の内透明層の 3 層から

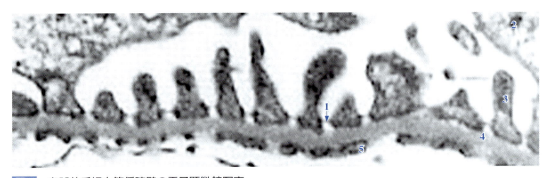

図3　糸球体毛細血管係蹄壁の電子顕微鏡写真
1：スリット膜，2：上皮細胞(podocyte)，3：上皮細胞足突起，4：基底膜，5：内皮細胞．
(新潟大学大学院医歯学総合研究科附属腎研究施設分子病態学分野　河内　裕先生より供与)

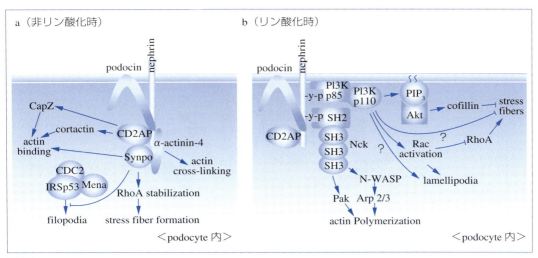

図4 nephrin と podocyte 内の actin とのネットワーク
a：nephrin と actin 細胞骨格との連関が推定されている物質を示す．
b：src-family に属する tyrosine kinase である Fyn により nephrin がリン酸化されることで，nephrin と情報伝達が行われる podocyte 内の物質の連係を示す．
(Schlondorff J：*Kidney Int* 2008；**73**：524-526)

なる．糸球体基底膜は IV 型コラーゲンが基本的な編み目様の構造をつくり(size barrier)，そこに糖蛋白 laminin, nidogen, proteoglycan(陰性荷電を形成することで基底膜における陰性荷電しているアルブミンなどの蛋白の透過性を低下させる〈charge barrier〉)が加わっている(p.217 参照)．

b) スリット膜，足細胞，足突起

足細胞(podocyte)は多数の突起(major process)を有する細胞体(cell body)とそこから伸びる足突起(foot process)にて細胞同士が組み合いながら糸球体係蹄の表面全体を覆う(図3)．

足突起同士はスリット膜(slit diaphragm)で接着されている．正常な slit diaphragm を介した cell signaling は podocyte の生存にとって不可欠である．slit diaphragm は podocyte 内での signal transduction を開始するための細胞外の mechanosensor と考えられている．slit diaphragm を介した情報は podocyte 内の actin cytoskelton に伝達される(図4)．slit diaphragm には tight junction protein である junctional adhesion molecule, occludin, cigulin が存在する．podocyte は接着分子である $\alpha v \beta 3$ integrin(ビトロネクチンレセプター)によって細胞外マトリックスである基底膜の IV 型コラーゲン α3 鎖と結合する．podocyte にはレニン-アンギオテシン系のすべてのシステムが存在する．podocyte の膜表面はシアル酸に富み，高度の陰性荷電を有する．足突起細胞は細胞骨格が発達し，表面に存在する podocalyxin(シアロ糖蛋白)や F-actin, α-actinin-4 などの細胞骨格が形態維持に働く．podocalyxin は Na^+/H^+ exchanger regulatory factor(NHERF2)やリン酸化された ezrin を介してアクチン細胞骨格との間で情報伝達を行う．α-dystroglycan, $\alpha_3 \beta_1$ integrin, podocalyxin などの糖蛋白の表面にはマイナスに荷電したシアル酸残基が存在し，podocyte の足突起の機能の維持に重要である．podocyte 足突起におけるアクチン細胞骨格等の分子構造を図5に示す．また，それらの主たる働きを表1に示す．脊髄の前駆細胞 progenitor cell が糸球体に移動し障害をうけた podocyte と置き換わる．podocyte は post-mitotic cell で，増殖能を持たない．しかし，特殊な病態(collapsing focal segmental glomerulosclerosis, primary collapsing glomerulopathy, human HIV-associated nephropathy)下では増殖する．podocyte は lipopolysaccharide receptors, CD14, toll-like receptor-4, erythropoietin receptor を発現する．podocyte には

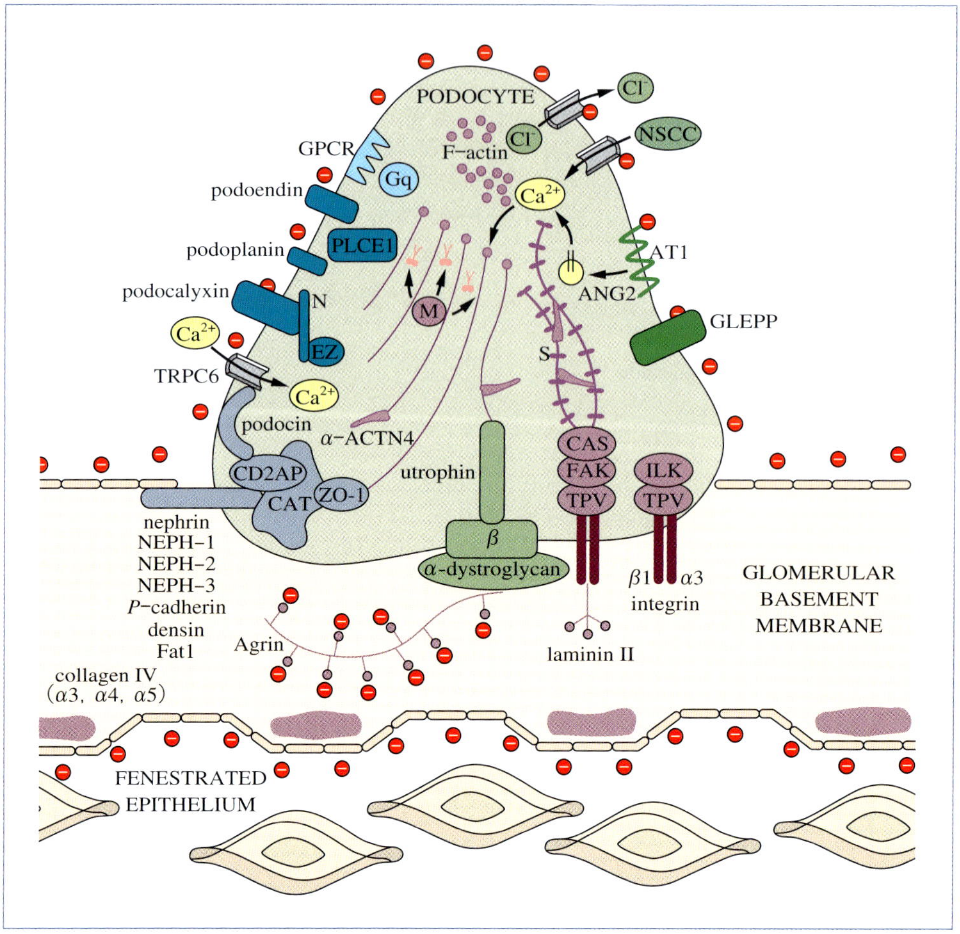

図5　podocyte 足突起におけるアクチン細胞骨格等の分子構造

podocyte の足突起同士は slit diaphragm（nephrin, P-Cad, FAT, NEPH-1 などから構成される）によって架橋される．podocyte 内部には actin 細胞骨格が存在し，Bowman 腔，slit diaphragma，GMB から種々の情報が伝達される．このような情報伝達が阻害されると，足突起は平らになって互いに癒合し基底膜から脱落し蛋白尿が生じる（形態的変化と機能的変化）．微小変化型ネフローゼ症候群では蛋白尿が出現しているときに足突起の扁平化と癒合が生じるが，足突起や podocyte の脱落は生じない．

The podocyte contains F-actin and myosin（M）and actin-binding proteins synaptopodin（S）and α-actinin-4（ACTN4）. The slit diaphragm contains proteins that include nephrin, podocin, and CD2AP. Neph-1, Neph-2, Neph-3, FAT1, ZO-1, densin, and β-cadherin are also located in this area. PLCE1 is a bifunctional enzyme that regulates members of the Ras superfamily and has been identified as a cause of hereditary nephrotic syndrome（diffuse mesangial sclerosis）. Angiotensin receptor 1（AT1）is a G-protein-coupled receptor and can activate TRPC6. Podocalyxin, podoplanin, podoendin, and glomerular epithelial protein 1（GLEPP）are located on the surface of the plasma membrane. The basement membrane area contains α3β1 integrin and α- and β-dystroglycans that secure the podocyte in the glomerular basement membrane（GBM）. Talin, paxillin, and vinculin（TPV）is connected to laminin-11 via α 3β1 integrin dimers. Additional important molecules shown in various compartments include Cas（p130Cas）, ezrin（EZ）, focal adhesion kinase（FAK）, integrin-linked（ILK）, Na+-H+ exchange regulatory factor（N）, and the nonselective cation channel（NSCC）.

（Winn MP：*J Am Soc Nephrol* 2008；**19**：1071-1075）

＊第 2 部糸球体疾患の図 12（196 頁）も参照すること．

chloride intracellular channel protein 5（CLIC 5）が存在し，podocyte の細胞膜と actin 細胞骨格とのアダプター機能をつとめ，podocyte の形態に寄与する．

　これまで糸球体基底膜が蛋白尿防止の点で最も重要と考えられてきた．podocyte 関連蛋白の先天的異常がネフローゼ症候群の原因となることが明らかになり，糸球体における蛋白尿防止の点で podocyte が最も重要な装置と考えられている．また，podocyte の endocytosis は 1 日 171 g の蛋白を処理できるため，ネフローゼの発症に endocytosis が関与する可能性が指摘されてい

表1 主たる **podocyte** 関連蛋白とその働き

podocyte 関連蛋白	推定される構造と機能
nephrin	約 180 kD の糖蛋白,8 個の免疫グロブリンモジュールをもつ podocyte の足突起間のスリット膜を形成し,蛋白尿を防止する
podocin	約 42 kD の蛋白 足突起細胞膜上でスリット膜の近傍に位置する nephrin や CD2 関連蛋白と結合性を有する
CD2 関連蛋白	CD2 の細胞質部と結合する蛋白で,接着分子である CD2 の機能を補強 actin 細胞骨格を調節する nephrin とも結合性を有する
podocalyxin	podocyte の陰性荷電を担う物質 podocyte の構造維持に働く
α-actinin-4	podocyte の細胞骨格を構成する蛋白
TRPC6 cation channel	podocyte 内への陽イオン(主として Ca^{2+})の流入を調節するチャネル podocyte の構造維持に働く
$\alpha_3\beta_1$ integrin	podocyte と糸球体基底膜とを結合する作用 podocyte や基底膜の障害は integrin の機能を損ない,podocyte が基底膜から脱落,その結果,蛋白尿が生じる integrin とは細胞内の現象と細胞外の現象を統合(integrate)する分子という意味をもつ

る(podocyte transcytosis).一方,基底膜を構成する heparan sulfate proteoglycans の形成に関与する 86.3 kDa endoplasmic reticulum-localized type II transmembrane glycoprotein の欠損はステロイド反応性ネフローゼ症候群の原因となることから,基底膜にも蛋白尿防止機序が存在するとされる.

2) メサンギウム

糸球体係蹄の中心にあって毛細血管を束ねる支持組織としてメサンギウムが存在する.糸球体内の一部の蛋白や液体はメサンギウム細胞同士のスペースを伝わって,糸球体外メサンギウムへ向かうことができる.この流れをメサンギウム運河とよぶ.メサンギウムはメサンギウム細胞とメサンギウム基質とからなる.メサンギウム細胞は周囲に多数の突起を出し,メサンギウム基質には多数のミクロフィブリルが含まれ,ともに糸球体係蹄を束ねる作用を果たす.メサンギウム細胞同士はコネクシン分子で構成されるギャップ結合にて結合する.メサンギウム基質は IV 型コラーゲン,フィブロネクチン,ラミニン,プロテオグリカンにて構成される.それらはメタロプロテイナーゼ(MMP3,MMP9)という分解酵素により分解される.糸球体腎炎ではメサンギウム細胞は形質転換して,平滑筋型の細胞に変化する.

c. 尿細管の構造

図 6 に尿細管の構造の模式図を示す.

糸球体から濾過された原尿は尿細管を通過する間に約 99% が再吸収される.糸球体とそれに引き続く大部分の尿細管(いずれも造腎組織由来)をネフロン(nephron)とよぶ.複数のネフロンを集めて乳頭の先端まで運ぶ管が集合管で,これはそのあとに続く腎杯,腎盂,尿管と同様に尿管芽由来である.ネフロンは糸球体から始まる 1 本の管であり,複数のネフロンが 1 本の集合管に注ぐ構造をとる.集合管の末端部は太くなり腎盂に開口する.この末端部の集合管を Bellini 管(ducts of Bellini)とよぶ.

尿細管はその走行から近位曲部,Henle 係蹄,遠位曲部,集合管に分類される.尿細管上皮

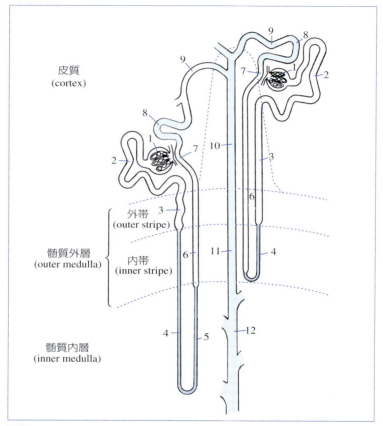

図6 尿細管の構造
短ループと長ループネフロン，および集合管を示し，中間ネフロンは省略してある．皮質の中で，髄放線を点線で囲っている．
1：腎小体，およびその中のBowman嚢と糸球体（糸球体係蹄），2：近位曲尿細管，3：近位直尿細管，4：細い下行脚，5：細い上行脚，6：遠位直尿細管（太い上行脚），7：緻密斑，8：遠位直尿細管，9：アーケードを形成する傍髄質ネフロンの結合尿細管，10：皮質集合管，11：髄質外層集合管，12：皮質層集合管．
（木原 達：尿細管の解剖学．小児内科 1991；**23**：5-10）

　細胞の形態による分類では近位尿細管，中間尿細管，遠位尿細管，集合管系に分類される．近位尿細管の遠位部と遠位尿細管の近位部はHenle係蹄の開始部と終了部に相当する．近位尿細管と遠位尿細管のほとんどは腎皮質に存在し，Henle係蹄と集合管は髄質に存在する．尿細管上皮細胞の近位尿細管から集合管に至るまですべて単層である．尿細管上皮細胞の血管側には尿細管基底膜が存在する．尿細管細胞に接する側と基底膜側にはNa$^+$，K$^+$-ATPaseが存在し，細胞内のイオン組成を保持し，尿細管内腔から間質へのイオン移送を行う．

　近位尿細管細胞は刷子縁とよばれるでこぼこの内縁（総表面積は成人では約5 m^{2}に及ぶ）をもった不規則な立方体細胞で，細胞質には大型のミトコンドリアやミクロゾームが大量に存在する．近位尿細管は糸球体から濾過された原尿からナトリウム，尿酸や低分子蛋白などの電解質や蛋白を再吸収する使命があり，そのためにエネルギー産生機関であるミトコンドリアが著しく発達している．腎はその重量が体重の1%程度しかないが，体全体が消費するエネルギーの約10%を消費するエネルギー消費器官でもあり，腎が消費するエネルギーの大部分が近位尿細管にて主としてナトリウム再吸収の際に消費されている．エネルギー消費の際に細胞内に活性酸素が産生されても尿酸を中心とした活性酸素の緩衝系の働きにより中和され通常は細胞障害作用は現れない．

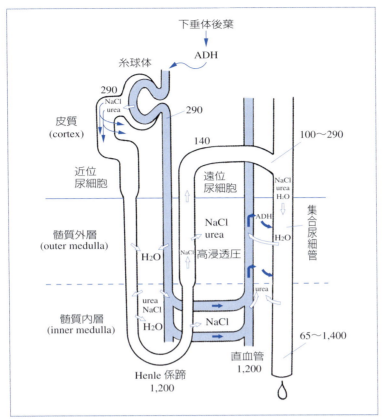

図7 直血管とHenle係蹄のヘアピン構造が生み出す髄質浸透圧勾配形成機構(対向流系)

直血管の下行脚では水は間質へ，溶質は血管内へ，上行脚では水は間質から血管内へ，溶質は血管内から間質へ移動する．この髄質に蓄積された溶質を血流によって逃がさないメカニズムを対向流交換系とよぶ．一方，Henle係蹄の下行脚と上行脚の水と溶質の透過性や能動輸送の特異性により溶質を髄質に蓄積させるメカニズムを対向流増幅系とよぶ．数字は浸透圧($mOsm/kgH_2O$)を示す．哺乳類は窒素代謝物を尿素(urea)として排泄する．腎では尿素の濃度勾配を対向流増幅系に利用し，浸透圧差を利用して尿細管(集合管)から水分を再吸収し尿を濃縮する．なお，尿素は水に可溶である．

Henle係蹄の細い下行脚と細い上行脚は扁平な4種類の上皮細胞からなり，Tamm-Horsfall蛋白(uromodulin)を分泌する遠位尿細管起始部(thick ascending limb，上行脚の太い部分)，そして遠位曲部の尿細管に続く．遠位曲部の尿細管には間在細胞(intercalated cell)が存在し，H^+あるいはHCO_3^-の分泌を司る．Henle係蹄の下行脚と上行脚の水および溶質の透過性や能動輸送などの部位特異性により溶質を髄質に蓄積させるメカニズムを対向流増幅系(図7)とよぶ．

集合管は遠位曲部から移行し皮質の髄放線で合流しながら髄質を下行する．集合管は複数が合流し，最終的には太い乳頭管となって乳頭の先端に開口する．集合管細胞は立方体の形をして細胞底部に浅い基底嵌合を有し，内腔側の細胞質には細長い小胞がみられる．この小胞には水チャネルが含まれ，抗利尿ホルモンの作用(血管側細胞膜上の受容体に結合後Gs蛋白を介してアデニル酸サイクラーゼ活性を賦活化してcyclic AMPを産生し，プロテインキナーゼを刺激して水チャネルAQP2を内腔側細胞膜に運ぶ)により細胞の水透過性が亢進する．

尿細管上皮細胞にはciliaが存在し，尿細管腔内の尿流を検知しCa^{2+}を基とするシグナル伝達により尿細管上皮細胞の構造と機能とを維持する．このciliaを形成する分子の異常は腎嚢胞症の原因となる．また，急性尿細管障害により，ciliaは正常時の2倍以上に伸長する．

d. 傍糸球体装置(juxtaglomerular apparatus；JGA)

糸球体から出た尿細管は髄質に向かって下行し Henle 係蹄を形成後上行し，Henle 上行脚の遠位尿細管が緻密斑(macula densa——背の高い遠位尿細管細胞群)とよばれる構造にて輸出入細動脈の間に挟まれながら糸球体と接触する．輸出入細動脈，緻密斑に囲まれた領域には細胞成分の豊富な糸球体外メサンギウムが存在し，三者を結合して糸球体の入り口に蓋をする．輸出入細動脈，緻密斑，糸球体外メサンギウムにて構成される構造を傍糸球体装置(p.11，図 2 参照)とよぶ．傍糸球体装置は尿細管内の液の流れや組成の変化によりレニンや一酸化窒素(nitric oxide；NO)を分泌し糸球体での濾過量を変化させる調節機構の担い手であり，この現象を尿細管糸球体フィードバック(tubuloglomerular feedback)とよぶ．この調節の詳しい仕組みについては不明な点が多いが，(1)傍糸球体間質のクロール濃度の変化が糸球体外メサンギウム細胞，それに接する糸球体内メサンギウム細胞，輸入細動脈細胞の順に伝えられ，輸入細動脈の糸球体内での中膜を構成する細胞である顆粒細胞からのレニン分泌量を変化させ輸入細動脈の血流を変化させる機序と，(2)クロール濃度の低下が JGA を介してメサンギウム細胞からの NO を刺激し，輸入細動脈が拡張して糸球体血流量が増加する機序が提唱されている．この調節は毎分数回のサイクルで変動する比較的迅速なものである．この意味から，傍糸球体装置は体液の恒常性を保つうえで極めて重要な調節装置である．JGA の顆粒細胞は糸球体の外側にある pericyte が JGA に移動したものである．hypoxia-inducible transcription factor はレニン分泌顆粒細胞をエリスロポイエチン産生細胞に変化させる．

2. 腎の機能

a. 糸球体機能(濾過機能)

輸入細動脈から糸球体に入った血液は糸球体基底膜から水と分子量が約 3.5×10^4 以下の物質が濾過され原尿となって尿細管腔に移動する．原尿の生成は，(1)糸球体濾過圧，(2)糸球体係蹄血管の膜の透過性と濾過に関与する血管床の大きさによって決定される係数(濾過係数)，の二点により決定される．したがって，糸球体濾過を起こす原動力である限外濾過圧は，

限外濾過圧 ＝ ［糸球体毛細血管内圧(60 mmHg) － 血液膠質浸透圧(血漿蛋白濃度により決定され正常では約 30 mmHg) ＋ Bowman 嚢内圧(約 10 mmHg)］×濾過係数(Kf)

にて示される．なお，糸球体基底膜の通過性は分子量だけでなく分子の荷電状態によっても決定される．

腎がある物質をどの程度排泄できるかを示す指標としてクリアランス(C)が用いられる．ある物質のクリアランスとは，その物質の 1 分間の尿中排泄と血漿中の濃度との比である．C をある物質のクリアランス，U をその物質の尿中濃度，V を尿量，P をその物質の血中濃度とすると，

C ＝ UV/P

と表される．イヌリンやマニトールなど糸球体を濾過されたのちに尿細管にて再吸収されない物質のクリアランスは理論的には糸球体濾過率(glomerular filtration rate；GFR)を意味する．成人のイヌリンクリアランス(Cin)は 130 ± 30 mL/min である．クレアチニンはイヌリンと腎における動態が似ているので，内因性クレアチニンクリアランス(Ccr)をイヌリンクリアランスとほぼ同一と考え，一般の臨床における GFR と見なしている．

b. 尿細管機能(分泌再吸収機能)

成人の糸球体では 1 分間に約 130 mL の血漿成分が濾過され，尿細管に流入する．血漿成分中には生体に必要な水，電解質，その他の物質も大量に濾過され，これをそのまま失うことは

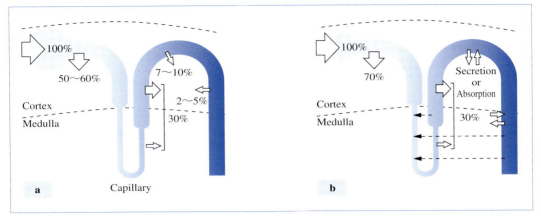

図8 糸球体濾過機能
a：糸球体で濾過されたナトリウムの尿細管各部位での再吸収の割合
b：糸球体で濾過されたカリウムの尿細管各部位での再吸収（または分泌）の割合
（Lifton RP, et al.：Genetic Diseases of the Kidney. Elsevier, Amsterdam, 2009 より作成）

陸上生活する生命への著しい脅威となる．尿細管はこれらの物質を体内に回収（再吸収）し，体液バランスを調整する重要な機能を果たさなくてはならない．多量の糸球体濾過と大量の尿細管再吸収が行われることは陸上生活をする動物がその体液の恒常性を保つために不可欠の仕組みである．腎で消費されるエネルギーの多くが尿細管，とりわけ近位尿細管細胞にて消費される．

糸球体で濾過されたナトリウムとカリウムの尿細管各部位での再吸収（または分泌）の割合を図8に示す．

1）近位尿細管の機能

近位尿細管の主たる機能は糸球体から濾過された水や物質の回収にある．水，ナトリウム，クロールは糸球体濾過量の50～60%を近位尿細管にて再吸収する．また，カルシウム，リン，ブドウ糖，アミノ酸，尿酸，HCO_3^-の大部分を近位尿細管にて再吸収する．これらの物質の再吸収にはナトリウムの能動輸送（たとえばナトリウム-ブドウ糖共輸送体やナトリウム-アミノ酸共輸送体など）による直接的あるいはそれに伴う間接的能動輸送による．能動輸送時にはATPがエネルギーとして消費される．能動輸送は尿細管中に排泄される物質がある閾値を越えると超えた部分を再吸収できない特徴（限界）を有する．近位尿細管内の浸透圧は再吸収のあとも血漿浸透圧と同じ（290 mOsm/kgH$_2$O）であり，この部位の水吸収は等浸透圧性水再吸収とよばれている．近位尿細管で産生されるuroguanylinは体内のナトリウム貯留が生じると尿中にナトリウムを多く排泄させる作用を有する．また，近位尿細管では生理的に糸球体を通過したアルブミンなどの蛋白をmegalinやcubilinにて結合し，endocytosisし，血管側へ移動させる（transcytosis）．

2）Henle 係蹄の機能

Henle係蹄では糸球体濾過量の約30%のナトリウム，クロールと，15%の水を再吸収する．Henle下行脚では管腔内液は高浸透圧状態になっている腎髄質間質に拡散し，Henle係蹄の最先端では管腔内液の浸透圧は1,200 mOsm/kgH$_2$Oとなる．次に，Henle上行脚では能動的なナトリウム，クロール，尿素（urea）の輸送により次第に管腔内は低張となる．この部位から間質に移動した塩化ナトリウム（NaCl）が高浸透圧勾配（腎髄質）を形成する．Henle係蹄終末部から次の遠位尿細管起始部にかけては最終尿の浸透圧に無関係に常に低浸透圧となる．集合尿

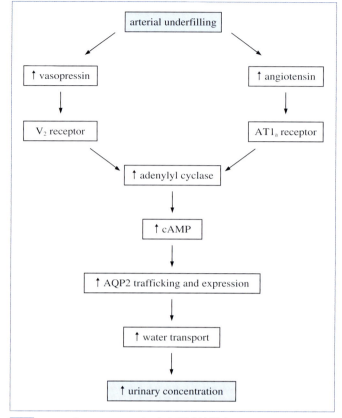

図9 ADHとangiotensinによる尿濃縮機序

細管周囲の高浸透圧の半分はNaCl，残り半分は尿素が形成する．

3) 遠位尿細管の機能

　ナトリウムの再吸収とカリウムの分泌を行う．この部位は水の透過性が低く，近位尿細管と異なりナトリウムの再吸収に伴い水が再吸収されることはない．したがってこの部位では尿は低張のままである．遠位尿細管からはTamm-Horsfall (TH)蛋白(単分子量85～100 kD)が分泌される．TH蛋白はナトリウム，水素，カルシウム，アルブミンなどの影響によりゲル化し細菌の尿細管上皮細胞への接着を阻害して増殖を阻止する．またサイトカインとの相互作用により尿細管腔での免疫応答に関与する．TH蛋白の欠損は腎盂腎炎発症のリスクとなるだけでなく，髄質嚢胞腎の原因となる(p.280参照)．Henle上行脚細胞の基底膜側にはβ3 adrenergic receptorが存在する．交感神経の刺激によりβ3 adrenergic receptorが活性化し，細胞内のcyclic AMPを増やし，AQP2を動員させ，水の再吸収が亢進する．

4) 集合管の機能

　ナトリウム，クロール，HCO_3^-，尿素，水を再吸収し，カリウム，H^+を分泌する．抗利尿ホルモン(ADH)の作用により水透過性が亢進し，それに伴い尿素の透過性も亢進して髄質の浸透圧が上昇し，集合管内の水を再吸収する．

　髄質の浸透圧が高く維持されるのは，(1) Henle係蹄で対向流増幅系(溶質を髄質に蓄積させるメカニズム)と，(2)直細血管の下行脚で水を間質へ，溶質を血管内へ，逆に上行脚では水を間質から血管内へ，溶質を血管内から間質へ移動させ，髄質に蓄積された溶質を血流によって

表2 ナトリウム利尿ペプチド（ANP，BNP）の作用

末梢作用	中枢作用
1. 腎での作用	
糸球体の GFR 増加	
輸入細動脈の拡張と輸出細動脈の収縮	
メサンギウム細胞の増殖抑制（TGFβ，MCP-1 抑制）	
尿細管での利尿促進，ナトリウム排泄促進	
2. その他の作用	
血管平滑筋の弛緩	飲水の抑制
レニン・アルドステロンの分泌抑制	食塩嗜好性の抑制
細胞増殖・細胞肥大の抑制	降圧作用，ADH・ACTH の分泌抑制

TGFβ：transforming growth factor β，MCP-1：monocyte chemotactic factor-1

逃がさないメカニズムである Henle 上行脚と集合管とがつくる対向流交換系が働いているからである（図7）．この対向流交換系は浸透圧の高い髄質での溶質の透過性が低く，高い浸透圧が髄質の血流により低下しない仕組みである．その結果，塩化ナトリウムと尿素が特異的に輸送されることにより髄質が高浸透圧となり，尿が濃縮される．

循環血流量の低下（arterial underfilling）は ADH 分泌を促進する．ADH は V_2 receptor に結合し，adenylyl cyclase を活性化して cAMP の産生を亢進させ，AQP2 の産生と動員により髄質部の集合管の水透過性を亢進させ水の髄質への移行を促進させ，濃縮尿の形成を促す．ADH により尿浸透圧は 1,150 mOsm/kgH$_2$O 程度にまで上昇する．逆に，ADH が分泌されないと皮質集合管や髄質集合管での水の再吸収が抑制され，希釈尿（低張尿）となる（尿浸透圧 65 mOsm/kgH$_2$O）．循環血液量の低下は ADH の分泌を促進するだけでなく血中 angiotensin を上昇させ AT1$_a$ receptor に結合することで，adenylyl cyclase を活性化して，ADH と同様の作用をもたらす（図9）．脳下垂体後葉から分泌される ADH と同様に secretin も血漿浸透圧の上昇により血中に分泌される．secretin は集合管血管側膜にある secretin receptor に結合し cAMP を介して核内の AQP2 gene に作用して AQP2 を動員し，集合管からの水再吸収を促進する．さらに，secretin は飲水行動を促進する．secretin には血管拡張作用がある．また，calcitonin も集合管の calcitonin receptor に結合して，cyclic AMP の産生を亢進させ AQP2 の膜への移動を促進することにより水の吸収を促して尿を濃縮させる．

集合管細胞管腔側には β3 adrenergic receptor が存在する．交感神経の刺激により β3 adrenergic receptor が活性化し，細胞内の cyclic AMP を増やし，AQP2 を動員させ，水の再吸収が亢進する．循環血流量の低下は中枢性に β3 adrenergic receptor を活性化する．

集合管には pH sensor である GPR4（G protein-coupled receptor 4）が存在し，細胞内の cAMP を高め，酸排泄に関与する transporter や channel の機能を調節している．

c. 代謝機能

腎は血管の調節に関与する種々のペプチドなどの物質，カルシウム代謝に関係するホルモン，赤血球産生に関与するホルモンなどを産生する．

1）血管拡張性物質

（1）心房性ナトリウム利尿ペプチド（atrial natriuretic peptide；ANP），（2）脳性ナトリウム利尿ペプチド（brain natriuretic peptide；BNP），（3）プロスタグランジン E$_2$，I$_2$，（4）キニンなどのホ

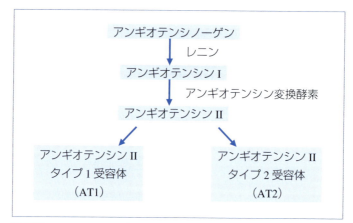

図10 レニン-アンギオテンシン系路

ルモン，(5)アドレノモデュリンである．また，内皮細胞により産生される NO も血管拡張作用を有する．

ANP は心房の産生する 28 アミノ酸からなるペプチドで細胞内のカルシウムを低下させ血管収縮性受容体を抑制して血管を拡張させる．さらに，尿細管細胞における抗利尿ホルモンの作用を直接抑制し，利尿を促す．一方，BNP はブタの脳から発見されたナトリウム利尿ペプチドで，ヒトでは主として心室から分泌される．このように ANP，BNP は心臓ホルモンである．心筋細胞の stretch が両ホルモンの合成・分泌刺激となる．ANP，BNP は腎炎において腎保護作用を示す(表2)．血中基準は ANP 10 〜 43 pg/mL，BNP < 18.4 pg/mL．ANP は心房や心室の心筋細胞に存在する serine protease である corin によって pro-ANP から作られる．

PGE$_2$ や PGI$_2$ は腎血管抵抗を下げ腎血流量を増加して尿量とナトリウムの尿中排泄が亢進する．

キニン(kinin)は腎血管抵抗を下げ腎血流量を増加させ，尿量，ナトリウムの尿中排泄が増加する．尿細管における抗利尿ホルモンによって亢進した水の透過性はキニンにより抑制され，尿量が増加する．キニンはカリクレインがキニノーゲンに作用して産生される．

アドレノモデュリンは血管内皮や平滑筋細胞で産生され，強い血管拡張による降圧作用を有する．

一酸化窒素は L-アルギニンと酸素を基質として，NADPH を還元剤として一酸化窒素産生酵素(nitric oxide synthase；NOS)により産生される．腎血流の約 1/3 は一酸化窒素依存性に保持されている．

2) 血管収縮性物質

(1)アンギオテンシン II，(2)エンドセリン，(3)トロンボキサンなどのペプチドは腎血管収縮作用を有する．その結果，腎血流量が低下する．

アンギオテンシン II は 8 個のアミノ酸からなるペプチドで強い血管収縮作用を有する．レニンはアンギオテンシノーゲンに作用してアンギオテンシン I(AT-I)を生成し，アンギオテンシン II 変換酵素により AT-I から AT-II が生成される(図10，p.286 図2 も参照)．ATII の受容体は糸球体 podocyte，近位尿細管から集合管にまで広く分布する．平滑筋や腎メサンギウム細胞のアンギオテンシン II タイプ 1(AT1)受容体はアンギオテンシン II の刺激により細胞内 Ca^{2+} を上昇させ，細胞収縮を起こす．細胞内の Ca^{2+} 濃度上昇はチロシンキナーゼの Pky-2 を活性化し，PDK-1 のリン酸化が促進され，細胞内骨格蛋白の pazillin のリン酸化が起きて，ア

ポトーシスが誘導される．また，細胞内リン酸化酵素である protein kinase C 系や mitogen activated protein kinase（MAPK）系を介して，細胞増殖や細胞分裂シグナルを刺激する．その結果，腎では血管平滑筋の過形成が起きる．さらに，インスリン情報伝達系が抑制され，インスリン抵抗性が生じる．podocyte にはレニン‐アンギオテンシン系のすべての蛋白・酵素が存在する．podocyte の AT1 受容体刺激により，ネフリン（nephrin）の発現が減少し，蛋白尿が出現する．

エンドセリンは糸球体血管と集合管にて産生される．腎動脈を強力に収縮させ，尿細管に作用してナトリウム，クロールの再吸収を抑制して利尿作用を示す．

$PGF_2\alpha$ やトロンボキサンは皮質と髄質にて産生され腎血管を収縮させる．

3）カルシウム代謝に関係するホルモン

腸管から吸収されたビタミン D_3 は肝にて 25 位の水酸化反応を受け $25(OH)_2D_3$ を形成する．腎では $25(OH)D_3$ の 1 位を水酸化して活性の高い $1,25(OH)_2D_3$ をつくる．この活性型ビタミン D_3 は急性効果としてカルシウム，リンの近位尿細管からの再吸収を促進する．また，骨に作用して骨吸収，骨石灰化，骨形成を促進させる．

尿細管，脳脈絡膜，副甲状腺主細胞に発現する *Klotho* 遺伝子（Klotho とは，命の糸を紡ぐギリシャ神話の女神のこと）はカルシウムやリンの生体におけるホメオスタシスの維持に関与する．同遺伝子の異常により老化が促進される．

4）赤血球産生に関与するホルモン

エリスロポエチン（erythropoietin：EPO）は 165 個のアミノ酸からなる糖蛋白で，皮質，髄質外層部の尿細管周囲細胞から産生される．低酸素血症，腎血流低下（50% 以上の低下），ヘモグロビン濃度低下による腎組織への酸素供給の低下が刺激になって EPO が産生される．EPO は骨髄に働き赤血球の産生を刺激する．一部のヒトには血圧上昇作用を示す．EPO は細胞の成長，分化，遊走，生存を促進する．そのほかに抗炎症，血管新生作用を有する．

D 腎疾患の主要症状

1. 臨床症状

a. 浮腫

皮下組織に間質液(血管外に存在する細胞外液)が異常に貯留した状態を浮腫とよぶ．浮腫には，局所性浮腫(静脈性，リンパ性，炎症性，血管神経性)と全身性浮腫(腎性，心性，肝性，内分泌性，栄養性，薬剤性)がある．全身性浮腫の原因としては腎性浮腫の頻度が最も高い．

腎性浮腫は組織圧の低い眼瞼，顔面，足背，陰囊に出現しやすい．

1) 浮腫形成の原因

浮腫は毛細血管内腔から周囲の間質に水が移行した状態である．①間質液の供給が増える，②間質液の静脈内への移行が減る，③組織のコンプライアンスが低下することが浮腫の原因となる．毛細血管の内外の水の移動は両者の間の静水圧と膠質浸透圧によって規定される(Starling の法則)(図1)．

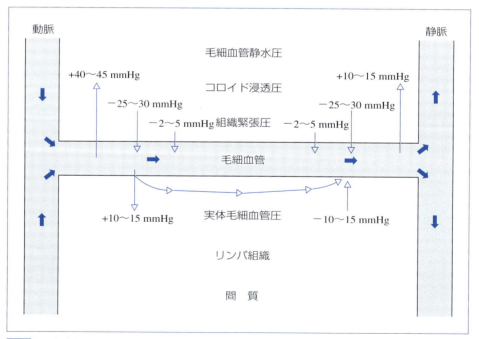

図1 毛細血管に作用する Starling 圧
毛細血管の動脈側(左側)では毛細血管静水圧，コロイド浸透圧，組織緊張圧の和はマイナスのため水は間質へ移動するが，静脈側(右側)ではそれらの和がプラスとなって毛細血管へ水が移動する．

血管内から外へ移動する水量＝（血管壁透過性）×（毛細血管の面積）×［（血管内静水圧－
間質静水圧）－（血漿コロイド浸透圧－間質コロイド浸透圧）］

腎疾患における浮腫形成の主たる原因は，（1）低蛋白血症と，（2）循環血液量の増加である．

2）低蛋白血症における浮腫形成機序

低蛋白血症がないときは血管内外の静水圧差は血管内外のコロイド浸透圧の差より大きいので，前述の式の［　］内の値はプラスとなり血管内から血管外に水は移動するが，リンパ系から血管外に移動した水は血管内に戻る．ところがネフローゼ症候群などの低蛋白血症の場合には血管内のコロイド浸透圧が低下し，血管内外のコロイド浸透圧差が低値になるため［　］内の値は通常の状態よりも高値となり，血管内から血管外へ移動する水の量は増加する（underfill mechanism）．血管外へ移動する水の量がリンパ系から血管内へ戻ることのできる最大値を越える場合に浮腫が生じる．一方，心不全では静脈の灌流障害により血管内静水圧が上昇するため浮腫が出現する．

さらに低蛋白血症では血管外へ移動した水の貯留により細胞外液量は増加するが，血管内の血流量は低下することが多い．細胞外液量は主として動脈の圧受容体にてモニターされるが，低蛋白血症における有効動脈血量の低下は腎尿細管におけるナトリウム再吸収を促進する．低蛋白血症においては，腎が一生懸命にナトリウム，さらに水を再吸収しているにもかかわらず水は血管外に移動してしまい有効動脈血量の回復にいたらず，ますます浮腫が増強する．有効腎血流が低下すると血漿レニン活性は上昇する．有効動脈血量が低下すると抗利尿ホルモンの分泌も増加して水の再吸収が亢進し，浮腫形成に寄与する．

体内にてナトリウムが貯留すると PGE_2，心房性ナトリウム利尿ペプチド（ANP）や uroguanylin が分泌されナトリウム排泄を促進する機構が働く．このような状態のときに強力なプロスタグランジン合成抑制薬を使用するとナトリウム貯留が増悪して浮腫が増強することがあるので注意が必要である．

蛋白尿出現時には pro-ANP の 124 番目のアミノ酸であるセリンを分解して活性型 ANP にする corin が低下する．その結果，近位尿細管細胞の cyclic GMP が低下し，β-epithelial sodium channel（β-ENaC）の発現が増え，Na の吸収が亢進して，浮腫が形成されることが指摘されている．

3）腎血流低下による浮腫形成機序

糸球体腎炎や慢性腎不全にて糸球体血流量が低下するとナトリウムの排泄が低下し，二次的に水の排泄が低下して循環血液量の増加を招き浮腫を形成する，これを overfill mechanism とよぶ．ネフローゼにおいてもこのような病態が生じることがある．

b. 高血圧（体高血圧）

軽度の高血圧は自覚症状を呈さない．高血圧のヒトは体熱感，活力充実など低血圧のヒトに比べむしろ元気がよい場合が多い．しかし，重症になると頭痛を訴え，さらに脳の自動調節能を越えて急激に血圧が上昇すると，脳浮腫，点状出血，微小梗塞を起こし，けいれん，意識障害を呈する（高血圧脳症，頭蓋内出血）．循環血液量が増加するタイプではうっ血性心不全や呼吸窮迫を呈する．

腎障害は体高血圧の原因となる．一方，体高血圧は腎障害の促進因子となる．糸球体内血圧は体循環血圧と糸球体の抵抗血管である輸入細動脈と輸出細動脈の収縮，拡張のバランスで決定される．体血圧がある程度以上に上昇すると糸球体血圧を一定に保つ自動調節の能力を超え，体高血圧が直接糸球体高血圧をもたらす．さらに，体循環の血圧変化が直接糸球体内血圧

26 ■ 第1部 総論

表1 尿毒症の臨床症状

障害される臓器，系	主たる臨床症状
中枢神経	無気力，集中力低下，記銘力低下，頭痛，不眠，傾眠，振戦，ミオクローヌス，四肢麻痺，全身けいれん
末梢神経	知覚障害：感覚異常，知覚異常，触覚・痛覚・振動覚の低下 運動障害：筋力低下，けいれん，麻痺，筋萎縮
消化器	食欲低下，悪心，嘔吐，吐血
骨病変	くる病，骨軟化症（ビタミンD欠乏による石灰化障害） 線維性骨炎（PTH上昇による骨吸収の亢進） 骨粗鬆症（低栄養，PTH上昇，ビタミンD欠乏による骨量の減少） 骨硬化症（類骨の過剰な石灰化） 低身長
異所性石灰化	血管壁，皮膚，関節，心肺，眼球に出現
貧血	顔色不良，動悸，息切れ（エリスロポエチンの産生低下）
出血傾向	鼻，歯肉，眼底，消化管
循環器	心不全，肺水腫：呼吸困難，浮腫（細胞外液量の増加，高血圧，僧帽弁逸脱など） 尿毒症性心膜炎：胸痛，発熱，低血圧，脈拍の狭小化
呼吸器	尿毒症性肺：呼吸困難，咳嗽，血痰，肺X線所見上の肺門部への浸潤 異所性肺石灰化
皮膚	かゆみ，黄褐色・黒褐色（メラニン細胞刺激ホルモンの増加），乾燥化
眼	角膜，結膜への石灰化による炎症
電解質異常	高カリウム血症，高あるいは低ナトリウム血症
酸塩基平衡異常	代謝性アシドーシス
免疫異常	T細胞機能の低下

を変動させる．このような力学的影響は糸球体体積を増したり，その変動幅を拡大し，各種成長因子を産生させ細胞外マトリックスが増加する．また，血管腔の拡大は上皮細胞の破壊，障害を起こし，逆に糸球体血管腔を狭め Bowman 嚢への癒着をきたす．その結果，糸球体硬化が生じる（p.158，図1参照）．

　原因の明らかな高血圧を二次性高血圧とよぶが，最も多い原因は腎疾患である．小児腎疾患にみられる高血圧は，糸球体腎炎，逆流性腎症，腎動脈狭窄などが原因となることが多い．

c. 尿毒症

　腎機能の廃絶によりいろいろな尿毒症物質が体内に蓄積する結果，表1に示すような全身症状が現れる．

　尿毒症による骨病変のX線所見を図2，図3に示す．

d. 腎外所見

　腎以外に認められる臨床所見は，遺伝性腎症あるいは全身性疾患の一症状としての腎疾患を正しく診断するために，特に小児においては重要である．

1）成長障害

　成長障害は尿細管機能異常症や糸球体機能障害を呈する腎症の重要な合併症である．実際，腎低形成・異形成，ネフロン癆，oliomeganephronia，腎尿細管性アシドーシス，Cockayne 症候

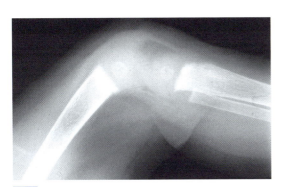

図2 慢性腎不全による骨病変
10か月，女児．慢性腎不全．大腿骨遠位端，脛骨近位端のcupping（くる病様変化）を認める．

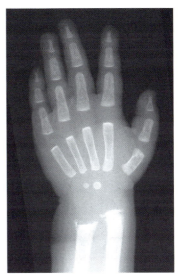

図3 慢性腎不全による骨病変
1歳2か月，女児．慢性腎不全．橈骨，尺骨遠位端の不整，尺骨遠位端のcupping（くる病様変化）を認める．

群などは尿のマススクリーニングを契機に診断されることは少なく，低身長，成長障害，その他の腎外症状を契機に診断されることが多い．したがって，これらの疾患を有する患児は最初一般外来あるいは成長障害を扱う内分泌外来を受診することが多い．くる病（rickets）様変化は小児の重要な骨合併症である．

2）眼症状

眼症状も腎疾患の診断に重要である．眼症状を呈する腎疾患を**表2**に示す．

コロボーム（coloboma）とは眼内組織の欠損，drusenとは網膜色素細胞の下に沈着する黄白色の細胞または炎症性遺存物（脂質や脂肪を含む蛋白）のこと．podocyteにも網膜色素細胞にもciliaが存在している．

3）耳症状

高音域の聴力障害（難聴）を呈するAlport症候群，家族性の難聴が約20％に認められる遠位尿細管性アシドーシス，Bartter症候群Ⅳ型，hypoparathyroidism, deafness and renal dysplasia（HDR）syndrome，難聴の原因となるアミノグリコシド系抗菌薬，利尿薬の使用などを記憶する必要がある．

難聴と腎の異常を合併する遺伝性腎疾患を**表3**に示す．

4）精神神経症状

けいれんの原因となる尿毒症，高血圧，電解質異常（低ナトリウム血症，高ナトリウム血症，低カルシウム血症，低マグネシウム血症），溶血性尿毒症症候群，全身性血管炎，顔面神経麻痺・脳出血の原因になる高血圧症，小脳失調症を呈するネフロン癆，精神神経症状を呈すミトコンドリア異常症（cytochrome oxydase c 欠損症など），軽度の知能障害を呈するBartter症候群，腎性尿崩症，近位尿細管性アシドーシスなどが精神神経症状を呈する腎疾患あるいは腎疾患に関連する異常症である．

第1部 総論

表2 眼症状を呈する腎疾患

眼症状	疾患
コロボーム（coloboma）または optic disc の異常	*PAX2* 異常症，COACH 症候群，CHARGE 症候群，ネフロン癆，結節性硬化症
網膜色素変性・萎縮	ミトコンドリア異常症（MELAS 症候群），ネフロン癆，Cockayne 症候群，Laurence-Moon-Biedl 症候群，LCAT 欠損症，Alstrom 症候群，Alagille 症候群
矯正不能の弱視，眼振	ネフロン癆，Wolfram 症候群
Descemet 膜付近の脈絡膜に生じる炎症性肥厚（retinal drusen）	膜性増殖性糸球体腎炎 II 型（dense deposit disease），Alport 症候群
網膜血管の狭小，出血，滲出物，乳頭浮腫	高血圧
血管の異常	Fabry 病，Von Hippel-Lindau 症候群，アミロイドーシス，Sturge-Weber 症候群，Ehlers-Danlos 症候群，HANAC 症候群
緑内障（牛眼）	Lowe 症候群，近位尿細管性アシドーシス
白内障	Lowe 症候群，ガラクトース血症，フルクトース血症，近位尿細管性アシドーシス
水晶体後嚢の白内障	長期ステロイド連用による副作用
角膜石灰化（スリットランプ検査にて）	高カルシウム血症，高リン血症
角膜の結晶沈着（スリットランプ検査にて）	シスチン症，oxalosis，Bartter 症候群，Gitelman 症候群
円錐角膜	Alport 症候群
帯状角膜変性症	近位尿細管性アシドーシス
無虹彩症	Wilms 腫瘍
小瞳孔，虹彩低形成	Pearson 症候群
虹彩炎	アミロイド腎または間質性腎炎を伴う若年性関節リウマチ，TINU 症候群
潜在眼球	Fraser 症候群
Phacomatosis（母斑症）	結節性硬化症，神経線維腫症

5）特異な顔貌

特異な顔貌も腎疾患の診断にしばしば役に立つ．腎の異常と特異な顔貌を呈する疾患と顔貌の特徴を**表4**にまとめる．

▌ 2. 尿の異常

a. 血尿（hematuria）

尿 10 mL を 1 分間に 1,500 回転にて 5 〜 10 分間遠心分離後，上清を捨て，残った尿を 400 倍で鏡検したときに赤血球が 1 〜 5 個以上 /1 視野（high powerd field または high power field：hpf）認められた場合を血尿と定義する．さらに，便宜的に赤血球 6 〜 20 個 /hpf を微少血尿，赤血球 21 個以上 /hpf を血尿と分けて表現する．このように血尿の検索は尿沈渣を鏡検することが最も確実な方法であるが，簡便法として試験紙法が実際には広く用いられている．

血尿の診断には新鮮尿を用いるのが原則である．早朝尿を午後に検尿すると尿中赤血球が溶血して試験紙法では血尿（2 ＋）以上であるのに尿沈渣では 2 〜 5 個 /hpf などと軽度のことがあるので，結果の解釈には注意が必要である．

試験紙法の多くはオルトトルイジン法によるもので沈渣赤血球 5 個以上 /hpf を血尿陽性と

D 腎疾患の主要症状 ■ 29

表3 難聴と腎の異常を合併する遺伝性腎疾患

branchio-oto-renal syndrome
Alström 症候群
Alport 症候群
Epstein 症候群
Fechtner 症候群
A324G mitochondrial tRNA mutation
Muckle-Wells 症候群（発熱，じんま疹，難聴，アミロイド腎）
Fabry 病
autosomal recessive distal renal tubular acidosis
renal coloboma 症候群
CHARGE 症候群
Charcot-Marie-Tooth 病
Bartter 症候群
Wolfram 症候群
Hurler 症候群
ネフロン癆
Bardet-Biedl 症候群

表4 腎の異常と特有な顔貌を呈する疾患

Kabuki 症候群	内眼角間解離，下眼瞼外反，切れ長な眼裂，外側半分の粗な弓状の眉毛，つぶれた鼻尖部，短い鼻中隔，大きな突出した耳，開いた口，小顎症
Cockayne 症候群	小頭症，落ち込んだ眼，上顎の突出，長く出っ張った鼻，高く狭い口蓋，幅広の鼻翼
Bartter 症候群	額の突出，大きな顔，とがらしてすねたような唇，大きな眼と耳介
ネフロン癆	額の突出，mid-facial dysplasia
Ochoa 症候群（urofacial syndrome）	笑ったときの泣いたような顔（facial inversion）

判断する感度（ヘモグロビンとして 0.015 mg/dL 以上）で調整されている．本法では破壊されていない赤血球よりも溶血して尿中に出現したヘモグロビンや筋崩壊により出現したミオグロビンのほうが陽性と出やすいので，注意が必要である．すなわち，試験紙法では血尿とヘモグロビン尿やミオグロビン尿との鑑別はできない．

　肉眼的に尿の色が赤色あるいはコーヒー色であっても肉眼的血尿と即断してはならない．血尿以外に肉眼的赤色尿となる原因物質を**表5**に示す．

　ミオグロビン尿は血尿との鑑別を必要とする最も重要なもので，全身けいれん，けいれん重積状態，炎症性筋疾患，毒素，外傷，広範囲の火傷後にしばしば急性腎不全を合併して出現する．尿中ミオグロビンは遠心後の尿上清 5 mL と硫酸アンモニウム 2.8 g を混ぜ飽和液をつくり 5 分静置後セルロースアセテート膜に通すとミオグロビンは膜を通過し，ヘモグロビンは膜に残ることから鑑別可能である．ヘモグロビン，ミオグロビンともに定量可能である．血管内溶血の原因となる物質を**表6**に示す．血管内溶血により血中ハプトグロブリンは低下し，尿中にヘモグロビンが出現する（ヘモグロビン尿）．純粋な溶血時には血清と遠沈後の尿の上清が赤色となり，尿沈渣には赤血球を認めない．薬剤も発熱と皮疹を伴って血尿の原因となる（**表7**）．

表5	赤色尿の原因物質
アセトアミノフェン	フェノールフタレイン
アンチピリン	フェノチアジン
アザチオプリン	ピリジウム
ジフェニルヒダントイン	ミオグロビン
胆汁色素	リファンピシン
鉛	ローダミンB
メシル酸デスフェロキサミン	赤大根（ビート）
ヘモグロビン	キイチゴ
ベンゼン	

表6	ヘモグロビン尿の原因物質
アニリン色素	フェノール
一酸化炭素	リン
クロロホルム	キニン
ナフタリン	サルファ剤
シュウ酸	そらまめ
フェナセチン	マッシュルーム

表7	血尿の原因となる物質
アンピシリン	シクロホスファミド
メチシリン	クロルプロマジン
ペニシリン	クロルチアジド
アスピリン	コルヒチン
メンドメタシン	ステロイドホルモン
フェナセチン	サルファ剤
アムホテリシン	抗凝固薬

　血尿の診断がついたら，出血部位の推定が重要である．肉眼的血尿では，排尿初期の血尿は前部尿道由来，排尿後期の血尿は後部尿道から膀胱頸部由来，排尿全期を通じての血尿は膀胱や上部尿路由来と推定可能である．また，上部尿路の出血では血尿は黒褐色で尿と血液がよく混和している．外傷や尿道炎などの下部尿路からの出血では尿は鮮紅色となる．ただし，年少児ではこれらの鑑別法はあまり有用でない．
　顕微鏡的血尿の場合，出血部位の推定に最も有用な方法は変形赤血球の同定である．糸球体由来の血尿は基底膜の障害により形成されたgapを赤血球が通過するときに変形し，形と大きさとヘモグロビン含有量の異なった変形赤血球（dysmorphic erythrocyte）が増加する．thin basement membrane diseaseでは糸球体内圧により基底膜にgapができるが20～30分で修復されると考えられている．光学あるいは位相差顕微鏡にて尿沈渣の変形赤血球のうち有棘赤血球（acanthocyte）（図4）（"いぼ状"ともよばれる）が赤血球全体の5%以上を占める場合糸球体由来であると98%の特異性をもって診断可能である．変形赤血球の割合が全体の80%以上を糸球体由来，20%未満を下部尿路由来とする診断基準もあるが，診断特異性は88%とやや低く，有棘赤血球の割合を検討する方法のほうが実際的である．ただし，変形赤血球の算定をする尿

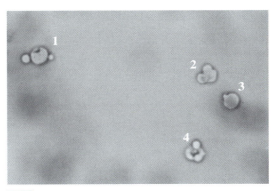

図4 有棘赤血球
1～4，いずれも有棘赤血球である．

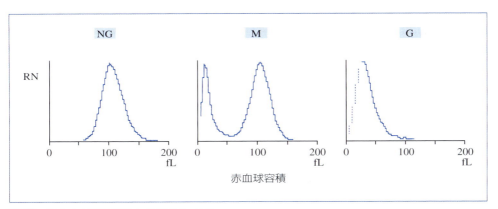

図5 尿中赤血球容積分布曲線のタイプ
NG：非糸球体型，M：混合型，G：糸球体型，RN：相対個数．
(古屋聖児，ほか：尿沈渣と尿中赤血球形態．臨床検査 2006；**50**：515-521)

　検体は新鮮尿でなくてはならない．尿中の変形赤血球は変形していない赤血球に比べ溶血しやすいためである．さらに，赤血球円柱は糸球体性血尿の証拠である．尿中赤血球容積分布曲線（urinary red blood cell volume distribution curve；RVDC）を測定することで，糸球体性血尿と非糸球体性血尿を簡単に鑑別できる．尿 10 mL を濾紙（Tokyo Roshi No. 101®）で簡易濾過後，毎分 1,500 回転にて 5 分間遠沈し，沈渣を分離する．希釈液（浸透圧 254 mOsm/L，pH 7.63）で肉眼的血尿では 500～1,000 倍に，尿潜血陽性では 25～100 倍に希釈する．希釈したものを自動赤血球計数装置（Sysmex F 800®）にて赤血球粒度分布を測定する．RVDC の測定により，赤血球の容積を示す曲線のピークが，(1)100 fL（フェムトリットル；1 fL ＝ 10^{-15} L）付近にくる非糸球体パターン（NG 型），(2)50 fL 付近かそれ以下にくる糸球体パターン（G 型），(3)二つのピークの混合状態を示すパターン（M 型）に分類される（図5）．糸球体性血尿では 97～100% が G 型，0～3% が M 型を示す．非糸球体性血尿では 96～100% が NG 型か M 型を示す．

b. 蛋白尿（proteinuria）

　糸球体を通過したばかりの原尿中の蛋白濃度は約 3 mg/dL である．GFR 160 L/day とすると，成人では 30 mg/L × 160 L/day ＝ 4.8 g/day の蛋白が糸球体を通過する計算となる．しかしながら，正常では安静時に 100 mg/m²/day（4 mg/m²/hr）以下の蛋白が尿中に排泄される（生理的蛋白尿）．これは糸球体を通過した蛋白の大部分が近位尿細管にて再吸収されるからであ

年　齢	尿蛋白/クレアチニン比(g/gCr)
生後6か月まで	0.70
6〜12か月	0.55
1〜2歳	0.40
2〜3歳	0.30
3〜5歳	0.20
5〜7歳	0.15
7歳以上	0.15

表8 年齢別尿蛋白/クレアチニン比

る．近位尿細管細胞の管腔側膜には megalin や cubilin という蛋白の受容体があり，これに結合した蛋白は細胞内に micropinocytosis の機序により取り込まれ，アミノ酸に分解される．albumin は cubilin に結合後に，megalin の作用により細胞内に取り込まれる． 尿中蛋白が4〜40 mg/m^2/hr になると有意の蛋白尿，40 mg/m^2/hr 以上では低アルブミン血症の原因となり高度の蛋白尿とよぶ．

　蛋白尿の検出にはスルホサリチル酸法が最も鋭敏で，5〜10 mg/dL の濃度の尿蛋白を検出することが可能である．スルホサリチル酸法よりも簡便な方法が試験紙法で，テトラブロムフェノールブルーの発色の程度に応じて蛋白尿(1＋)30 mg/dL 程度，(2＋)100 mg/dL 程度，(3＋)300 mg/dL 程度，(4＋)1,000 mg/dL 程度に分けて診断することができる．試験紙法では尿が強アルカリ性だったり，尿中にフェナセチン，抗菌薬，界面活性薬が含まれていると偽陽性を示す．肉眼的血尿があるとスルホサリチル酸法では尿蛋白が陽性となるが試験紙法では陰性あるいは偽陽性である．たとえば4 mL の血液が100 mL の尿に混じると尿中アルブミン濃度を8 mg/dL 上昇するだけであるからである．クレアチニンは1日尿中排泄量がほぼ一定しており，尿中蛋白/尿中クレアチニン比を測定することにより，尿濃縮度の影響を受けずに尿中蛋白排泄量を評価できる(表8)．

　蛋白尿には，(1)podocyte や slit membrane の障害の結果比較的高分子が主体の蛋白尿となる糸球体性蛋白尿，(2)主として近位尿細管での再吸収障害により分子量4×10^{4}以下のα_1-ミクログロブリン(α1m)やβ_2-ミクログロブリン(β2m)などの低分子蛋白が尿中に出現する尿細管性蛋白尿，(3)骨髄腫，アミロイドーシス，ミクログロブリン血症など血中に高濃度となった蛋白が糸球体から尿細管に大量に濾過され尿細管から全部を再吸収できないために蛋白尿となる腎前性蛋白尿(overload proteinuria)に区別される．

　以下に示す蛋白尿の分析法により糸球体病変や尿細管障害の程度を評価することが可能である．

1）selectivity index（SI）

　血漿蛋白のうちアルブミンよりも分子量の大きな蛋白は尿中にはわずかに出現するのみである．アルブミンは一部糸球体を通過するが近位尿細管で再吸収を受け尿中に漏出するのはほんのわずかである．正常では糸球体基底膜には分子量の大きな蛋白は通過しにくい性質を有するためである．しかし，糸球体腎炎やネフローゼ症候群では糸球体障害のために蛋白透過性が亢進する．しかも，糸球体毛細血管の透過性は糸球体障害が強いほど亢進する傾向があり，分子量の大きな蛋白までが血中から尿中に漏出してくる．尿中に出現する低分子蛋白と高分子蛋白のクリアランスを比較することにより糸球体基底膜の透過性の亢進，あるいは基底膜の障害度

表9	おもな尿中低分子蛋白			

蛋白質	分子量	移動度	主たる機能
β_2-ミクログロブリン	11,800	$\beta2$	HLA 抗原の L 鎖
ユリンプロテイン I	14,000	$\alpha2$	Clara 細胞分泌蛋白
リゾチーム	15,000	post- γ	白血球酵素
レチノール結合蛋白	21,000	$\alpha1$- $\alpha2$	ビタミン A 担送
α_1-ミクログロブリン	30,000	$\alpha1$	免疫抑制作用
L 鎖（二量体）	44,000	$\alpha2$- γ	免疫グロブリン L 鎖
β_2-糖蛋白（アポ H）	50,000	$\beta2$	カイロミクロン，VLDL，HDL を構成

を推定する方法が SI の測定である.

　低分子蛋白としてトランスフェリン（MW 88,000），高分子蛋白として IgG（MW 150,000）を用い，トランスフェリンのクリアランスに対する IgG のクリアランス比〔$SI = (U_{IgG} \cdot V/P_{IgG})/(U_{transferrin} \cdot V/P_{transferrin})$〕で表す．SI が 0.25 以下を高選択性，0.7 以上を無選択性，中間を低選択性とよぶ．微小変化型ネフローゼ症候群では SI は高選択性となる．ただし，低選択性でもステロイドに対する反応性のよい例がある.

2） β_2-ミクログロブリン（$\beta2m$）と α_1-ミクログロブリン（$\alpha1m$）

　$\beta2m$ は分子量 11,800，アミノ酸残基 99 個からなる低分子蛋白である．$\beta2m$ は HLA クラス 1 抗原の L 鎖として，有核細胞の細胞膜表面に（とりわけリンパ球，単核細胞などの免疫担当細胞に大量に）存在する．$\beta2m$ は糸球体からほぼ 100％ 濾過されたのち，近位尿細管細胞から micropinocytosis の機序により濾過量の 99.9％ が再吸収される．近位尿細管細胞の機能が障害されると再吸収率が低下して尿中への分泌量が増加する．したがって，近位尿細管障害の指標として重用される．なぜなら $\beta2m$ は $\alpha1m$ やリソソームなどの他の低分子蛋白に比べ近位尿細管機能障害時の尿中排泄量の増加が著しいからである．ただし，ウイルス感染症，悪性腫瘍，自己免疫疾患では血中濃度が上昇して尿中濃度も増加する（オーバーフロー）．腎不全では GFR 低下による血中濃度の上昇と尿細管障害の両方の機序により尿中排泄が増加する．尿中正常値は 320 μg/L 以下であるが，新生児・低出生体重児では 4,000 μg/L までは正常である.

　$\beta2m$ は酸性状態で著しく不安定で，急激に分解する．pH 4，4℃では 1 日に 15％，2 日で 90％ 以上が，pH 4，25℃では 1 日に 90％ 以上が分解する．－20℃保存ならば pH 4 でも 2 か月以上安定である．$\beta2m$ の不安定性を嫌って分子量 30 kD の糖蛋白である $\alpha1m$ を測定する施設が増えている．基準値は 5 〜 30 mg/L である.

　尿中にみられるおもな低分子蛋白を表9 に示す.

3） *N*-acetyl-β-glucosaminidase（NAG）

　NAG は分子量 112,000 の蛋白で，血中および尿細管（brush border）に存在する．血中の NAG は糸球体から濾過されないが，糸球体腎炎やネフローゼなどの糸球体障害時には尿中に濾過される．また，尿細管障害や抗菌薬使用時には brush border から NAG は尿中に排泄され，尿中濃度が増加する．5 U/L 以上を異常値とする.

c. 白血球尿（膿尿）と細菌尿（leukocyturia and bacteriuria）

　尿中に白血球が混入した状態を白血球尿（膿尿）とよぶ．臨床的には尿沈渣の無染色標本の鏡検（400 倍）で毎視野 5 個以上の白血球が認められる場合を白血球尿とよぶ．外陰部を消毒し排

表10	無菌性膿尿の原因
脱水症	尿路奇形
発熱	尿細管性アシドーシス
外傷	糸球体腎炎
尿道異物	アレルギー性膀胱炎
尿路結石	尿路結核

尿中期に採尿できた尿を鏡検した場合には白血球数は毎視野1個以下のことが多い．摂取した尿をそのまま Kova Slide 10 with Grids に1滴入れて，100倍で鏡検する．二重線で囲まれた1mm四方の大区画($0.1\ \mu$L)に白血球が1個存在すると10白血球数/μL であり，白血球尿と診断できる．

白血球尿の原因の多くは尿路感染症で，培養にて一般細菌が検出される．しかし，培養にても一般細菌の検出されない白血球尿(膿尿)を無菌性膿尿とよぶ．表10 に無菌性膿尿の原因を示す．

尿培養にて一般細菌が検出される場合でも尿路感染症と即断できないことがある．たとえば，女児の外陰炎では白血球尿を示し，尿培養にてしばしば細菌が検出される．学校検尿にて白血球尿を指摘される女児の多くは外陰炎である．したがって，白血球尿を呈する患児では外陰部や亀頭を観察し，炎症がないか観察する．患児が乳幼児の場合，親に下着が黄色い分泌物で汚染されることがないか問診する．親が気づいていないこともあるので，下着の汚染状況を観察することも有用である．

細菌尿は尿の定量培養により細菌の種類を同定し，菌量が10^5個/mL 以上のときに判定する．ただし，定量培養用の尿は清潔操作にて採尿後すぐに定量培養するという条件がある．したがって，乳児に採尿パックを添付して採尿した尿を定量培養に出すことは，清潔操作の点と培養までの時間の不確かさの点の二重の意味から定量性を期待できない．しかし，このような培養法であっても起因菌と疾患の推定のためには培養結果はしばしば大いに参考になる．逆に，定量培養の結果細菌数が10^5個/mL 以下の場合でも，繰り返して施行した検査で同一の菌が10^4個/mL 検出されるなら尿路感染症の臨床症状や検査所見がみられる場合には尿路感染症の起因菌とほぼ推定することは可能である．

Kova Slide® を100倍で鏡検したときにみえる二重線で囲まれた1mm四方の大区画のなかには九つの小区画が含まれる．これを400倍で鏡検すると1個の小区画($1/3$ mm四方)がみえ，このなかに$0.011\ \mu$L の尿が存在する．このなかに1個の細菌が存在すると10^5/mL の細菌数に相当する(図6)．

尿路感染の診断がついた場合でも，白血球尿や細菌尿の程度から感染部位を推定することは不可能である．臨床症状，血液検査所見と尿中 LDH 値とそのアイソザイムのパターンから上部尿路感染症か下部尿路感染症かを診断する(p.258 参照)．

d. 糖尿(glucosuria)

糖は糸球体を完全に通過後に近位尿細管にてほぼ100% 再吸収され，正常では尿中に糖は出現しない．しかし，血糖値の上昇あるいは近位尿細管細胞の機能障害があると尿糖が出現してくる．血糖値が上昇する疾患としてはほとんどが糖尿病(グルコース)で，まれに遺伝性果糖不耐症，本態性果糖尿症(フルクトース)，ガラクトース血症(ガラクトース)，本態性五炭糖尿症(キシロース)がある．

小児腎疾患において尿糖が陽性となるのは，(1)ステロイド使用中のネフローゼ症候群，(2)

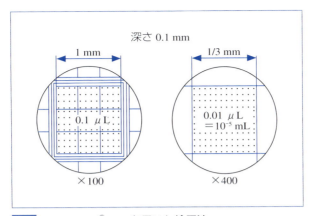

図6 Kova Slide® 10G を用いた検尿法
(平岡政弘：小児尿路感染症の外来診療マスターブック．医学書院，2003：18)

慢性腎炎，(3)先天性近位尿細管機能異常症(腎性糖尿，Fanconi 症候群など)，(4)遺伝性尿細管疾患(ネフロン癆，Lowe 症候群など)，(5)尿細管間質性腎炎(急性間質性腎炎，TINU 症候群など)の場合である．いずれも高血糖を示さない疾患である．

e. 尿量の異常

1）乏尿(oliguria)

尿量が 0.5 mL/kg/hr 以下の場合を乏尿とよぶ．乏尿時にはまず，(1)腎血管や尿路系の閉塞がないか(腎動脈，腎静脈，尿管，膀胱出口)を評価し，次に，(2)生理的乏尿〔(a)循環血液量・腎血流量の低下，(b)腎実質，尿細管障害〈機能的障害も含む〉による急性腎不全，(c)SIADH〕によるのではないかを評価する．乏尿の原因を診断する場合に原因疾患に基づく臨床症状や病歴を把握すること．いろいろな検査を行う前に病歴を聴取し，臨床所見を正確にとるだけで乏尿の原因を診断できることが少なくない．そのあとに，しかるべく必要な検査を行う習慣をつけたい．

尿量減少を疑う場合には，特に年少児では膀胱カテーテルを挿入して時間ごとの尿量を評価する．採尿パックの貼付はしばしば尿漏出により正確な尿量の把握にならないので勧められない．

腎血管や腎盂尿管の片側性閉塞は乏尿をきたさない．腎動脈の両側性閉塞はまれで，臍動脈カテーテルを挿入した新生児にほぼ限定した合併症として生じる．必ず著しい高血圧を合併する．腎静脈閉塞もほとんどが新生児期にみられ，血尿・蛋白尿，血小板減少，DIC を伴う側腹部腫瘤として発症する．片側性閉塞は重症のネフローゼ症候群や膜性腎症に生じることがある．腎動静脈閉塞の診断には従来血管造影が行われていたが侵襲的な検査であるので実施に困難を感じることが多かった．MRI が本症の診断に極めて有用である．両側性の尿管閉塞は尿路出血由来の血栓，尿路結石の嵌頓，神経性食欲不振症重症時の尿管脱などで発症する．急性腎不全から不可逆的な腎不全の原因になるため超音波検査，MRI，CT，レノシンチグラフィーなどを行い，できるだけ早期に診断し処置が必要である．膀胱出口の閉塞は後部尿道弁や膀胱頸部硬化症など先天性の疾患でほとんどが新生児期に発症する．超音波検査などの画像検査にて本症を疑い，尿道カテーテルを挿入することにより早期に狭窄を解除することが腎保護に必要である．本症は胎児期に診断され，胎児手術の適応となっている．

実際にはいろいろな原因疾患に起因する生理的乏尿の頻度が最も高い．生理的乏尿のうち最

表11	正常小児の1日尿量(目安)
年　齢	尿量(mL)
1～2日	30～60
3～10日	100～300
10日～2か月	250～450
2か月～1歳	400～500
1～3歳	500～600
3～5歳	600～700
5～8歳	700～1,000
8～14歳	800～1,400

も頻度が高いのが嘔吐,下痢により循環血液量が低下(脱水)することによって生じる乏尿で,脱水の程度が強いときには腎前性腎不全となる.糸球体腎炎,ネフローゼにおける糸球体障害(機能的障害を含む)も乏尿の原因となる.その程度が強い場合には腎性腎不全となる.重症肺炎などによる低酸素血症,髄膜炎などの中枢神経障害,術後のストレス,薬剤使用など視床下部の障害時にはADH分泌が亢進し尿量の減少が生じる(SIADH).以上三つの病因による乏尿の鑑別法については「急性腎傷害」の項(p.295)を参照のこと.

2) 多尿(polyuria)

尿量が異常に増加した状態を多尿とよぶ.小児では**表11**に示す1日尿量を明らかに越える場合を多尿とよぶが,はっきりした基準はない.成人では1日2,500 mL以上の尿量がある場合を多尿とよぶ.多尿には,(1)通常以上の溶質(糖,尿素など)負荷が原因の浸透圧利尿(溶質利尿)と,(2)自由水の過剰摂取(その原因,結果を問わず)が原因の水利尿に分けられる.溶質利尿では尿浸透圧は300 mOsm/kgH$_2$O以上,水利尿では250 mOsm/kgH$_2$O以下となる.多尿は結果として排尿回数の増加となる.

尿細管腔に浸透圧活性物質である溶質(糖尿病患者のブドウ糖,慢性腎不全患者の尿素)が増加すると近位尿細管でのナトリウム再吸収が阻害されて水の再吸収も減少し,多尿となる.これが浸透圧利尿(溶質利尿)である.一方,水が浸透圧活性物質に引かれて尿中に排泄されるのではなく自由水が積極的に排泄されるのが水利尿である.心因性,ADH分泌の低下,ADH反応性の低下などが原因となる.腎疾患では尿細管機能異常症(腎性尿崩症,尿細管性アシドーシス,Bartter症候群など),尿細管間質性腎炎,尿細管障害を伴う腎不全(巣状糸球体硬化症,Alport症候群,ネフロン癆,腎低形成,腎異形成,逆流性腎症,ミトコンドリア異常症など)にて多尿がみられる.多尿はしばしば夜尿症,夜間尿(年長児が睡眠後深夜,早朝に起きて排尿すること)や頻尿,落ちつきのなさ,下着をいつも濡らしているなどの症状の原因になる.

浸透圧利尿では尿浸透圧(U_{osm})/血漿浸透圧(P_{osm})＞1となり,尿浸透圧は800 mOsm/kgH$_2$O以上となる.尿中浸透圧活性物質の定量,定性が診断に有用である.一方,水利尿ではU_{osm}/P_{osm}＜1となる.水利尿では心因性多尿,中枢性尿崩症,腎性尿崩症の鑑別を行う.体重3～5%程度の減少を目的に水制限(水制限試験)を行うと,正常では血漿浸透圧は295 mOsm/kgH$_2$O程度,尿浸透圧は750 mOsm/kgH$_2$O以上となる.水制限試験にて,(1)心因性多尿では尿量が減少し濃縮尿となり(U_{osm}/P_{osm}＞1),(2)尿崩症では尿浸透圧は300 mOsm/kgH$_2$O以上にはならない.次に中枢性および腎性尿崩症を鑑別するためには,水制限試験後にDDAVP 20 μgを経鼻投与する.中枢性ではU_{osm}＞P_{osm}となりU_{osm}は50%以上上昇するのに対して,腎性ではU_{osm}の上昇は50%未満でしかないことから鑑別可能である.年長児の腎性尿崩症では

表12 多尿の原因

病　型	原　因
心因性多尿	心因反応，神経症，精神病
中枢性尿崩症	特発性，分娩障害，脳腫瘍(頭蓋咽頭腫など)，脳炎，脳外傷，白血病，Langerhans cell histiocytosis
腎性尿崩症	尿細管機能異常症(ADH受容体異常症，AQP2欠損症，尿細管性アシドーシス，Bartter症候群など)，電解質異常(低カリウム血症，高カルシウム血症)，薬剤(リチウム，バナジウム，シスプラチン，シクロスポリン，ニコチン，デメクロサイクリン，トスフロキサシントシル酸塩水和物)，腎不全，尿細管間質性腎炎，逆流腎症，腎低形成・異形成，遺伝性腎症(Alport症候群，ネフロン癆，oligomeganephroniaなど)

表13 正常小児の排尿回数(目安)

年　齢	1日排尿回数
新生児〜6か月	15〜20
6〜12か月	10〜16
1〜2歳	8〜12
2〜3歳	6〜10
3〜4歳	5〜9
12歳	4〜7
成人	3〜6

尿量のコントロールがむずかしいためにしばしば水腎水尿管症を呈する.

正常小児の1日尿量の目安(**表11**)，多尿の原因(**表12**)を示す.

f. 排尿異常(dysuria)

排尿異常とは蓄尿と尿排泄機能の異常に関するすべての異常の呼称である. 臨床的には，(1)尿で下着がいつも濡れている(遺尿症)，(2)排尿回数が多い，(3)尿路感染症を繰り返す，(4)夜尿症がいつまでも治らない，(5)夜間も排尿に起きる，(6)尿線が細い，(7)勢いよく尿が出ない，(8)排尿時間が異常に長いなどの症状として現れる. これらの症状は主観的な側面が多いため，客観的に症状を把握するために入院観察が必要な場合がある. 特に，排尿時の異常を訴える場合には実際に排尿の様子を観察することが重要となる.

小児の膀胱容量は "(32×年齢)mL" または "30 mL＋年齢×30 mL" の式にて推定することができる. ただし膀胱容量は個人差が大きいので，正常，異常の判断には注意を要する. また，正常小児の排尿回数の標準値(目安)を**表13**に示す.

排尿異常は器質的異常のない機能的排尿異常症と神経因性膀胱，尿路奇形，腎不全などの疾患による器質的排尿異常症に分類可能である. 排尿異常症を正しく診断し適切な治療と日常生活の管理を行うことが必要である(p.289参照).

器質的排尿異常は，(1)新生児期に脊髄髄膜瘤を発見され外科的処置を受けたが以後も腎盂腎炎を繰り返す場合，(2)乳幼児期に尿路感染症を繰り返す場合など排尿異常が主訴になる以前の乳幼児の時期に発見される場合と，(3)幼児期以後も昼間のお漏らしや夜尿が続く，(4)排尿回数が異常に多いなどの排尿異常の訴えにより発見される場合がある.

機能的排尿異常の多くは中枢神経機能や内分泌機能の未熟性に由来し，時間の経過とともに自然治癒する. しかし，排尿異常そのものが患児本人や家族のストレスになりうるので患者と家族に対する十分な説明と暖かい支援が必要である.

3. 血液生化学の異常

小児の血液生化学検査の正常値は成人の正常値とは基本的に異なる．年齢，性別の基準値と常に対比しながら，検査データを読む習慣を身につけたい．

a. クレアチニン，システタチン C，β_2-ミクログロブリン，血液尿素窒素(BUN)，尿酸 ⋯⋯⋯⋯

1) クレアチニン，システタチン C，β_2-ミクログロブリン

クレアチニンはクレアチンリン酸(筋収縮活動のエネルギー源)から非酵素的脱リン酸反応にて，あるいはクレアチンから1分子の水が取れて生成される．クレアチニンは糸球体でほぼ100%濾過され尿細管ではほとんど再吸収されない．一般に尿中へのクレアチニン排泄量は筋組織量に比例する．小児期の血中クレアチニン値は筋組織量の増加にほぼ比例して乳児期以降年齢とともに上昇する．年齢別性別の小児の血清クレアチニンの基準値をEの表10，表11 (p.72)に示す．

血清クレアチニン値の評価は小児においては最も簡便な糸球体機能の大まかな評価法であり，年齢あるいは体重相当の年齢の正常値と患者の血清クレアチニン値を比較することにより，糸球体機能の低下の有無を推定することが可能である．

場合によっては血清クレアチニン値の測定から推定される腎機能はクレアチニンクリアランス(Ccr)の測定値よりも信頼性が高いことがある．Ccrは糸球体機能の評価法として臨床の場で汎用されているが，その誤差範囲について熟知しなくてはならない．たとえば血清クレアチニン値は0.7 mg/dLのように小数点以下1桁で表されることがある．この場合，測定限界あるいは生理的変動のために血清クレアチニン値はあるときは0.6 mg/dLであったり0.8 mg/dLであったりと，15%程度の変動を示すことはしばしばである．さらに，小児では蓄尿を正確に行うこともしばしばむずかしい．Ccr算定時に用いられる尿量は実際の尿量よりも少なく算定されることが多い．その結果，Ccrは少なくとも15%程度の変動が正常においても認められることがあることを知っておかなくてはならない．Ccrの測定結果は小児においては実際よりも低値に出る可能性が高い．小児におけるCcrの値は正確な結果をあまり期待できないものと心得るべきである．抗菌薬使用時などに薬物の代謝産物が血清クレアチニンと同様の作用を有して血清クレアチニン値を上昇させることがある(干渉反応)ので注意が必要である．

筋肉量に依存しない血清中のシステタチン C の濃度は血清クレアチニン同様に腎機能評価に用いられる．システタチン C(cystatin C)はcysteine proteaseの細胞外阻害作用をもつ低分子蛋白(分子量13,359)．有核細胞で産生され血中に放出され，糸球体を通過後に近位尿細管にて代謝される．産生量が一定のため血中濃度が一定で，年齢，性別，筋肉量，運動の影響を受けない．Ccrが80 mL/minに低下すると血中システタチン値は上昇するため，腎機能障害のマーカーとして，血清クレアチニンよりも感度が高い．基準値をEの表14，表15(p.73)に示す．

β_2-ミクログロブリンは分子量11,800のポリペプチドで，赤血球を除く全身の有核細胞の表面に広く分布する．多発性骨髄腫や自己免疫疾患などの際に産生が亢進し，血中濃度が上昇する．さらに，糸球体濾過値の低下に伴い血中濃度が上昇するので，腎糸球体機能の指標となる．Eの表16(p.73)に血中 β_2-ミクログロブリンの基準値を示す．β_2-ミクログロブリンは糸球体基底膜を通過し，近位尿細管で大部分が吸収される．近位尿細管障害があると尿中濃度が上昇する．

2) 血液尿素窒素(BUN)

血液尿素窒素(blood urea nitrogen：BUN)はクレアチニン，尿酸とともに蛋白の終末代謝産物で

表14 男女別年齢別の血清尿酸の基準値

年齢(歳)	血清尿酸値(mg/dL)(平均値±1標準偏差) 男子	血清尿酸値(mg/dL)(平均値±1標準偏差) 女子	対象者数(人) 男子	対象者数(人) 女子
7	4.3 ± 0.9	3.7 ± 0.7	22	23
8	4.3 ± 0.6	4.0 ± 0.6	22	39
9	4.2 ± 0.7	4.2 ± 0.6	20	35
10	4.4 ± 0.8	4.1 ± 0.9	28	31
11	4.5 ± 1.1	4.1 ± 0.9	29	46
12	4.9 ± 1.2	4.5 ± 0.9	21	74
13	5.5 ± 1.3	4.5 ± 1.0	47	79
14	5.8 ± 1.1	4.5 ± 0.9	56	93
15	5.6 ± 1.0	4.4 ± 0.8	52	43
16	6.0 ± 1.2	4.6 ± 1.0	418	312
17	6.2 ± 1.3	4.5 ± 0.9	285	251
18	6.2 ± 1.2	4.5 ± 1.0	249	231

(Igarashi T:*Pediatr Nephrol* 1983;**7**:239)

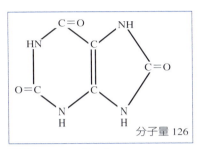

図7 尿酸の構造式

肝にてアミノ酸から尿素サイクルを経て合成される.血中濃度の測定は尿素 NH_2-CO-NH_2 として測定されるので,正確には血清尿素窒素 serum urea nitrogen(SUN)とよぶ.基準値は 5〜18 mg/dL である.

糸球体にて濾過された尿素は近位尿細管(約 40% が)と遠位尿細管(ADH 作用にて約 25% が)にて再吸収される.脱水や有効循環血液量の減少している低蛋白血症(ネフローゼ)時には ADH 分泌が亢進するため,尿素の遠位尿細管での再吸収が亢進して BUN は上昇する.腎不全,高蛋白食,利尿薬使用,異化亢進(発熱,組織の崩壊,感染,甲状腺機能亢進),消化管出血では BUN は上昇,肝不全,低蛋白食,蛋白同化ホルモン使用,妊娠(胎児に蛋白を供給)では BUN は低下する.

3) 尿 酸

尿酸(分子量 126)(構造式を図 7 に示す)は,ヒトでは核酸代謝の最終産物(ヒトは尿酸分解酵素ウリカーゼ遺伝子を有するがウリカーゼ蛋白を産生しないので尿酸を水溶性のアラントインに分解することができない)で,水に不溶性のため血中では 8 mg/dL までしか溶解できない.産生された尿酸の 1/4 は胆汁成分として腸に排泄され,腸内細菌の作用にて二酸化炭素とアンモニアに分解する.3/4 は血中から腎を経て尿中に排泄される(「腎性低尿酸血症」の項,p.233 参照).類人猿以外の哺乳動物では尿酸はアラントインへと分解される.

血中尿酸値は体重(肥満),食生活(アルコールを含む),運動などにより変動する.年齢,性別の血中尿酸値の正常値を表 14 に示す.女児の血清尿酸値は小学生から高校生まで大きな変動がないが,男児では思春期から筋肉量の増加とともに血中尿酸値が上昇する.

血中尿酸値の増加するのは以下のような場合である.(1)糸球体機能が低下すると尿中への尿酸の排泄が低下し(腎不全),(2)近位尿細管での尿酸再吸収が先天的に高値にセットされている(痛風家系),(3)家族性若年性高尿酸性腎症(髄質囊胞腎),(4)Lesch-Nyhan 症候群(hypoxanthine-guanine phosphoribosyltransferase 欠損症),(5)肉,卵,魚などの大量摂取,(6)肥満,(7)腫瘍細胞融解,(8)横紋筋崩壊などの場合.

中学生，高校生の男児に肥満が増加し，高尿酸血症を呈する者の頻度が増加している．この点は若年成人における痛風患者の増加につながる事実と考えられる．尿酸はこれまで痛風，尿路結石などの原因となる悪者(ごみ)であるとの見方が主流を占めていた．思春期から若年の成人男性の腎性低尿酸血症患者が運動後に急性腎不全を呈することが明らかになるにつれ，尿酸の抗酸化作用が注目されている(「腎性低尿酸血症」の項，p.233 参照)．

SIADH(体液量の軽度増加)や Fanconi 症候群(近位尿細管機能障害)では血中尿酸値は低下する．

b. 電解質

血清電解質の異常のうち最も頻度の高いのが低ナトリウム血症である．ADH 分泌が亢進している病態の患者に低張液を投与した場合に生じることが多く，欧米では hospital acquired(または induced)hyponatremia として注目されている．

1) ナトリウム(Na)

a) 低ナトリウム血症

血清ナトリウム濃度が 130 mEq/L 以下を低ナトリウム血症と定義する．

(1) 症　状

低張性低ナトリウム血症では，血清浸透圧が低下し水分が血液脳関門を通過して脳組織内に移動し脳浮腫を起こす．特に血清ナトリウム値が急激に低下して 120 mEq/L 以下になった場合に脳浮腫(アクアポリン 4〈AQP-4〉が血液脳関門において水の流入に関与している)による意識障害，興奮，感情の変化，見当識障害，けいれん，昏睡などの神経症状，頭痛，悪心，嘔吐などの脳圧亢進症状が生じる．急激な脳圧亢進は脳ヘルニア(浮腫状の脳の一部が大後頭孔に落ち延髄を圧迫)の原因となり，呼吸不全，呼吸停止，心停止を引き起こす．低張液を急激に輸液した場合に生じる水中毒のときに以上の神経症状が出現しやすい．一方，48 時間以上かけてゆっくりと血清ナトリウムが低下し低ナトリウム血症となった場合には脳浮腫に対する防御機構(細胞内のナトリウムを細胞外に排泄する機構)により細胞内への水の移動が強く起こらず，脳浮腫の発生も抑えられる．したがって中枢神経症状は生じにくい．

中枢神経症状を呈する著しい低ナトリウム血症を高張食塩水の投与や水制限により治療し，症状が改善したあとに橋底部髄鞘崩壊症(central pontine myelinolysis)が生じて意識障害，仮性球麻痺，四肢麻痺，死亡をもたらすことが知られている．

体液量減少型低ナトリウム血症(下痢が長く続くときなど)では循環血液量の低下により，顔面蒼白，四肢の冷感，元気のなさ，脈が触れにくい，頻脈などの症状となる．体液量増加型低ナトリウム血症(ネフローゼ症候群のときなど)でも循環血液量は低下するので同様の症状を呈する．

(2) 分類，原因疾患

体内水分量，循環血液量，血清浸透圧の差により低ナトリウム血症は五つの病型に分類される．低ナトリウム血症の際には尿中ナトリウム値を必ず評価する．

(a) 体液量減少型低ナトリウム血症

(1)腎から，あるいは，(2)下痢，嘔吐，発汗などにより水，ナトリウムが喪失し水だけが不十分に補給された場合に発症する．末梢循環症状が強く現れる．

(1)の原因は利尿薬の長期使用，ナトリウム喪失性腎症(間質性腎炎，慢性腎盂腎炎などにおいて近位尿細管のナトリウム再吸収障害により尿中へのナトリウム喪失が生じるか，低アルドステロン血症や偽性低アルドステロン血症にてアルドステロン作用が低下してナトリウム再吸

	CSWS	SIADH
脱水徴候	＋	－
中心静脈圧	↓	→↑
細胞外液	↓	↑
ナトリウム出納	マイナス	平衡，プラス
FENa	↑↑	→↑
血液ヘマトクリット	↑	→
血清カリウム	→↑	→↓
血清尿酸	↓	→↓
基礎疾患	頭蓋内疾患	頭蓋内疾患，肺炎，細気管支炎，悪性腫瘍，薬剤性

表15 CSWS と SIADH における腎性徴候の比較

CSWS：脳性塩類喪失症候群(cerebral salt wasting syndrome)，SIADH：抗利尿ホルモン(ADH)不適切分泌症候群(syndrome of inappropriate secretion of ADH)．

収が低下して低ナトリウム，高カリウム血症となる)，脳性塩類喪失症候群(cerebral salt wasting syndrome；CSWS ——脳炎，くも膜下出血などの際に ANP，BNP などのナトリウム分泌ペプチドが大量に放出され，ナトリウム利尿，脱水，低ナトリウム血症となる病態である．血清尿酸値は低下し，細胞外液減少のために血漿 ADH も二次的に上昇する)(**表15**)．

(2)の原因は急性胃腸炎，幽門狭窄症などである．

(1)では尿中ナトリウム＞20 mEq/L，(2)では尿中ナトリウム＜20 mEq/L となる．

(b) 体液量不変型低ナトリウム血症

水分の排泄機構が障害されたために生じる希釈性低ナトリウム血症で，急性水中毒(低張液の急速な輸液，バリウムを蒸留水で希釈して大量で浣腸，大量の水を飲むベビースイミングなど)，ADH 不適切分泌症候群(syndrome of inappropriate secretion of ADH；SIADH——肺炎，細気管支炎・脳炎などの病態下で，血清ナトリウムの上昇がないにもかかわらず ADH 分泌が亢進する結果，低ナトリウム血症，尿量の低下をきたす病態)(**表15**)，sick cell 症候群(低栄養状態にある慢性疾患の患者などで細胞が病的状態となり浸透圧受容器の異常が生じ浸透圧閾値が正常よりも低値側に再設定された状態)，グルココルチコイド欠乏症，甲状腺機能低下症(グルココルチコイド，甲状腺ホルモンともに ADH 分泌抑制作用があり，これらのホルモンが低下すると ADH 分泌が抑制されず低ナトリウム血症となる)でみられる．体液量は軽度増加することが多い．末梢循環障害はみられず，脳浮腫，脳圧亢進による中枢神経症状が出現する．重度の運動は ADH 産生刺激となる．水分を大量に摂取するマラソンランナーでは低ナトリウム血症となる(EAH：exercise-associated hyponatremia)．EAH は運動時あるいは運動後 24 時間以内に生じる低ナトリウム血症で，水分を過剰に摂取するだけでなく，激しい運動による ADH 分泌過剰が加わることが原因である．大量のエンドキサン®投与により，集合管での V_2R と AQP2 の発現が増加するため，SIADH と同様の結果を引き起こす．

(c) 体液量増加型低ナトリウム血症

体内の水とナトリウムが貯留して増加しているが相対的に水が過剰である状態で，循環血液量は減少していることが多い．ネフローゼ症候群，うっ血性心不全，肝硬変などでみられ，浮腫を伴う．低アルブミン血症や心拍出量の減少が原因となって，水が血管内に戻りにくくなり循環血液量は減少する．体液(水とナトリウム)は血管外に貯留する．

循環血液量が減少すると遠位ネフロンへの尿量が減少し，近位尿細管でのナトリウム再吸収

と ADH 分泌は亢進し，レニン - アルドステロン系が作動してナトリウム，水の体内貯留傾向となる．このような病態に生理食塩水やナトリウム濃度の高い液を輸液すると血管外に水とナトリウムがさらに貯留してしまう．低アルブミン血症を補正したり心拍出量を増加させなければ改善は得られない．腎不全でも水とナトリウムの貯留（水＞ナトリウム）が生じて低ナトリウム血症となる．

(d) 偽性低ナトリウム血症

高脂血症（ネフローゼなど）や高 γ - グロブリン血症などで血清中の固形成分が増加することにより見かけ上，低ナトリウム血症となる．実際には症状はみられない．

(e) 高張性低ナトリウム血症

血清中にナトリウム以外の浸透圧惹起物質が増加すると細胞内の水が細胞外に移動して細胞外液は希釈され低ナトリウム血症を呈する．血糖値が 300 mg/dL 以上の糖尿病でしばしば認められる．

b) 高ナトリウム血症

血清ナトリウム値が 150 mEq/L 以上を高ナトリウム血症と定義する．

(1) 症　状

高ナトリウム血症では細胞外液の浸透圧が上昇し細胞内から細胞外へ水が移動し，全身の細胞内脱水の状態となる．神経細胞の脱水は神経機能の障害の原因となり，易興奮性，筋緊張亢進，腱反射亢進，病的反射の出現，意識障害，全身けいれん，脳波異常，髄液蛋白の増加をもたらす．高浸透圧血症により脳細胞内の水は細胞外に移動し脳容積が縮小するが，このとき脳皮質と頭蓋骨との間の血管が伸展して切れ，硬膜下出血，くも膜下出血，脳室内出血などの頭蓋内出血を生じることがある．

高ナトリウム血症により中枢性発熱，著しい口渇感が生じる．

高ナトリウム血症では細胞内から細胞外に水が移動するとともに，ミオイノシトール，N-acetylaspartate，コリン，タウリンなどの浸透圧形成物質（idiogenic osmoles）が脳細胞内で生成され細胞外への水の移動を防止する機構が働く．高ナトリウム血症が比較的時間をかけて生じるときにはこの機構は有効に働くが，急激な高ナトリウム血症の発症は浸透圧形成物質を生成する時間がなく，上記の神経症状が出現しやすい．

(2) 分類，原因疾患

高ナトリウム血症は，(1)水喪失によるもの，(2)水摂取不足によるもの，(3)食塩の過剰摂取によるものに分けられる．表 16 にその分類と原因疾患を示す．

2) カリウム(K)

a) 低カリウム血症

血清カリウム値が 3.5 mEq/L 以下を低カリウム血症と定義する．

(1) 症　状

細胞内には 150 mEq/L，血清には年長児では 3.5 〜 5.0 mEq/L のカリウムが存在し，両者間のカリウム濃度の差が細胞膜電位（transmembrane potential）を形成する．血清カリウムの低下により細胞内に豊富に存在するカリウムが細胞外に移動するため，細胞膜内外の電位差が低下し，全身の神経・筋，心筋・伝導路の活動電位を低下させ種々の臨床症状をもたらす（表17）．血清カリウムの低下は尿細管間質の浸透圧勾配を低下させ尿濃縮力を障害，さらにアンモニア産生の増加により尿細管細胞を障害し尿細管萎縮や間質の線維化の原因となる．慢性の低カリウム状態は腎の WNK1（with no lysine kinase 1）の機能を亢進させ，腎でのナトリウム再吸収を上げカリウム分泌を下げ，血圧を上昇させる．

D 腎疾患の主要症状 ■ 43

表 16 高ナトリウム血症の分類と原因疾患

1. 水喪失による高ナトリウム血症	a. 腎からの水喪失：尿崩症，慢性腎不全，間質性腎炎，慢性腎盂腎炎 b. 消化管からの水喪失：下痢，嘔吐：胃腸炎 c. 皮膚，肺からの水喪失：発熱，発汗過多，多呼吸
2. 水摂取不足による高ナトリウム血症	a. 悪心，嘔吐，嚥下困難，呼吸困難 b. 意識障害 c. 栄養過誤，小児虐待 d. 中枢性高ナトリウム血症，口渇感の欠如，浸透圧調節機構の障害：脳炎，脳腫瘍，脳奇形（透明中隔欠損，孔脳症），脳血管障害による視床下部障害
3. 食塩過剰摂取による高ナトリウム血症	a. 食塩中毒，粉ミルクを経口補液剤を用いて溶かした場合 b. 高張食塩水，メイロン過剰投与

表 17 低カリウム血症の症状

1. 神経・筋	骨格筋の筋力低下・麻痺，便秘・麻痺性イレウス，骨格筋への血流低下による横紋筋融解
2. 心筋・伝導路	心電図異常（ST 低下，T 波平低，U 波の出現），不整脈，ジギタリス中毒
3. 腎	尿濃縮力の低下，糸球体血流量の低下，アンモニア産生の増加，尿酸性化能の低下，ナトリウム貯留，クロール喪失，代謝性アルカローシス，尿細管障害，糸球体障害
4. 代　謝	インスリン分泌障害による高血糖

（2）分類，原因疾患

低カリウム血症の原因には，（1）体外へのカリウムの喪失，（2）カリウム摂取不足，（3）細胞外から細胞内へのカリウムの移動があげられる（**表 18**）．

b）高カリウム血症

血清カリウム値が 5.5 mEq/L 以上を高カリウム血症と定義する．ただし，新生児，乳児では 6.0 mEq/L 以上を高カリウム血症と定義する．

（1）症　状

細胞膜内外のカリウム濃度勾配の減少により知覚異常，筋力低下，麻痺と心筋伝導異常（心室細動，心停止）が起こる．腎ではアンモニア産生が低下し，ナトリウム利尿が起きる．アルドステロン産生が亢進する．心電図は高カリウム血症が軽度の場合（血清カリウムが 6 ～ 8 mEq/L）は T 波の尖鋭化，テント状 T 波となり，重度の場合（血清カリウムが 8 mEq/L 以上）は脱分極が遅延し P 波が消失，サインカーブ様の QRS となり，心室細動や心停止が生じる．以上の異常は血清カリウム濃度が急激に上昇する場合に出現しやすい．

（2）分類，原因疾患

高カリウム血症は，（1）腎からのカリウム排泄障害，（2）カリウム負荷，（3）細胞内から外へのカリウムの移動，（4）偽性高カリウム血症に分類される（**表 19**）．

3）クロール（Cl）

クロールは細胞外液中の主要な陰イオンで，それ自体では特別の生理作用は示さないがナトリウムや $HCO_3{}^-$（重炭酸イオン）の働きを補助し，円滑にする作用を有する．

a）低クロール血症

血清クロール値が 98 mEq/L 以下を低クロール血症と定義する．

（1）症　状

特有の症状はない．その成因となる原疾患による症状やそれに付随したほかの電解質異常に

表18	低カリウム血症の分類と原因疾患	
1. 体外へのカリウムの喪失	a. 腎からの喪失 利尿薬(フロセミド,チアジド) 尿細管性アシドーシス ミネラルコルチコイド活性の亢進 　ステロイドホルモン 　甘草(グリチルリチン:glycyrrhizic acid) 　Bartter 症候群 　レニン活性の亢進:腎血管性高血圧,Robertson-木原症候群 　副腎皮質過形成(11 β-hydroxysteroid dehydrogenase 欠損症) 　Cushing 症候群 　高アルドステロン血症 　Liddle 症候群 　薬剤性腎障害(ゲンタマイシン,シスプラチン)	
	b. 消化管からの喪失 胃腸炎,吸収不良症候群など	
	c. 体表面からの喪失 発汗の亢進,熱傷	
	d. 透析	
2. カリウム摂取不足	神経性食欲不振症,飢餓,クロール欠乏症候群	
3. 細胞外からの細胞内への カリウムの移動	インスリン カテコラミン 低体温 急性アルカローシス 低カリウム血症周期性四肢麻痺[①骨格筋型カルシウムチャネル α サブユニット(*CACNAIS*)②骨格筋型ナトリウムチャネル α サブユニット(*SCN4A*)③カリウムチャネル(*KCNJ2*):Andersen-Tawil 症候群] 巨赤芽球性貧血	

よる症状が認められる.

(2) 分類,原因疾患

ナトリウム代謝異常症による場合と酸塩基平衡異常による場合とに分類される(**表20**).

b) 高クロール血症

血清クロール値が 108 mEq/L 以上を高クロール血症と定義する.

(1) 症　状

高クロール血症に固有の症状はなく,その成因となる原疾患やそれに付随する電解質異常の症状を呈する.

(2) 分類,原因疾患

ナトリウム代謝異常による場合と酸塩基平衡異常による場合に大別できる(**表21**).

4) カルシウム(Ca)

血中カルシウムは糸球体で濾過後 95% 以上が尿細管を通過する間に再吸収される.近位尿細管では濾過量の 60%,Henle の太い上行脚で 20%,遠位尿細管で 15%,集合管でわずかに再吸収される.近位尿細管でのカルシウム再吸収は濃度勾配による受動輸送による.一方,副甲状腺ホルモン PTH は近位尿細管での 1α-ヒドロキシラーゼ活性を促進し,産生された 1,25(OH)$_2$D$_3$ が Henle 上行脚と遠位尿細管にてカルシウムの再吸収を能動的に促進する.これらの部位にて再吸収されるカルシウム量は近位尿細管に比べ少ないが,ホルモンの作用により血清

表19 高カリウム血症の分類と原因疾患

1. 腎からの カリウム排泄障害	糸球体血流量の低下（腎不全） 遠位尿細管からのカリウム分泌の低下 　a. 薬剤：スピロノラクトン（抗アルドステロン作用），トリアムテレン（尿細管管 　　　　腔内のナトリウムの尿細管細胞内への流入を阻害して，代わりにカリ 　　　　ウムが細胞内に流入してカリウムの尿中排泄が減少），メシル酸ナファ 　　　　モスタット（管腔側のアミロライド感受性ナトリウムチャネルを直接抑 　　　　制しナトリウム再吸収を減少させることにより二次的にカリウム分泌 　　　　を抑制する） 　b. 先天性疾患：偽性低アルドステロン症，閉塞性腎症 　c. 後天性疾患：腎移植後，SLE，アミロイドーシス
	アルドステロン欠乏状態 　a. 薬剤：インドメタシン（レニン分泌抑制），カプトプリル（アンギオテンシンⅡ 　　　　抑制），シクロスポリン（機序不明），ヘパリン（アルドステロンの合 　　　　成，分泌抑制） 　b. 先天性疾患：副腎皮質過形成，Addison病（副腎出血，自己免疫，重症感染） 　c. 後天性疾患：低レニン性低アルドステロン症
2. カリウム負荷	外因性：カリウムを含む輸液，カリウム含有薬剤（ペニシリン），輸血，食事 内因性：横紋筋融解，治療による白血病細胞の崩壊（promyelocytic leukemia），血管 　　　内溶血（溶血性尿毒症候群），外傷，熱傷，消化管出血，激しい運動
3. 細胞内から外への カリウムの移動	アシドーシス，インスリン欠乏，高カリウム血症性周期性四肢麻痺（*SCNA4*の異常） 薬剤：非選択的β阻害薬（Na^+, K^+-ATPaseの活性抑制），アルギニン（細胞内カリ 　　　ウムと置換），サクシニルコリン（細胞膜静止電位の下降によるカリウムの細 　　　胞外流出），ジギタリス（Na^+, K^+-ATPaseの機能を抑制），フッ素（前同）
4. 偽性高カリウム 血症	血小板増多症，白血球増多症，溶血，家族性偽性高カリウム血症（カリウムの膜透 過性亢進）

表20 低クロール血症の分類と原因疾患

1. 低ナトリウム血症に 伴う場合	ナトリウム欠乏型脱水症，水分過剰状態，高蛋白食や高脂血症に よる偽性低ナトリウム血症
2. 酸塩基平衡異常を 伴う場合	代謝性アルカローシス 　a. クロール反応型：嘔吐，胃液吸引，利尿薬 　b. クロール抵抗型：高アルドステロン症，高度のカリウム欠乏
	呼吸性アシドーシス 　呼吸疾患，麻酔

表21 高クロール血症の分類と原因疾患

1. 高ナトリウム血症に 伴う場合	脱水症，血液濃縮
2. 酸塩基平衡異常を 伴う場合	代謝性アシドーシス 　アニオンギャップ正常：尿細管性アシドーシス，ダイアモックス，下痢によ 　　　　　　　　　　　るHCO_3^-の喪失，アミノ酸輸液，低アルドステロン 　　　　　　　　　　　症，副甲状腺機能亢進症
	呼吸性アルカローシス 　過換気症候群，脳炎，サリチル酸中毒，肝硬変，過剰換気

カルシウム濃度を調節するという生理的調節の点で重要である．カルシトニンも同部位においてカルシウムの再吸収を促進する．

46 ■ 第1部　総論

| 表22 | 血清リン(P)，カルシウム(Ca)濃度の年齢別基準値 |

年齢	血清 P （mg/dL）	血清 Ca （mg/dL）
0〜1カ月	5.00 〜 7.70	9.00 〜 11.02
1〜2カ月	4.80 〜 7.50	9.00 〜 11.01
2〜3カ月	4.60 〜 7.30	8.99 〜 11.00
3〜4カ月	4.48 〜 7.10	8.98 〜 10.99
4〜5カ月	4.38 〜 6.95	8.98 〜 10.98
5〜6カ月	4.27 〜 6.80	8.98 〜 10.97
6〜7カ月	4.18 〜 6.70	8.98 〜 10.97
7〜8カ月	4.10 〜 6.63	8.97 〜 10.95
8〜9カ月	4.01 〜 6.58	8.95 〜 10.93
9〜10カ月	3.95 〜 6.50	8.93 〜 10.90
10〜11カ月	3.90 〜 6.41	8.91 〜 10.89
11〜12カ月	3.90 〜 6.40	8.87 〜 10.84
1歳	3.86 〜 6.23	8.81 〜 10.64
2歳	3.80 〜 6.00	8.79 〜 10.45
3歳	3.80 〜 5.90	8.77 〜 10.32
4歳	3.85 〜 5.80	8.75 〜 10.28
5歳	3.90 〜 5.80	8.74 〜 10.24
6歳	3.90 〜 5.80	8.73 〜 10.23
7歳	3.90 〜 5.80	8.73 〜 10.20
8歳	3.85 〜 5.80	8.73 〜 10.18
9歳	3.80 〜 5.80	8.73 〜 10.14
10歳	3.75 〜 5.80	8.73 〜 10.13
11歳	3.70 〜 5.80	8.72 〜 10.10
12歳	3.60 〜 5.80	8.72 〜 10.08
13歳	3.50 〜 5.80	8.72 〜 10.05
14歳	3.33 〜 5.70	8.72 〜 10.05
15歳	3.20 〜 5.50	8.72 〜 10.03
16歳	3.08 〜 5.30	8.72 〜 10.03
17歳	2.90 〜 5.10	8.72 〜 10.03
18歳	2.80 〜 4.90	8.70 〜 10.03
19歳	2.80 〜 4.80	8.70 〜 10.03
20歳	2.80 〜 4.70	8.70 〜 10.03

（田中敏章，他：日児誌 2008；112：1117-1132）

　血清カルシウム濃度の変動よりも生体にとってはイオン化カルシウム(Ca^{2+})の変動が臨床症状の発現に直接的に関与する．血清カルシウム 1 mEq/L ＝ 2 mg/dL である．

a) 低カルシウム血症

　"測定された血清カルシウム値（mg/dL）＋ 4（mg/dL）－血清アルブミン値（g/dL）"［Payne の補正式］にて計算された補正血清カルシウム値が 8.0 mg/dL 以下を低カルシウム血症と定義する．

　ただし，血清カルシウムの基準は年齢によって異なる（表22）．

| 表23 | 低カルシウム血症の分類と原因疾患 |

1. ビタミンD欠乏 あるいは代謝異常症	ビタミンD欠乏症 ビタミンD依存症I型(腎における1α水酸化障害) 　　　　同II型〔1,25(OH)$_2$D$_3$の受容機構の異常〕
2. 副甲状腺ホルモン作用 不全症	副甲状腺機能低下症→〔22q11.2欠失症候群, hypoparathyroidism, deafness, and renal dysplasia(HDR)syndrome(*GATA3*の異常), PTH遺伝子異常〕
	偽性副甲状腺機能低下症
3. その他	腎不全(高リン血症), 大量輸血(クエン酸のカルシウムキレート作用), 低マグネシウム血症(副甲状腺ホルモンの作用不全あるいは分泌障害), 家族性高カルシウム尿性低カルシウム血症(Ca sensing receptorのgain of function変異)

(1) 症　状

低カルシウム血症の臨床症状は急性に発症する場合にはテタニー(四肢末端や口の周囲の知覚異常から出現して産科医の手とよばれる手のけいれんや喉頭けいれん)を生じる．潜在的低カルシウム血症ではTrousseau徴候(3分間以上にわたり収縮期血圧以上の圧力をマンシェットにかけると出現する手指筋のけいれん)，Chvostek徴候(眼窩外側上部を走行する顔面神経をたたいて刺激すると神経過敏のために顔面筋がひきつる現象)などの徴候が刺激によって出現する．重症のテタニーではいろいろな種類のけいれんが生じる．

慢性の低カルシウム血症では，くる病，低身長や骨軟化症，大脳基底核の石灰化が出現する．さらに，副甲状腺機能低下症では乳頭浮腫が観察される．

慢性腎不全では高リン血症や尿細管機能異常によりビタミンDの1α水酸化が障害され活性型ビタミンDが低下して低カルシウム血症を生じる．その結果，くる病，骨軟化症，さらに副甲状腺ホルモン産生が亢進し線維性骨炎を引き起こし，腎性骨異栄養症とよばれる特殊な骨病変が生じる．

(2) 分類，原因疾患

低カルシウム血症の分類と原因疾患を表23に示す．22q11.2欠失症候群は出生4,000〜5,000に1人の割合で認められる隣接遺伝子症候群であり，頻度が比較的高いので注意すべき疾患である．

b) 高カルシウム血症

補正血清カルシウム値が10.5mg/dL以上を高カルシウム血症と定義する．

(1) 症　状

補正血清カルシウム値が12.0mg/dL以上に上昇すると多彩な臨床症状が出現する．神経筋症状として精神症状，うつ状態，意識障害，平滑筋の弛緩による便秘，悪心，嘔吐，胃潰瘍，膵炎，心電図のQT短縮，上室性，心室性期外収縮がみられる．

腎では，(1)腎結石，(2)腎石灰化，(3)糸球体濾過率の低下，(4)間質性腎炎，(5)尿濃縮力の低下(アクアポリン2の発現抑制，Ca sensing receptorの刺激による)がみられる．

原発性副甲状腺機能亢進症では骨芽細胞と破骨細胞の活性化により線維性骨炎(X線所見上，中手骨側面と鎖骨遠位端の骨膜下吸収像が特徴的)が生じる．血清カルシウム値が15mg/dL以上に上昇し，意識障害を呈し，線維性骨炎のX線所見がみられる場合には副甲状腺クリーゼをまず疑わなくてはならない．

(2) 分類，原因疾患

高カルシウム血症の分類と原因疾患を表24に示す．

表24	高カルシウム血症の分類と原因疾患

1. ビタミン D 作用の亢進

　ビタミン D 中毒，サルコイドーシス

2. ビタミン D 分解の阻害

　特発性乳児高カルシウム血症(活性化ビタミンD_3を分解する 25-hydroxyvitamin D 24-hydoroxylase の欠損)

3. 副甲状腺ホルモンの過剰

　原発性副甲状腺機能亢進症(成人に多く，多発性内分泌腺腫症 I 型による過形成が原因)

4. 家族性低カルシウム尿性高カルシウム血症(常染色体優性遺伝，Ca sensing receptor の loss of function 変異)

5. 悪性腫瘍(fibroblast growth factor 23〈FGF23〉，IL-1，IL-6，TNF などの液性因子を産生)

6. その他

　長期間のベッド臥床(骨沈着は低下し骨吸収は不変のために結果として骨吸収側にバランスが傾く)，甲状腺機能亢進症(骨代謝の亢進)，甲状腺機能低下症(ビタミン D の感受性亢進)，ビタミン A 中毒(骨吸収の亢進)

5) リン(P)

　年少児であればあるほど血清リンの基準値は成人よりも高値である(表22).

　血清リン値の調節は，(1)腸管からの吸収(経口摂取量，ビタミン D による促進)，(2)腎からの排泄(fibroblast growth factor 23(FGF23)や PTH による再吸収抑制，成長ホルモン・甲状腺ホルモンによる再吸収促進など)，(3)細胞内外の移動(PTH，ビタミン D，pH 低下による骨からの遊離など)による．最も重要な調節因子は腎からの排泄であり，通常では糸球体濾過されたリンの 90% 以上が尿細管から再吸収される．尿細管におけるリン再吸収の指標として最大リン再吸収閾値 TmP/GFR が最もよい指標とされる．TmP/GFR は以下の式にて表すことができる.

$$TmP/GFR = TRP \times Sp$$
$$TRP = 1 - (Up \times Scr)/(Sp \times Ucr)$$

[ただし，Sp：血清 P 値(mg/dL)，Scr：血清クレアチニン値(mg/dL)，Up：尿中リン酸濃度(mg/dL)，Ucr：尿中クレアチニン濃度(mg/dL)].

　TmP/GFR は，これ以下では糸球体で濾過されたすべてのリンが再吸収され，逆にこれ以上では尿中にリンが排泄される分界点を示す血清リン値である．健常小児の TmP/GFR の基準値は 2.3 〜 4.3 である.

　このほかに，%TRP = 100 ×(1 - Up × Scr/Sp × Ucr)も用いられる．%TRP の基準値は 83 〜 98% で，< 83% では副甲状腺機能亢進，> 98% では副甲状腺機能低下を疑う.

a) 低リン血症

　血清リン値が 4.0 mg/dL 以下を低リン血症と定義する．ただし，年長児では 2.5 mg/dL 以下を低リン血症と定義する.

(1) 症 状

　血清リン値が 1 〜 1.5 mg/dL 以下の高度の低リン血症になると，赤血球内のリンが減少して赤血球から組織への酵素供給が低下し，また細胞のエネルギー代謝が障害させることにより倦怠感，脱力感，溶血，横紋筋融解，白血球機能障害，血小板機能障害，けいれん，振戦，昏睡，筋力低下，心収縮力低下，骨痛，くる病，イレウス，嚥下困難，食欲不振などの症状が生じる．栄養不良，糖尿病性ケトアシドーシスなどの治療時に急激で重篤な低リン血症を呈することが多いので，リン補給などの注意が必要である.

D 腎疾患の主要症状 ■ 49

表 25 低リン血症の分類と原因疾患

1. 腸管からの 　リン吸収の低下	低リン食 リン結合性酸製剤 吸収不良 嘔吐，下痢 ビタミン D 欠乏
2. 腎からの喪失	尿細管機能障害（ビタミン D 抵抗性くる病，Fanconi 症候群，Dent 病など） 常染色体優性低リン血症性くる病〔fibroblast growth factor 23（FGF23）の異常〕 X 染色体性低リン血症性くる病〔phosphate-regulating gene with homologies to 　endopeptidases on X-chromosome（*PHEX*）の異常〕 Na/H exchager regulatory factor 1 遺伝子（*NHERF1*）の異常（低リン血症，尿路結 　石，骨ミネラル化障害） 腎移植後（post-renal transplantation） 副甲状腺ホルモン分泌過剰 ビタミン D 欠乏 利尿薬 糖質コルチコイド 低カリウム血症 低マグネシウム血症 メシル酸イマチニブ（チロシンキナーゼ阻害薬） 重曹 腫瘍性低リン血症性骨軟化症〔matrix extracellular phosphoglycoprotein（MEPE） 　が腫瘍から分泌され，腎でのリン排泄が亢進し骨ミネラル化が障害される〕
3. 細胞内への移動	糖負荷 アルカローシス アドレナリン インスリン 蛋白同化ステロイド 熱傷の回復期
4. 骨からのリンと 　カルシウム吸収の低下	副甲状腺機能亢進症の治療のために副甲状腺摘出術を施行したとき（hungry bone syndrome）

（2）分類，原因疾患

　低リン血症の分類と原因疾患を**表 25** に示す．

　低リン血症は，(1)腸管からのリン吸収の低下，(2)腎からのリン喪失（**図 8**），(3)リンの細胞内への移動，(4)骨からのリンとカルシウム吸収の低下によって生じる．

　通常の食事には 1 日当たりリンが約 1 g 含まれているので低リン血症にはならないが，**表 25** の病態下では低リン血症になりうる．腸管からのリンの吸収は拡散と能動輸送の機序によるが，ビタミン D はリンの能動輸送，すなわち吸収を促進する．したがってビタミン D 欠乏症では腸管からのリンの吸収が低下する．ビタミン D 欠乏下では骨や腸管からのカルシウムの供給も低下するため，PTH 分泌が亢進し，PTH は尿細管からのリン再吸収を抑制し，低リン血症を引き起こす．骨芽細胞から分泌される phosphatonin（尿中へのリン排泄を促進する因子）の fibroblast growth factor 23（FGF23）は近位尿細管での 2a，2c 型 Na-P 共輸送体の発現を抑制することにより腎からのリンの排泄を促進し，低リン血症を引き起こす．さらに，FGF23 は腎での活性型ビタミン D の産生を抑制する（**表 26**）．また，Klotho-FGF receptor に結合して副甲状腺での PTH の産生・分泌を抑制する（**図 9**）．常染色体優性低リン血症性くる病では，FGF23 の遺伝子異常により，分解されにくい変異 FGF23 蛋白が血中に増加して，低リン血症を起こす．Na/H exchager regulatory factor 1 遺伝子（*NHERF1*）の異常は近位尿細管からのリンの再吸収を阻害して，低リン血症，尿路結石，骨ミネラル化障害を起こす．serum-and glucocorticoid-

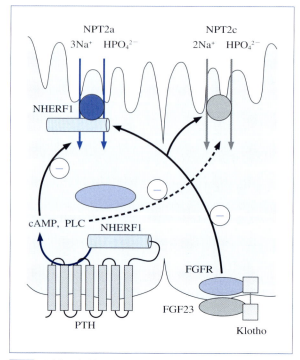

図8 近位尿細管細胞におけるリン再吸収機序

リンは近位尿細管管腔側膜のNa-P共輸送体であるNPT2aとNPT2cによって吸収される．PTHはPTH type 1 receptor（PTH1R）に結合してNPT2aの膜から細胞室内への移動を促す．fibroblast growth factor 23（FGF23）はNPT2aとNPT2cの発現量を低下させる．NHERF1（Na/H exchanger regulatory factor 1）はNPT2aとPTH1Rに結合してリンの吸収を促進する．これらの分子の異常はリンの吸収を阻害する．

表26 FGF23の作用

血中FGF23レベル	
上　昇	低　下
血中リン低下 1,25(OH)$_2$D$_3$の産生低下 くる病/骨粗鬆症 シナカルセト・PTX* 腎Klotho Ca非含有リン吸着薬	血中リン上昇 1,25(OH)$_2$D$_3$の産生増加 軟部組織の石灰化 骨過形成 PTH Ca 鉄欠乏・含糖酸化鉄 マクロファージ（炎症） 腎障害

PTX*：副甲状腺摘出術

inducible kinase 3（SGK3）は血中1,25(OH)$_2$D$_3$の濃度を上げ，Na-P共輸送体からのPの再吸収を亢進させる．

　尿細管障害やPTHの分泌の亢進する副甲状腺機能亢進症では腎からのリン排泄が増加する．アセタゾラミドなどの炭酸脱水酵素阻害薬は尿中への重炭酸の排泄を増加させ尿中のpHが高くなり，リン酸イオンの再吸収阻害が起きて，尿中へのリン排泄が増加する．重曹の投与も同様の効果を有する．糖質コルチコイドは続発性副甲状腺機能亢進を起こして腎からのリン排泄が増加する．

　ブドウ糖，果糖などの炭水化物を主たるエネルギー源とする場合にはインスリンの作用によ

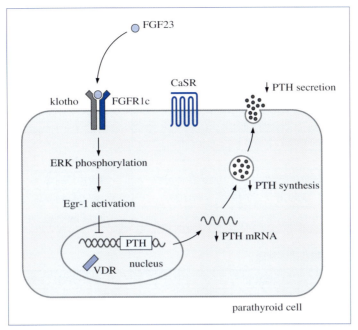

図9 副甲状腺における FGF23 の作用

FGF23 は副甲状腺細胞表面の klotho − FGF receptor 1c に結合すると，細胞内のシグナル伝達を介して PTH の産生分泌を抑制する．
ERK：extracellular signal-regulated kinase, Egr-1：early growth 1, VDR：vitamin D receptor, CaSR：calcium sensing receptor, PTH：parathyroid hormone, FGF23：fibroblast growth factor23

表27 refeeding syndrome を発症する高リスク症例（成人の場合）

1. 次の項目の一つ以上を満たす患者
・BMI が 16 未満 ・意図しない体重減少が過去 3〜6 か月で 15% を超える ・10 日間以上の栄養摂取がごくわずかであるか，もしくはまったくなし ・栄養投与を開始する前の血清カリウム，リン，マグネシウムのいずれかが低値
2. または，次の項目の二つ以上を満たす患者
・BMI が 18.5 未満 ・意図しない体重減少が過去 3〜6 か月で 10% を超える ・5 日間以上の栄養摂取がごくわずかであるか，もしくは全くなし ・アルコール依存症，またはインスリン，抗悪性腫瘍薬，制酸薬，利尿薬の服用

（National Institute for Health and Clinical Excellence: Nutrition support in adults. Clinical Guideline CG32 2006）

り糖とリンは細胞内へ移動し，低リン血症を生じる．栄養不良患者への急速な高カロリー輸液施行時や同患者が突然食事摂取量を増やしたとき（refeeding syndrome）（表27），糖尿病性ケトアシドーシスの治療時にしばしばみられる．呼吸性アルカローシスでは二酸化炭素が細胞内から細胞外に移動するため細胞内 pH は上昇する．pH の上昇は解糖を促進し，リン酸化合物が生成され，細胞内へのリンの移動が起こる．エピネフリンや蛋白同化ホルモンもリンの細胞内への移動を起こす．表28 に主たる遺伝性低リン血症性骨軟化症について示す．

b）高リン血症

血清リン値が 7.0 mg/dL 以上を高リン血症と定義する．ただし，年長児では 4.5 mg/dL 以上を高リン血症と定義する．

血清リンの上昇は腎の 1α-ヒドロキシラーゼ活性を抑制し 1,25(OH)$_2$D$_3$ 合成が低下する．その結果，PTH に対する腎からのカルシウム溶出反応圧が低下（skeletal resistance）して一過性

52 ■ 第1部　総論

表28　主たる遺伝性低リン血症性骨軟化症

	X染色体優性 低リン血症性くる病	常染色体優性 低リン血症性くる病	高カルシウム尿症 を伴う遺伝性 低リン血症性くる病	常染色体劣性 低リン血症性くる病
血清P	↓	↓	↓	↓
血清Ca	→	→	→/↑	→
血中 $1,25(OH)_2D_3$	→/↓	→/↓	↑	→
PTH	→/↑	→	↓	→
尿中Ca	→	→	↑	→
遺伝形式	X染色体優性	常染色体優性	常染色体劣性	常染色体劣性
原因遺伝子	*PHEX*	*FGF23*	*SLC34A3*	*DMP1*
変異のタイプ	loss of function	gain of function	loss of function	loss of function

表29　高リン血症の分類と原因疾患

1. 細胞外液へのリン負荷	2. 腎からのリン排泄の減少
a. 外因性 　経口摂取リンの増加 　小腸でのリン吸収の増加(ビタミンD中毒) 　リン静注(低リン血症の治療,大量保存血輸血) 　皮膚からのリン吸収	a. GFRの低下 　急性,慢性腎不全
b. 内因性 　溶血 　横紋筋融解 　腫瘍崩壊 　酸血症 　異化亢進	b. 尿細管でのリン再吸収亢進 　副甲状腺機能低下症 　偽性副甲状腺機能低下症 　甲状腺機能亢進症 　成長ホルモン分泌過多 　familial tumoral calcinosis(*GALNT3*の異常)

の低カルシウム血症が起こり,これに反応してPTHが上昇して腎吸収が亢進する(修正 trade-off 仮説).

(1) 症　状

　急激に生じる高リン血症では二次的に生じる低カルシウム血症によるテタニー,知覚異常,けいれん,心電図上のQT延長がみられる.慢性の高リン血症では,全身臓器へのリン酸カルシウムの沈着による心不全(心収縮力の低下,不整脈など),ショック,肺の拡散能の低下,腎不全,麻痺性イレウス,消化管出血,皮膚搔痒感,皮膚出血,皮膚腫瘤,結膜の石灰化(red eye)が認められる.慢性腎不全では高リン血症,PTH分泌の亢進により骨からのカルシウム動員が起こり腎性骨異栄養症を起こす.副甲状腺機能低下症では低カルシウム血症の症状が主体で,そのほかに白内障,歯牙形成異常,大脳基底核の石灰化を,偽性副甲状腺機能低下症では知能障害,低身長,円形顔貌を呈する.成人の大腸内視鏡検査時に,リン酸ナトリウムを含む内服液や下剤にて大腸より便を除去すると,腎石灰化を伴う急性腎不全が発症する.リン酸カルシウムが腎に沈着する.これを acute phosphate nephropathy とよぶ.

(2) 分類,原因疾患

　高リン血症の分類と原因疾患を表29に示す.

　高リン血症の成因は,(1)細胞外への外因性,内因性リン負荷,(2)腎からの排泄減少に大別される.一般にリンの負荷が生じると腎におけるTmp/GFRを低下させることにより腎からのリンの排泄が増加し,血中リンの値は速やかに正常化する.しかし,腎からの放出能を越える

表30 低マグネシウム血症の分類と原因疾患

1. 尿中への喪失	3. 腸管での吸収の低下
薬剤(利尿薬，ゲンタマイシン，シスプラチン，シクロスポリン，ジギタリス，cetuximab〈EGF 受容体に対するモノクロナール抗体〉) Gitelman 症候群 腎尿細管性アシドーシス 遺伝性低マグネシウム血症(p.245 参照) 甲状腺機能亢進症 白血病	原発性低マグネシウム血症 吸収不良症候群 短小腸症候群 胆汁うっ滞症
	4. 体液喪失
2. 摂取量不足	下痢 消化管ドレナージ 胃液吸引
神経性食欲不振症 中心静脈栄養時	

EGF：上皮増殖因子

リンの負荷があるときに高リン血症となる．急性，慢性の腎不全では GFR の低下(年長児，成人では 30 mL/min 以下になったとき)により Tmp/GFR が上昇し尿中へのリン排泄が低下する．GFR の軽度の低下時には PTH によるリン再吸収の抑制が働いて尿中リンの排泄はほぼ正常に維持される．PTH は Tmp/GFR を強力に低下させる作用を有する．PTH の分泌が低下する副甲状腺機能低下症，偽性副甲状腺機能低下症では PTH に対する感受性が低下することにより，甲状腺機能亢進症では二次的に PTH 分泌が抑制され，成長ホルモン過剰症では IGF-I を介して，それぞれ Tmp/GFR を上昇させ尿細管におけるリン再吸収が亢進する．慢性腎不全では血中リンの上昇に伴って血中 FGF23 も上昇するが，副甲状腺での klotho-FGF receptor 1 の発現が低下しているため，PTH の産生・分泌の低下が起きず，血中 PTH は上昇する．

6) マグネシウム(Mg)

マグネシウムは細胞内に多く依存して，細胞内代謝に必要な 300 以上の酵素反応に cofactor として作用する．特に，酸化的リン酸化，ATPase の活性化に必須である．細胞膜の安定化にも必要である．

a) 低マグネシウム血症

血清マグネシウム値が 1.5 mg/dL 未満を低マグネシウム血症と定義する．

(1) 症 状

軽度の低マグネシウム血症では無症状のことが多い．1.2 mg/dL 以下になると食欲不振，悪心，脱力，周囲に対する無関心，振戦，運動失調，めまいなどの症状がみられる．重度の低マグネシウム血症では神経筋接合部の機能亢進に基づく手足のけいれん，テタニー，反射亢進や不整脈がみられる．ただし，これらの症状はしばしば合併する低カルシウム血症による可能性(低マグネシウム血性低カルシウム血症)が高い．

低マグネシウム血症では血清カルシウムやカリウムの低下を合併していることが多く，これらの電解質異常の有無を明らかにすることが病因を究明するうえで有用である．

(2) 分類，原因疾患

低マグネシウム血症の分類と原因疾患を**表 30** に示す．

b) 高マグネシウム血症

血清マグネシウムが 2.5 mg/dL 以上を高マグネシウム血症と定義する．

(1) 症 状

高マグネシウム血症は神経筋接合部でのアセチルコリンの遊離を阻害する(クラーレ様作

表31 高マグネシウム血症に伴う症状

血清マグネシウム値（mg/dL）	症　状
4.8 〜 7.2	低血圧，悪心，嘔吐，顔面紅潮，深部腱反射の低下，傾眠，意識の低下
7.2 〜 12	徐脈，低カルシウム血症，尿閉，麻痺性イレウス，深部腱反射の消失，意識障害
＞ 12	四肢麻痺，完全房室ブロック，心停止

表32 高マグネシウム血症の分類と原因疾患

1. マグネシウムの尿中への排泄低下	腎不全 低アルドステロン血症 家族性低カルシウム尿性高カルシウム血症 　（Ca sensing receptor〈CaSR〉の異常） 糖尿病性ケトアシドーシス 腫瘍崩壊症候群 テオフィリン中毒 リチウム中毒
2. マグネシウムの過剰投与	マグネシウム製剤の投与 　（胃酸過多，便秘，子癇などに）

用）．その結果，全身の筋麻痺の症状が出現する．構音障害，排尿排便障害，腱反射減弱，呼吸障害，悪心，嘔吐，傾眠，昏睡などがみられる（**表31**）．これらの症状はコリンエステラーゼの投与にて軽快する．

（2）分類，原因疾患

高マグネシウム血症の分類と原因疾患を**表32**に示す．

c. 酸塩基平衡（acid-bace balance）

生体には，（1）呼吸にて生み出される二酸化炭素と，（2）蛋白代謝の結果生じるリン酸と硫酸からなる不揮発性の酸が常に生じている．これらの酸を排泄しないと生体には酸が蓄積し，すべての細胞代謝に悪影響が生じてしまう．これらの酸を排泄する器官が肺（二酸化炭素の排泄）と腎（不揮発性の酸）である．

1）酸塩基平衡の調節

延髄の呼吸中枢と大動脈，頸動脈小体に存在する化学受容体にて Pco_2，pH，Po_2 の変化に応じて生体は不随意的に換気量を調節する．一方，1日当たり成人では1 mEq/kg 体重，小児では 1 〜 2 mEq/kg 体重の不揮発性の酸が生成され，生体内の緩衝系で緩衝されたのちに腎から排泄される．腎では生成される不揮発性の酸に相当する量の重炭酸イオンをつくり出すことにより，生体内への不揮発性の酸の蓄積を防いでいる．酸塩基平衡の異常により血中重炭酸イオン濃度が低下する病態が代謝性アシドーシスである．なお，血液 pH が 7.35 以下を酸血症とよび，血液を酸性の方向に変化させる病態をアシドーシスとよぶ．一方，血液 pH が 7.45 以上をアルカリ血症，血液をアルカリ性の方向に変化させる病態をアルカローシスとよぶ．代謝性アシドーシスは腎が原因となることが多い．

血液の pH = 6.1 + log（[HCO$_3^-$]/[H$_2$CO$_3$]）あるいは

pH = 6.1 + 1og [[HCO$_3^-$]/(0.03 × Pco$_2$)]

にて表現することが可能である（Henderson-Hasselbalch の式）．

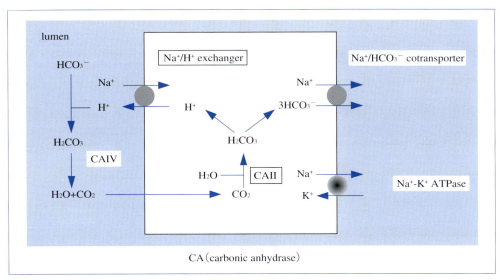

図10 近位尿細管細胞での酸分泌機序

特に二番目の式は肺と腎が血液 pH を決定することを意味しており理解しやすい．

2）腎における酸の排泄機構

生体にとって最も重要な塩基である HCO_3^- は糸球体から完全に濾過され尿細管腔内に移行する．したがって腎は濾過された HCO_3^- を尿細管にて再吸収し，さらに産生される不揮発性の酸を尿中に排泄することにより，生体が酸血症にならないように調節しなくてはならない．

a）近位尿細管における HCO_3^- の再吸収

動脈血 HCO_3^- 濃度は新生児では 20 mmol/L，その後年齢が大きくなるにつれ濃度は上昇し，思春期にはほぼ成人と同様の値である 24～25 mmol/L となる．近位尿細管における HCO_3^- 再吸収の閾値は成長とともに上昇することがその理由である．糸球体から極めて大量の HCO_3^- が尿細管に濾過されるが，近位尿細管においてその約 90％ が再吸収される．近位尿細管性アシドーシスでは近位尿細管における HCO_3^- の再吸収が障害されるため血中 HCO_3^- 濃度は低下する（代謝性アシドーシス）．

近位尿細管における HCO_3^- 再吸収の機構（図10）は以下の通りである．尿細管細胞の基底膜側に存在する Na^+，K^+-ATPase は尿細管細胞内のナトリウム濃度を管腔内よりも常に低く設定している．細胞内では炭酸脱水酵素の作用により二酸化炭素と水から H^+ と HCO_3^- ができ，この H^+ が管腔側から細胞内に向かうナトリウムの濃度勾配を利用して管腔側の細胞膜に存在する Na^+-H^+ antiporter を介して管腔側に排泄される．尿細管腔内では排泄された H^+ と糸球体からの HCO_3^- から H_2CO_3 が産生され，炭酸脱水酵素の作用により水と二酸化炭素になり，二酸化炭素は細胞内に移行する．すなわち，近位尿細管での HCO_3^- 再吸収は H^+ の分泌という形をとることが特徴である．

b）集合管における不揮発性の酸の排泄

集合管では近位尿細管にて再吸収を受けなかった HCO_3^- を再吸収されるとともに，不揮発性の酸が排泄される（図11）．成人では尿中に排泄される酸は 50～80 mmol/day で，酸のまま尿中に排泄すると尿 pH を 1.0 にまで下げなくてはならないが，これは実際上無理である．そこで腎は H^+ を取り込んで尿 pH の低下を少なくして尿中に排泄する機構（アンモニア，リン酸などの buffer）にてこの問題を解決している．

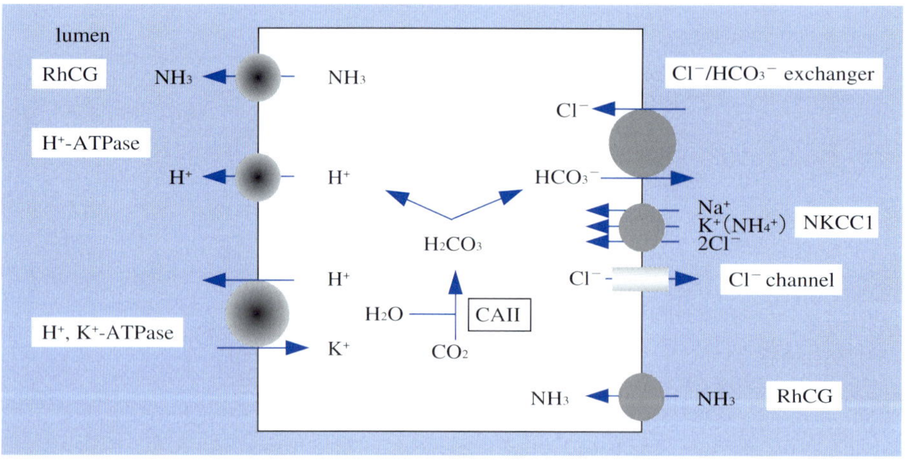

56 ■ 第1部 総論

CA（carbonic anhydrase），RhCG（Rh family, C Glycoprotein），NKCC1（Na$^+$/K$^+$/2Cl$^-$ cotransporter 1）

図11 集合管細胞での酸分泌機序

　集合管細胞内では炭酸脱水酵素の作用により産生された H$^+$ が管腔側に存在する H$^+$ ポンプ（H$^+$，K$^+$-ATPase，H$^+$-ATPase など）の作用により管腔側に排泄される．この H$^+$ は HCO$_3^-$ と反応して H$_2$CO$_3$ を形成し，さらに二酸化炭素となり，細胞内に二酸化炭素は移行する．一方，HCO$_3^-$ は基底膜側に存在する陰イオン交換輸送体により血管側に輸送される．

　さらに H$^+$ は，(1)尿中のリン酸を滴定（HPO$_4^{2-}$ を H$_2$PO$_4$ に変換すること，リン酸塩の形で排泄される H$^+$ を滴定酸〈titrable acid〉とよぶ）し，(2)アンモニア（NH$_3$）と反応して NH$_4^+$（アンモニウムイオン）を形成することにより尿中へ排泄される．NH$_3$ は基底膜，管腔膜の rhesus protein RhCG（NH$_3$ の gas channel）により血中から尿中へ排泄される．

　リン酸の滴定により生体の産生する不揮発性の酸の 1/3 に相当する酸（成人で 20 mEq/day）を排泄することが可能である．残りの酸（成人で 40 mmol/day）は脂溶性で細胞膜を通過可能なアンモニアを尿細管腔内で細胞膜を通過不能の NH$_4^+$（アンモニウムイオン）に変換することにより排泄される．アンモニアが産生される部位は近位尿細管であり，グルタミンを基質とする．細胞質内のグルタミンがミトコンドリアに取り込まれ，ミトコンドリア内の phosphate-dependent glutaminase（PDG），glutamate dehydrogenase（GDH），α-ketoglutarate dehydrogenase（α-KGDH）の働きによりアンモニアが産生される．また，近位尿細管の brush border にある phosphate-independent glutaminase（PIG）も管腔側でアンモニアを産生している．

　集合管管腔側の水素イオンポンプは酸血症状態では pH 4.5 程度にまで pH を下げることが可能である．遠位型腎尿細管性アシドーシスでは主として H$^+$-ATPase の障害により不揮発性の酸を排泄できなくなり代謝性アシドーシスを呈する．

　以上から，正常状態では最終的に尿中に排泄される HCO$_3^-$ はほぼゼロであるが，尿中へ排泄される酸（総酸排泄量）は以下の通りである．

　　総酸排泄量 ＝ NH$_4^+$（アンモニウムイオン）＋ 滴定酸 － HCO$_3^-$（重炭酸イオン）

3）代謝性アシドーシス

　代謝性アシドーシスはアニオンギャップ（AG ＝ [Na$^+$] － [Cl$^-$] － [HCO$_3^-$]）の増加の有無により二つに分けて考えるのが理解しやすい．

　正常では AG は 12 ～ 16 mEq/L 程度であるが，余分な酸の蓄積により HCO$_3^-$ が消費され低

表33　アニオンギャップ(AG)の増加する, あるいは正常な代謝性アシドーシスの分類と原因疾患

AGの増加する代謝性アシドーシス	AGの正常な代謝性アシドーシス
1. 内因性代謝物質の増加 　乳酸性アシドーシス 　　尿素サイクル異常症などの代謝異常症 　ケトアシドーシス 　　糖尿病, 飢餓 　尿毒素	1. 腎尿細管疾患 　尿細管性アシドーシス(I, II型) 　低アルドステロン血症 　低レニン血症性低アルドステロン症
	2. 消化管からのHCO$_3^-$喪失 　下痢症, 消化管ドレナージ
2. 薬物中毒 　サルチル酸, メタノールなど	3. 酸, 生理食塩水負荷

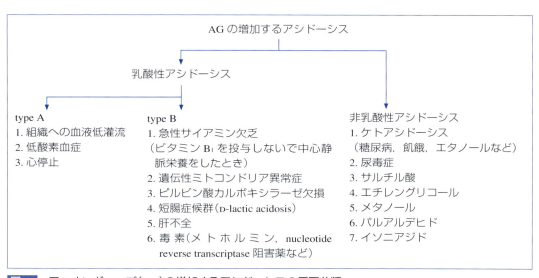

図12　アニオンギャップ(AG)の増加するアシドーシスの原因分類

表34　代謝性アルカローシスの分類と原因疾患

1. 腎からのH$^+$排泄亢進	高アルドステロン血症 　原発性, 二次性
2. 胃からのH$^+$喪失	肥厚性幽門狭窄症 胃液吸引
3. アルカリの投与	治療 輸血によるクエン酸

下するとAGは増加する. 一方, 遠位型腎尿細管性アシドーシスではH$^+$濃度の増加(=HCO$_3^-$濃度の減少)とCl$^-$濃度が増加するためAGは正常範囲のままである.

表33にAGの増加する, あるいは正常(nongapとよぶ)な代謝性アシドーシスの分類と原因疾患を示す. 図12にAGの増加するアシドーシスの原因分類を示す.

4) 代謝性アルカローシス

体内のH$^+$が失われるか, あるいはHCO$_3^-$が増加することにより, 血中HCO$_3^-$が上昇する病態である. ただし, 一時的なH$^+$の喪失やHCO$_3^-$の増加はすぐに腎によって代償される. 代謝性アルカローシスの分類と原因疾患を表34に示す.

E 診断法

1. 尿検査から何がわかるか

　尿は血液と同様に生体機能を評価するうえで極めて有用な情報の宝庫である．尿を臨床検査室に提出して検査をしてもらう前に，尿の外観を観察し，簡単な検査は自分で行う習慣を身につけることが望まれる．

a. 外　観

　正常な尿は薄い黄色から濃い黄色まで色調は尿の濃縮度に応じて変化する．黄疸の強いときの尿は黄染するがやや黒っぽい黄色となるのが特徴である．採尿後時間が経過して気温に近づいた尿はしばしばクリーム色の沈殿を生じることがある．尿を再び37℃に加温すると沈殿の多くは消失する．膿尿は白血球の増加により白濁する．1,500回転/minで5〜10分間遠沈すると白血球は沈殿して白色の層を形成し，尿上清は透明な黄色となる．肉眼的血尿は程度の差に応じて薄い赤ワイン色からコーヒー色となる．

b. 尿試験紙を用いた尿定性あるいは半定量検査（dip and read）

　最も簡便な検査で，pH，蛋白，潜血，白血球，ブドウ糖，ケトン体，比重などを半定量することができる．

　おもな製品の各測定項目の判定時間，色調変化，測定範囲，感度を表1に示す．

c. 尿沈渣

　尿10 mLを1,500回転/minにて5〜10分間遠沈し，上清を除去し残った沈渣を400倍にて鏡検する．白血球，赤血球，各種上皮細胞，各種円柱，各種結晶，細菌などを同定し，20視野観察し，1視野当たりの平均値にて表す．尿沈渣にラボスティンS®（武藤化学）（2％アルシアン青水溶液：1.5％ピロニンB溶液＝2：1に混合した液を染色液として用いる）を1滴滴下して尿沈渣を染色する方法（Sternheimer染色）も有用である．各種尿中結晶の形態を図1に示す．

　血尿の由来が糸球体性かそれ以下の部位によるものかを判断するために尿中有棘赤血球の有無，変形赤血球の全赤血球に対する割合を偏光顕微鏡やフローサイトメトリーにて観察する．

d. 定量検査と精密検査

　蛋白，アルブミン（腎炎，ネフローゼ症候群などにて），β_2-ミクログロブリン，α_1-ミクログロブリン，FDP（Dent病，間質性腎炎，尿細管性アシドーシス，ネフロン癆，腎低形成，腎異形成などにて），NAG（腎炎，ネフローゼ，薬剤性腎障害など），ブドウ糖（腎性糖尿，Fanconi症候群，間質性腎炎などにて），電解質（ナトリウム，カリウム，クロール，カルシウ

表1 おもな尿試験紙の特性

項 目	製 品	測定時間	色調変化	測定範囲（ラベル表示）						感 度
pH	N-マルチスティックス SG-L	60秒	橙赤 5.0	橙 6.0　　65　　鶯 7.0　7.5　緑 8.0　濃緑 8.5						0.5
	Combur テスト	60秒	5	6　　　　　7　　　8　9						1
蛋 白 (mg/dL)	N-マルチスティックス SG-L	60秒	淡黄⇒緑	陰性　±　＋ 30　2+ 100　3+ 300　4+ 1,000						15〜30
	Combur テスト	60秒	黄⇒緑	30　100　500						6 mg/dL
潜 血	N-マルチスティックス SG-L	60秒	茶⇒藍	陰性　±　＋　2+　3+ （±斑点あり：非溶血，斑点なし：溶血）						RBC 5〜20/μL Hb 0.015〜0.062 mg/dL
	Combur テスト	60秒	黄⇒緑	RBC 約 5〜10　約 20　約 50　約250個/μL（斑点あり） Hb 約 0.03　約 0.06　約 0.15　約 0.70 mg/dL（斑点なし）						RBC 5〜10/μL Hb 10個/μL
白血球	N-マルチスティックス SG-L	120秒	灰⇒紫	陰性　±　＋　2+　3+						5〜15個/HPF
	Combur テスト	60〜120秒	淡桃⇒紫	10〜25　75　500個/μL						10個/μL
亜硝酸 (細菌)	N-マルチスティックス SG-L	60秒	白⇒桃	陰性　　陽性（＞10⁵/mL 細菌）						10⁵/mL 細菌
	Combur テスト	60秒	白⇒桃							0.06〜0.1 mg/dL
ブドウ糖	N-マルチスティックス SG-L	30秒	青⇒茶	陰性　＋ 100　2+ 250　3+ 500　4+ 1,000　5+ 2,000 mg/dL						75〜125 mg/dL
	Combur テスト	60秒	黄⇒緑	50　100　300　1,000 mg/dL						40 mg/dL
ケトン体 (mg/dL)	N-マルチスティックス SG-L	40秒	淡灰⇒紫	陰性 ±　＋ 5　2+ 15　3+ 40　4+ 80　160						5〜10 mg/dL アセト酢酸
	Combur テスト	60秒	桃⇒紫	5〜40　40〜100　≧100						5 mg/dL
比 重	N-マルチスティックス SG-L	45秒	濃緑⇒褐	1.000　1.001　1.010　1.015　1.020　1.025　1.030						1.030
	Combur テスト	60秒	緑⇒橙	1.000　1.005　1.010　1.015　1.020　1.025　1.030						1.030

ム，リン，マグネシウム），クレアチニン，尿酸，アミラーゼ，LDH（尿路感染症の部位診断を目的に），FDP（活動性腎炎，DIC，HUS，抗凝固療法施行中などにて），HCO_3^-（尿細管性アシドーシスなどにおいて $FEHCO_3^-$ の測定に），アミノ酸（Fanconi 症候群，間質性腎炎などにて），ミオグロビン（横紋筋崩壊による急性腎不全にて），ヘモグロビン（血管内溶血時）などを定量する．尿細管障害時には近位尿細管の再吸収障害により尿中 β2-ミクログロブリンや α1-ミクログロブリンの排泄が増加する．L-FABP（liver-type fatty acid binding protein），KIM-1（kidney injury molecule-1），NGAL（neutrophil gelatinase associated lipocalin）なども尿細管障害マーカーとして利用されている．

尿蛋白の選択性を評価する目的で尿中（血中も）IgG とトランスフェリンを測定する．

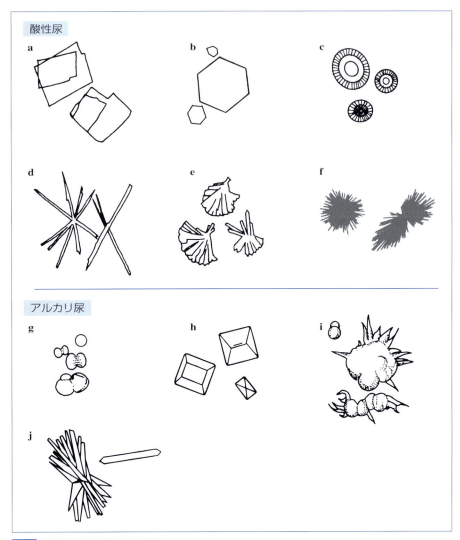

図1 おもな尿中結晶の形態
a：コレステロール，b：シスチン，c：レシチン，d：ウログラフィン，e：スルホン酸，f：チロシン，g：炭酸カルシウム，h：リン酸アンモニウムマグネシウム，i：尿酸アンモニウム，j：リン酸カルシウム．

　24時間蓄尿を用いた尿中蛋白排泄量の評価は，腎炎やネフローゼ症候群の評価に有用である．しかし小児では24時間蓄尿はしばしば困難で，不正確である．その場合，早朝尿の蛋白/クレアチニン比（mg 蛋白/mg クレアチニン）（正率 0.15 未満）にて評価する．

　早朝尿の尿蛋白/Cr 比は1日尿蛋白排泄量と良好な相関を示す．例えば，早朝尿の蛋白 60 mg/dL，クレアチニン 100 mg/dL ならば尿 TP/Cr ＝ 600（mg/1,000 mg）で，24時間蓄尿中の蛋白排泄量は約 600 mg と推定することができる．

　セルロースアセテートや SDS ポリアクリルアミドを支持体とする電気泳動により尿蛋白を分離し，尿蛋白を構成する各蛋白質の分布を明らかにし，かつそれぞれの蛋白を定量することが可能である（図2）．尿細管性蛋白尿や Bence Jones 蛋白の解析に用いる．免疫拡散法，RIA，ELISA 法などにより Tamm-Horsfall 糖蛋白を測定することも可能である．Munchausen by proxy 症候群などにて尿中に卵白アルブミンが混入している場合には，SDS ポリアクリルアミド電気泳動上卵白アルブミンはヒトアルブミンよりも泳動度が遅く，さらに Western blot 法にて抗卵白アルブミン抗体により卵白アルブミンを検出することが可能である．

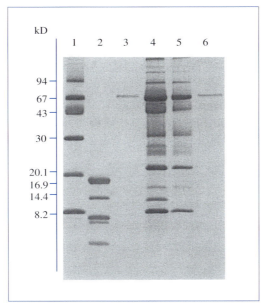

図2 SDS ポリアクリルアミドゲル電気泳動による尿蛋白の分析

lane 1, 2 は分子量マーカー，3 はコントロール，4 は Dent 病の男児，5 は母親，6 は父親の尿を示す．
gradient gel を用い，電気泳動後 Coomassie 染色を行った．67 kD のアルブミンのバンドよりもサイズの小さい低分子蛋白が患児と母親の尿に認められる．定量解析は同様に泳動したゲルを銀染色して densitometry 法により測定する．

表2 尿路感染があるにもかかわらず尿定量培養にて有意の細菌尿を呈さない理由

1. 化学療法施行中	5. 病因菌の栄養要求が強い場合
2. 尿 pH が 5 以下，あるいは 8.5 以上の場合	6. 病巣が隔絶され，膀胱との交流がない場合
3. 利尿薬にて尿量が増加し，頻尿の状態にある場合	7. 採尿時に外陰部の消毒薬が混入した場合
4. 尿比重が 1.003 以下の場合（低浸透圧による溶菌）	

　尿濃縮力の評価は尿比重よりも浸透圧計にて尿浸透圧を定量するのがより正確である．塩化アンモニウム負荷試験などの際に尿酸性度の正確な測定が必要な場合には pH メーターにて尿 pH を測定する．

e. 尿培養

　尿は血液の限外濾過であるので感染がなければ本来腎から膀胱までは無菌状態である．尿道には常在菌が存在するので，通常の排尿にて採取した尿中には細菌が混入してしまう．そこで，尿を定量培養することにより細菌の混入と真の細菌感染を区別する．清潔に採取した尿を 37℃にて定量培養を行う場合，10^5 CFU/mL 以上（CFU〈colony foming unit〉）の細菌数が認められる場合を有意の細菌尿と診断することができる．$10^3 \sim 10^5$ CFU/mL では真の細菌感染である場合と常在細菌の混入による場合の両方の可能性がある．尿路感染があるにもかかわらず尿中細菌数が 10^5 CFU/mL に及ばない原因を表2に示す．定量培養法には，(1)希釈培養法（尿を希釈して寒天培地に蒔き，生じた集落を計算して尿 1 mL 当たりの細菌数を算定），(2)表面塗布培養法または定量白金耳画線法（尿を希釈せずに 1 μL が付着する白金線にて培地のうえに線を引き，培養後に生じた集落数から尿 1 mL 当たりの細菌数を算定）が用いられる．結核菌

表3　尿簡易培養法(ディップスライド法)

商品名	発売会社	培　地
ウロメディウム	日水製薬	変法 BHI 培地，変法 DHL 培地
ウリカルト E	積水メディカル	CLED 培地，MacConkey 培地，*Enterococcus* 用培地
スライドカルチャー U	栄研化学	変法 MacConkey 培地，YCA 培地

表4　尿試験紙検査の原理

検査項目	反応原理
潜　血	ヘモグロビンのペルオキシダーゼ反応により過酸化水素クメンとベンチジン誘導体(テトラメチルベンチジン〈TMB〉：色素の一種)が酸化型 TMB に変化して発色
蛋　白	pH 指示薬であるテトラブロムフェノールブルー(TBPB)と pH 3 の緩衝液にアルブミンが加わることにより TBPB の変色点が変化
ブドウ糖	ブドウ糖が酸素と反応してできた過酸化水素がヨウ化カリウムや TMB を酸化させることにより変色
亜硝酸塩	亜硝酸塩とスルファニルアミドとが酸の反応でジアゾニウム塩となり，テトラヒドロベンゾキノリンとグリース反応によりアゾ色素が形成され発色
白血球	ピロルアミノ酸エステルが白血球のエラスターゼの作用によりピロル化合物となり，さらにジアゾニウム塩と反応してアゾ色素に変色
pH	H^+ が複合 pH 指示薬と反応して変色
比　重	尿中陽イオンが $(-COOH)_n$ と反応して H^+ が放出され，pH 指示薬のブロムチモールブルーを変色
ケトン体	ニトロブルシッドナトリウムとアルカリにアセト酢酸やアセトンが反応(Lange 反応)し色素複合体が形成され発色

や深在性真菌類は尿中で増殖しにくいため培養がむずかしいことを記憶すべきである.

　非選択培地と選択培地を固着させたプレートを被検尿に浸し，滅菌容器に入れて培養し，生じた集落数を対比表と比較して尿 1 mL 中の細菌数を算定する簡易培養法(ディップスライド法)もしばしば用いられる(表3). 本法は尿を保存することなく処理でき，操作が簡便で，定量培養検査のできない時間帯に用いるなどの利点がある. 単純性尿路感染症の診断に向いた検査である. 複数菌による尿路感染では菌種別の菌数を把握できないこと，菌数の少ない菌が見過ごされること，再分離が必要になるため経済的でないことなどの欠点がある.

f. 尿試験紙を用いた尿検査(dip and read)の原理と妨害反応の原因

　清潔な容器に採取した尿はよく撹拌し，そのなかに試験紙を一瞬浸したあとに試験紙に付着した過剰の尿を容器の縁に当てて除去し，試験紙面を上にして水平に保つ. 決められた判定時間に合わせて標準色調表と照合し判定する. 反応紙片に呈色むらがあるときは中心部で判定する. 判定は蛍光灯の下で行う.

　試験紙は湿気，直射日光，熱を避け，30 ℃以下の密封状態で保存する. 開栓の度に湿気を呼び込むので冷蔵庫保存は勧められない.

　尿試験紙検査の原理と，偽陽性，偽陰性に導く原因について表4，表5 に示す.

g. その他

　尿中には尿路系上皮細胞や尿路系由来のリンパ球，白血球が正常でも排泄されている. 尿路感染症での白血球，腎炎でのリンパ球，尿中癌細胞の評価(細胞診)を除いてこれらの検体を疾

| 表5 | 尿試験紙検査を偽陽性，偽陰性に導く原因 |

検査項目	偽陽性	偽陰性
潜　血	蛋白尿，酸化剤，尿路感染，高温，生理血の混入	高比重，高度蛋白尿，ミオグロビン，非特異的酸素受容体(尿酸，グルタチオンなど)の増加，亜硝酸塩，放置
蛋　白	強アルカリ性，クロルヘキシジン(防腐剤)の混入	治療用色素(マンガンなど)
ブドウ糖	過酸化剤，強力酸化剤の混入	アスコルビン酸，L-ドーパ，ケトン体
亜硝酸塩	腐敗尿	アルコルビン酸，抗菌薬 非亜硝酸塩産生菌(結核菌，淋菌)，4時間以内の短時間膀胱内貯留尿 亜硝酸塩含有量の少ない食物摂取時 高比重尿
白血球		高度ブドウ糖，高比重，着色(テトラサイクリン，セフェム系薬剤など)
pH	細菌尿の放置によるアルカリ比	尿過剰塗布による酸性化
比　重		強アルカリ(緩衝能あり)
ケトン体	グルタチオンなどのSH基を有する薬剤，高度の着色	L-ドーパ代謝物，フェニルピルビン酸，フェノールフタレイン，アントラキノン誘導体

患の診断や病態の理解のために用いられることはこれまであまりなかった．podocyteの尿中落下数を測定することにより，糸球体障害を推定する方法が開発されている．さらに，膜リセプター，蛋白，mRNA，microRNA，オルガネラを含む直径40-100 nmのexosomeの役割も注目されており，exosomeを用いた尿中biomarkerの利用が試みられている．

2. 尿保存法の実際

尿中の成分の多くは排尿後から質的，量的変化が起きるので，尿採取直後に検査をするのが望ましい．しかし，実際には採尿から検査までしばしの時間を要したり，24時間蓄尿が必要な場合がある．採尿後の尿検体は冷暗所(温度の上昇しない，日光，蛍光灯の光が直接当たらない場所)に検査施行まで保存する．

尿中の成分が経時的にどう変化するかを知り，その変化をできるだけ少なくする尿保存法について以下にまとめる．

a. 室温放置による尿中成分の変化

一般に尿中成分の変化は，(1)尿中のpHの影響，(2)細菌の増殖による影響の二つが原因となることが多い．室温放置による尿中成分の変化をまとめて表6に示す．

b. 尿中成分の適切な保存法

最も有効な尿成分保存法を表7に示す．すべての成分に万能な保存剤や保存法はないので，目的に応じた保存剤や保存法を選択する．

3. 糸球体機能検査

a. 腎血漿流量(renal plasma flow；RPF)の測定

1) パラアミノ馬尿酸(paraamino hippuric acid；PAH)クリアランス

PAHは体内で代謝を受けず，糸球体で一部濾過されたのち，近位尿細管で分泌され，以後

64 ■ 第1部 総論

表6 室温放置による尿中成分の変化

尿中成分	保存による変化
尿比重	濃縮により上昇
pH	細菌増殖によるpHの上昇(アルカリ化)
糖	分解，細菌増殖による消費により低下
HCO_3^-	揮発により低下
ケトン体	揮発により低下
亜硝酸塩	還元により低下
VMA・HVA	pH 3.0以下で酸化分解され低下
アミノ酸	細菌増殖による消費により低下
尿素	ウレアーゼにより分解され低下
アンモニア	尿素の分解により増加
NAG	アルカリ化により失活
β_2-ミクログロブリン	酸性尿のときに酸性プロテアーゼにより分解され低下
血球	破壊され減少
円柱	破壊され減少
細菌	増殖して増加

表7 尿中成分の適切な保存法

尿中成分	短期(24時間以内)保存法	長期(1か月)保存法
尿一般定性	遮光，密栓して冷蔵	遮光，密栓して凍結
尿沈渣	室温，冷蔵	ホルマリン，グルタールアルデヒドを添加後に冷蔵
糖	冷蔵	凍結
蛋白	冷蔵	冷蔵，凍結
微量アルブミン	冷蔵	冷蔵，凍結
β_2-ミクログロブリン	アルカリ処理(pH 7.0以上)後に冷蔵	アルカリ処理後に凍結
低分子蛋白	冷蔵	凍結
電解質成分	冷蔵	凍結
HCO_3^-	流動パラフィンで尿表面を覆って，密栓して冷蔵	流動パラフィンで尿表面を覆って，密栓して冷凍
尿中金属	酸処理容器内に入れて冷蔵	酸処理容器内に入れて凍結
ヘモグロビン	冷蔵	凍結
ミオグロビン	冷蔵	凍結
VMA・HVA	塩酸添加(pH 3.0以下)後に冷蔵	塩酸添加後に凍結

細菌増殖の防止を目的に，トルエンあるいはキシレンを2 mL入れた容器に24時間蓄尿する．尿沈渣などの細胞学的検査の保存剤であるホルマリンは尿10 mLに局方ホルマリンを25〜30 μLを添加する．塩酸は24時間蓄尿中に6N塩酸を10 mL添加する．遮光には褐色チューブや褐色びんが使用される．冷蔵は4℃，凍結は−20℃に保存する．

再吸収を受けずそのまま尿中に排泄される．血漿PAH濃度が10 mg/dL以下では1回のネフロン循環でほぼ血中のPAHの100%が除去され，したがって腎静脈中のPAHはゼロとなる．以上の理由から，PAHクリアランスは腎血漿流量の指標として用いられる．

　PAHクリアランスの測定法は以下の通りである．検査施行1時間前に約500 mLの水を飲む．25分前に採血(PAH測定時の盲検用)し，引き続き5〜10分間かけて10%PAH(パラアミノ馬尿酸ソーダ，第一三共)を0.2 mL/kg(成人で12 mL)静注する．検査開始時(このときを0

分とする)に完全排尿し(尿は捨てる),10 分後に中間採血(血中 PAH 測定)を行い,20 分後にクリアランス測定用の採尿(尿量測定,尿中 PAH 測定)を行う.PAH クリアランス(mL/min)= U_{PAH} ×尿量 / P_{PAH} × 20 にて計算する.

PAH クリアランス法による RPF の基準値は,男性が 541.5 ± 5.2 mL/min/1.48 m^2,女性が 513 ± 9.5 mL/min/148 m^2,あるいは男女ともに − 6.44 ×年齢＋ 840.6 mL/min/1.73 m^2 である.

年少児の基準値は,生後 3 日目までは 30 ～ 50 mL/min/m^2,1 ～ 2 週は 70 ～ 90 mL/min/m^2,2 ～ 4 か月は 135 mL/min/m^2,1 ～ 3 歳は 310 ～ 380 mL/min/m^2.本検査は浮腫の強いときには行わない.また,検査時にはサルファ剤,PAS,プロベネシド,解熱薬,利尿薬を併用しない.本法は正確な採尿を必須とする点に難点がある.

2) ^{123}I-OIH(ヨウ化ヒプル酸ナトリウム)による腎血漿流量(renal plasma flow；ERPF)の測定

^{123}I は γ 線のみを放出し,被曝量が少ない核種で,良好な画像を得られる特徴を有する.^{123}I-OIH は腎への 1 回循環で約 85% が近位尿細管から排泄され数パーセントが糸球体から排泄される.血中濃度の消失は速く,静注 2 時間までの尿中排泄率は約 85% である.GFR や腎形態の正確な把握には不向きであるが,RPF の測定に用いられている.

^{123}I-OIH(日本メジフィジックス)1.0 mL(37 MBq あるいは 1.0 mCi の ^{123}I とオルトヨウ化ヒプル酸 1.0 mg を含む)を成人 1.0 mL,中学生 0.75 mL,小学生 0.5 mL,幼児 0.25 mL 静注後,患者の背側に置いた γ シンチカメラおよび画像解析装置を用いて両側腎からの γ 線を検知して,腎の画像とレノグラムを測定する.左右別々の腎の RPF を測定することが可能である.

RPF(mL/min)= 1-2 min kidney count × Y^2 × 100/1 min count radionucleotide injected

(ただし Y は腎の深さ：右腎 = 13.3 × X + 0.7 cm,左腎 = 13.2 × X + 0.7cm,X =体重(kg)/ 身長(cm))

本法は採血と尿採取を必要としない点に利点がある.

3) ^{99m}Tc-MAG3(mercaptoacetyltriglycine)による有効腎血漿流量の測定

^{99m}Tc-MAG$_3$ は ^{123}I-OIH と同様に体内で代謝されず一部が糸球体から濾過されたのち,大部分が近位尿細管から能動輸送にて分泌される.赤血球内に取り込まれることが少なく,血漿中の蛋白との結合率が高いため血漿クリアランスは低くなり,^{123}I-OIH による測定値の 2/3 程度の値を示すことが多い.したがって,従来用いられてきた生理機能指標との対応が悪いのでこのままの形では ^{123}I-OIH にかわる検査にはならない.ただし,半減期が短く被曝が少ないので大量投与が可能で,しかも腎への集積,排泄が速やかであるので,腎障害のある場合でも機能相における腎実質の描出が良好かつ尿路系の観察も容易である.第一ラジオアイソトープ研究所の ^{99m}Tc-MAG$_3$ 製剤(0.1 mg)を使用する.

b. 糸球体濾過率(glomerular filtration rate；GFR)の測定

内因性クレアチニンクリアランス(Ccr),イヌリンクリアランス(Cin),チオ硫酸クリアランス(Cth)はいずれも糸球体濾過率(GFR)の測定に用いられる検査法である.Ccr は真の GFR より高めに出る傾向がある.クレアチニンは近位尿細管からの排泄があるため,Ccr は Cin よりも高値となる.Cin は GFR の評価の点で最も正確な検査法であるが,試薬の入手経路が限られているのと施行が煩雑なことが難点である.Cth は Ccr と同じあるいは高値となる傾向があり,真の GFR より高値を示す.したがって,GFR 測定のためのよい検査法とはいえない.なお,Cth を GFR の指標とするのは,わが国だけである.GFR の測定はいずれの方法も正確な採尿を必須とするため年少児に正確に実施することはむずかしく,小児では信頼性を期待でき

表8	イヌリンクリアランスの基準値	

年　齢		GFR（mL/min/1.73 m²）
出生時	在胎 28 週の低出生体重児	0.35
	在胎 32 週の低出生体重児	0.50
	在胎 36 週の低出生体重児	1.21
満期産児		2.24
2～8日		17～60
4～28日		26～78
37～95日		30～86
1～6か月		39～114
6～12か月		49～157
12～19か月		62～191
2～12歳		89～165

GFR：糸球体濾過率

ないことが多い．したがって，血清クレアチニン値の評価が最も簡便で正確な GFR の推定法（評価法）といえるかもしれない．血清クレアチニン値は筋肉量に比例するといわれており，小児期の血清クレアチニン値は性別と年齢に応じて基準値が変動する（p.39, 表14 参照）．各年齢の血清クレアチニンの基準値と患児の血清クレアチニン値（複数回測定にて平均値を出すのがよい）を比較し，2 SD 以上の差がみられる場合に異常を疑うのも臨床上有用な方法である．本項では Ccr と Cin についてのみ記載する．

1）内因性クレアチニンクリアランス（Ccr）

クレアチニンクリアランスには 24 時間法と 2 時間法が用いられる．24 時間法の測定方法は以下の通りである．まず朝 7 時に排尿し，それを捨てる．2 回目の尿から蓄尿し，朝 9 時に採血し血清クレアチニン値（Scr）を測定する．尿は翌日朝 7 時の排尿分まですべてを蓄尿する．尿量を測定し，尿中クレアチニン値（Ucr）を測定する．

$$Ccr（mL/min）= Ucr ×尿量（mL）/（Scr × 1,440）$$

にて計算する．

24 時間法は休日あるいは入院時でしか施行できない．2 時間法は蓄尿時間を 1 時間とする方法で，2 回の平均値を測定値とする．採血は 1 回目の蓄尿中に行う．2 時間法では被験者を観察できる，採尿漏れなどの誤差が入らない，短時間で終了できるなどの利点があるが，正確さは採尿を漏れなく施行できる 24 時間法に比べると劣る．クリアランスの値は体表面積補正で表示することが一般的で，1.73 m² を補正の標準値とするのがよい．

腎疾患の治療効果や経時的な GFR の変動を評価する場合 Ccr の測定は相対的な変化をある程度知ることはできるが，絶対値としての GFR を知ることは不可能である．また，日常の臨床検査では血清クレアチニン値は，たとえば 0.7 mg/dL のように表示される場合の有効数字は一桁である．さらに，血清クレアチニン値が 0.7 mg/dL の患者がある時は 0.6 mg/dL や 0.8 mg/dL と表示されることがある．したがって Ccr の測定値はどんなに正確に検査を行っても 15% 程度の変動を内在するものであることを知らなくてはならない．たとえば腎機能の低下した腎炎の患者に治療を行い治療前後で Ccr が 40 mL/min から 50 mL/min に変化した場合，治療にて Ccr が改善したと断定することはできない．

2）イヌリンクリアランス（Cin）

イヌリンは果糖からなる多糖類の一種で，体内で代謝を受けず生物活性を有しない安定な物

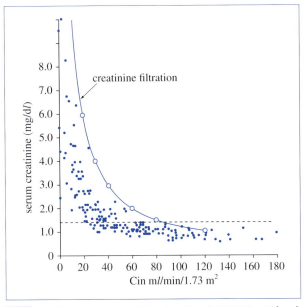

図3 血清クレアチニン値とイヌリンクリアランス(Cin)の関係

白丸と実線はクレアチニンがすべて糸球体濾過されると仮定したときのGFR(Cin)と血清クレアチニン値の関係.

表9 K値

年齢群	K値
1週	早期産児 0.33
	正期産児 0.45
2週〜2歳未満	0.45
2〜13歳未満	0.55
女性(13〜21歳)	0.55
男性(13〜21歳)	0.70

質である.常温保存可能で溶解の簡単な Inutest®(polyfructosan)を使用する.

成人での検査方法を示す.まず500 mLを飲水し,引き続いて生理食塩水500 mL中にInutest® 5 gを溶解した液を300 mL/hrの速度で30分輸液する.輸液開始時に採尿,採血する.輸液開始30分後に完全排尿し,輸液速度を100 mL/hrとする.以後,30分ごとに採尿をさらに3回行う.3回の採尿前にそれぞれ採血する.以上のように測定したイヌリンクリアランスの正常値を表8に示す.血清クレアチニン値とイヌリンクリアランスの関係を図3に示す.

イヌリンクリアランスの測定は上述のように煩雑でイヌリンの測定が自動化されていないことから小児での測定は普及していない.

3) 身長,血清クレアチニン値からGFRを推定する計算式(Schwartzの推算式)

eGFR とは estimated GFR(推算GFR)の略である.

$$eGFR(mL/min/1.73 m^2) = [K \times 身長(cm) / 血清クレアチニン値(mg/dL)] \times 100$$

K値は表9を参照のこと.この場合の血清クレアチニンはJaffé法にて測定する.酵素法にて血清クレアチニンを測定したときは,eGFR(mL/min/1.73m²) = [0.413 × 身長(cm)/ 血清ク

レアチニン値(mg/dL)〕× 100 を 1 歳以上 17 歳未満に用いる(改定された Schwartz の推算式).

4) 年齢，血清クレアチニン値(Scr)から GFR を推定する計算式(成人，日本腎臓学会が作成)

$$eGFR(mL/min/1.73 m^2) = 194 \times 年齢^{-0.287} \times 血清クレアチニン値^{-1.094}$$

ただし，男性用である．女性はこれに 0.739 をかけた値が日本人成人の推算 GFR(eGFR)となる．60 mL/min/1.73 m² 以下の GFR のとき，成人では CKD(chronic kidney disease，慢性腎臓病)と判断する．CKD については p.150 を参照すること．

5) 血清シスタチン C からの GFR 推算式

$$eGFR(mL/min/1.73m^2) = \frac{104.1}{血清シスタチン C(mg/L)} - 7.80$$

血清シスタチン C は筋肉量の影響を受けないので，eGFR の推定に有用．上記の推算式は 18 歳未満の小児に用いる．

c. RI 物質を用いた GFR 測定法

^{99m}Tc-DTPA(diethylenetriaminepenta-acetic acid)は糸球体からのみ排泄され，尿細管では分泌も吸収も受けない物質である．腎への 1 回の循環で約 25% が糸球体から除去される．^{99m}Tc-DTPA の腎クリアランスは蛋白結合性のために真の GFR よりも 5 ～ 10% 低いものの GFR に非常によく一致するため，RI を用いた GFR 測定法のなかで最も頻繁に使用される．GFR の測定法は ^{99m}Tc-DTPA を静注し 1 ～ 3 分後に腎に取り込まれる ^{99m}Tc-DTPA を体表面からシンチレーションカウンターにて測定する方法が用いられている．(1)左右別々の GFR を測定できる点，(2)血液，尿の採取を必要としない点が優れているが，1 ～ 3 分間安静にしなくてはならない点と誤差が大きい点が問題である．

d. 小児の腎機能障害の診断と小児 CKD ステージ判定のアルゴリズム

日本小児腎臓病学会が作成した小児の腎機能障害の診断と小児 CKD ステージ判定のアルゴリズムを図 4(表 10 ～ 17)に示す．2 歳以上 19 歳未満には血清クレアチニンに基づく GFR 推算式を，生後 1 か月以上 2 歳未満には血清シスタチン C に基づく GFR 推算式を用いるのが基本である．ただし，2 歳未満の小児の GFR は生理学的にも低値であり，この GFR 推算式の結果を CKD の診断やステージ分類に用いることは必ずしも正しくない．

2017 年に上村らは生後 3 か月から 2 歳未満の患者の身長(cm)〔下記の式(1)の中の y]値と月齢〔下記の式の中の months〕に基づく GFR 推算式を提唱している．

(1)reference serum Cr(ref Cr)

　男児：ref Cr = − 1.259y^5 + 7.815y^4 − 18.57y^3 + 21.39y^2 − 11.71y + 2.628

　女児：ref Cr = − 4.536y^5 + 27.16y^4 − 63.47y^3 + 72.43y^2 − 40.06y + 8.778

　〔ただし，y は患者の身長(cm).〕

(2)provisional GFR = 110.2 ×(ref Cr/patient's serum Cr) + 2.93

(3)R = 0.107 × ln(months) + 0.656

(4)eGFR = provisional GFR × R

ちなみに，ln(エルエヌ)は自然対数を意味しており，ln z = 2.303 x $\log_{10}$ z とも表記できる．

4. 尿細管機能検査

a. 近位尿細管機能検査法

1) 尿中低分子蛋白，酵素，尿糖，尿アミノ酸の測定と排泄率（fractional excretion）

近位尿細管で再吸収，代謝されるこれらの物質は近位尿細管での再吸収障害により，あるいは糸球体濾過の亢進により overflow protein として，尿中排泄量が増加する．尿中濃度を測定するだけで，あるいはその物質のクリアランスを Ccr，と比較すること（fractional excretion）により近位尿細管機能を評価できる．

a) 尿中低分子蛋白，酵素

β_2-ミクログロブリンが最も広く測定されている．尿中 β_2-ミクログロブリンの基準値は乳児以上では $320\,\mu g/L$ 以下で，新生児・低出生体重児では $4,000\,\mu g/L$ まで正常．尿中 β_2-ミクログロブリンの上昇は近位尿細管障害をきたす疾患，薬剤，感染症などでみられる．近位尿細管機能異常をスクリーニングするうえで尿中 β_2-ミクログロブリンの測定は極めて有用である．ただし，β_2-ミクログロブリンは酸性尿では破壊されるため，α_1-ミクログロブリンを測定する施設が増えてきている．正常値は $5 \sim 30mg/L$.

近位尿細管障害や抗菌薬使用時には brush border から N-acetyl-β-glucosaminidase（NAG）は尿中に排泄され，尿中濃度が増加する．尿中 NAG の基準値は $5\ U/L$ 以下．

b) 糖　尿

尿中基準値は $0.5\ g/day$ 以下．

c) 尿アミノ酸

アミノ酸分析を行い，クレアチニン補正した各アミノ酸の基準値（省略）との比較を行うことにより，容易に異常の有無を検討することが可能である．

2) ナトリウム排泄率（fractional excretion of sodium；FENa）

糸球体で濾過されたナトリウムのうちどの程度が尿中に排泄されたかを百分率（%）で示したもの．ナトリウム排泄分画ともいう．糸球体で濾過されたナトリウムは近位尿細管で $60 \sim 70\%$ 再吸収されるが，Ccr との比をみることにより急性腎不全の成因を鑑別したり，新生児，低出生体重児の近位尿細管機能を評価するのに用いられる．FENa（%）の基準値は新生児，低出生体重児では 2% 以下，小児では 1% 以下（$0.6 \pm 0.5\%$ とする場合もあり）である．

$$FENa(\%) = UNa \times Pcr \times 100/(PNa \times Ucr)$$

（ただし，UNa：尿中ナトリウム濃度，PNa：血清ナトリウム濃度，Pcr：血清クレアチニン濃度，Ucr：尿中クレアチニン濃度）

3) HCO_3^-（重炭酸イオン）負荷試験

a) 検査の意義

HCO_3^-（重炭酸イオン）は糸球体にて濾過後濾過量の 85% 以上が近位尿細管にて，残りが Henle 係蹄にて再吸収される．しかし，血中濃度が上昇し，ある値より高値になると糸球体からの濾過量をすべて尿細管にて再吸収することができず，尿中へ排泄されてくる．このときの血中 HCO_3^- 濃度が腎での再吸収閾値とされる．

HCO_3^- の再吸収閾値の基準値は成人では $24 \sim 26\ mEq/L$ であるが，小児では成人よりも低値（低出生体重児はさらに成熟児よりも低値）である（表18）．

近位尿細管での HCO_3^- 再吸収の障害による HCO_3^- 再吸収閾値の低下があると，近位尿細管性アシドーシスを呈する．HCO_3^- を負荷して，血液の HCO_3^- 濃度を正常化あるいは正常に近

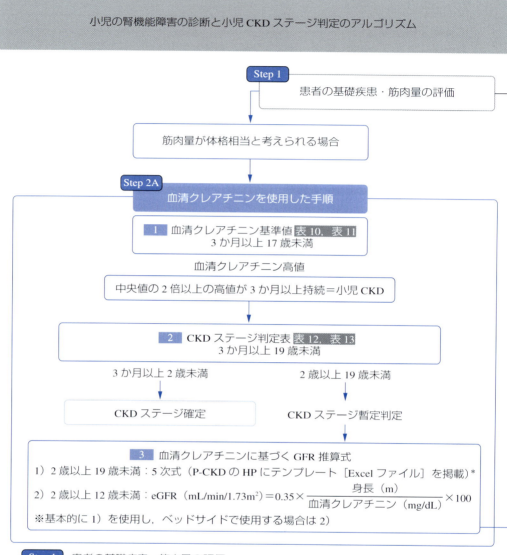

図4 小児の腎機能障害の診断と小児CKDステージ判定のアルゴリズム

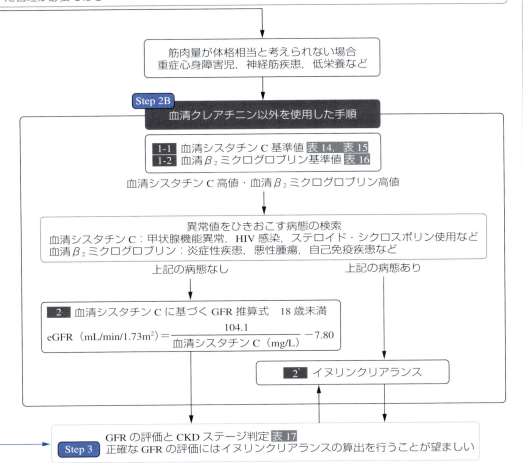

(平成 25 年度厚生労働科学研究費補助金難治性疾患等克服研究事業(難治性疾患克服研究事業)「先天性腎尿路異常を中心とした小児慢性腎臓病の自然史の解明と早期診断・腎不全進行抑制の治療法の確立班(日本小児 CKD 研究グループ)」編:小児慢性腎臓病(小児 CKD)診断時の腎機能評価の手引き:2014)

表10 3か月以上 12 歳未満（男女共通）血清クレアチニン基準値（mg/dL）

年齢	2.5 パーセンタイル	50 パーセンタイル	97.5 パーセンタイル
3〜5 か月	0.14	0.20	0.26
6〜8 か月	0.14	0.22	0.31
9〜11 か月	0.14	0.22	0.34
1 歳	0.16	0.23	0.32
2 歳	0.17	0.24	0.37
3 歳	0.21	0.27	0.37
4 歳	0.20	0.30	0.40
5 歳	0.25	0.34	0.45
6 歳	0.25	0.34	0.48
7 歳	0.28	0.37	0.49
8 歳	0.29	0.40	0.53
9 歳	0.34	0.41	0.51
10 歳	0.30	0.41	0.57
11 歳	0.35	0.45	0.58

基準値は，中央値を中心に 95% の範囲で下限（2.5 パーセンタイル）から上限（97.5 パーセンタイル）までとした．
（Uemura O, et al.：Clin Exp Nephrol 2011；15：694-699）

表11 12 歳以上 17 歳未満（男女別）血清クレアチニン基準値（mg/dL）

年齢	2.5 パーセンタイル		50 パーセンタイル		97.5 パーセンタイル	
性別	男児	女児	男児	女児	男児	女児
12 歳	0.40	0.40	0.53	0.52	0.61	0.66
13 歳	0.42	0.41	0.59	0.53	0.80	0.69
14 歳	0.54	0.46	0.65	0.58	0.96	0.71
15 歳	0.48	0.47	0.68	0.56	0.93	0.72
16 歳	0.62	0.51	0.73	0.59	0.96	0.74

（Uemura O, et al.：Clin Exp Nephrol 2011；15：694-699）

表12 3か月以上 12 歳未満（男女共通）
血清クレアチニンによる CKD ステージ判定表（mg/dL）

年齢	ステージ 2	ステージ 3	ステージ 4	ステージ 5
3〜5 か月	0.27 〜	0.41 〜	0.81 〜	1.61 〜
6〜8 か月	0.30 〜	0.45 〜	0.89 〜	1.77 〜
9〜11 か月	0.30 〜	0.45 〜	0.89 〜	1.77 〜
1 歳	0.31 〜	0.47 〜	0.93 〜	1.85 〜
2 歳	0.33 〜	0.49 〜	0.97 〜	1.93 〜
3 歳	0.37 〜	0.55 〜	1.09 〜	2.17 〜
4 歳	0.41 〜	0.61 〜	1.21 〜	2.41 〜
5 歳	0.46 〜	0.69 〜	1.37 〜	2.73 〜
6 歳	0.46 〜	0.69 〜	1.37 〜	2.73 〜
7 歳	0.50 〜	0.75 〜	1.49 〜	2.97 〜
8 歳	0.54 〜	0.81 〜	1.61 〜	3.21 〜
9 歳	0.55 〜	0.83 〜	1.65 〜	3.29 〜
10 歳	0.55 〜	0.83 〜	1.65 〜	3.29 〜
11 歳	0.61 〜	0.91 〜	1.81 〜	3.61 〜

（Ishikura K, et al.：Nephrol Dial Transplant 2013；28：2345-2355 を一部改変）

表13 12歳以上19歳未満（男女別）
血清クレアチニンによるCKDステージ判定表（mg/dL）

年齢	ステージ2		ステージ3		ステージ4		ステージ5	
性別	男児	女児	男児	女児	男児	女児	男児	女児
12歳	0.71〜	0.70〜	1.07〜	1.05〜	2.13〜	2.09〜	4.25〜	4.17〜
13歳	0.79〜	0.71〜	1.19〜	1.07〜	2.37〜	2.13〜	4.73〜	4.25〜
14歳	0.87〜	0.78〜	1.31〜	1.17〜	2.61〜	2.33〜	5.21〜	4.65〜
15歳	0.91〜	0.75〜	1.37〜	1.13〜	2.73〜	2.25〜	5.45〜	4.49〜
16歳	0.98〜	0.79〜	1.47〜	1.19〜	2.93〜	2.37〜	5.85〜	4.73〜
17歳	0.97〜	0.74〜	1.45〜	1.11〜	2.89〜	2.21〜	5.77〜	4.41〜
18歳	0.97〜	0.74〜	1.45〜	1.11〜	2.89〜	2.21〜	5.77〜	4.41〜

（Ishikura K, et al. Nephrol Dial Transplant 2013；28：2345-2355 を一部改変
17歳，18歳の基準値は，厚生統計要覧（平成24年度）：身長の平均値（2009年），
Uemura O, et al.：Clin Exp Nephrol 2013；Epub ahead of print を参考にした）

表14 3か月以上12歳未満（男女共通）
血清シスタチンC基準値（mg/L）

年齢	2.5パーセンタイル	50パーセンタイル	97.5パーセンタイル
3〜5か月	0.88	1.06	1.26
6〜11か月	0.72	0.98	1.25
12〜17か月	0.72	0.91	1.14
18〜23か月	0.71	0.85	1.04
2〜11歳	0.61	0.78	0.95

（日本腎臓学会：CKD診療ガイド2012）

表15 12歳以上17歳未満（男女別）
血清シスタチンC基準値（mg/L）

年齢	2.5パーセンタイル		50パーセンタイル		97.5パーセンタイル	
性別	男児	女児	男児	女児	男児	女児
12〜14歳	0.71	0.61	0.86	0.74	1.04	0.91
15〜16歳	0.53	0.46	0.75	0.61	0.92	0.85

（日本腎臓学会：CKD診療ガイド2012）

表16 3か月以上17歳未満（男女共通）血清β_2ミクログロブリン基準値（mg/L）

年齢	2.5パーセンタイル	50パーセンタイル	97.5パーセンタイル
3〜5か月	1.5	1.8	3.2
6〜8か月	1.4	1.8	2.6
9〜11か月	1.3	1.7	3.3
1歳	1.4	1.7	3.1
2歳	1.0	1.5	2.5
3歳	1.0	1.5	2.3
4歳	1.1	1.4	2.5
5歳	1.1	1.4	2.3
6歳	1.1	1.4	2.3
7歳	1.0	1.4	2.1
8歳	1.0	1.4	2.5
9歳	1.0	1.4	2.1
10歳	0.9	1.3	1.9
11歳	1.0	1.3	2.3
12歳	1.0	1.3	1.8
13歳	1.0	1.3	1.8
14歳	0.9	1.3	2.0
15歳	0.8	1.2	1.8
16歳	0.8	1.2	1.8
全年齢	1.0	1.4	2.3

（Ikezumi Y, et al.：Clin Exp Nephrol 2013；17：99-105）

表17	小児 CKD のステージ分類（2 歳以上）	
病期ステージ	重症度の説明	進行度による分類 GFR（mL/min/1.73 m²）
1	腎障害は存在するが GFR は正常または亢進	$\geqq$ 90
2	腎障害が存在し，GFR 軽度低下	60 ～ 89
3	GFR 中等度低下	30 ～ 59
4	GFR 高度低下	15 ～ 29
5	末期腎不全	<15

注1）腎障害とは，蛋白尿をはじめとする尿異常や画像検査での腎形態異常，病理の異常所見
　　などを意味する．
注2）透析治療が行われている場合は 5D
注3）移植治療が行われている場合は 1-5T
（日本腎臓学会：エビデンスに基づく CKD 診療ガイドライン 2013 を一部改変）
（成人の CKD のステージ分類（p.150）に比べて小児ではステージ 3 が細分化されていないこと
に注意）
（図4，表10 ～ 17：平成 25 年度厚生労働科学研究費補助金難治性疾患等克服研究事業（難治性
疾患克服研究事業）「先天性腎尿路異常を中心とした小児慢性腎臓病の自然史の解明と
早期診断・腎不全進行抑制の治療法の確立班（日本小児 CKD 研究グループ）」編：小児慢性腎
臓病（小児 CKD）診断時の腎機能評価の手引き：2014）

づけたときの尿中の HCO_3^- の排泄の有無，程度を調べることにより，近位尿細管での HCO_3^- 再吸収能を調べることが可能である． 動脈血と中心静脈血の血液ガス分析値は相関する．中心静脈血では動脈血より，HCO_3^- は 0.8 mEq/L 高い，pH は 0.027 低い，PCO_2 は 3.8 mmHg 高い（Treger R, et al.：Clin J Am Soc Nephrol 2010；5：390-394）．

b）方　法

通常はアルカリとして HCO_3^- 2 ～ 3 mEq/kg/day を重曹（重曹 1 g は 12 mEq の HCO_3^- を含む）にて 2 ～ 3 日間投与し血中 HCO_3^- 濃度を正常化した状態下で，血中 HCO_3^- 濃度と尿中 HCO_3^- 値を測定し，重炭酸再吸収極量や再吸収閾値を測定する．しかしこの方法はばらつきが大きく定量性に欠けるため，重炭酸排泄率（$FEHCO_3^-$；fractional excretion of bicarbonate）にて評価するのが一般的である．

すなわち，血液と尿（採血時の 1 回尿でよい）の HCO_3^- とクレアチニンを測定し，以下の式から HCO_3^- 排泄率を算出する．

$$FEHCO_3^-（\%） = UHCO_3^- \times Pcr \times 100/（PHCO_3^- \times Ucr）$$

（ただし，$UHCO_3^-$：尿中 HCO_3^- 濃度，$PHCO_3^-$：尿中 HCO_3^- 濃度，Pcr：血清クレアチニン濃度，Ucr：尿中クレアチニン濃度）

尿中の HCO_3^- は血液ガス分析装置では測定できないので，

（1）Natzelson ガス分析装置にて尿 CO_2 content（mmHg）を，pH メーターにて尿 pH を，自動生化学分析装置にて尿ナトリウム，カリウム濃度（いずれも mmol/L）をそれぞれ測定し，

$$尿 pH = （6.33 - 0.5\sqrt{Na + K}） + \log HCO_3^- /（CO_2\ content - HCO_3^-）$$

から尿中 HCO_3^- 値を計算するか，

（2）尿 Pco_2 を血液ガス分析装置にて，尿 pH を pH メーターにて，尿ナトリウム，カリウム（いずれも mmol/L）を自動分析装置にて測定し，

$$尿 HCO_3^- = （mmol/L） = 0.03 \times 尿 Pco_2 \times 10^{尿 pH - （633 - 0.5\sqrt{尿 Na + K}）}$$

から尿中重炭酸イオン濃度を計算する．

血液，尿は採取後に空気に触れぬようにし，できるだけ速やかに測定する．

なお，尿中ナトリウム，カリウム濃度を測定していない場合には Natzelson ガス分析装置に

E 診断法 ■ 75

表18 動脈血 pH と腎での重炭酸再吸収閾値の年齢別基準値

年　齢	動脈血 pH	重炭酸再吸収閾値
1 か月	7.39 ± 0.02	20 ± 0.7
3 〜 24 か月	7.39 ± 0.03	21 ± 2.0
2 〜 3 歳	7.35 ± 0.05	20 ± 2.5
3 〜 5 歳	7.39 ± 0.04	22 ± 1.5
5 〜 12 歳	7.40 ± 0.03	23 ± 1.0
12 〜 17 歳	7.38 ± 0.03	24 ± 1.0

て尿 CO_2 content（mmHg）を測定のうえ，

$$尿 HCO_3^-（mmol/L）\fallingdotseq CO_2 \text{ content} - 1.2 \text{ mmol/L}$$

から尿中 HCO_3^- 濃度をおおむね推定することが可能である．

c）判　定

重炭酸排泄率は正常あるいは遠位型腎尿細管性アシドーシス（dRTA）では 5% 以下である．5% 以上は HCO_3^- の再吸収障害を意味しその値が高値程再吸収障害の程度が重篤である．近位型腎尿細管性アシドーシス（pRTA）では 10 〜 15% 以上，HCO_3^- 再吸収障害を伴う dRTA では 5 〜 10% となることが経験的に知られている．

4）尿細管ブドウ糖再吸収極量（T_{mG}）

a）検査の意義

腎性糖尿や Fanconi 症候群の診断に用いられる．HCO_3^- と同様，糸球体で濾過されたブドウ糖は近位尿細管から完全に再吸収されるが，血中ブドウ糖濃度がある程度以上になると近位尿細管での再吸収能を越えるため，尿中にブドウ糖が排泄される．単位時間に尿細管が再吸収しうる最大ブドウ糖量を，尿細管ブドウ糖再吸収極量（maximal tubular reabsorption of glucose；T_{mG}）とよぶ．ブドウ糖の近位尿細管での再吸収能をみる検査法である．血中ブドウ糖濃度を 500 mg/dL 以上に上昇させ，単位時間に濾過される量から尿中への排出量を引けば尿細管再吸収極量が求められる．

$$T_{mG}（mg/min）= P_G \times GFR - U_G V$$

　　　[ただし，U_G：尿中ブドウ糖濃度（mg/dL），P_G：血中ブドウ糖濃度（mg/dL），V：1分間の尿量（mL）]

b）方　法

成人，年長児での検査法を示す．

試験開始 1 時間前に水を 500 mL 服用する．採血，採尿する．50% ブドウ糖 40 mL を 10 mL/min の速度で静注し，続いて 50% ブドウ糖 200 mL，生理食塩水 70 mL の混合液を 6 mL/min の速度で静注する．

20 分後に多孔性膀胱カテーテルにて排尿し，20 mL の生理食塩水にて 2 回洗浄後，20 mL の空気を膀胱内に入れて膀胱を空にする．この時刻を 0 分とする．15 分後に採血．30 分後，採尿し尿量を正確に測定する．血中，尿中のブドウ糖とクレアチニンの濃度を測定し，GFR（クレアチニンクリアランスで代行）を計算し，上記の式にあてはめ T_{mG} を計算する．この操作を 2 回施行して，2 回のクリアランスの平均値を求める．

c）判　定

T_{mG} の基準値は，男子 375 ± 80 mg/min/1.73 m²，女子 303 ± 55 mg/min/1.73 m² である．

T_{mG} の低下は腎性糖尿，Fanconi 症候群などでみられる．なお，尿細管のブドウ糖再吸収閾値の低下にても腎性糖尿を呈する．

負荷試験中のブドウ糖血中濃度は 500 〜 700 mg/dL に上昇していること，ブドウ糖の尿細管負荷量（P_G × GFR）が尿細管再吸収量（T_G）の 1.5 倍以上になっていることが必要である．

5）尿中尿酸排泄量，尿酸クリアランス，尿酸クリアランス / クレアチニンクリアランス比

a）尿中尿酸排泄量

基準値は 0.52 ± 0.10 mg/kg/hr で，増加している場合は過剰産生型である．

b）尿酸クリアランス（CUA）

基準値は 9.4 ± 1.6 mL/min で，

CUA ＝尿中尿酸値（mg/dL）×尿量（mL/min）÷血中尿酸値（mg/dL）

にて計算する．

高尿酸血症でかつ CUA が低値の場合には排泄低下型高尿酸血症である．

c）尿酸クリアランス / クレアチニンクリアランス比（CUA/Ccr）

腎機能の正常な場合には CUA/Ccr をみることにより，糸球体から濾過された尿酸の何パーセントが尿中に排泄されたかを知ることができる．24 時間蓄尿を行う．

CUA/Ccr（%）＝尿酸クリアランス× 100/ クレアチニンクリアランス

にて計算され，正常値は 4 〜 14% である．排泄低下型高尿酸血症で CUA/Ccr が低下している場合は原発性排泄低下型高尿酸血症，CUA/Ccr が低下していなければ腎障害による続発性排泄低下型高尿酸血症である．

高尿酸血症の原因を明らかにすることを目的に，簡便法として蓄尿を行わず随時尿とその時の採血から CUA/Ccr を計算し，4.9% 以下を排泄低下型，10% 以上を過剰産生型，50 〜 9.9% を混合型に分類することも可能である．

6）ピラジナミド抑制試験，プロベネシド試験

尿酸は糸球体にて濾過された後，近位尿細管の S_1 segment にて分泌前再吸収，S_2 で分泌，S_3 で分泌後再吸収される（4 component theory）．ピラジナミドは尿酸の尿細管への分泌を抑制，プロベネシドは主として分泌後再吸収を抑制するため，これらの負荷試験を行うことにより，腎性低尿酸血症，Fanconi 症候群や SIADH での低尿酸血症の成因を分類評価することが可能である．成人での検査法は確立しているが，小児での検査法は確立していない．わずかな血清尿酸値の変化が FEUA の値に大きな影響を与えるので，血清尿酸値が極めて低値の腎性低尿酸血症における結果の解釈の際には慎重さが必要である．

FEUA ＝（UUA × Pcr）× 100/（PUA × Ucr）

[ただし，UUA：尿中尿酸値，Pcr：血清クレアチニン値，PUA：血清尿酸値，Ucr：尿中クレアチニン値]

負荷試験の結果の解釈や病型分類については各論「腎性低尿酸血症」の項，図 2（p.234）を参照のこと．

a）ピラジナミド抑制試験

ピラジナミド（pyrazinamide）は少量（成人で 3 g の内服）投与にて健康成人では FEUA がほぼ 0% となることから，尿酸分泌を完全に抑制する．

ピラジナミド服用 2 時間前から 1 時間ごとに採尿し，ピラジナミド服用後は 30 分ごとに 4 回採尿する．採尿時に採血も行う．血清と尿中の尿酸とクレアチニンを測定し，FEUA を計算する．検査前，検査中は採尿前に十分に飲水することが望ましい．

b）プロベネシド試験

プロベネシド（probenecid）は選択的に尿酸の分泌後再吸収を抑制すると考えられている．

ピラジナミド抑制試験と同様に採尿，採血を行い，尿酸，クレアチニンを測定する．投与量は 2 g を内服する．検査前，検査中は採尿前に十分に飲水することが望ましい．プロベネシドの代わりに尿酸の分泌後再吸収を抑制する作用を有するベンズブロマロン（benzbromarone）80 ～ 100 mg を用いることがある．

7）尿細管リン再吸収率と血中 PTH 値

a）尿細管リン再吸収率（%TRP）

主として近位尿細管におけるリンの再吸収率を測定することにより副甲状腺ホルモン（parathyroid hormone；PTH）の分泌異常の有無を推定する方法である．

$$\%TRP = (1\text{-}CP/Ccr) \times 100$$
$$= (1\text{-}Scr \times UP/SP \times Ucr) \times 100$$

　　　　［ただし，CP：リンクリアランス，Ccr：クレアチニンクリアランス，Scr：血清クレアチニン，UP：尿中クレアチニン，SP：血清リン，Ucr：尿中クレアチニン］

基準値は 60 ～ 90% で，60% 以下では副甲状腺機能亢進，90% 以上では副甲状腺機能低下を意味する．

b）血中副甲状腺ホルモン値（PTH 値）

直接血中 PTH 値を測定することにより，PTH の分泌状態を評価することが可能である．血中 PTH 高値は原発性および続発性副甲状腺機能亢進症，PTH 低値は特発性および続発性副甲状腺機能低下症でみられる．

PTH は 84 個からなるペプチドホルモンで，血中に分泌されると肝と腎にて代謝され，複数のフラグメント状態（大部分を占める intact PTH，N-fragment，C-fragment，中間部の M-fragment）となって混在している．このうち，C-fragment は測定感度が不十分で健常者と副甲状腺機能低下症との鑑別ができない．高感度 PTH ではそれが可能である．intact PTH と whole PTH は PTH 分泌状態を評価する最もよい指標である（表 19）．whole PTH は N 端の PTH を測定しており，その測定値は intact PTH よりも生理活性のある血中 PTH を意味する．

慢性腎不全では GFR が 30% 以下となると血中 PTH 濃度が上昇し，リンの蓄積，尿細管でのビタミン D 活性化の低下が加わり PTH の分泌がさらに上昇する．各種 PTH は慢性腎不全では血中濃度が上昇する．C-fragment と intact PTH は血中カルシウム値に影響されて変動するが，高感度 PTH は血中カルシウム濃度の影響を受けにくく，PTH の分泌状態を評価する最も有用な指標となる．

8）尿細管最大リン再吸収閾値（TmP/GFR）

副甲状腺ホルモン（PTH）は cyclic AMP を介して近位尿細管に作用してリンの再吸収を最も強力に抑制する．リン再吸収に影響を与えるホルモン（成長ホルモン，甲状腺ホルモン，糖質コルチコイドなど）の異常がない場合には TmP/GFR は一定の値を示し，副甲状腺機能の指標と

表 19　各種 PTH 測定法

測定部位	基準値（pg/mL）
intact PTH	15 ～ 65
whole PTH	9 ～ 39

	乳児(1〜12か月)	小児(4〜15歳)
尿pH	$\leqq 5.0$	$\leqq 5.5$
滴定酸(μEq/min/1.73 m²)	43〜111	33〜71
アンモニウム(μEq/min/1.73 m²)	42〜79	46〜100

表20　塩化アンモニウム負荷試験後の尿中 H^+ 排泄の指標(基準値)

なる．すなわち TmP/GFR はこれ以下では糸球体で濾過されたすべてのリンが再吸収され，逆にこれ以上では尿中にリンが排泄される分界点を示す血清リン値である．

TmP/GFR は腎尿細管リン再吸収率(TRP)から Bijvoet のノモグラムを用いて求めるか，あるいは TRP ×血清リン値にて計算され，ほぼ血清リン濃度に一致する．基準値は 2.3〜4.3 で，副甲状腺機能低下症で上昇，副甲状腺機能亢進症で低下する．

b. 遠位尿細管，集合管検査法

1）尿酸性化能

中等度以上の腎機能障害がなければ全身性のアシドーシスがみられるときに尿 pH は 5.5 以下となる．したがって，腎機能が正常なヒトの早朝あるいは食後 2 時間後に酸血症がみられるときに尿 pH が 5.5 以下にならない場合には H^+ 排泄障害の可能性を疑う．

a）塩化アンモニウム負荷試験

酸血症の程度が軽い場合の遠位型尿細管性アシドーシスの確定診断に用いられる(表20)．

前日就寝時まで水分を十分に摂取させる．検査当日の朝に塩化アンモニウム 0.1 g(75 mmol)/kg 体重を十分量の水分とともに内服させ，内服直前，内服後 1 時間ごとに 6 時間にわたって採尿する．検査中は水分を摂取してかまわない．尿は pH を pH メーターにて測定する．採血(動脈血が理想的であるが静脈血でかまわない)は内服直前，2，3，4，5 時間後に行う．血液ガスを測定する．負荷後 2〜3 時間後に酸血症は最大となる．

正常小児では血液 pH が 7.35 以下に低下すると尿 pH は 5.5 以下(乳児では 5.0 以下)に低下する．低下がみられない場合には尿の酸性化障害があると見なせる．尿 pH が 6.0〜5.5 にまで低下する場合には，(1)酸の吸収が悪い，(2)投与量が不足，(3)尿酸性化が不十分である可能性がある．前述の HCO_3^-(重炭酸イオン)負荷試験を行うとよい．

本テストでは嘔吐により検査できないことがある．成人では塩化アンモニウムの代わりにフロセミド 40 mg とフルドロコルチゾン 1 mg(遠位尿細管への Na 到達量を増やし，主細胞での Na 再吸収を増やし，α 間在細胞での H^+ 分泌を促進)を内服させる方法が行われる．正常では尿 pH は 5.3 以下になるが，遠位型腎尿細管性アシドーシスの患者では尿 pH は 5.3 以下にならない．

b）中性リン酸負荷試験

遠位尿細管性アシドーシスの病型診断に用いられる検査である．尿中のリン酸濃度を上げることにより遠位尿細管細胞の H^+ ポンプを活性化し，遠位尿細管細胞内から尿細管管腔内へ H^+ を分泌させるため 1 mol NaH_2PO_4/$Na_2H_2PO_4$ 液を 1 mL/min の速度で 3 時間持続静注する．静注前，静注 1 時間ごとに血液，尿の Pco_2 を測定する．尿中 Pco_2 から血液 Pco_2 を減じた値〔尿 - 血液二酸化炭素較差(U-B Pco_2)は正常では 25 mmHg 以上であるが，(1)分泌不全型(H^+ 分泌が特異的に障害)では 10 mmHg 未満，(2)勾配不全型(尿細管細胞膜の H^+ 濃度勾配をつくることができない)，(3)電位依存型(遠位尿細管の負の管腔電位が保てず H^+ の分泌が抑えられる)，(4)アルドステロン欠乏(抵抗)型では 30 mmHg 以上となる．

c) 硫酸ナトリウム負荷試験

遠位尿細管性アシドーシスの病型診断に用いられる検査である.

難吸収性 SO_4^{2-} を負荷して管腔負電位を増強し，H^+，K^+ の尿中分泌を促進する試験で，4% 硫酸ナトリウム(Na_2SO_4)液を 5 ～ 10 mL/min にて 1 時間静脈内持続注入し，終了後 2 ～ 3 時間まで毎時採尿する.

正常では尿 pH は 55 以下，尿中カリウム排泄が負荷前の 2 倍以上となる.分泌不全型では尿 pH は 5.5 以下にならない.それ以外の病型では尿 pH は 5.5 以下となる.

d) フロセミド負荷試験

遠位尿細管性アシドーシスの病型分類に用いられる検査である.フロセミド(ラシックス®)は H^+，K^+ を尿細管腔内に分泌させる.ラシックス® 0.5 ～ 1 mg/kg 静注前後の尿 pH を測定する.静注後の尿 pH は分泌不全型では 5.5 以下にならないが，勾配不全型，電位依存型，アルドステロン欠乏(抵抗)型では 5.5 以下になる.硫酸ナトリウム負荷試験の代わりに行われる簡便な検査である.

e) 不全型遠位尿細管性アシドーシスの診断のための重炭酸イオン負荷試験

尿と血液中の Pco_2 をアルカリ尿の状態にして測定する試験で，主として不全型遠位尿細管性アシドーシスの診断に用いられる.

遠位尿細管では H^+ を分泌しアルカリを負荷された状態では尿中には大量の HCO_3^- が存在し，H^+ と反応して H_2CO_3 が形成される.遠位尿細管細胞には炭酸脱水酵素が存在しないので H_2CO_3 は二酸化炭素と水に変化することがない.さらに，この状態の尿が腎盂，尿管，膀胱に至ると炭酸脱水酵素の作用を受けて二酸化炭素が形成されるが，表面積が少ないので二酸化炭素は尿中から血中に移行しにくい.すなわち，尿 pH が 7.4 以上のアルカリ尿のときには正常では尿中 Pco_2 は血液 Pco_2 よりも著しく高くなる(U-B Pco_2 = 41.0 ± 5.5 mmHg).一方，遠位尿細管性アシドーシスでは遠位尿細管からの H^+ の分泌が少ないためにアルカリ尿の状態でも尿中で二酸化炭素を形成することができないため U-B Pco_2 は低下する(U-B Pco_2 = 7.1 ± 3.7 mmHg).

不全型遠位尿細管性アシドーシスでは 5% ブドウ糖に 75 ～ 150 mmol の濃度の炭酸水素ナトリウムを加えた液を 1,500 mL/m²/day で点滴し，血中 HCO_3^- 濃度が 22 ～ 27 mmol/L になり，pH7.6 以上の尿が 2 回続けて出た状態下に，血液 Pco_2，尿 Pco_2 を血液ガス分析装置にて測定し，U-B Pco_2 を計算する.不全型では 20 mmHg 以下となる.完全型は 7.1 ± 3.7 mmHg となる.

本検査を行うときに尿ナトリウム，カリウム，pH，クレアチニン，血清クレアチニンを同時に測定すれば $FEHCO_3$ も計算することができる.

f) 尿中滴定酸度の測定

1 日あるいは一定時間に排尿された尿中の滴定酸を測定する方法を示す.滴定酸度は尿 pH を 7.40 にする 0.1mol NaOH の量にて示す.蓄尿中から尿を 50 mL 採取しフラスコに入れる.フラスコ内にスターラーを入れ，尿を常に攪拌しておく.pH 電極をスターラーにふれないように尿中に挿入し，尿 pH が 7.40 になるまで 0.1 mol NaOH 液を少しずつ滴下する.

たとえば 1 日蓄尿量が 1,500 mL で，50 mL の尿 pH を 7.40 にする 0.1 mol NaOH の量が 10 mL とすると，総酸度 = 1500 × 10/50 × 0.1 = 30 mmol/24 hr となる.

塩化アンモニウム負荷試験後の尿中滴定酸の基準値は，乳児 43 ～ 111 μEq/min/1.73m²，小児 33 ～ 71 μEq/min/173m².

g) 尿中アンモニアの測定

市販のアンモニア測定キットを用いるのが簡単である.オートアナライザーによる簡易測定法も開発されている.まず尿を 100 ～ 500 倍希釈(たとえば，除蛋白液 990 μL ＋尿 10 μL)す

80 ■ 第1部　総論

る．コントロール，アンモニア標準液(400 μg/dL)，希釈検体の数だけ試験管を用意し，キットの指示通りに発色液 A，B を加えよく攪拌し，恒温槽にて 37℃ 20 分間加温し水冷後，630mm の吸光度にてすべての検体の吸光度を測定する．

$$尿中アンモニア濃度(\mu g/dL) = 400(\mu g/dL) \times 尿希釈倍率 \times 検体の吸光度 / アンモニア標準液の吸光度$$

から尿中アンモニア濃度を測定する．

塩化アンモニウム負荷試験後の尿中アンモニアの基準値は，乳児 42 ～ 79 μEq/min/1.73m^2，小児 46 ～ 100 μEq/min/1.73m^2．

2) 尿濃縮能，希釈能

a) 水制限試験

Fishberg 濃縮試験ともいう．ただし，英語圏では overnight water deprivation test とよび，Fishberg test といっても通じないので注意が必要である．

一定時間の水制限により下垂体後葉からのADHの分泌を促進し，尿濃縮能をみる検査である．

検査前日の夕食を午後 6 時に摂取し，以後の飲水を禁止する．就寝前に排尿し，夜間の排尿は捨てる．午前 6 時，7 時，8 時に採尿し，それぞれの尿量，尿比重あるいは尿浸透圧を測定する．3 回の検査のうち 1 回でも尿比重 1.025 以上，あるいは尿浸透圧 800 ～ 850 mOsm/kgH$_2$O 以上であれば尿濃縮力は正常である．

新生児，乳児では夜間に哺乳するため水制限試験の実施は困難である．

b) DDAVP 負荷試験

乳児では水分制限を行い，乳児期以降では普段の半分程度の水分制限下に，経鼻的に酢酸デスモプレシン(DDAVP)を乳児には 10 μg(= 0.1 mL)，それ以上の年齢の小児には 20 μg(= 0.2 mL)を午前 8 時に点鼻する．一時間後に排尿して捨て，3，4，5 時間後に採尿して尿量，比重，浸透圧を測定する(最大効果発現時間は通常投与後 2 ～ 4 時間)．一般に本試験では水制限試験よりも最大浸透圧は高値となる．基準値は Fishberg 濃縮試験と同値とする．

c) 尿希釈試験(Fishberg 希釈試験)

水が過剰に負荷された場合に血漿浸透圧を一定に保つために過剰に負荷された水を排泄する能力をみる検査である．尿希釈力は尿濃縮力に比べ腎障害が高度になるまで変化しないことが多いため，尿濃縮試験ほどは重要視されない．

検査前日の夕食から経口摂取を禁止する．検査当日は起床後排尿し，700 mL/m^2 の水を飲ませる．以後，1，2，3，4 時間目に採尿し，その尿量，比重，浸透圧を測定する．

正常では飲んだ水は 2 ～ 4 時間以内に完全に排尿され，尿比重は 1.005 以下，尿浸透圧は 100 mOsm/kgH$_2$O 以下になる．飲んだ水の排泄に 4 時間以上を要する場合，尿比重 1.005 以上または尿浸透圧 100 mOsm/kgH$_2$O 以上の場合は異常である．尿希釈力の低下は，末期腎不全，SIADH，副腎皮質機能低下，甲状腺機能低下，薬剤による尿希釈力障害などである．

d) 浸透圧クリアランス，自由水クリアランス

Henle 係蹄，遠位尿細管での尿濃縮，尿希釈能をみる検査である．

浸透圧クリアランス(Cosm)とは，血漿と等浸透圧的濃度で溶質を排泄するのに必要な液量のことで，

$$Cosm = Uosm \times V(mL/min)/Posm$$

　　　(ただし，Uosm：尿浸透圧，Posm：血漿浸透圧，V：1 分間の尿量)

にて計算する．Cosm の基準値は水利尿時には 3.85 mL/min，濃縮時には 1.57 mL/min である．

尿量(V)が Cosm よりも大きいとき(V － Cosm ＞ 0)は水で尿が希釈されたと考えられ，こ

の水を自由水とよび，自由水クリアランス $CH_2O(V - Cosm)$ として表す．自由水クリアランスは，一定時間内にどれだけの自由な水が体内から排泄されたかを意味する．CH_2O の基準値は水利尿時は 9.17 mL/min である．したがって，

$$V = Cosm + CH_2O$$

と表すことができる．

　一方，尿量(V)が CH_2O より小さいときには尿は $Cosm - V(= - CH_2O)$ である自由水が逆吸収されて濃縮されたことになり，この吸収された水($- CH_2O$)を $- CH_2O$(自由水再吸収量)と表す($T^CH_2O = Cosm - V = - CH_2O$)．$T^CCH_2O$ の尿濃縮時の正常値は 1.11 mL/ 分である．

　$- CH_2O$ は尿濃縮力の指標であり，腎機能が低下し腎不全が進行するほど低値となり，尿浸透圧は血漿浸透圧に近づき，浸透圧クリアランスが増加する．

$$CH_2O = V(1 - Uosm/Posm)$$

3) 遠位尿細管におけるナトリウム再吸収能の評価

　低張食塩水を負荷し ADH の分泌を完全に抑制し集合管以降のナトリウム，水の再吸収の影響をなくした状態での主として遠位尿細管(thick ascending limb)でのナトリウム再吸収量を評価する方法である．本試験では水の摂取と低張食塩水の静注により細胞外液量が増加し，腎からのナトリウム再吸収量は正常よりも低下する．

　まず，検査開始前の 30 分間で 20 mL/kg の水を服用する．次に完全排尿し尿を捨て，0.45%の低張食塩水(1/2 濃度の生理食塩水)を 1,000 mL/hr/1.73 m^2 の速度で 2 時間点滴静注する．点滴の終了時に排尿し，尿浸透圧，ナトリウム，カリウム，クレアチニン，尿量を測定する．さらに，採血し，血漿浸透圧，ナトリウム，カリウム，クレアチニンを測定する．

　以下の式から，(1)fractional sodium delivery to the distal nephron(FSDDN)と，(2)percentage of distal tubular sodium reabsorption(PDSR)を計算する．

　まず，

　　　Cosm(浸透圧クリアランス) = Uosm(尿浸透圧) × V(尿量)/Posm(血清浸透圧)

　　　CH_2O(水クリアランス) = V − Cosm

　　　CNa(ナトリウムクリアランス) = UNa(尿中ナトリウム濃度) × V/PNa

　　　　(血清ナトリウム濃度)

　　　CK(カリウムクリアランス) = UK(尿中カリウム濃度) × V/PK(血清カリウム濃度)

　　　Ccr(2 時間法)

を計算し，次に，

　　fractional sodium delivery to the distal nephron(FSDDN) = CH_2O + CNa/Ccr

　　percentage of distal tubular sodium reabsorption(PDSR)

　　= CH_2O × 100/(CH_2O + CNa)

を求める．

　基準値は FSDDN が 11.1 ± 3.5 mL/min/Ccr，PDSR が 86.7 ± 5.0% である．

4) 遠位尿細管における塩素イオン再吸収阻害試験：ハイドロクロロサイアザイド負荷試験（HCT test）

　臨床症状や検査所見に重複のみられる Gitelman 症候群と Bartter 症候群とを比較的簡単に鑑別する負荷試験．特異性が高い．夕食後一晩絶飲絶食とし，4 時間横臥ののち，10 mL/kg の水を飲む．30 分ごとに 2 回排尿し，尿量と Na，K，Cl，Cr を測定する(基礎値)．2 度目の採尿後，すぐに 1 mg/kg(最大 50 mg)の hydrochlorothiazide を内服する．その後，30 分ごとに 6

回排尿し，尿量と Na，K，Cl，Cr を測定する．飲水 60 分，240 分後に採血し Na，K，Cl，Cr を測定する．基礎値の fractional excretion of chloride（FECl）に比べ，飲水後 6 回の排尿のうち最も Cl 排泄量の多い検体の FECl との差を比較する（⊿FECl）．hydrochloride 内服後に多くの Gitelman 症候群の ⊿FECl が 2.3% 以上増加することはないが，Bartter 症候群では 2.3% 以上に増加する．

5）transtubular potassium concentration gradient（TTKG）

糸球体を通過したカリウムは遠位ネフロンでほとんど再吸収される．実際に尿中に排泄されるカリウムの大部分はアルドステロンの作用にて遠位ネフロンにてナトリウムとの交換により排泄される．TTKG は遠位尿細管，集合管におけるミネラルコルチコイド（主としてアルドステロン）の作用をみるよい指標である．

$$\text{TTKG} = \text{UK} \times \text{Posm}/(\text{PK} \times \text{Uosm})$$

（ただし，UK：尿中カリウム濃度，PK：血清カリウム濃度，Posm：血清浸透圧，Uosm：尿浸透圧）

TTKG の基準値は 6.6 ± 2.0 である．TTKG が低下し，血中アルドステロン値が上昇していると，アルドステロンに対する尿細管の不応性（尿細管からのカリウム分泌の低下）が推定される．FEK（%）の基準値は新生児 8.5 ± 3.8，乳児 14.6 ± 5.0，小児 14.5 ± 8.9 である．

6）尿中クエン酸排泄

尿酸性化の指標の一つで，腎石灰化防御機構である尿中クエン酸の排泄を測定する検査である．遠位尿細管性アシドーシスで低下する．

市販のクエン酸測定キットを用いるのが簡単である．クエン酸はクエン酸リアーゼの作用でオキサロ酢酸と酢酸に分解される．オキサロ酢酸は一部ピルビン酸となるが，両者はそれぞれリンゴ酸脱水素酵素（MDH）と乳酸デヒドロゲナーゼ（LDH）の作用でそれぞれリンゴ酸と乳酸となるが，そのとき尿中の NADH が消費される．この消費される還元型ニコチンアミドアデニンジヌクレオチド（NADH）の量がクエン酸の量に比例することを利用して，尿中クエン酸を測定する．

尿 0.2 mL に蒸留水 1.8 mL，溶液 I（MDH，LDH，NADH などの混合液）1 mL を加え混和し，常温（20 ～ 25℃）にて 5 分間放置し，波長 340 mm の光線の吸光度 E_1 を測定する．次に，溶液 II（citrate lyase）を加え常温にて 5 分間放置後吸光度 E_2 を測定する．$⊿E = E_1 − E_2$ から ⊿E を算定する．⊿E の値が 0.900 以上の場合はクエン酸濃度が高値のため，尿検体を希釈する．

$$\text{尿中クエン酸濃度(g/L)} = 0.4603 \times ⊿E \times F（希釈率）$$

にて計算する．

尿中クエン酸の基準値は 512 ± 250 mg/g・creatinine あるいは 54 ± 10 mg/kg/day．

c. レニン - アンギオテンシン - アルドステロン系の機能検査法 ·······························

1）血液中の基準値

a）血漿レニン活性（plasma renin activity；PRA）

PRA とは in vitro における内因性レニンと内因性レニン基質との一次反応により単位時間当たりに生じたアンギオテンシン I（AI）を測定したもので，ng/mL/hr にて表示する．

PRA は年齢によって基準値が異なる．すなわち，新生児では著しく高値で，年長児になるほど成人での基準値 0.5 ～ 2.0 ng/mL/hr に近づく（表 21）．採血は安静臥床 30 分後に行うのを基本とする．

E 診断法 ■ 83

表21 血漿レニン活性および血漿アルドステロンの年齢別基準値（平均値±標準偏差）

年　齢	血漿レニン活性（ng/mL/hr）	血漿アルドステロン（ng/dL）
生後 0 ～ 6 日	8.8 ± 8.7	62.7 ± 48.5
7 ～ 27 日	7.4 ± 3.7	52.2 ± 23.5
1 ～ 2 か月	5.7 ± 3.0	38.2 ± 21.0
3 ～ 5 か月	3.5 ± 2.0	29.9 ± 19.0
6 ～ 11 か月	2.6 ± 1.4	17.4 ± 9.6
1 ～ 2 歳	2.1 ± 1.1	14.2 ± 7.6
3 ～ 5 歳	1.8 ± 1.0	11.4 ± 6.5
6 ～ 8 歳	1.4 ± 0.6	9.7 ± 4.5
9 ～ 11 歳	1.3 ± 0.6	9.6 ± 4.6
12 ～ 15 歳	0.9 ± 0.4	7.4 ± 2.2

（勝又規行：こどもの検査値ノート．第 2 版．医学書院，2004）

b）血漿アルドステロン

血漿アルドステロンの基準値も同様の傾向がある（**表21**）．成人では安静臥床時は 5 ～ 10 ng/dL，上体を起こしている状態で 5 ～ 30 ng/dL である．減塩食摂取時には血清アルドステロン値は正常値の 2 ～ 5 倍高値となる．

c）血漿アンギオテンシン

アンギオテンシンの測定は単独では行わない．基準値はアンギオテンシン I が静脈血で 11 ～ 88 pg/mL，アンギオテンシン II は動脈血で 1.2 ～ 3.6 ng/dL，静脈血で 0.6 ～ 27 ng/dL．

2）負荷試験

a）カプトリル®負荷試験

腎血管性高血圧ではレニン分泌刺激に過大反応することを利用した負荷試験で，腎血管性高血圧の診断に用いられる．

カプトリル®の投与によりアンギオテンシン I から II への変換が阻害されアンギオテンシン II が減少し，レニン分泌の抑制作用が減少してレニン分泌が増加する．腎血管性高血圧ではこの反応が著しい．

1 時間の空腹安静臥床後と，カプトリル® 50 mg 経口投与 1 時間後，2 時間後に採血し PRA を測定する．PRA がカプトプリル投与後 12 ng/mL/hr を越える場合を過大反応があると判定する．

腎血管性高血圧患者の 92% が本試験陽性であるが，本態性高血圧症の 20% で本試験が陽性になるので注意が必要である．本試験が陽性の本態性高血圧症の多くには重複腎動脈がみられ，鑑別には腎血管撮影と分腎静脈中の PRA の測定（左右差の検討）が必要である．

b）フロセミド負荷試験

以前は，腎血管性高血圧の診断を目的にフロセミド静注（ラシックス® 1 mg/kg 体重）と立位負荷 2 時間後の PRA の測定が行われていたが，安全性，正確さの点でカプトリル®負荷試験に劣るため行われなくなった．

d．その他

1）カルシウム制限試験，カルシウム負荷試験

腸管吸収型高カルシウム尿症と腎漏出型高カルシウム尿症を鑑別するために行われる検査

表22 カルシウム制限試験，カルシウム負荷試験による高カルシウム尿症の鑑別法

		腸管吸収型 高カルシウム尿症	腎漏出型 高カルシウム尿症
尿中カルシウム排泄量	カルシウム制限	＜ 0.12 mg/mg・cr	＞ 0.15 mg/mg・cr
	カルシウム負荷	著明に上昇	上昇
血中カルシウム値	カルシウム負荷前	正常	軽度低下
	カルシウム負荷後	上昇	上昇
血中 PTH，尿中 cAMP	カルシウム負荷前	軽度低下	軽度上昇
	カルシウム負荷後	不変	低下
血中カルシトニン	カルシウム負荷前	正常	正常
	カルシウム負荷後	上昇	不変

で，必ずしも尿細管機能検査とはいえない．また，小児では施行法，結果の解釈ともに確立していない．ここでは成人に行われる検査法について記述する．

a）カルシウム制限試験

1日の食事中に含まれるカルシウムとリンの量をカルシウム 200mg，リン 1,000 mg に調整した制限食を 4 日間摂取する．2 日目から 3 日間 1 日蓄尿し，尿中カルシウム，クレアチニンを測定する．

b）カルシウム負荷試験

検査前日就寝時に 300 mL を飲水する．検査当日の午前 6 時に 300 mL を飲水し，午前 8 時に採血，午前 9 時に乳酸カルシウム 7 g（カルシウムを 1 g 含む）を 300 mL の水と一緒に摂取する．午前 11 時に採血する．蓄尿は午前 7 時から午前 9 時までと，午前 9 時から午後 1 時までの 2 回行う．

血中カルシウム，PTH，カルシトニンと尿中カルシウム，クレアチニン，cAMP を測定する．

c）結果の解釈

表 22 に示す．

5. 画像検査

a. X 線検査

1）腹部単純撮影

KUB（kidney，ureter，bladder）ともよばれ，腎から恥骨までを撮影範囲とし臥位にて真正面に撮影する．各種画像検査に先立って行われる検査である．骨，腎を含めた軟部陰影，ガス像，異常石灰化などについて評価する．初期の腎石灰化は CT や超音波検査にても検出することができる．medullary nephrocalcinosis の原因を表 23 に示す．

2）排泄性尿路造影（intravenous pyelography；IVP）

小児ではヨード系造影剤を静注して腎を含めた尿路を造影する方法が行われ，intravenous urography または intravenous pyelography（IVP）とよばれる（図 5）．以前は IVP が腎尿路疾患の画像診断のスクリーニング検査として第一に行われていたが，侵襲性がないことから小児科領域では超音波検査が第一選択になっている．

使用する造影剤は従来はウログラフィン®，コンレイ®などのイオン性高浸透圧製剤が使用されていた．しかし，(1)近位尿細管での浸透圧の上昇により浸透圧利尿が生じ尿量が増加しコントラストが低下すること，(2)高浸透圧に由来する腎機能障害，中枢神経障害，循環障

E 診断法 ■ 85

表23 medullary nephrocalcinosis の原因
hypervitaminosis
idiopathic infantile hypercalcemia (25-hydroxyvitamin D 24-hydroxylase 欠損症にビタミン D を投与し続けたとき)
家族性低 Ca 尿性高 Ca 血症
家族性高 Ca 尿性低 Ca 血症(治療にて血中 Ca 濃度を正常化させた状態が続いたとき)
hyperparathyroidism
hypoparathyroidism
distal renal tubular acidosis
Dent disease
Lowe syndrome
medullary sponge kidney
renal tuberculosis
renal papillary necrosis
hyperoxaluria
sarcoidosis

害,赤血球損傷(用量依存性の化学毒性),(3)アナフィラキシー(用量非依存性)などの問題があった.これらの問題の少ないイオパミロン®,オムニパーク®などの非イオン性低浸透圧製剤を用いることが多くなってきた.使用量は,新生児 10 mL,1 歳 14 mL,3 歳 18 mL,6 歳 22 mL,10 歳 26 mL,15 歳 30 mL を目安にするとよい画像が得られる.造影剤静注後は検査が終了して外来あるいは病室に患児が帰室するまで血管を生理食塩水にてヘパリンブロックしておく(緊急時の血管確保の目的).GFR が正常の 1/3 以下に低下していると十分な造影ができないばかりか,浸透圧の高い造影剤が血中に残存するので本検査は行わない.

小児には検査前の飲水制限,腸内ガス発生予防の処置,浣腸などは行わなくてよい.撮影は臥位にて腹部単純,造影剤を 5 分で静注後に 7 分,15 分後に撮影する.さらに,遊走腎を疑う場合には立位にてもう一度撮影する.片側腎と尿管の造影が遅れる場合には最長で 24 時間後に撮影する(long delayed film).

腎の大きさ,位置,形,異常石灰化の有無,腎盂腎杯の形,腎盂内の陰影欠損,尿管の形,太さ,数,尿管内の陰影欠損,膀胱の形,陰影欠損などに注意して読影する.

eGFR < 45 mL/min/1.73 m^2 の患者では腎機能低下(造影剤腎症〈contrast induced nephropathy；CIN〉)を起こすリスクがあり,補液などの予防策を講じることが必要である.

3) 排尿時膀胱造影(voiding cystography；VCG)

膀胱の形態,膀胱内異常陰影,膀胱尿管逆流の有無と程度,尿道の形態,残尿の有無を評価することを目的に行う(図 6).

はじめに腹部単純撮影を行う.外陰部を消毒し,尿道カテーテルを膀胱まで挿入する.次に,造影剤を膀胱内に尿道カテーテルにて注入し,年長児では尿意を感じたあとも排尿をできるだけ我慢させ(このときに撮影),我慢できなくなったら排尿させ(排尿中に撮影),完全に排尿させる(完全に排尿したと本人が訴えるときに撮影).

膀胱内に注入する造影剤は 60% ウログラフィン®を生理食塩水で 20% に希釈する.注入は乳児には注射器を用いて 50 〜 100 mL 程度,小学生には 200 〜 300 mL 程度,中学生には 400 〜 500 mL 程度を点滴にて成人用の輸液セット(小児用では滴下に時間がかかりすぎるため)にて 50 cm の高さから自然滴下する.尿路感染症の誘発を予防するため注入液 500 mL 当

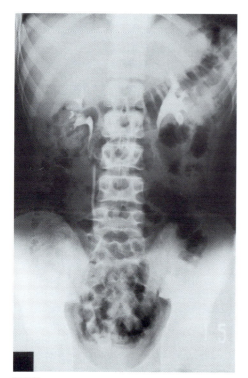

図5 排泄性尿路造影（IVP）
12歳，女児．右尿管瘤．

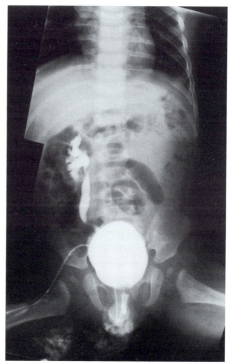

図6 排尿時膀胱造影（VCG）
2歳，男児．右Ⅴ度の膀胱尿管逆流．

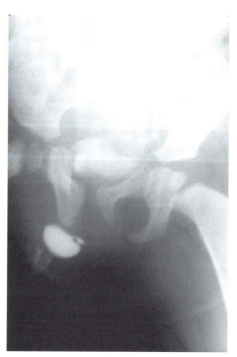

図7 逆行性尿道造影
2歳，男児．尿道憩室．造影剤の一部が膀胱内に流入している．

たりビクシリン®100 mg(主として腸球菌対策)，ゲンタマイシン 5 mg(主として大腸菌対策)を加えておくのが安全である．VCG 検査は尿路感染のコントロールがついてから施行するのが原則である．

膀胱尿管逆流の有無あるいは程度の評価を行う場合は，VCG を先に行い，引き続いて IVP を行うのがよい．

ウログラフィン®の代わりに ^{99m}Tc-DMSA(dimercaptosuccinic acid)を生理食塩水に混じて排尿時膀胱造影を行うことにより，VUR を証明する方法が一部で行われている．被曝量が通常のVCG に比べ少なく，逆流の存在を証明するには敏感でよい方法であるが，膀胱，尿管，腎盂への逆流の解剖学的詳細を描出することができないのが難点である．通常の VCG にて VUR陽性の患者の経過観察や，明らかな腎盂腎炎がありながら通常の VCG にて VUR を証明できない患者に用いられる．なお，排尿時に超音波検査で，腎への逆流を検知することも一部で行われている．

4) 逆行性尿道造影(retrograde urethrography)

尿道の通過障害，尿道憩室，外傷，前立腺疾患を診断するために行う(図 7)．尿道カテーテルを外尿道口から 2，3 cm 挿入する．生食で 10% に希釈した造影剤を注射器を使用して尿道カテーテルから尿道内に注入して膀胱にまで入れ，斜位にて撮影する．

b. レノグラム，腎シンチグラム

1) レノグラム(renogram)

^{131}I-OIH(ortho-iodo-hippurate of sodium)，^{99m}Tc-DTPA(diethylene-triamine-pentaacetic acid)，^{99m}Tc-DMSA(dimercaptosuccinic acid)，^{99m}MAG3(mercaptoacetyl glycylglycylglycine technetium)などの腎代謝物質を静注すると速やかに腎に集積し尿路に排泄される．この腎への集積と腎からの排泄の動態を左右別々に体表から γ 線計測装置(シンチレーションカウンター)にて記録することにより，左右別々の腎機能と尿路通過状態を観察する方法がレノグラフィ(体外からの計測にて得た腎臓の時間 - 放射能曲線をレノグラムとよぶ)である．同時に腎尿路系全体の形態をシンチグラフィにて評価することも可能である．レノグラムは従来は分腎機能の定性的評価に用いられていたが，測定装置がプローブ型シンチレーションカウンターから γ カメラとコンピュータに代わることにより，分腎機能の定量的あるいは半定量的評価が可能となっている．さらに，^{99m}Tc-DMSA や ^{99m}MAG3 を用いるとレノグラムと同時に腎の形態学的評価も可能である(レノシンチグラム)．

レノグラムは通常坐位にて記録するが，重症患者や乳児では仰臥位または腹臥位にて測定する．

a) 正常レノグラム

正常のレノグラム(図 8)は phase a(vascular segment または spike —— 血管相)，phase b(secretory segment —— 分泌相または機能相)，phase c(excretory segment —— 排泄相)の境界の比較的明瞭な三つの相から構成される．

phase a は腎およびその周辺の血管腔に薬剤が出現し流入する立ち上がりの著しい血管相で，10 ～ 20 秒後から 30 ～ 60 秒まで持続する．phase b は血管相の上昇部に引き続く緩やかな上昇部分で，尿細管細胞による摂取，集積と尿細管腔への分泌による腎実質への分布を意味し約 3 分間続く．尿量による影響は少ない．分泌相の終りがピークとなる．phase c は腎盂・尿管への排泄状態を示し，ピーク(約 4 分後)から緩やかに下降し 15 分前後でプラトーとなる．尿量，尿の通過性，体位に影響される．この部分の解析結果の判断は画像との対比が必要である．

時間的パラメータとして T_{max} と $T_{1/2}$ がしばしば用いられる．T_{max} とはピークカウント C_{max}

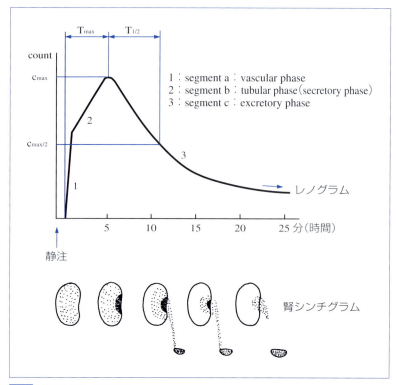

図8 正常のレノグラム
腎シンチグラムとの関係を示す．

までの時間で，通常は 4 分以内である．$T_{1/2}$ は C_{max} が 1/2 になるまでの T_{max} からの時間で，通常は 4～6 分程度である．

b) レノグラムのパターン

正常と異常のレノグラムのパターンを図 9 に示す．レノグラムのパターンは腎実質の腎機能のみを反映するのではなく，腎盂，尿管における排泄能，体位，脱水などの影響を受ける．時間的パラメータとして用いられる T_{max} や $T_{1/2}$ は定性的意味を示す．レノグラムのパターンと時間的パラメータの両方を考慮して腎機能と尿路通過動態を評価する．

レノグラムは，(1)正常，(2)閉塞型，(3)機能低下型，(4)無機能型，(5)間欠性排泄型などに分類される．

c) レノグラムの適応

分腎機能・腎機能障害の評価，尿路通過障害，腎血管性高血圧などの疾患がレノグラムの主たる適応となる．

d) レノグラムの応用

(1) 利尿レノグラム

水腎症，水腎水尿管症などの尿路通過障害の程度を評価する場合に用いられる検査である．

利尿レノグラムと利尿シンチグラムを図 10 に示す．尿路の著しい通過障害がみられる場合にレノグラムは閉塞型を示す．しかし閉塞または通過障害が完全でない場合には排泄相が正常に比べてなだらかな下降を示す．このとき，ラシックス® 0.4 mg/kg（最大量 20 mg）を静注することにより，排泄相のカーブに変化がない場合（$T_{1/2}$ が 25 分以上）には尿路閉塞は比較的重篤で手術の適応があるとし，一方，排泄相のカーブがより急峻になる場合（$T_{1/2}$ が 15 分以下）には尿路閉塞の程度は重篤ではないと判断し手術の適応としない．

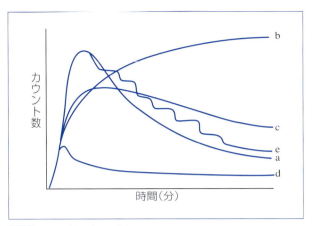

図9 レノグラムのパターン
a：正常，b：閉塞型，c：機能低下型，d：無機能型，e：間欠性排泄型．

(2) カプトリル®負荷レノグラム

腎血管性高血圧の診断に用いられる検査である(図11)．腎動脈狭窄があると腎血圧は低下してレニン分泌が亢進する．レニンはアンギオテンシンIIを生成して糸球体輸出血管を収縮させ糸球体血管内圧を保持する．カプトプリル(カプトリル®)(アンギオテンシンII変換酵素阻害薬)を投与することにより血管狭窄のある腎の糸球体輸出血管の収縮を抑制させると腎血流量や糸球体濾過量が低下する．一方，血管狭窄のない対側腎ではアンギオテンシンIIが減少するため腎動脈の収縮が緩和して灌流圧が低下しても腎血流量や糸球体濾過量は低下しない．この腎機能の低下の有無をレノグラムで捉える方法が本試験である．したがって，カプトリル®負荷なしのレノグラム(baseline study)と負荷後のレノグラム(captopril renography)の両方を検査し，比較することが必要である．

成人ではカプトリル®25〜50 mgを検査1時間前に経口投与するが，小児での投与量は決まっていない(0.5〜1 mg/kg程度を投与するのが一般的)．カプトリル®投与後は15〜30分ごとに血圧を測定する．検査30分前に水を8 mL/kg飲用させる．レノグラムは^{99m}Tc-DTPAを用いて行う．ただし，segmentalな腎動脈狭窄の診断には^{99m}Tc-DMSAを用いる．カプトリル®投与後のレノグラムが，(1)閉塞型，(2)無機能型，(3)ピーク延長型になればカプトリル®負荷陽性と判断する．

2) 腎シンチグラム

腎の形態異常，逆流腎症による腎萎縮(腎瘢痕)，腎嚢胞，多嚢胞性腎異形成，腎腫瘍，腎低形成，腎無形成，水腎症，水腎水尿管症などの診断には腎シンチグラムが有用である．

腎シンチグラムは腎の大きさ，位置，腎実質の放射能分布などの形態学的評価を目的とする静態シンチグラムと，薬剤静注後から数秒あるいは数分ごとの連続画像を撮影することにより腎への血流灌流，薬剤集積，腎盂・尿管への薬剤排泄などの腎尿路系の形態と排泄機能を評価する動態シンチグラムに分類される．

静態シンチグラム(形態学的評価)には^{99m}Tc-DMSAが用いられる．通常は背面からの撮影を行うが，腎盂近傍，腎前面の異常を疑う場合には背面斜位や前方からの撮影が必要である．

動態シンチグラム(分腎機能の評価)には左右別々の腎のGFRの評価ができるため^{99m}Tc-DTPAが用いられる．ただし，腎実質の細かい形態学的評価を行うことはできない．^{99m}Tc-DTPAを用いると同時にレノグラムを測定することができるので便利である(レノシンチグラ

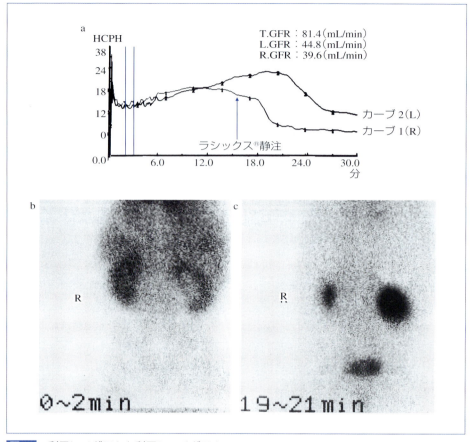

図10 利尿レノグラムと利尿シンチグラム
レノグラムを行いながら途中でラシックス®を静注してカーブの変化をみた両側性水腎症の症例．
a：ラシックス®投与後の$T_{1/2}$が15分以下のときは閉塞はなく，25分以上なら閉塞があると判定する．ラシックス®静注後の右腎(カーブ1)の$T_{1/2}$は約5分，左腎(カーブ2)の$T_{1/2}$は15分以上であることから，右腎に閉塞はなく，左腎に閉塞があると判断した．
b：シンチグラムの初期(0〜2分)の左腎では拡大した腎盂に薬剤が至らずに白くぬけた部分ができる．
c：後期(19〜21分)の両腎盂(左＞右)に薬剤の取り込みによる像がみられる．

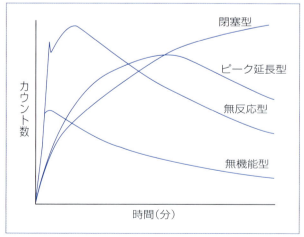

図11 腎血管性高血圧におけるカプトリル®負荷レノグラムの反応パターン

ム）．有効腎血漿流量（ERPF）の測定もできる ^{99m}Tc-MAG3 を使用することが多い．

表24 にレノグラム，腎シンチグラムに使用される薬剤の特徴をまとめた．

c. 腎超音波検査（renal sonography）

超音波検査装置は現在では第二の聴診器ともいわれる．本検査法は腎や膀胱のスクリーニング検査として形態学的な評価に広く用いられる．すぐに使用できるように外来診察室に超音波装置を用意しておくと便利である．

腹部用リアルタイム装置にて，2 ～ 5 MHz のコンベックス型プローブ（探触子）を用いて腎全体を描出する．腎生検にはリニア穿刺用プローブやセクタプローブを用いる．

患児をうつぶせにて背中から腎を描出する．仰臥位では右腎を肝の下方に描出することが可能で，腎と肝のコントラストを比較することがある．体位による腎の位置変化や腎盂の大きさの変化を評価することを目的に立位にて検査することがある．膀胱と膀胱背部の拡張した尿管を観察するときは仰向けとする．

正常の腎は皮質（エコーレベルが低い，すなわち画像上では黒い）と髄質（エコーレベルがさらに低い）からなる実質と中央部の洞部（腎盂，腎杯，血管，脂肪組織からなり central echo complex ともよばれる）からなる．腎皮質のエコーレベルは通常肝のエコーレベルにほぼ等しい．

図12 に 10 歳，男児の腎超音波画像を示す．

腎超音波検査では表25 に示す項目を中心に観察する．超音波検査にて計測した腎長径の基準値を表26 に示す．

d. CT 検査

CT 検査は超音波検査とともに腎の形態評価を行ううえで最も有用な検査である．放射線被曝や検査中に動いてはならないなどの制約があるが，超音波検査を補う検査として重要性が確立している．

単純撮影のみを行う場合は検査前の経口摂取を禁止しない．年少児では 5 mm のスライス幅，スライス間隔で，年長児ではそれぞれ 10 mm で撮影する．

単純 CT では腎の大きさ，形態（腎実質表面の平坦さなど），腎石灰化などを観察する．特に腎石灰化は腹部単純 X 線撮影では検出できない程度の軽度の状態で検出することが可能である．超音波検査による腎石灰化の評価にはしばしば主観が入るが，本法ではそれが少なく，CT 値を測定することでより正確に診断することが可能である．CT 値は脂肪組織でマイナスの値，水 0 ～ 10，膿瘍 10 ～ 30，血腫 20 ～ 80，石灰化 100 以上を呈する．

囊胞性病変，水腎症，Wilms 腫瘍，腎膿瘍などの診断には造影 CT（非ヨード性低浸透圧性造影剤を 1 ～ 2 mL/kg 使用する）が有効である．造影剤を急速に静注し同一断面を連続して 5 秒ごとに数回スキャンすることにより腎機能の評価が可能である（dynamic study）．

表24 レノグラム，腎シンチグラムに使用される薬剤の特徴

薬　剤	利　点	欠　点
^{131}I-OIH	腎血漿流量の測定 高度腎機能障害でも腎に集積する	腎機能低下例で被曝増加
^{99m}Tc-DTPA	GFR，分腎機能の測定	尿路系の形態評価には不適
^{99m}Tc-DMSA	形態評価に優れる	血液灌流・尿路通過の評価には不適
^{99m}Tc-MAG3	形態評価と有動腎血漿流量を測定できる	

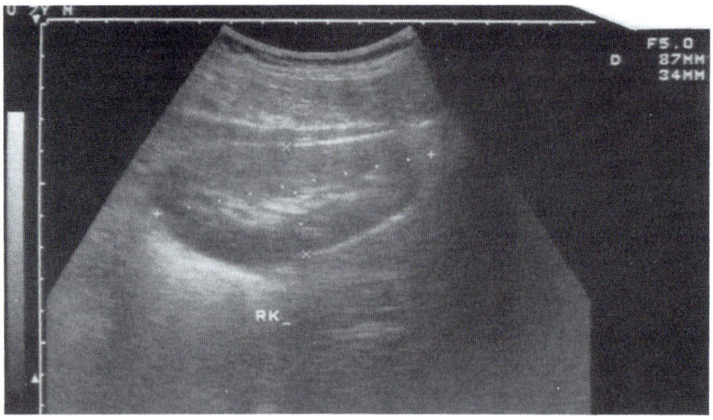

図 12 腎超音波画像
10 歳，男児

表 25 超音波検査にて観察する項目

1. 腎の大きさ，形態，位置
   長径，短径，厚さ

2. 腎内部の構造
   皮膚と髄質のエコーレベル，境界
   腎盂の大きさと変形，水腎症，腎外腎盂，重複腎盂
   腎盂周囲のエコーレベルの増強（腎盂腎炎）
   腎嚢胞（髄質と間違わないように）の数，大きさ，皮質残存度
   腎石灰化，結石
   腎腫瘍
   腎膿瘍
   筋膜下出血（血腫）

3. ナッツクラッカー（nutcracker）現象

4. 膀胱の大きさ，形態
   膀胱内部の腫瘤性病変，尿細瘤
   膀胱後面部の拡大した尿管（水尿管）
   排尿時の膀胱内の残尿
   膀胱粘膜の厚さ

表 26 年齢別の腎長径の基準値

年齢（歳）	長径（cm）		年齢（歳）	長径（cm）	
	平均値	2SD		平均値	2SD
0（出生時）	5.2	1.6	8	7.9	1.6
1	6.1	1.4	9	8.3	1.5
2	6.9	1.0	10	8.6	1.7
3	7.1	1.1	11	8.8	1.5
4	7.2	1.3	12	9.0	1.3
5	7.4	1.4	13	9.5	1.7
6	7.4	1.6	14	9.7	1.8
7	7.6	1.5	15	10.3	2.0

腎嚢胞や多嚢胞性異形成腎では嚢胞周囲，嚢胞内は造影されない．水腎症では周囲の腎組織が造影され，時間の経過とともに腎盂内が造影されてくる．仰臥位で撮影すると拡大した腎盂の背側に造影剤が蓄積してくる．Wilms 腫瘍では充実性部分が造影され，腎実質や周囲臓器と腫瘍との関係が明らかになる．hypernephroma では腫大した腫瘍部位は造影されず，変形かつ偏位した腎盂が造影される．腎膿瘍では膿瘍周囲の壁が造影され，腎実質との境界が明瞭となる．特に巨大な水腎症と多嚢胞性異形成腎や hypernephroma との鑑別には造影 CT が不可欠である．

e．MRI 検査（magnetic resonance imaging 検査）（磁気共鳴映像法）

磁気共鳴現象を利用した本検査は生体への侵襲が少なく，造影剤を使用しなくとも血管系を描出できることから，腫瘍性病変や血管病変の診断に用いられる（図13，図14）．ただし，慢性腎不全患者に造影剤であるガドリニウム（Gd）を使用すると全身の皮膚や内臓の線維化を特徴とする腎性全身性線維症（nephrogenic systemic fibrosis）を起こすことがあるので，使用しない．

直鎖型 Gd 造影剤は中枢神経での残留性が高いので原則として使用しない．マクロ環型造影剤（プロハンス®，マグネスコープ®，ガドビスト®）が優先される．Gd 造影剤にてじんましん，悪心・嘔吐，気管支痙攣，喉頭浮腫，低血圧ショックを起こすことがある．

スピンエコー法が代表的な MRI 撮影法で，撮像パラメータの繰り返し時間，エコー時間がともに短い T1 強調，両時間がともに長い T2 強調，前者が長く，後者が短いプロトン密度強調の三種類の撮影を行う．

腎嚢胞は T1 強調画像で低信号（画像上は黒っぽくなる），T2 強調画像で高信号（画像上は白っぽくなる），嚢胞内への出血があると T1 強調画像で高信号となる．Wilms 腫瘍では T1 強調画像では低信号，T2 強調画像では高信号となる．糸球体腎炎，腎不全，腎動脈狭窄，水腎症，腎盂腎炎では皮髄境界（T1 強調画像で皮質が髄質よりも高信号に描出される）が不明瞭となる．

f．腎血管造影検査

超音波検査や CT 検査の発達により，小児科領域において腎血管造影検査は腎血管の狭窄部位あるいは Wilms 腫瘍の診断に用いられる以外には，成人に比べ施行されることが少ない検

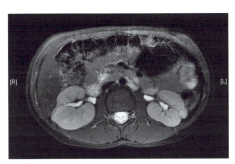

図13　MRI 画像（水平面）

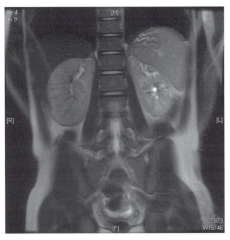

図14　MRI 画像（前額面）

査法である.

1）経静脈性 DSA（digital subtraction angiography）

肘静脈から 6 〜 8 mL/sec の速度で造影剤を静注し，digital fluorography にて透過 X 線画像信号をデジタル化し，リアルタイムで腎動脈のサブトラクションを行う方法である．生体への侵襲が少ないため，腎血管性高血圧症の狭窄部位の評価あるいは同症の腎動脈拡張術後の経過観察にしばしば用いられる．軽微な病変の検出には向かない．Seldinger 法にて腎動脈へカテーテルを挿入して行う経動脈性 DSA は濃度分解能が極めて高く，軽微な病変の検査も可能である.

2）選択的腎動脈造影

先端が J 字型に屈曲したカテーテルを Seldinger 法にて大腿動脈から腎動脈起始部にまで挿入し，年長児で 6 〜 10 mL の造影剤を 5 mL/sec の速度で注入し，背部から撮影する.

腎動脈の狭窄部位，Wilms 腫瘍（腫瘍には屈曲した太さの一定しない血管が認められるか，血管像が減少する）の診断に用いられる.

6. 腎生検

腎を損傷し合併症の危険性を考慮すると腎生検はできれば行いたくない検査である.

しかし，多くの腎疾患病名に腎組織病名が用いられているように，腎疾患の，(1)診断，(2)治療方針の決定，(3)予後や治療効果の判定に，腎組織の評価は不可欠である.

エコーガイド下でのショットガン式自動穿針の普及により経皮的腎生検の成功率と安全性は確実に向上した.

腎生検の施行前には適応を十分に考慮し，患児あるいは両親にその必要性を説明し，インフォームドコンセントを必ず書面にて得，施行時には安全性に十分な配慮をすることが重要である.

a. 種　類

小学生以上には経皮的針生検，年少児には全身麻酔下での手術による腎生検または経皮的腎生検を原則とする．ただし，年少児にも全身麻酔下にて経皮的腎生検を行うことがある.

経皮的腎生検では，超音波検査にて腎を描出しながら，生検針を腎に到達させる.

b. 適　応

形態学的検査（光学顕微鏡，蛍光抗体法，電子顕微鏡）により腎疾患の診断，予後の判定，治療方針の決定が可能となり，患者に利益がもたらされる可能性が高いと判断される場合を適応とする．適応となる主たる疾患は，(1)糸球体腎炎，(2)膠原病あるいは血管炎，(3)遺伝性腎症，(4)尿細管疾患，(5)代謝性腎疾患（アミロイドーシス，Fabry 病，糖尿病など），(6)間質性腎炎，(7)中毒性腎障害，(8)原因不明の急性腎不全などである.

c. 禁　忌

(1)出血傾向のある患者：血友病，白血病，血液凝固障害，コントロール不良の高血圧.

(2)悪性新生物.

(3)感染症あるいは感染を生じやすい病態：活動性尿路感染症，腎膿瘍，腎結核などの感染症，大量のステロイド，免疫抑制薬投与中の患者.

(4)慢性腎不全（GFR 30 mL/min 以下）.

E 診断法 ■ 95

(5)高度の浮腫，腹水，意識状態の低下，全身衰弱，片側腎など．

d. 経皮的腎生検の実施法

超音波検査を用いた経皮的腎生検の実施法について記載する．

1) インフォームドコンセント

主治医は患者あるいは両親に腎生検の目的，実施法，合併症とそれらに対する処置などをあらかじめ説明しインフォームドコンセントを腎生検施行前に書面にて得ておく．病棟の受け持ち医に患者に行う腎生検の目的，適応，注意すべき点について説明する．病棟の受け持ち医も腎生検の目的，適応に合致するか自分で検討すること．

超音波プローブは腎生検施行日前日までにガス滅菌しておく．血小板機能抑制薬(アスピリン，ペルサンチンなど)は腎生検施行日 3 日前に服薬を中止する．

2) 術前検査

腎生検施行日前日までに以下の検査を行う．血算，血液生化学，CRP，PT，aPTT，フィブリノーゲン，血液型，一般検尿，尿中 β_2- ミクログロブリン(または α_1- ミクログロブリン)，ビクシリン皮内反応，血圧測定，できれば腎機能検査(Ccr，尿濃縮能)．

3) 必要な物品

超音波装置，生検用超音波プローブ，腎生検針(biopsy needle などのショットガン式自動穿刺針)，Cathelin(カテラン)針 23 G 2 本，21 G 1 本，注射筒(10 mL)3 本，生理食塩水(5 mL)2 本，局所麻酔用プロカイン(5 mL)2 本，アドナ®(10 mL)1 本，ビタミン K_2(10 mg)1 本，圧迫用ガーゼ 20 枚，穴あき清潔手術用紙(ディスポーザブル)1 枚，45 cm 清潔手術用紙(ディスポーザブル)3 枚(術野の周囲を覆う目的)，マスク 1 枚，手袋(ディスポーザブル)1 組，消毒セット一式，消毒済みゼリー(超音波プローブ用，Aquasonic 100®，Parker Labo-ratories 社製が便利))，腎生検検体処理用品(ホルマリン入り瓶，グルタールアルデヒド入り瓶，OCT コンパウンド，カッター)，点滴セット，輸液製剤(ビカーボン®，ソリタ®T1，ソリタ®T2 など)．

4) 術前，術中，術後処置

a) 術前処置

腎生検施行日前日までにあらかじめ腹式呼吸とベッド上臥位での排尿の練習を行う．腎生検は午前中に行うことを原則とする．検査当日の朝食は禁止とする．飲水は検査 1 時間前まで可とする．朝の服薬は検査 2 時間前までに済ませておく．朝 9 時からの腎生検の場合には，8 時 30 分に点滴を確保し，ビカーボン®またはソリタ®T1 で維持輸液を行う．8 時 45 分に硫酸アトロピン® 0.01 mg/kg(最高 0.4 mg)を混皮下注する．

b) 術中処置

超音波検査を用いる腎生検時には，術者のほかにプローブを固定する医師がもう 1 名最低限必要である．

右腎生検を基本とする．腹臥位とし，下腹部に厚さ 4 〜 5 cm になるように折り畳んだタオルを入れる．背中を広い範囲に露出し，イソジン®消毒する．超音波プローブに消毒済みゼリーを塗り，右腰背部に当てて，はじめ腎全体を描出し腎であることを確認(まれに肝を腎と誤ることがあるので必ず腎全体を描出してから)後，最後に腎下極を中心に長軸方向に腎を描出する．塩酸プロカイン®を 10 mL 注射器に吸い，Cathelin 針を装着する．下極に向かって

Cathelin 針を皮膚に挿入し少量皮下注する．その後，少しずつ針を深め，塩酸プロカイン®を少量ずつ注射する．超音波にて Cathelin 針が白く描出される．カテラン針が腎に到達すると筋膜が変形しエコーの反射がみられる．Cathelin 針を抜きながら塩酸プロカイン®を注射する．次に生検針を Cathelin 針穿刺部位から穿刺し，ゆっくり腎に向かって生検針を進める．筋膜に到達すると Cathelin 針のときよりもはっきり生検針が描出される．biopsy needle などの生検針を腎に挿入し，検体を得，生検針を抜く．生検針を抜いたらすぐに穿刺部をガーゼ 4 〜 5 枚で 10 分間圧迫する．アドナ® 10 mL，ビタミン K_2 10 mg を静注する．仰臥位とし，腰にタオルを当てておく．

　診断に必要十分な量および部位の検体が採取できない場合には 3 回を限度に生検針を腎に挿入する．それ以上の試みは控える．

c) 術後処置

　帰室後すぐ，6 時間後，12 時間後にビクシリン® 100 mg/kg/day（1 回当たり 33 mg/kg，最高 1,500 mg/day）を静注する．術後は排尿があるまでビカーボン®またはソリタ® T1 にて維持輸液する．生検終了後 4 時間経過しても排尿がみられない場合は超音波にて膀胱の充満度を観察し，尿の蓄積がみられたら，ソリタ® T2 に変更して維持輸液する．自力排尿ができない場合には膀胱カテーテルを挿入し，採尿する．術後 24 時間はベッド上絶対安静とする．患者の不安や痛みを軽減することが大切である．

　術後 6 時間は 1 〜 2 時間ごとに血圧，脈拍数などのバイタルサインをチェックする．生検終了後 6 時間以内に最低 2 回採尿し，血尿の程度を観察する．術後 2 時間後，4 時間後に採血し，貧血の悪化や低ナトリウム血症がないことを確認する．術後の不安や痛みは ADH 分泌刺激となって，低ナトリウム血症を起こすリスクとなる（SIADH）．

　全身状態がよければ，術後 2 時間後から飲水可とする．術後 4 時間後から食事摂取も可とする．全身状態が良好で出血傾向がみられなければ夜間は腰に当てたタオルを取り除いてよい．術後 24 時間は絶対安静で，排尿はベッド上で行う．排尿ができない場合には導尿し，膀胱カテーテルは留置する．術後 24 時間以降はトイレまでの歩行を可とする．以後，ゆっくりと安静度を緩めるが，退院（術後 7 日目）まではできるだけベッド上の安静を勧める．

　術後 2 〜 3 日目に腎超音波にて腎穿刺部の血腫（腎周囲血腫）の有無，程度を必ず観察し，記録する．

　退院 1 か月間は体育や激しい運動（水泳，マラソン，ボール運動など）を禁止する．退院後，腹痛，顔色不良などがみられたらすぐに来院するように退院時に指導する．

5) 腎生検施行時に起こりうる合併症

　出血，腎周囲血腫，肉眼的血尿，感染，薬剤過敏症などを呈することがある．

7. 骨塩定量法と骨生検

　副腎皮質ホルモンの長期投与による骨粗鬆症や慢性腎不全による腎性骨異栄養症を正しく評価することを目的に骨塩の定量を行う機会が増えてきている．しかし，腎性骨異栄養症では二次性副甲状腺機能亢進症や低下症，ビタミン D 代謝異常，アルミニウム骨症などの病態が加わり，病像が複雑化するため，骨塩の定量のみでは病態を正しく評価することが不可能で，骨生検による骨組織型の検討が必要となる．特に成人では加齢による変化，閉経後の女性の骨塩量の減少が加わってさらに病像が変化するため，小児に比べ骨生検の必要性が高い．

表27 骨塩定量装置の基本的性能

	QCT	DXA
線　源	X線CT	X線
測定部位	腰椎，橈骨	全身骨，腰椎，橈骨，大腿骨
測定時間	5〜15分	1〜15分
再現性（%CV）	1〜5%	1〜2%
正確度	5〜20%	1〜5%
被曝量（μSV）	2,000〜10,000	20〜30

a. 骨塩定量法

　骨量を測定する非侵襲的検査としてX線を用いた検査法が普及している．副腎皮質ホルモンによる骨粗鬆症を評価する場合，骨塩量はすべての骨に一様に変化が現れるのではなく，表面積が大きく代謝速度が著しく速く骨塩の減少や副腎皮質ホルモンに対する反応性の高い海綿骨（脊椎骨など）を測定するのが原則である．一方，二次性副甲状腺機能亢進症では骨塩量が海綿骨よりも皮質骨（手足の骨など）に著しく減少するため，腎性骨異栄養症の評価には皮質骨を測定するのが原則である．

　表27に骨塩定量装置の基本的性能をまとめる．

1）quantitative computed tomography（QCT）

　CTを応用して骨密度を測定する方法で，1回のスキャンにより測定した骨密度をファントムのCT値に相当する骨密度として測定する単一エネルギー法と，電圧の異なる2種類のX線により2回スキャンして骨組織中の骨密度を絶対値として測定する二重エネルギー法がある．いずれも脊椎椎体内部の海綿骨を皮質骨の影響を受けずに測定できるので，早期の骨塩減少を捕捉することが可能である．単一法では骨髄中の脂肪の影響を受け，測定値が過小評価される傾向がある．二重エネルギー法は脂肪の影響は受けないが被曝量が増加する．

2）dual energy X-ray absorptiometry（DXA）

　線源に2種類のエネルギーのX線を用い，それらのエネルギー減衰率の差を算定することにより，骨塩量や脂肪，脂肪を除いた軟部組織量を測定する方法である．正確度，再現性などの測定精度が最も高く，被曝量，測定時間が少なく，長期にわたって安定した性能を示すことができ，最も優れた骨塩定量法である．測定部位も全身骨が可能であり，さらに大動脈石灰化の影響を避けることのできる腰椎側面からの測定も可能である．

　思春期前の小児のtotal bone mineral contentの基準値は900.1 ± 360 g．慢性腎不全では440.6 ± 150.3 kgに低下する．成人では骨密度が若年者の80%未満を骨粗鬆症と診断する．

b. 骨生検

　侵襲性が大きく，小児では行われることが比較的少ない．

1）手　技

　検査施行前に患児あるいは両親にインフォームドコンセントを得る．

a）テトラサイクリン標識

　レダマイシン® 10 mg/kg/day（成人で600 mg/day）分3にて3日間内服後1週間の休薬の後レ

ダマイシン®を同量 3 日間内服する．その後 8 日目に骨生検を行う．

b）骨生検の実施法

アタラックス®P を前投薬し，腰椎麻酔を行う．前腸骨棘から後方 1 ～ 3 cm の部位を骨稜に沿って皮膚切開し，腸骨を露出する．骨膜を十分に剝離後，骨稜から垂直に 1 ～ 2 cm 下方を Trephines 骨生検針で外側から水平に皮質 - 髄質 - 皮質となるように筒状に検体を採取する．欠損部に bone wax を充塡し，骨膜，筋膜，皮膚を縫合する．患者のほとんどは透析患者であり，血液透析を施行中の患者は検査翌日のみメシル酸ナファモスタットを用いた透析を行う．

検体はかまぼこ型に二分割し，100％ アルコールと 10％ ホルマリンで十分に固定する．その後，特殊染色を行う．

c）骨形態の計測と組織分類

面積，長さ，数の基本的単位で示される各種パラメータを計測し，その組み合せにより，(1)線維性骨炎型，(2)骨軟化症型，(3)混在型，(4)軽度変化型，(5)無形成骨症型，(6)正常などの診断を行う．また，アルミニウム染色，鉄染色などによりアルミニウム骨症，鉄骨症などの診断も可能である．

8. 分子生物学的検査法

ヒトゲノム上の遺伝子数は約 22,000 と推定されている．分子生物学的アプローチは腎臓病学の研究と臨床の両面において今や不可欠であり，今後ますますその傾向は強まる．具体的な個々の分子生物学的手技については専門書に譲るが，ここでは研究・診断に用いられる分子生物学的検査法について概説する．分子生物的検査法は最終的な検査法ではない．あくまでも *in vitro*, *in vivo*, *in silico* 解析(コンピュータのデータベースを用いる解析法)などの多くのアプローチのなかの一つの方法として位置づける必要がある．

遺伝性腎疾患または腎炎の発症に遺伝的因子が関与すると思われる場合には，あくまでも患者あるいは両親の同意を得たうえで(インフォームドコンセント)，末梢血白血球から genomic DNA を抽出して保存することが有用である．ただし，遺伝子異常の解析は血液生化学検査などとは根本的に異なり，あくまでも遺伝カウンセリングの一部であることを認識しなくてはならない．患者の遺伝情報のプライバシーを守り，患者の知りたくない権利を尊重することはもちろん，必要な遺伝相談を行って患者の様々な不安に適切に対処したり疾患や生活に対する必要な指導を行う義務がある．そのためには遺伝子解析に従事する者は基礎的な臨床遺伝学の知識を有するだけでなく，遺伝子病の治療法，予後や遺伝子異常症に関する最新情報を正しく患者に提供できなくてはならない．患者やその家族の知らないところで検体がひとり歩きするようなことは言語道断である．

a. 遺伝子クローニングとその応用

遺伝子のクローニングにより，(1)アミノ酸配列を読み取ることにより蛋白の構造を推定できる，(2)蛋白を発現させてその機能を解析できる，(3)遺伝子の一部を変異させたものを発現させ蛋白の機能の異常を解析できる，(4)遺伝子を発現させて大量の蛋白を合成できる，(5)大量に合成した蛋白に対するモノクローナル抗体をつくり，診断に応用できるなどの応用が可能である．そのためには，疾患の原因となる遺伝子を同定することが必要であり，実験動物やヒトにおいていろいろの原因遺伝子が解明され，応用されつつある．

疾患遺伝子の解明の仕方には，(1)同一疾患を有する多数の患者において染色体上の位置の明らかにされている遺伝子断片を用いて連鎖解析を行うことにより疾患の責任遺伝子の染色体地図上の位置を解析する方法，(2)酵素異常など疾患の原因が蛋白レベルにて明らかになって

いる場合には 6 ～ 7 個のアミノ酸配列に相当する塩基配列から複数の oligo DNA を作製し，complementary DNA（cDNA）library をスクリーニングすることにより求める蛋白の cDNA を釣り上げ，塩基配列を決定する方法，（3）ヒト以外の動物において分離されている疾患の責任遺伝子の cDNA を用いて同じ疾患の遺伝子をヒトの cDNA library から釣り上げる方法（種が異なっても比較的近種である場合にはその動物とヒトの遺伝子配列には高い類似性〈homology〉があることが知られている），（4）特に X 染色体性疾患では患者の 10％ 程度にみられる遺伝子欠損部をすでに染色体上の位置の判明している遺伝子断片を用いて推定し，欠損部に相当する正常遺伝子を解析することにより疾患の責任遺伝子を同定する方法（gene walking）などが知られている．

b. 遺伝子発現の解析

遺伝子発現の解析は目的とする組織の機能や病態を理解するうえで有用である．目的とする組織に特定の遺伝子が発現（遺伝子から蛋白が合成され機能すること）しているか否かを調べるには，目的とする組織に特定遺伝子の mRNA（messenger RNA）が存在するか否かを検討する．

組織から mRNA を抽出し対象とする遺伝子の cDNA と結合させてその遺伝子の mRNA の有無と発現量，患者においては mRNA の有無や発現量だけでなく，mRNA のサイズの異常（量的質的異常）などを解析することが可能である．ただし，腎などの複雑な構造の組織では，糸球体や尿細管，あるいは尿細管のどの部分にその遺伝子が発現するかを同定することはこの方法のみでは困難である．そこで，組織培養された検体を利用することが考えられていたが，培養組織の検体量が少ない場合には遺伝子の発現を検討することがむずかしかった．PCR を逆転写反応（reverse transcription）と組み合せることにより（RT-PCR），たとえば microdissection したネフロンセグメントなどの極少量の組織検体において mRNA の有無を検出できる．少量の検体から逆転写酵素にて mRNA から cDNA を合成し，目的とする cDNA に特異的なプライマーと Taq polymerase，dNTP を用いて PCR 法にて目的とする cDNA を増幅する方法である．ただし，この方法では PCR を用いているため DNA が指数関数的に増幅されるので厳密な意味からは定量的な検討には向いていない（半定量的）．さらに，膜性腎症患者の腎生検組織から RT-PCR の方法で B 型肝炎ウイルスの遺伝子を検出することも可能である．なお，尿中に排泄される尿細管上皮細胞を培養同定する画期的方法が開発され，こうした技術と組み合せることにより尿細管疾患の遺伝子異常の解析は今後ますます発展することが期待される．組織検体の mRNA を組織上において cDNA を用いて直接検出する方法が in situ hybridization 法である．この方法は組織における遺伝子の発現の局在を知ることができる極めて優れた方法である．多数の遺伝子の mRNA を小さなチップに組み込んで，種々な病態における遺伝子の動態を調べることのできる gene tip 法（DNA マイクロアレイ）が研究面で利用されている．

c. 病態モデル作製による解析

実験動物の受精卵に特定の遺伝子を導入することにより特定の遺伝子を持続的あるいは大量に発現させたり，逆に異常遺伝子を導入することによりどのような異常が出現するかを in vivo で観察することが可能な解析法である．ゼブラフィッシュ，アフリカツメガエル，マウス，マーモセットが実験動物として用いられる．本法はある特定の遺伝子の機能を解析するうえで極めて直接的で有益である．また，患者由来の iPS 細胞を用いて，病態を再現するだけでなく，発症に必要な因子の同定，遺伝子型／表現型の解析による病態解明，創薬や多因子疾患への応用が行われている．

100 ■ 第 1 部　総論

d. 遺伝子病の分子生物学的解析 ·····

　慢性に経過する腎疾患の原因の多くが遺伝子異常によることが明らかになり，原因遺伝子が続々と同定されている．遺伝子診断や変異蛋白の機能解析が腎疾患の診断に次第に重要な地位を占めつつある．たとえば，ネフロン癆が疑われた場合，欧米では原因遺伝子の解析をまず行い，変異があった場合には患者への負担を考慮して腎の病理学的検索をしないところが多い．

e. 遺伝子診断の基礎知識 ·····

1）変異とは何か

　正常ではない表現型を遺伝学では変異（mutation）とよんだ．その後この用語は遺伝子学にも使用されるようになった．一例をあげると，遺伝子を構成する塩基が他の塩基に置き換わった場合，ある一定の条件を満たした場合の変化のみを遺伝子の変異とよんでいる．遺伝性疾患をもつ患者では原因遺伝子の塩基配列を調べ，変異を検出することが確定診断となる．しかし，繰り返すが遺伝子解析により原因遺伝子のコード領域に塩基配列に変化があった場合，それは必ずしも変異を意味するものではない．

　遺伝子の変異とは原則的に，(1) 1 塩基変化の場合には正常人においてその変化が 1% 未満の頻度で起きていること（1% 以上の頻度で起きる場合を遺伝子多型とよぶ），(2)変異の結果としてアミノ酸に変化が生じることが予想されるか，あるいは stop codon（アミノ酸の読み取りがそこで停止するコドン）が形成されること，の最低限二点が必要である．ただし，この二点を満足する場合であっても，遺伝子（塩基）の変化の結果としてアミノ酸が他のアミノ酸に変化するが，その変化が蛋白の機能に影響を与えることがない場合には，たとえ遺伝子（塩基）の変化であっても変異とすることはできない．すなわち，遺伝子の 1 塩基変化を病気の原因となる missense 変異と診断するためには，厳密にはアミノ酸が変化した蛋白の機能解析を行いその蛋白の機能が正常と異なることを示すことが必要である．アミノ酸が変化し機能の異常が生じた蛋白を変異蛋白（mutant protein）とよぶ．一方，1 塩基変化のなかでも stop codon を形成することが予想される nonsense 変異や，塩基が一つ新しく挿入されたり脱落することによりアミノ酸の読み取りのずれが生じ劇的なアミノ酸配列の変化が生じるとともに，下流に stop codon を新たに形成する frame shift 変異は，ほとんどの場合が変異である．もちろんそのような変化の生じる頻度は正常人では 1% 未満である．変異の種類を**表 28** に示す．

　患者に疾患の原因と推定される遺伝子に変異が同定された場合，常染色体性の疾患では両親

表 28　変異の種類

変　異	内　容
missense 変異	蛋白の機能を変化させる 1 塩基変化
nonsense 変異	アミノ酸の読み取りがそこで停止することが予想される 1 塩基変化
frame shift 変異	塩基が一つ新しく挿入されたりまたは脱落する変化 その結果として，アミノ酸の読み取りに劇的な変化が生じるだけでなく，下流に stop codon が新たに形成されることが多い
splice site 変異	イントロンは gt で始まり ag で終了する（"gt-ag" rule） これら四つの塩基のいずれかが変化することによりイントロンの splicing に変化が生じ，アミノ酸の読み取りに大きな変化が生じたり，下流に stop codon を形成する 1 塩基変化
deletion	遺伝子のある一定の部分が脱落する変化のこと 正常よりもサイズの小さな蛋白や，構造の大きく変化した蛋白となる 原因遺伝子すべてが脱落する場合には当該蛋白は全く産生されない

の，X染色体性の疾患の場合は母親の遺伝子（一対のX染色体の片方）にも変異がみられないかどうかを検索する．変異が一世代前から由来したことを確認することは，その変異が解析上の偶発的ミスによって生じたものではないことの重要な証拠となる．特にX染色体性の疾患では母親の体細胞には原因遺伝子の変異はないが，卵細胞レベルで原因遺伝子の変異が生じていることがある（新規変異〈*de novo* mutation〉）．この場合には，母親の遺伝子を調べても患児（男）にみられた原因遺伝子の変異を同定することができない．

2) loss of function mutation と gain of function mutation

遺伝子変異の大部分は変異蛋白の機能を低下させることにより病気の原因となる（loss of function mutation）．しかしながら，まれではあるがmissense変異の一部は変異蛋白の機能を正常よりも亢進させることにより前者とは異なった（臨床的には両者は鏡面像の関係となる）病的状態をつくる（gain of function mutation）．たとえば，カルシウム感受性受容体（Ca sensing receptor）遺伝子の通常の変異（loss of function mutation）では家族性低カルシウム尿性高カルシウム血症となるが，同遺伝子のgain of function mutationでは家族性高カルシウム尿性低カルシウム血症となる．同様に，ADH受容体（V2受容体）遺伝子の通常の変異（loss of function mutation）では腎性尿崩症II型（高ナトリウム血症）となるが，同遺伝子のgain of function mutationではADHの集合管での作用が常に亢進する状態となるため，nephrogenic syndrome of inappropriate antidiuresisとよばれる先天性のSIADHに類似した慢性の低ナトリウム血症を生じる．gain of function mutationによる遺伝性疾患の数は比較的少ないが，疾患の原因として今後増加することが予想される．gain of functionをgain in functionとよぶことがある．

f. 腎疾患の遺伝子解析

病気の原因と目される遺伝子（genomic DNA）をPCR法にて増幅後，DNA sequencerにて同遺伝子の配列を調べる方法である（target sequencing；TS）．ほとんどの場合，遺伝子のコード領域であるエクソンとそれに接続するイントロンの近傍のみを解析する（図15）．通常の蛋白は，1,500～3,000個のアミノ酸から構成される．しかし，Alport症候群の原因であるIV型コラーゲンα5鎖は巨大な蛋白であり，遺伝子サイズが通常の蛋白の遺伝子よりも著しく大きく，多数のエクソンからなる．したがって，同遺伝子の検索には通常の蛋白の遺伝子の解析のときよりも労力が必要である．こうした解析の手間を省くため，患者のIV型コラーゲンα5鎖のmRNAからcDNAを合成し，まとめてそのDNA配列を調べる方法も用いられている．そのほか，表29に示す方法が用いられる．表30に遺伝子解析が可能となっている遺伝性腎疾患とその原因遺伝子を示す．表31（p.109）にbioinformaticsの情報として有用なデータベースとそのURLを示す．

近年のゲノム解析技術の進歩により次世代シークエンサーを用いたwhole exome sequencing（WES）やwhole genome sequencing（WGS）が導入されている．原因不明の遺伝性疾患のWESを行うと患者ひとりあたり数千か所以上のvariant of unknown significance（VUS）が検出される．正常人のdata baseとの比較や，両親のWESの結果と比べることでVUSを減らし，候補遺伝子が絞りこめた場合には遺伝子の機能解析や変異導入モデル動物の作製による検証が必要である．なお，単一遺伝子病の85%はexonとその近傍に変異が認められるが，15%は他に原因があることに注意が必要である．

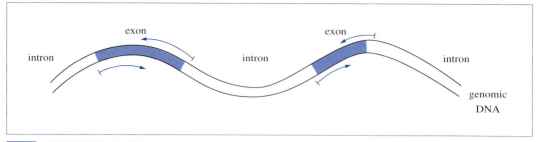

図15 遺伝子解析の模式図

ほとんどの場合，遺伝子のコード領域であるエクソンとそれに接続するイントロンの近傍のみを解析する．DNA sequencing に用いるプライマーはエクソンに接続するイントロンの部位に設定し，そこからエクソンに向かって遺伝子を合成し，DNA 配列を読み取る．

表29 遺伝子診断法

1. 原因遺伝子の増幅と遺伝子配列の検索（PCR amplification and direct DNA sequencing）
候補となる原因遺伝子（genomic DNA）のコード領域とその近傍をエクソンごとに相補的なプライマーで PCR 法にて増幅し，DNA sequencer にて遺伝子の配列を調べる方法 原因遺伝子の cDNA を同様に調べることも可能である 現在ではこの方法が最も頻繁に用いられる
2. Western blotting
遺伝子のメッセージである mRNA を抽出しゲル上で電気泳動後，その遺伝子に相補的な cDNA を用いて検出する方法 臓器ごとの mRNA のサイズ，量などを比較検討することができる
3. Southern blotting
遺伝子（genomic DNA）を制限酵素にて切断処理後ゲル上で電気泳動し，その遺伝子に相補的な cDNA を用いて遺伝子のパターンを検出する方法 原因遺伝子内の deletion や制限酵素の認識する範囲内にある遺伝子変化を検出することができる

表30 遺伝性腎疾患の原因遺伝子

疾　患	原因遺伝子	遺伝子座
【糸球体疾患】		
遺伝性巣状分節状糸球体硬化症（FSGS） ＜常染色体優性＞	α-actinin-4（*ACTN4*）	19q13.2
	canonical transient receptor protein 6 ion channel（*TRPC6*）	11q22.1
	CD2-associate protein（*CD2AP*）	6p12
	inverted formin 2（*INF2*）	14q32.33
	podocalyxin（*PODXL*）	7q32.3
	paired box gene 2（*PAX2*）	10q24.31
	Rho GTPase activating protein 24（*ARHGAP24*）	4q21.23
	F-actin binding cell cycle gene, anillin（*ANLN*）	7p14.2
Epstein syndrome（Fectner syndrome, May-Hegglin anomaly, Sebastian syndrome）	myosin, heavy chain 9, non-muscle（*MYH9*）	22q12.3
Familial nephropathy with multiple exososes	86.3-kDa endoplasmic reticulum-localized type II transmembrane glycoprotein; exostosin glycosyltransferase（*EXT1*）	8q24.11
＜常染色体劣性＞フィンランド	nephrin（*NPHS1*）	19q13.1
Pierson syndrome	laminin subunit β-2（*LAMB2*）	3p21.31
	podocin（*NPHS2*）	1q25.2

	Rho GDP（guanosine diphosphate）dissociation inhibitor α（ARHGDIA）	17q25.3
	phospholipase C epsilon（PLCE1）	10q23.33
	Crumbs 2, Cell polarity complex component（CRB2）	9q33.3
	coenzyme Q2, prenyltransferase（COQ2）	4q21.22
	integrin β4（ITG β4）	17q25.1
	myosin 1E（MYO1E）	15q22.2
	tyrosine phosphatase receptor 0（PTPR 0）	12p12.3
	aarF domain containing kinase 4（ADCK4）	19q13.2
	KN motif and ankyrin repeat domains 1（KANK1）	9p24.3
	KN motif and ankyrin repeat domains 2（KANK2）	19p13.2
	KN motif and ankyrin repeat domains 4（KANK4）	1p31.3
	tetratricopeptide repeat domain 21B（TTC21B）	2q24.3
	nucleoporin 93（NUP93）	16q13
	nucleoporin 107（NUP107）	12q15
	nucleoporin 205（NUP205）	7q33
	exportin 5（EPO5）	6p21
infantile sialic acids storage disorder	sialin（SLC17A5）	6p13
Schimuke immuno-osseous dysplasia（SIOD）	SWI/SNF-related matrix-associated actin-dependent regulator of chromatin subfamily A-like protein（SMARCAL 1）	2q35
High risk of FSGS in African Americans	apolipoprotein L1（APOL1）	22q12.3
Galloway-Mowat syndrome（microcephaly を合併）	WD（tryptophan-aspartic acid）repeat domain（WDR73）	15q25.2
	L antigen family member 3（LAGE3）	Xq28
	O-sialoglycoprotein endopeptidase（OSGEP）	14q11.2
	TP53RK binding protein（TPRKB）	1p13.1
	TP53 regulatingkinase（TP53RK）	20q13.12
＜X 染色体性＞	nuclear RNA export factor 5（NXF5）	Xq22.1
＜孤発性（稀に優性）＞	Wilms tumor 1（WT1）	11q13
diffuse mesangial sclerosis		
hereditary angiopathy with nephropathy, aneurysms and muscle cramps（HANAC）syndrome	type IV collagen α1 chain（COL4A1）	13q34
Alport 症候群 X 染色体性	type IV collagen α5 chain（COL4A5）	Xq22.3
常染色体劣性または優性	type IV collagen α3 chain（COL4A3）	2q36.3
	type IV collagen α4 chain（COL4A4）	2q36.3
IgA 腎症		1q32
		6p22-23
		22q12
膜性増殖性糸球体腎炎 type II	complement factor H（CFH）	1q31.3
lipoprotein glomerulopathy	apolipoprotein E（APOE）	19q13.2
atypical HUS	complement factor H（CFH）	1q31.3
	complement factor I（CFI）	4q25
	membrance cofactor protein（MCP, CD46）	1q32.2
	complement factor B（CFB）	6p21.33
	complement C3（C3）	19p13.3
	thrombomodulin（THBD）	20p11.2
	diacylglycerol kinase ε（DGKE）	17q22
familial TTP	ADAM metallopeptidase with thrombospondin type I motif,13（ADAMTS13）	9q34.2
familial C3 glomerulopathy（complement factor-H related nephropathy）	complement factor-H related protein（CFHR5）	1q31.3

progressive myoclonus epilepsy with nephropathy C1q [action myoclonus-renal failure syndrome (AMRF)]	lysosomal integral membrane protein type 2, LIMP-2 (SCRAB2)	4q21.1
【尿細管機能異常症】		
autosomal recessive renal glucosuria	Na$^+$-gulcose cotransporter (SLC5A2)	16p11.2
Fanconi syndrome	sodium phosphate cotransporter IIa (SLC34A1)	5q35.3
	encoyl-CoA, hydratase/ 3-hydroxyacyl CoA dehydrogenase (EHHADH)	3q27.2
	glycine amidinotransferase (GATM)	15q21.1
microvillous inclusion disease with Fanconi syndrome	myosin Vb (MYO5B)	18q21.1
Fanconi syndrome and nephrocalcinosis with neonatal hyperinsulinism and macrosomia	hepatocyte nuclear factor 4 α (HNF4A)	20q13.12
シスチン尿症		
type I	solute carrier family 3 (amino acid transporter heavy chain), member 1 (SLC3A1)	2p21
type non-I	solute carrier family 7 (amino acid transporter light chain, Bo,+ system), member 9 (SLC7A9)	19q13.11
高シュウ酸尿症		
type I	alanine : glyoxylate aminotransferase (AGT)	2q36-37
type II	glyoxylate reductase/hydroxypyruvate reductase (GRHPR)	9p13.2
hypoxantine-guanine phosphoribosyltransferase deficiency	hypoxanthine-guanine phosphoribosyltransferase (HPRT1)	Xq26.1
adenine phosphoribosyltransferase deficiency	adenine phosphoribosyltransferase (APRT)	16q24.3
xanthine dehydrogenase/xanthine oxidase deficiency	xanthine dehydrogenase/xanthine oxidase (XO)	2q22
Fanconi-Bickel syndrome	glucose transporter 2 (SLC2A2)	3q26.2
痛風	ATP-binding cassette, sub-family G, member 2 (ABCG2)	4p22.1
Dent 病 (尿細管性蛋白尿症)		
Dent 1	chloride channel-5 (CLCN5)	Xp11.23
Dent 2	oculocerebrorenal syndrome-1 (OCRL-1)	Xq26.1
tubular proteinuria	hepatocyte nuclear factor 1 α (HNF1A)	12q24.31
腎性低尿酸血症		
type 1	urate transporter 1 (SLC22A12)	11q13
type 2	glucose transporter 9 (SLC2A9)	4p16.1
familial juvenile hyperuricemic nephropathy	uromodulin (UMOD)	16p12.3
家族性低カルシウム尿性高カルシウム血症		
type 1	calcium-sensing-receptor (CASR) (loss of function)	3q13.33
type 2	coupled G-protein, Ga11 (GNA11) (loss of function)	19p13.3
type 3	adaptor-related protein complex 2, α1 (AP2A1)	19q13
家族性高カルシウム尿性低カルシウム血症		
type 1	calcium-sensing-receptor (CASR) (gain of function)	3q13.33
type 2	coupled G-protein, Ga11 (GNA11) (gain of function)	19p13.3
Liddle 症候群	amiloride-sensitive Na channel β subunit (SCNN1B), amiloride-sensitive Na channel γ subunit (SCNN1G) (gain of function)	16q12.2
Bartter 症候群		
type 1 (neonatal)	bumetanide-sensitive Na-K-2Cl cotransporter (SLC12A1)	15q21.1
type 2 (neonatal)	ATP-regulated K channel (ROM-K) (KCNJ1)	11q24.3
type 3 (childhood)	chloride channel, voltage-sensitive Kb (CLCNKB)	1q36.13

type 4（deafness, renal failure）	barttin CLCNK-type chloride channel accessory beta subunit（BSND）	1p32.3
type 5（antinatal, transient）	MAGE family member D2（MAGED2）	Xp11.21
（adolescence/adulthood）	calcium-sensing-receptor（CASR）	3q13.33
Gitelman 症候群	solute carrier family 12 （sodium/chloride transporter），member 3（SLC12A3）	16q13
腎尿細管性アシドーシス（RTA）		
persistent isolated proximal RTA	Na$^+$/HCO$_3^-$ cotrnsporter（SLC4A4）	4q13.3
distal RTA		
autosomal dominant	Cl$^-$/HCO$_3^-$ exhanger（SLC4A1）	17q21.31
autosomal recessive	H$^+$-ATPase, B1 subunit（ATP6V1B1）	2p13.3
	H$^+$-ATPase, a4 subunit（ATP6V0A4）	7q34
distal RTA ＋ proximal RTA		
炭酸脱水酵素 II 異常症	carbonic anhydrase II（CA2）	8q21.2
特発性乳児高カルシウム血症	25-hydroxyvitamin D 24-hydroxylase （CYP24A1）	20q13.2
低リン血症性くる病		
X 染色体性	phosphate regulating endopeptidase homolog, X-Linked（PHEX）	Xp22.11
常染色体優性	fibroblast growth factor（FGF23）	12p13.32
常染色体劣性	dentin matrix protein（DMP1）	4q22.1
	ectonucleotide pyrophosphatase/phosphodiesterase 1（ENPP1）	6q23.2
高カルシウム血症を伴うタイプ	type II sodium/phosphate cotransporter （SLC34A3）	9q34.3
autosomal dominant hypomagnesemia		
	Na$^+$, K$^+$-ATPase γ subunit（FXYD2）	11q23.3
	hepatocyte nuclear-factor 1 homeobox B（HNF1B）	17q12
	voltage gated K channel Kv1.1（KCNA1）	12p13.32
familial hypomagnesemia with hypercalciuria and nephrocalcinosis	Mg^{2+} channel, paracellin-1（CLDN16）	3q28
familial hypomagnesemia with hypercalciuria and nephrocalcinosis with ocular manifestation	claudin-19（CLDN19）	1p34.2
hypomagnesemia with secondary hypocalcemia	transient receptor potential cation channel, subfamily M, member 6（TRPM6）	9q21.13
isolated recessive hypomagnesemia with normocalciuria	epidermal growth factor（EGF）	4q25
EAST（epilepsy, ataxia, sensorineural deafness, and tubulopathy）syndrome	potassium channel, inwardly rectifying subfamily J, Member 10（KCNJ10）	1q23.2
偽性低アルドステロン症 I 型		
常染色体劣性	amiloride-sensitive Na channel（loss of function）	
α subunit （SCNN1A）		12p13.31
β （SCNNIB） or γ subunit（SCNNIG）		16q12.2
常染色体優性	minealocorticoid receptor delta（NR3C2）	4q31.1
偽性低アルドステロン症 II 型（Gordon 症候群）		
	serine/threonine kinase WNK1（WNK1）（gain of function）	12p13.3
	serine/threonine kinase WNK4（WNK4）（loss of function）	17q21.31
	Kelch-like femily member 3 （KLHL3）	5q31.2
	Cullin 3 （CUL3）	2q36.2
腎性尿崩症		
I 型	arginine vasopressin receptor 2（AVPR2）（loss of function）	Xq28
II 型	aquaporin 2（AQP2）	12q13.12
nephrogenic syndrome of inappropriate antidiuresis	arginine vasopressin receptor 2（AVPR2）（gain of function）	Xq28
	stimulating alpha subunit of G protein（GNAS）（gain of function）	20q13.32

ミトコンドリア異常症		
early-onset steroid resistant nephrotic syndrome（NS）	4-hydroxybenzoate polyprenyltransferase, mitochondrial（*COQ2*）	4q21.23
NS with sensorineural deafness	ubiquinone biosynthesis monooxygenase COQ6（*COQ6*）	14q24.3
Leigh syndrome	decaprenyl-diphosphate synthase subunit 2	6q21
maternally-inhreited diabetes or hearing loss presenting with FSGS/MELASD syndrome	mitochondrially encoded tRNA leucin 1（*MT-TL1*）	MTTK [tRNA（Lys）] mitochondrial gene
FSGS with CNS disorders	aarF domain containing kinase（*ADCK4*）	19q13.2
【代謝異常症】		
シスチン症	cystinosin, lysosomal cystine transporter（*CTNS*）	17p13.2
高シュウ酸尿症		
Ⅰ型	alanine:glyoxylate aminotransferase（*AGXT*）	2q37.3
Ⅱ型	hydroxypyruvate dehydrogenase/glyoxylate reductase（*GRHPR*）	9p13.2
Ⅲ型	4-hydroxy-2-oxoglutarate aldolase 1（*HOGA1*）	10q24.2
APRT 欠損症	adenine phosphoribosyltransferase（*APRT*）	16q24.3
Fabry 病	α-galactosidase A（*GLA*）	Xq22.1
Wilson 病	ATPase, cupper transporting, beta polypeptide（*ATP7B*）	13q14.3
fibronectin 腎症	fibronectin 1（*FN1*）	2q35
【その他】		
ARC syndrome（arthrogryposis, renal tubular acidosis, and cholestasis）	vacuolar protein sorting 33 homolog B（Yeast）（*VPS33B*）	15q26.1
CAKUT VACTERL association	TNF receptor-associated protein 1（*TRAP1*）	16p13.3
isolated CAKUT	T-BOX protein（*YBX1*）	22q11.21
	nuclear receptor interacting protein 1（*NRIP1*）	21q21.1
	chromodmain helicase DNA binding protrein 7（*CHD7*）	8q12.2
	kinesin family member 14（*KIF14*）（*EYA1*, *GATAA3*, *HNF1B*, *PAX2* については p.283 を参照）	1q32.1
nephronophthisis（NPH）		
NPH 1（juvenile）	nephrocystin-1（*NPHP1*）	2q13
NPH 2（infantile）	nephrocystin-2, inversin（*NPHP2*）	9q31.1
NPH 3（adolescent）	nephrocystin-3（*NPHP3*）	3q22.1
NPH 4（juvenile）	nephrocystin-4（*NPHP4*）	1p36.31
NPH 5（juvenile or adolescent）	nephrocystin-5（*NPHP5*）（*IQCB1*）	3q13.33
NPH 6（Joubert syndrome）	nephrocystin-6（*NPHP6*）（*CEP290*）	12q21.32
NPH 7（juvenile）	nephrocystin-7（*NPHP7*）（*GLIS2*）	16p13.3
NPH 8（juvenile）	nephrocystin-8（*NPHP8*）（*RPGRIP1L*）	16q12.2
NPH 9（juvenile and infantile）	nephrocystin-9（*NPHP9*）（*NEK8*）	17q11.2
NPH 10（juvenils）	nephrocystin-10（*NPHP10*）（*SDCCAG8*）	1q43-44
NPH 11（juvenile）	nephrocystine-11（*NPHP11*）（*MKS3*）	8q22.1
NPH 12（juvenile）	nephrocystine-12（*NPHP12*）（*TTC21B*）	2q24.3
NPH 13（juvenile）	nephrocystine-13（*NPHPL13*）（*WDR19*）	4p14
NPH 14（juvenile）	nephrocystine-14（*NPHPL14*）（*ZNF423*）	16p12.1
NPH 15（juvenile）	nephrocystine-15（*NPHPL15*）（nephrocystin-15 centrosomal protein 164 kDa, *CEP164*）	11q23.3
autosomal dominant medullary cystic kidney discase（MCKD）		
MCKD1	mucin 1, cell surface associated（*MUC1*）	1q22
MCKD2	Tamm-Horsfall protein, uromodulin（*UMOD*）	16p12.3
glomerulocystic kidney disease	Tamm-Horsfall protein, uromodulin（*UMOD*）	16p12.3
Lowe 症候群	oculocerebrorenal syndrome-1（*OCRL-1*）	Xq26.1

nail-patella 症候群	LIM homeobox transcription factor1, beta（*LMX1B*）	9q33.3
多嚢胞腎（polycystic kidney, PK）		
常染色体劣性（ARPK）	polyductin, fibrocystin, polycystic kidney and hepatic disease 1（*PKHD1*）	6p12.2
常染色体優性（ADPK）	polycystin-1（*PKD1*）	16p13.3
	polycystin-2（*PKD2*）	4q22.1
von Hippel-Lindau 病	von Hippel-Lindau tumor suppressor, E3 ubiquitin protein ligase（*VHL*）	3p25.3
tuberous sclerosis complex（TSC）		
TSC1	hamartin（*TSC1*）	9q34.3
TSC2	tuberin（*TSC2*）	16p13.3
Drash 症候群，Wilms 腫瘍		
	Wilms tumor 1（*WT1*）	11p13
	Wilms tumor 2（*WT2*）	11p15.5
	Wilms tumor 3（*WT3*）	16q
coloboma, renal anomalies and VUR（renal coloboma syndrome）	paired box 2（*PAX2*）	10q24.31
VUR	roundabout, axon guidance receptor, homologue 2（*ROBO2*）	3p12.3
Kallmann syndrome		
Kallmann syndrome 1（KAL1）	anosmin 1（*ANOS1*）	Xp22.31
Kallmann syndrome 2（KAL2）	faibrobalst growth factor 1（*FGFR1*）	8p11.23
Kallmann syndrome 3（KAL3）	prokineticin receptor 2（*PROKR2*）	20p12.3
Townes-Brocks syndrome	zinc finger transcription factor（*SALL1*）	16q12.1
branchio-oto-renal（BOR）syndrome	EYA transcriptional coactivator and phosphatase 1（*EYA1*）	8q13.3
facio-oculo-acoustic renal syndrome（Donnai-Barrow syndrome）	megalin（*LRP2*）	2q31.1
hypoparathyroidism, deafness and renal dysplasia（HDR）syndrome（Barakat syndrome）	GATA-binding family of transcription factor（*GATA3*）	10p14
Alstrom syndrome	Alstrom syndrome protein 1（*ALMS1*）	2p13.1
Bardet-Biedl syndrome		
	Bardet-Biedl syndrome 1（*BBS1*）	11q13
	Bardet-Biedl syndrome 2（*BBS2*）	16q21
	Bardet-Biedl syndrome 3（*BBS3*）	3q11.2
	Bardet-Biedl syndrome 4（*BBS4*）	15q24.1
	Bardet-Biedl syndrome 5（*BBS5*）	2q31
	Bardet-Biedl syndrome 6（*BBS6*）	20p12
	Bardet-Biedl syndrome 7（*BBS7*）	4q27
	Bardet-Biedl syndrome 8（*BBS8*）	14q31.3
	Bardet-Biedl syndrome 9（*BBS9*）	7q14.3
	Bardet-Biedl syndrome 10（*BBS10*）	12q21.2
	Bardet-Biedl syndrome 11（*BBS11*）	9q33.1
	Bardet-Biedl syndrome 12（*BBS12*）	4q27
autosomal dominant interstitial kidiney disease		
	mucin 1（*MUC1*）	1q21
	renin（*REN*）	1q32.1
	uromodulin（*UMOD*）	16p12.3
autosomal recessive renal trubular dysgenesis		
	angiotensinogen（*AGT*）	1q42.1
	renin（*REN*）	1q32.1
	angiotensin converting enzyme（*ACE*）	17q23
	angiotensin II receptor type 1（*AGTR1*）	3q24
	angiotensin II receptor type 2（*AGTR2*）	Xp23

Muckle-Wells syndrome (cold autoinflammatory syndrome 1)	NLR family, pyrin domain containing 3 (*NLRP3*)	1q44
Kabuki syndrome	lysine (*K*)-specific methyltransferase 2D (*KMT2D*)	12q13.12
Fraser syndrome		
	FRAS1 protein (*FRAS1*)	4q21.21
	FRAS1 related extracellular matrix protein 2 (*FREM2*)	13q13.3
Renal cyst and diabetes syndrome (MODY5)	hepatocyte nuclear factor-β (*HNF1B*)	17q12
Wolfram syndrome [DIDMOAD (diabetes insipidus, diabetes mellitus, optic atrophy, and deafness)]	Wolfram syndrome 1 (Wolframin) (*WFS1*)	4p16.1
hereditary apolipoprotein A-1 amyloidosis (tubulointerstitial nephritis)	apolipoprotein A-1 (*APOA1*)	11q23.3
Hereditary renal cancer sydnrome		
clear cell sarcoma of the kidney	BCL6 (B-cell lymphoma 6 protein) corepressor (*BCOR*)	Xp11.4
hereditary papillary renal cancer	MET tyrosine kinase (*MET*)	7q31.2
hereditary leiomyomatosis and renal cell cancer	fumarate hydratase (*FT*)	1q43
von Hippel-Lindau 病	von Hippel-Lindau tumor suppressor, E3 ubiquitin protein ligase (*VHL*)	3p25.3
Mowat-wilson syndrome	zinc finger E-box binding homeobox 2 (*ZEB2*)	2q22.3
Andersen-Tawil syndrome	potassium voltage-gated channel subfamily J member 2 (*KCNJ2*)	17q24.3

g. 機能性蛋白の解析法
1) 腎組織における蛋白発現の有無と発現程度の評価

　腎組織に発現する蛋白を抗体にて染色しその発現部位や発現量を組織学的に調べる方法は広義の蛋白機能解析法の一つである．実際には，皮膚や糸球体における IV 型コラーゲン α鎖 1 ～ 5 の各種蛋白をそれぞれの蛋白に対する特異的な蛍光抗体を用いて検索することができる．この方法は Alport 症候群の診断や同疾患の保因者診断に用いられている．また Dent 病においては近位尿細管におけるエンドソームの trafficking の障害により近位尿細管管腔側膜のメガリンの発現が低下するが，メガリン抗体を用いてそれを確認することも可能である．

　抗体を用いた組織上の蛋白の解析をする場合，用いる抗体が蛋白のどの部分を認識するかによって，患者の変異蛋白の種類によって検査結果が異なってくる．IV 型コラーゲン α5 鎖は巨大な蛋白であり missense 変異などの比較的小さな変異の場合には変異蛋白であっても組織学的には正常と認識されてしまうことがある．また，実験条件によって染色の濃度が変化するため正常か異常かを正しく評価するには常に対照群と比較して検討することが必要である．

2) 蛋白発現量の評価

　蛋白に対する抗体を用いた方法のほかに oligo DNA をプローブとして用いて蛋白の mRNA の存在や発現量を調べたり，培養細胞や腎組織から mRNA を抽出し cDNA をプローブとして当該 mRNA の発現量を調べることも可能である．その際，かならず対照群との比較を行う．

3) 変異性蛋白の機能評価

　遺伝子の 1 塩基変化による missense 変異が疑われる場合，最終的には変異蛋白の機能の変化を証明することが必要である．その場合，通常は当該蛋白の発現していないアフリカツメガ

表31	代表的なデータベース	
データベース	プログラム	インターネットアドレス（URL）
GenBank	塩基配列 DB	http://www.ncbi.nlm.nih.gov/Genbank/
OMIM	ヒト遺伝子疾患 DB	http://www.ncbi.nlm.nih.gov/Omim/
PubMed	医学文献 DB	http://www.ncbi.nlm.nih.gov/PubMed/
SWISS-PROT	アミノ酸配列 DB	http://au.expasy.org/sprot/
Pfam	蛋白質ドメイン DB	http://pfam.janelia.org/
PDB	蛋白質立体構造 DB	http://www.rcsb.org/pdb/
BLAST	ホモロジー検索プログラム	http://www.ncbi.nlm.nih.gov/BLAST/

エル卵細胞に正常な蛋白とアミノ酸の変化した蛋白とを別々に発現させ，その機能を比較することがしばしば行われる．常染色体優性巣状分節性糸球体硬化症の原因である α-actinin-4，Dent 病の原因である chloride channel 5，眼球異常を伴う常染色体劣性近位尿細管性アシドーシスの原因である Na^+/HCO_3^- cotransporter ではこうした機能解析を行うことにより，変異蛋白の機能の低下が証明されている．若年性糖尿病の一つである *MODY5* では原因遺伝子である hepatocyte nuclear factor（HNF）-1 β の cDNA を reporter gene に取り込み，患者の変異 cDNA のプロモーターの結合力に低下がみられることを機能的に証明することが可能である．

h. バイオインフォマティクスの利用

バイオインフォマティクス（bioinformatics）とは，ゲノム塩基配列をはじめとする大量のデータをコンピュータを用いて解析し，生命現象を理解するうえで用いる研究分野である．バイオインフォマティクスはポストゲノム時代における生命科学研究のパラダイム変換を先導するものである．バイオインフォマティクスに用いられる代表的なデータベースを**表31**に示す．

i. エピジェネティクス解析

The nucleus has to take care of the inheritance of the heritable characters, which the surrounding cytoplasm is concerned with accommodation or adaptation to the environment.（by Ernest Haeckel）

遺伝子異常がなくても，遺伝子の発現に影響を与える様々なメカニズムが存在する．このメカニズムをエピジェネティクス epigenetics とよぶ．遺伝子の発現に影響を与えるものとして，現在以下の3つが知られている．

1）DNA methylation

ヒトの遺伝子の promoter 領域にはシトシン残基に富む部位（CpG islands とよぶ）が存在する．シトシン残基の 5-carbon position の水素がメチル基に置き換わる（これをメチル化とよぶ）ことにより，promoter 機能が障害されその遺伝子の発現が抑制される．

2）histone modification

遺伝子の転写 transcription が活性化されるには，上述の promoter 領域がメチル化されていないこと，遺伝子がアセチル化された histone 分子を包み込む構造（nucleosome とよぶ）をとること，transcription に影響を与える因子に結合できることが必要である．そのためには，hisotone acetyltrasferase と histone demethylase の作用により histone 分子がアセチル化，メチル化されていなくてはならない．これを histone modification とよぶ．

3）RNA interference

21 ないし 22 個の RNA からなる micro RNAs(miRNAs)は上述の DNA promoter 領域のメチル化を促進し histone modification を抑制することにより，遺伝子発現に影響を与える．これを RNA interference とよぶ．

慢性腎疾患(CKD)において認められる酸化ストレス，炎症，高ホモシステイン血症，尿毒素などは上述のエピジェネティクスの機序を作動させ，CKD のさらなる進行を促進させる．今後，CKD においてこれらの機序がどう作動しているかを解析することが CKD に対する有効な治療法の解明に結びつくであろう．

9. 質量分析(mass spectrometry)

質量分析は蛋白質の網羅的解析プロテオミクス(proteomics)の中心的な役割を果たす分析方法で，尿中バイオマーカーの開発，自己抗原の同定，糸球体疾患の病態解明など種々の研究に使用されている．

F 治療法

1. 一般的治療法

各種腎疾患の治療については各論の疾患の項を参照のこと．ここでは，腎疾患や腎不全に対する一般的治療法について記述する．

a. 食事療法

1）急性腎炎症候群

本症における食事療法の目的は腎機能の低下による高カリウム血症，尿量減少，高血圧，低蛋白血症による浮腫などの症状を悪化させないことにある．したがって急性期が食事療法の必要性が最も高い時期である．本症では発症からの病態に応じて急性期（乏尿期），利尿期，回復期に分類することが可能であり，各時期に応じた適切な食事療法が必要である（表1）．

本症の食事療法の基本は食塩，水分摂取の制限であるが，期間，程度ともにできるだけ必要最小限とする．

食塩制限された食事は味気ないものになりがちで，食欲低下の原因となる．カレー粉，酢，その他の香辛料を使用したり，子どもの好む献立を選び，食塩が少なくとも食欲のわく配慮が必要である．この点を栄養士と相談して，十分な配慮を要請する．

腎機能障害の著しいときを除いて原則的に蛋白摂取量については制限を加えない．

表1 急性腎炎の食事療法（基準食）

区　分	幼　児			学童・生徒		
年齢（歳）	1 〜 2	3 〜 5	6 〜 7	8 〜 10	11 〜 13	14 〜 15
体重（kg）	10 〜 13	14 〜 19	20 〜 25	26 〜 35	36 〜 49	50 〜 57
I 度（急性期腎炎食）						
エネルギー（kcal）	900	1,100	1,300	1,500	1,700	1,800
塩分（g）	0	0	0	0	0	0
II 度（利尿期腎炎食）						
エネルギー（kcal）	1,100	1,300	1,500	1,600	1,800	2,200
塩分（g）	1.0	1.0	2.0	2.0	2.0	2.0
III 度（回復前期腎炎食）						
エネルギー（kcal）	1,300	1,500	1,700	1,900	2,200	2,400
食塩（g）	1.5	2.0	2.5	3.0	3.5	4.0
IV 度（回復後期腎炎食）						
エネルギー（kcal）	1,300	1,500	1,700	1,900	2,200	2,400
食塩（g）	3.0	4.0	4.5	5.0	6.0	7.0

幼い子どもには食事を全部食べたら"ほめ言葉"をかけてあげる，ほめ言葉や励ましの言葉を書いたシールや紙製のメダルを与えることなどもしばしば有効である．また，事情が許す限り一人でなく入院患児が会食形式で食事することも食事摂取量を増すよい方法である．

a) 急性期(乏尿期)——食塩，水分の摂取を制限する

尿量が減少し血圧が高い時期(利尿がつくまでの数日間が相当)であるので，(1)食塩制限(食塩添加を 0 g/day)，(2)水分摂取制限(不感蒸泄量 350 〜 400 mL/m²/day に前日尿量の合計量までの水分を食事以外に摂取してよい)．低蛋白血症がみられても蛋白摂取量を増やさない．摂取カロリーが減少すると異化亢進による体蛋白の崩壊による高窒素血症や高カリウム血症が増強する．これらの発症を予防するために，患者の年齢または腎炎発症前の基準体重に相当する年齢に必要なエネルギー量の 80% 程度を与えなくてはならない．意識障害がみられる場合には原則的に経口摂取は禁止する．この状態が 1 週間以上続くときは経管栄養を行う．

高カリウム血症の予防を目的に木の実，大量の肉類などは摂取しない．高血圧には食事療法だけで対処し切れないので，積極的に降圧療法を併用する．

蛋白尿が軽微で血尿が主体の例では低蛋白血症，浮腫，乏尿などを呈することはなく，血圧も正常であり，急性期でも厳格な食事制限は不要である．

b) 利尿期——主として水分制限を中止または軽減する

利尿期(1 mL/kg/hr 以上の尿量がコンスタントにみられる時期)になり血圧も低下傾向になったら食塩と水分の摂取制限を徐々に緩和する．この時期にも軽度の浮腫がみられ，血清蛋白濃度も正常化していないので，軽度の食塩制限は引き続き必要である．原則的には水分の摂取制限は中止する．

1 日当たりの添加食塩は乳児・学童では 2 g 以下，成人は 3 g 以下とする．浮腫が著しいときは食塩，水分の摂取制限の解除は慎重に行う．この時期の厳格な食塩と水分の摂取制限は脱水症や電解質異常の原因となりうる．利尿期には急性期以上に体重，浮腫を注意深く観察し，血算，血清電解質などもこまめに検査する．

摂取エネルギーは急性期よりも少し増量し，年齢あるいは体重相当分を投与する．

c) 回復期——食塩制限も緩める

十分な利尿がつき浮腫が消失し血圧も正常化したら，普通食にさらに近い内容の食事にする．食塩は年齢，病態に応じて 1.5 〜 5 g/day(幼児 1.5 〜 2.0 g/day，学童 2 〜 3 g/day，成人 3 〜 5 g/day)に緩和し，食欲と体力の回復を図る．摂取エネルギー，水分摂取の制限は不要．

蛋白尿が軽快したらほぼ普通食と同じ食事とする．塩分制限は 2 〜 8 g/day 程度(幼児 2 〜 4 g/day，学童 3 〜 5 g/day，成人 5 〜 8 g/day)にする．

2) 慢性腎炎

慢性腎炎の結果として生じる蛋白尿，低蛋白血症，浮腫，高脂血症，腎機能低下などの症状を評価し，それらの病態に応じた食事療法を行う．

a) 蛋白制限

腎機能の低下が明らかになるまでは摂取蛋白量を変更する必要はない．低蛋白血症に対して摂取蛋白量を増やすことは低蛋白血症の改善にならないばかりか，腎機能の悪化を促進する可能性があり，行われない．一方，成人においては蛋白摂取量の制限が慢性腎炎における腎機能低下の速度を緩めるとの成績があるが，成長期の小児の蛋白摂取制限は成長，発育に悪影響を与えるばかりか実施が困難な場合が多い．

摂取蛋白はできるだけ必須アミノ酸含量の高い(生物価の高い)魚，卵などにする．

b）高脂血症への対策

高度の蛋白尿が持続するとネフローゼ症候群と同様に高脂血症が発症する．高脂血症そのものに糸球体障害性があり慢性腎炎の進展因子であることから，高脂血症を予防する意義は大きい．高脂血症に対する種々の食事療法が提唱されているが，食生活が西欧化してきている現在，脂肪の極端な制限もコンプライアンスの点で問題がある．

食事中の脂肪は総エネルギーの 30% 以下，コレステロールは 1 日当たり乳児 50 mg，幼児 100 mg，学童 200 mg，年長児 300 mg までとする比較的緩い脂肪摂取制限を行う（アメリカ小児科学会が勧告する step I diet）．小児が普段摂取している日本食ではこれらのコレステロールの量を越えることは少ない．ただし，ハンバーグ，フライドチキンなどのファーストフードは除外する．飽和脂肪酸や不飽和脂肪酸の割合まで細かく指示するのが理想的であるが，外来では実施困難である．以上の緩い脂肪制限食を数か月実施しても治療効果のないときには，より厳格な食事療法（飽和脂肪酸やコレステロールの摂取量を 2/3 程度に減らす step II diet）を実施するのも一つの方法であるが，よいコンプライアンスを得ることがむずかしく，むしろ抗高脂血症薬の使用を開始するのが実際的である．

3）ネフローゼ症候群

小児のネフローゼ症候群の大部分を占めるステロイド反応性ネフローゼ症候群では治療開始後平均 11 日で尿蛋白は消失し，それに伴う臨床症状も次第に改善する．したがって，食事療法の期間は再発時を含め比較的短期間でよい．

寛解に至らない期間のみ原則として浮腫の程度に応じて食塩制限（食塩 0 ～ 5 g/day）を，必要な場合のみ水分制限を行う．寛解に至らない時期のネフローゼ症候群では低アルブミン血症による血漿膠質浸透圧の低下が循環血液量の低下を招き，その結果レニン，アルドステロンの分泌が亢進し，尿細管におけるナトリウム，水の再吸収が亢進すること（under-filling 型）が食塩制限が必要となる主たる理由である．慢性腎炎の項で述べたように蛋白摂取量には制限を加えない．寛解時となり浮腫が消失したら特別な食事療法は特殊な状態を除いては不要である．

ステロイド反応性ネフローゼ症候群の患児にはアトピー性皮膚炎の合併率が高く，血清 IgE 値の高値の例が多いことから，本症の発症に食事中の蛋白抗原が関与する（一種の食物アレルギー）との仮説がある．そこで，抗原性を少なくした蛋白を用いた食事（oligoantigenic diet）を摂取することがネフローゼの寛解を招き，かつ寛解を維持するのに有効であるとの報告がみられる．特にステロイド反応性ネフローゼ症候群の患児が再発時にステロイドに反応しなくなった場合に抗原性を少なくした食事にするとステロイド反応性になるとの報告もみられる．

頻度の低いステロイド抵抗性ネフローゼ症候群では蛋白尿，低蛋白血症，高脂血症が持続するので，原病と腎機能の悪化や合併症の発症を予防するために長期間にわたる食事療法が必要である．

a）エネルギー摂取量

エネルギー摂取量の不足は蛋白の消費を促す（蛋白異化）．したがって，エネルギー摂取量の不足が起こらないことが大切である．逆に，エネルギー摂取量が多くなるとステロイドの長期服用と運動不足による肥満が増強し，筋力の低下や骨折の原因となる．したがって，年齢に相当する栄養所要量に示される必要エネルギー量の 80 ～ 90% を摂取するのがよい．

b）蛋　白

小児慢性腎疾患における蛋白制限は腎機能保持と成長の保障の点で両方を満足させる報告がない．したがって，現在のところは慢性腎不全が進行するまでは蛋白摂取量には制限を加えない．GFR が 5 mL/min/1.73m^2 以下に低下してきたら蛋白摂取量を 1.5 g/kg/day に制限する．

c）食　塩

食塩制限は浮腫，低蛋白血症の程度に応じて制限を加える．大量の蛋白尿による低蛋白血症が顕著な場合には厳格な食塩制限が必要である（食塩添加 0 ～ 2 g/day）．食塩制限を厳格に行うことができれば，水分制限は厳格に行わないですむことが多い．体重，尿量，血圧，血清電解質，ヘマトクリットなどを総合的に判断して，水分摂取量を制限するか否かを評価する．巣状糸球体硬化症によるネフローゼ症候群では腎機能障害が進行すると蛋白尿が減少して浮腫が軽減する．この場合には食塩制限を緩めてよいが，腎機能障害による高血圧がみられることがあるので，緩い食塩制限は必要なことが多い．Alport 症候群など糸球体障害の進行と平行して尿細管機能障害が進行する病気では，ネフローゼ症候群の診断基準を満たす大量の蛋白尿と低蛋白血症がみられる場合でも尿細管機能障害によるナトリウム再吸収の低下により尿量は保たれており，浮腫は出現しにくい．このような病態に対しては食塩制限は必要ないし，むしろ脱水の原因となり危険である．

d）脂　肪

前述の慢性腎炎「高脂血症への対策」の項を参照のこと（p.113）．

4）慢性腎不全（慢性腎臓病）

慢性腎不全の食事療法は尿毒症の症状をできうる限り発症させないで最善の栄養を供給し，健常児の成長・発育に近づけることを目的とする．そのためには，身長，体重，頭囲（乳幼児），上腕周囲長（筋肉量の評価），皮下脂肪を客観的指標として測定し，成長曲線や growth velocity index をプロットして正常と常に比較する．

a）蛋　白

（1）保存期腎不全

成人では保存期慢性腎不全の時期（クレアチニンクリアランスが 25 mL/min 以下）に低蛋白食（0.6 g/kg/day，すなわち成人における最低の必要蛋白摂取量）にすることは腎不全の進行を遅延させる効果がある．ただし，その場合でも必須アミノ酸を豊富に含有する蛋白質の摂取が必須である．小児では蛋白制限は成長発達に対する悪影響とコンプライアンスの低下が見逃せない問題である．厚生労働省研究班による小児慢性腎不全患児に対する蛋白制限食の内容を表2 に示す．この制限食はわが国の同年齢の小児の栄養必要量のエネルギーは 90%，蛋白 / 熱量比は 7% 程度であるが，平均 22 か月の治療期間中に約 10% が脱落し，約 20% にエネルギー不足，約 30% に蛋白摂取過剰がみられており，治療の継続が困難なことを証明している．また，慢性腎不全を呈する乳幼児は透析導入前にすでに成長の遅れが著しく，さらに蛋白制限を行うことは成長発達を著しく遅らせる危険性が高い．また，低蛋白食により異化が亢進し低栄養状態になると腎不全の進行を促進することとなり危険である．コンプライアンスの悪さは負

表2　慢性腎不全患児に対する蛋白制限食

年齢（歳）	エネルギー（kcal）	蛋白（g）
1	850	15
2	1,100	20
3 ～ 5	1,300 ～ 1,400	25
6 ～ 8	1,500 ～ 1,600	30
9 ～ 11	1,600 ～ 1,800	35
12 ～ 15	1,800 ～ 2,000	40

（厚生労働省研究班）

の窒素バランスを増強してしまう．したがって，保存期腎不全患児への低蛋白食療法は原則的には行わない．尿素などの尿毒素を腸管から排泄させるために経口吸着剤クレメジン®を併用することも有用である．

（2）透析時

透析時には蛋白摂取が過剰となると腎不全物質が蓄積し，逆に摂取が少ないと栄養不良が生じる．特に，腹膜透析（CAPD）では透析液中に体から 3 g 以上の蛋白が喪失する．したがって，これらの状況を踏まえ，CAPD 施行中の乳幼児に 3 g/kg/day，思春期前の年長児に 2.5 g/kg/day，思春期の年長児に 2 g/kg/day，思春期以後の年長児に 1.5 g/kg/day の蛋白を摂取させる．蛋白は生物価（体内に保留される蛋白／吸収される蛋白）の高い卵，牛肉，牛乳，魚などがふさわしく，必須アミノ酸に富む食品を摂取するのが望まれる．

b）エネルギー摂取

エネルギーの摂取不足は成長，発達の遅れの原因となるため，同年齢の正常小児の必要エネルギー量の 90% 以上を摂取する必要がある．特に CAPD 施行中の乳幼児では透析液による腹部の圧迫，透析液からの糖の吸収，食道胃逆流などにより食欲の低下をきたすことがしばしばみられるため，鼻腔からの十二指腸栄養を行うことがある．CAPD 施行中の患児では CAPD の透析液から 1.5～3 g/kg/day の糖が吸収されるので，血液透析患児より透析液からの吸収量を差し引いたエネルギー量を摂取することが提唱されている（表3）．

c）脂 質

CAPD 患者では脂質摂取を制限しないと高脂血症をきたすことが多いが，脂質の摂取制限はエネルギー摂取を制限することとなり，成長発達障害の原因となる．したがって，極端な脂質の制限はせず，高脂血症にはメバロチン®などの抗高脂血症薬を用いる．

d）リ ン

リンの摂取制限は蛋白摂取制限となるので，実施が実際には困難である．乳幼児には体重 1 kg 当たりの蛋白必要量が高く，これを補う意味で低リンミルクを用いる．参考までにリン含有の多い食品を表4に示す．

e）微量元素，ビタミン

亜鉛不足が味覚異常，食欲の低下，免疫能の低下の原因となるので低値の場合には補充が必要である．カリウム制限の目的でゆでもどしにした野菜がしばしば献立に出されるため，ビタミン B$_6$ 欠乏となりやすい．アデロキシン®を 10～30 mg/day 分 1～2 で投与する．

b. 運動制限

原則として運動制限をしない．腎疾患患児に対する運動，生活上の制限を中心とする生活管理指導は腎機能低下を防止することを主眼としている．しかし，運動や生活上の活動度が腎疾患そのものや腎疾患を有する患者の腎機能にどのような影響を及ぼすかについては十分に解明されていない．生活管理指導は担当医の経験に立脚しており，担当医の考え方次第で指導内容は大きく左右される．したがって，同様の臨床症状に対して医師による運動制限の指導内容に差がみられる．

運動は腎血漿流量と糸球体濾過量を減少させ，活性酸素を産生させる．腎障害が強い患者程この傾向が強く認められる．この点から運動には腎障害性がありうると考えられる．一方，軽症の腎疾患患者では運動による腎血漿流量や糸球体濾過量の低下は正常人と同様である．さらに，慢性腎炎，ネフローゼ症候群，保存期腎不全など原疾患が多彩なうえ重症度にも差があり，また，運動の質，量，期間にも差があり，腎への運動による影響を論ずるうえで，議論を複雑にしている．

116 ■ 第1部　総論

表3 慢性腎不全，HD，CAPD におけるエネルギー・蛋白質所要量

年　齢 (歳)	慢性腎不全			HD			CAPD		
	エネルギー (kcal/kg/day)	蛋　白		エネルギー (kcal/kg/day)	蛋　白		エネルギー (kcal/kg/day)	蛋　白	
		(g/kg/day)	比率(%)		(g/kg/day)	比率(%)		(g/kg/day)	比率(%)
0〜(m.)	108	2.2	↑	108	2.4	8.9	95	3.6	15.2
2〜(m.)	99	2.0		99	2.2	8.9	87	3.4	15.6
6〜(m.)	90	1.8		90	2.0	8.9	79	3.2	16.2
1〜	78	1.6		78	1.8	9.2	69	2.6	15.1
2〜	81	1.6		81	1.8	8.9	71	2.6	14.6
3〜	84	1.7		84	1.9	9.0	74	2.7	14.6
4〜	81	1.6		81	1.8	8.9	71	2.0	11.3
5〜	95	1.5		95	1.7	9.1	66	1.9	11.5
6〜	70	1.4	8	70	1.6	9.1	62	1.8	11.6
7〜	67	1.3		67	1.5	9.0	59	1.5	10.2
8〜	61	1.2		61	1.4	9.2	54	1.4	10.4
9〜	58	1.2		58	1.4	9.7	50	1.4	11.2
10〜	54	1.1		54	1.3	9.6	48	1.3	10.8
11〜	52	1.0		52	1.2	9.2	46	1.2	10.4
12〜	49	1.0		49	1.2	9.8	43	1.2	11.1
13〜	45	0.9		45	1.1	9.8	40	1.1	11.0
14〜	43	0.9		43	1.1	10.2	38	1.1	11.6
15〜	41	0.8	↓	41	1.0	9.8	36	1.0	11.1

（上山泰淳：透析患者の栄養サポート．臨床透析 1991：**7**：1711-1718）

表4 リン含有量の多い食品

蛋白質食品	肉，魚，卵
乳製品	牛乳，チーズ
豆　類	いんげん豆，フライビーンズ，きな粉
菓子，種実類	チョコレート，ポップコーン，ピーナッツ，カシューナッツ，アーモンド
その他	わかめ，干し椎茸

　厳重な運動と生活の制限は発育期の小児の体(心肺機能，筋力，耐糖能など)と心(物事への積極性，自信など)の健全な発育を阻害しうる．特にある種の運動に自らの存在価値を見出して努力している患児に対しては，運動制限を強制できない．運動による筋の増加が腎機能を直接保護する可能性も指摘される(筋腎連関)．逆に，腎機能が低下するとインドキシル硫酸等が筋細胞のミトコンドリア代謝に影響し筋の増殖を減少させたり，筋を栄養する毛細血管を減少させてインスリン抵抗性の一因となる．

　図1a，図1b(p.118〜121)に文部科学省研究班と日本学校保健会が作成した学校管理(小学生用，中学・高校生用)管理指導表を示す．1997年に日本腎臓病学会が作成した小児の腎疾患児の生活指導指針を**表5**に示す．筆者はこれらの管理指導表に準拠せず，高血圧，起立性低血圧，骨粗鬆症などがない限り，原則として運動制限をしていない．ただし，片側腎の患者はオートバイや全天候型乗り物を使用したときの外傷のリスクを考え，これらの乗り物を利用し

表5 小児の生活指導指針

指導区分	慢性腎炎症候群*1	無症候性血尿 または蛋白尿*2	急性腎炎症候群	ネフローゼ症候群
A. 在　宅	在宅医療または入院治療が必要なもの	−	在宅医療または入院治療が必要なもの	在宅医療または入院治療が必要なもの
B. 教室内学習のみ	登校は可能だが腎機能の低下または蛋白尿・血尿がいずれも(2+)以上あるもの,もしくは病状が安定していないもの	−	回復期で蛋白尿を認めるもの	登校は可能だが病状がまだ安定していないもの(病状が安定するまで)
C. 軽い運動のみ	血尿と蛋白尿が(+)程度,蛋白尿または血尿が(2+)程度	無症候性蛋白尿および蛋白尿・血尿で蛋白尿が(2+)以上のもの	発症後3か月以上経過しているもので蛋白尿陽性のもの	病状は安定したが,ステロイド治療中のもの(Dに移行するまで)
D. 軽い運動および中等度の運動のみ（激しい運動は見学）	血尿単独もしくは蛋白尿(+)程度で変動が少ないもの	無症候性蛋白尿で常に蛋白尿が(+)のもの 無症候性血尿で血尿が(2+)以上のもの それ以下の尿所見で発見後3か月以内のもの	発症後3か月以内でわずかに血尿のみが残るもの,3か月以上経過しても,かなりの血尿が残り,病状が安定していないもの	ステロイド隔日投与中で寛解が維持されているもの
E. 普通生活	血尿(+)程度,もしくは血尿(+)で蛋白尿も(±)程度の安定しているもの	血尿(+)もしくは蛋白尿(±)以下で尿所見が安定しているもの	発症後3か月以上経過して微少血尿が残るもの,または尿所見が消失したもの	ステロイドの投与を中止して寛解が維持されているもの

*1：慢性腎炎症候群とは，病理組織学的に慢性に経過する腎炎であることが明らかな症例，およびその臨床経過からそれが推定される症例をいう．
*2：無症候性血尿または蛋白尿とは，健康診断における検尿で血尿または蛋白尿が発見され，その他の身体所見，臨床検査所見に異常を認めず，腎病理所見が明らかにされていない症例をいう．
（1997 年日本腎臓病学会）

ないように指導する．一方，成人の保存期 CKD 患者には運動リハビリテーションが推奨されている（表6）．有酸素運動として週 3 〜 5 日を目安としてウォーキングやエルゴメーターを用いた運動が推奨される．運動強度は，心肺運動負荷試験による最高酸素摂取量の 40 〜 60% あるいは嫌気性代謝閾値以下とされる．心肺運動負荷試験ができない場合には，実測最大心拍数の 50 〜 70% または Karvonen 法〔目標心拍数 = (最高心拍数 − 安静時心拍数)×(0.3 〜 0.5)+ 安静時心拍数〕が使用される．ただし，脈拍に影響する薬剤を内服している場合や，心房細動や心不全の患者では脈拍数を指標としない．

1）急性腎炎

蛋白尿が陰性となったら軽い運動を許可する．血尿が陰性となったらすべての運動を許可する．

2）慢性腎炎

肉眼的血尿と蛋白尿のない血尿のみの患者には運動制限をしない．肉眼的血尿や浮腫が強い場合には軽い運動制限をする．

118 ■ 第1部 総論

〔平成23年度改訂〕

学 校 生 活 管 理 指 導 表 （小学生用）

氏名 ＿＿＿＿＿＿＿＿＿＿　　男・女　　　　平成　　年　　月　　日生（　　）才

①診断名(所見名)	②指導区分
	要管理：A・B・C・D・E
	管理不要

【指導区分：A…在宅医療・入院が必要　B…登校はできるが運動は不可　C…軽い運動は可

体育活動			運動強度	軽い運動　（C・D・Eは"可"）
運動領域等	*体つくり運動	体ほぐしの運動 多様な動きをつくる運動遊び	1・2年生	体のバランスをとる運動遊び (寝転ぶ，起きる，座る，立つなどの動きで構成される遊びなど)
		体ほぐしの運動 多様な動きをつくる運動	3・4年生	体のバランスをとる運動 (寝転ぶ，起きる，座る，立つ，ケンケンなどの動きで構成される運動など)
		体ほぐしの運動 体力を高める運動	5・6年生	体の柔らかさを高める運動(ストレッチングを含む)，軽いウォーキング
	陸上運動系	走・跳の運動遊び	1・2年生	いろいろな歩き方，ゴム跳び遊び
		走・跳の運動	3・4年生	ウォーキング，軽い立ち幅跳び
		陸上運動	5・6年生	
	ボール運動系	ゲーム，ボールゲーム・鬼遊び(低学年) ゴール型・ネット型・ベースボール型ゲーム(中学年)	1・2年生 3・4年生	その場でボールを投げたり，ついたり，捕ったりしながら行う的当て遊び
		ボール運動	5・6年生	基本的な操作 (パス，キャッチ，キック，ドリブル，シュート，バッティングなど)
	器械運動系	器械・器具を使っての運動遊び	1・2年生	ジャングルジムを使った運動遊び
		器械運動 マット，跳び箱，鉄棒	3・4年生 5・6年生	基本的な動作 マット(前転，後転，壁倒立，ブリッジなどの部分的な動作) 跳び箱(開脚跳びなどの部分的な動作) 鉄棒(前回り下りなどの部分的な動作)
	水泳系	水遊び	1・2年生	水に慣れる遊び (水かけっこ，水につかっての電車ごっこなど)
		浮く・泳ぐ運動	3・4年生	浮く運動(伏し浮き，背浮き，くらげ浮きなど) 泳ぐ動作(ばた足，かえる足など)
		水泳	5・6年生	
	表現運動系	表現リズム遊び	1・2年生	まねっこ遊び(鳥，昆虫，恐竜，動物など)
		表現運動	3・4年生 5・6年生	その場での即興表現
	雪遊び，氷上遊び，スキー，スケート，水辺活動			雪遊び，氷上遊び
	文 化 的 活 動			体力の必要な長時間の活動を除く文化活動
	学校行事，その他の活動			▼運動会，体育祭，球技大会，スポーツテストなどは ▼指導区分，"E"以外の児童の遠足，宿泊学習，修学 ▼陸上運動系・水泳系の距離(学習指導要領参照)につ

その他注意すること

定義
《軽い運動》　同年齢の平均的児童にとって，ほとんど息がはずまない程度の運動．
《中等度の運動》　同年齢の平均的児童にとって，少し息がはずむが息苦しくない程度の運動．パートナーがいれば楽に会話ができる程度の運動．
《強い運動》　同年齢の平均的児童にとって，息がはずみ息苦しさを感じるほどの運動．
＊体つくり運動：レジスタンス運動(等尺運動)を含む．

図1a　新・学校生活管理指導表(小学生用)

平成　　年　　月　　日

_____ 小学校 _____年 _____組

③運動クラブ活動	④次回受診
（　　　　　　　）クラブ 可（ただし，　　　）・禁	（　　）年（　　）カ月後 または異常があるとき

医療機関 _____

医　師 _____ 印

D…中等度の運動まで可　E…強い運動も可】

中等度の運動　（D・Eは"可"）	強い運動　（Eのみ"可"）
用具を操作する運動遊び （用具を持つ，降ろす，回す，転がす，くぐるなどの動きで構成される遊びなど）	体を移動する運動遊び （這う，走る，跳ぶ，はねるなどの動きで構成される遊び）
用具を操作する運動 （用具をつかむ，持つ，回す，降ろす，なわなどの動きで構成される遊びなど）	力試しの運動（人を押す，引く動きや力比べをする動きで構成される運動）基本的な動きを組み合わせる運動
巧みな動きを高めるための運動 （リズムに合わせての運動，ボール・輪・棒を使った運動）	時間やコースを決めて行う全身運動 （短なわ，長なわ跳び，持久走）
ケンパー跳び遊び	全力でのかけっこ，折り返しリレー遊び 低い障害物を用いてのリレー遊び
ゆっくりとしたジョギング，軽いジャンプ動作（幅跳び・高跳び）	全力でのかけっこ，周回リレー，小型ハードル走 短い助走での幅跳び及び高跳び
	全力での短距離走，ハードル走 助走をした走り幅跳び，助走をした走り高跳び
ボールを蹴ったり止めたりして行う的当て遊びや蹴り合い 陣地を取り合うなどの簡単な鬼遊び 簡易ゲーム （場の工夫，用具の工夫，ルールの工夫を加え，基本的操作を踏まえたゲーム）	ゲーム（試合）形式
雲梯，ろく木を使った運動遊び	マット，鉄棒，跳び箱を使った運動遊び
基本的な技 マット（前転，後転，開脚前転・後転，壁倒立，補助倒立など） 跳び箱（短い助走での開脚跳び，抱え込み跳び，台上前転など） 鉄棒（補助逆上がり，転向前下り，前方支持回転，後方支持回転など）	連続技や組合せの技
浮く・もぐる遊び （壁につかまっての伏し浮き，水中でのジャンケン・にらめっこなど）	水につかってのリレー遊び，バブリング・ボビングなど
浮く動作（け伸びなど） 泳ぐ動作（連続したボビングなど）	補助具を使ったクロール，平泳ぎのストロークなど
	クロール，平泳ぎ
まねっこ遊び（飛行機，遊園地の乗り物など）	リズム遊び（弾む，回る，ねじる，スキップなど）
軽いリズムダンス，フォークダンス，日本の民謡の簡単なステップ	変化のある動きをつなげた表現（ロック，サンバなど）
	強い動きのある日本の民謡
スキー・スケートの歩行，水辺活動	スキー・スケートの滑走など
右の強い活動を除くほとんどの文化活動	体力を相当使って吹く楽器（トランペット，トロンボーン，オーボエ，バスーン，ホルンなど），リズムのかなり速い曲の演奏や指揮，行進を伴うマーチングバンドなど

上記の運動強度に準ずる．
旅行，林間学校，臨海学校などの参加について不明な場合は学校医・主治医と相談する．
いては，学校医・主治医と相談する．

〔平成 23 年度改訂〕

学 校 生 活 管 理 指 導 表 （中学・高校生用）

氏名 ＿＿＿＿＿＿＿＿＿＿　　男・女　　　昭和・平成＿＿年＿＿月＿＿日生（　）才

①診断名（所見名）	②指導区分
	要管理：A・B・C・D・E
	管理不要

【指導区分：A…在宅医療・入院が必要　B…登校はできるが運動は不可　C…軽い運動は可

体育活動			運動強度	軽い運動 （C・D・Eは "可"）	
運動領域等	＊体つくり運動		体ほぐしの運動 体力を高める運動	仲間と交流するための手軽な運動，律動的な運動 基本の運動（投げる，打つ，捕る，蹴る，跳ぶ）	
	器械運動		（マット，跳び箱，鉄棒，平均台）	準備運動，簡単なマット運動，バランス運動，簡単な跳躍	
	陸上競技		（競走，跳躍，投てき）	基本動作，立ち幅跳び，負荷の少ない投てき，軽いジャンピング（走ることは不可）	
	水泳		（クロール，平泳ぎ，背泳ぎ，バタフライ）	水慣れ，浮く，伏し浮き，け伸びなど	
	球技	ゴール型	バスケットボール	ゆっくりな運動ランニングのない	基本動作 （パス，シュート，ドリブル，フェイント，リフティング，トラッピング，スローイング，キッキング，ハンドリングなど）
			ハンドボール		
			サッカー		
			ラグビー		
		ネット型	バレーボール		基本動作 （パス，サービス，レシーブ，トス，フェイント，ストローク，ショットなど）
			卓球		
			テニス		
			バドミントン		
		ベースボール型	ソフトボール		基本動作 （投球，捕球，打撃など）
			野球		
		ゴルフ			基本動作（軽いスイングなど）
	武道		柔道，剣道，相撲	礼儀作法，基本動作（受け身，素振り，さばきなど）	
	ダンス		創作ダンス，フォークダンス 現代的なリズムのダンス	基本動作（手ぶり，ステップ，表現など）	
	野外活動		雪遊び，氷上遊び，スキー，スケート，キャンプ，登山，遠泳，水辺活動	水・雪・氷上遊び	
文 化 的 活 動				体力の必要な長時間の活動を除く文化活動	
学校行事，その他の活動				▼運動会，体育祭，球技大会，スポーツテストなど ▼指導区分，"E" 以外の生徒の遠足，宿泊学習，	

その他注意すること

定義
　《軽い運動》　同年齢の平均的児童にとって，ほとんど息がはずまない程度の運動.
　《中等度の運動》　同年齢の平均的児童にとって，少し息がはずむが息苦しくない程度の運動. パートナーがいれば楽に会話ができる程度の運動.
　《強い運動》　同年齢の平均的児童にとって，息がはずみ息苦しさを感じるほどの運動.
＊体つくり運動：レジスタンス運動（等尺運動）を含む.

図1b　新・学校生活管理指導表（中学・高校生用）

平成　　年　　月　　日

	中　学　校 高等学校　　　年　　組	

| ③運動部活動
　（　　　　　）部
　可（ただし，　　　）・禁 | ④次回受診
　（　　）年（　　）カ月後
　または異常があるとき | 医療機関 ＿＿＿＿＿＿＿＿＿＿＿＿

医　　師 ＿＿＿＿＿＿＿＿＿＿ ㊞ |

D…中等度の運動まで可　E…強い運動も可】

中等度の運動　（D・Eは"可"）		強い運動　（Eのみ"可"）
体の柔らかさおよび巧みな動きを高める運動，力強い動きを高める運動，動きを持続する能力を高める運動		最大限の持久運動，最大限のスピードでの運動，最大筋力での運動
簡単な技の練習，助走からの支持，ジャンプ・基本的な技（回転系の技を含む）		演技，競技会，発展的な技
ジョギング，短い助走での跳躍		長距離走，短距離走の競走，競技，タイムレース
ゆっくりな泳ぎ		競泳，遠泳（長く泳ぐ），タイムレース，スタート・ターン
（身体の強い接触を伴わないもの）フットワークを伴う運動	基本動作を生かした簡易ゲーム（ゲーム時間，コートの広さ，用具の工夫などを取り入れた連携プレー，攻撃・防御） クラブで球を打つ練習	タイムレース・ゲーム・競技　簡易ゲーム・応用練習・競技　試合・競技
基本動作を生かした簡単な技・形の練習		応用練習，試合
基本動作を生かした動きの激しさを伴わないダンスなど		各種のダンス発表会など
スキー，スケートの歩行やゆっくりな滑走平地歩きのハイキング，水に浸かり遊ぶなど		登山，遠泳，潜水，カヌー，ボート，サーフィン，ウインドサーフィンなど
右の強い活動を除くほとんどの文化活動		体力を相当使って吹く楽器（トランペット，トロンボーン，オーボエ，バスーン，ホルンなど），リズムのかなり速い曲の演奏や指揮，行進を伴うマーチングバンドなど

は上記の運動強度に準ずる.
修学旅行，林間学校，臨海学校などの参加について不明な場合は学校医・主治医と相談する.

122 ■ 第1部　総論

表6　保存期 CKD 患者に対する腎臓リハビリテーションの手引き（日本腎臓リハビリテーション学会）

頻度	有酸素運動 3 〜 5 日／週 レジスタンス運動：2 〜 3 日／週
強度	中等度強度の有酸素運動［すなわち酸素摂取予備能の 40 〜 60％，ボルグ指数（RPE）6 〜 20 点（15 点法）の 11 〜 13 点］ レジスタンス運動は 1-RM の 70 〜 75％
時間	有酸素運動：持続的な有酸素運動で 20 〜 60 分／日，しかしこの時間が耐えられないのであれば，3 〜 5 分間の間欠的運動曝露で計 20 〜 60 分／日 レジスタントレーニング：10 〜 15 回反復で 1 セット．患者の耐容能と時間に応じて，何セット行ってもよい．大筋群を動かすための 8 〜 10 種類の異なる運動を選ぶ 柔軟体操：健常成人と同様の内容が勧められる
種類	ウォーキング，サイクリング，水泳のような有酸素運動 レジスタンス運動のためには，マシーンあるいはフリーウェイトを使用する
特別な配慮	血液透析を受けている患者 ・トレーニングを非透析日に行ってよいが，透析直後に行ってはならない ・トレーニングを透析中に行うのであれば，低血圧反応を避けるために，透析時間の前半に行う ・心拍数は運動強度の指標としての信頼性は低いので，RPE を重視する ・患者の動静脈シャントに直接体重をかけない限りは，動静脈接合部のある腕で運動を行ってよい．血圧測定は動静脈シャントのない側で行う 腹膜透析を受けている患者 ・持続的携帯型腹膜透析中の患者は，腹腔内に透析液があるうちに運動を試みるかもしれないが，この結果が思わしくない場合には，患者は透析液を除去することが勧められる 移植を受けている患者 ・拒絶の期間中は，運動の強度と時間は減少されるべきであるが，運動は継続して実施してよい

RPE：rating of perceived exertion（自覚的運動強度），1-RM：1 repetition maximum（最大 1 回反復重量）．

3）微小変化型ネフローゼ症候群

　外来管理中の患者では明らかな骨粗鬆症（骨折の危険を考慮する）や高血圧がなければ運動は制限しない．

4）無症候性尿異常

　肉眼的血尿以外は運動制限しない．肉眼的血尿は軽い運動のみ許可する．

5）膀胱尿管逆流異常を有し抗菌薬の少量予防投与中の患者

　原則として運動は制限しない．混雑する海水浴場や管理の悪いプールは大腸菌感染の危険が高いので避けるか，抗菌薬を前日と当日に治療量を服用させる．

6）腎不全患者

　原則として運動の制限をしない．腎不全患者は安静時の胸部 X 線，心電図，心エコーなどの検査からでは把握しがたい心機能障害をもつことがあるため，負荷試験により心循環系の予備能を評価する．さらに，表7 にあげる条件を満たしておくことが，安全に運動に参加するために必要である．一般に透析患者は運動により生体機能の維持と活性化，自覚症状の改善がみられる場合が多いので，合併症などの問題のない限り運動には積極的に参加させる．運動により，(1)心機能と末梢循環の改善，(2)筋力の増強（骨格筋線維の増加），(3)貧血の改善，(4)血液透析時の血圧低下，動悸の発生が減少，(5)肥満，高脂血症の改善，(6)生活態度に積極性，

表7	運動を行ってよい慢性腎不全患児の必要条件

1. 尿毒症が十分に管理されていること
2. 高血圧が管理されていること
3. 心不全，不整脈がないこと
4. 出血傾向のないこと
5. 強度の貧血がないこと（ヘモグロビン 9 g/dL 以上）
6. シャントやカテーテルのトラブルのないこと
7. 重篤な骨粗鬆症や関節障害がないこと
8. 全身感染症のないこと

意欲が増す，などの効果が期待できる．腎不全患者がいかにして日常生活を健常者と同じように過ごすことができるか医療者は考えるべきである．成人では，QOL の低下する CKD 患者に運動リハビリテーションが勧められている．

2. 血清電解質と酸塩基平衡の異常に対する治療法

a. 電解質異常

1) 血清ナトリウムの異常

a) 低ナトリウム血症

(1) 体液量減少型低ナトリウム血症

腎性あるいは腎外性のナトリウム喪失では体外にナトリウムが失われているのでナトリウムの補給を行う．低張性脱水症では水分の欠乏もみられるのでナトリウムと水の大量補液が必要である．ナトリウムの補給量は

$$必要ナトリウム量(mEq) = (135\ mEq/L - 現在の血清ナトリウム濃度\ mEq/L) \times 0.6 \times 体重(kg)$$

から計算して求める．

水分の補充が必要ない場合には 3% 食塩水（ナトリウム濃度 510 mEq/L）を 5% ブドウ糖液で2～3 倍に希釈して 3～4 時間かけて点滴静注する．水分補充が必要な場合には生理食塩水（ナトリウム濃度 154 mEq/L）を用いる．必要ナトリウム量の 1/2 量をまず補充し，臨床症状と血清ナトリウム濃度を再検査して，残り 1/2 量を補充する方法が行われている．血清ナトリウム濃度を急激に上昇させると橋底部髄鞘崩壊症（central pontine myelinolysis；CPM），osmotic demyelination syndrome（ODS）の原因になりうるので，CPM 予防を目的に 1 日当たり 10～12 mEq/L 程度上昇させるのが安全とされてきた（表8）．ODS は海馬，基底核，皮質下領域に発生しやすい．ODS の発症には血液脳関門が開き，microglia-macrophage が活性化して 1L-1 β，TNF-α などの炎症性サイトカインが活性されミネリンの脱落を起こすことが知られている．ミノサイクリンは ODS 発症を予防する．小児，女性，中枢神経症状，低酸素血症，血清ナトリウムの補正速度 < 0.55 mEq/L/hr が CPM 出現のリスクファクターである．特に低酸素血症の予防が極めて重要である．

(2) 体液量不変あるいは増加型低ナトリウム血症

(a) ネフローゼ症候群

血清ナトリウム値は低下しているが水分貯留に伴いナトリウムも体内に貯留しているので，ナトリウムを補充してはならない．ナトリウムを補充すると浮腫を悪化させてしまう．軽度の低ナトリウム血症には利尿薬ラシックス® 1～3 mg/kg/day 分 2 の投与で行う．このとき血清

| 表8 | 橋底部髄鞘崩壊症の危険因子 |

1. 低ナトリウム血症に対して 25 mEq/L/48 hr を越える速度で血清ナトリウム値を上げたとき	4. アルコール依存
	5. 悪性腫瘍
	6. 重症熱傷
2. 低酸素血症	7. 低栄養状態
3. 重症肝障害	8. 低カリウム血症

ナトリウム値が低下する場合には尿中排泄分のナトリウムを補充する．浮腫が著しい場合はアルブミン 0.5 ～ 1 g/kg/day の点滴静注 1 ～ 2 時間を行い，その後ラシックス®0.5 ～ 1 mg/kg の静注を行う．アルブミンは生理食塩水にて溶解されているので，大量投与は食塩負荷にもなることを銘記すべきである．

(b) 水中毒

脳浮腫，脳圧亢進(脳ヘルニア)などの重篤な神経症状を呈するので，速やかな対応が必要である．低張液の補液を中止し，マンニットール®，グリセオール®の点滴静注とラシックス®静注により水を尿中に排泄させる．その後，高調食塩水(3% 食塩水)を静注して血清ナトリウム値を 125 mEq/L に上昇させる．血清ナトリウム値，尿中への水分とナトリウムの排泄を 3 ～ 6 時間ごとにチェックして，尿中排泄量が静注量を越えないように投与量を調節する．

(c) SIADH

治療の基本は水分制限である．経口摂取，点滴ともに維持水分量の 1/2 あるいは 2/3 に制限する．脳浮腫の危険がある重度の低ナトリウム血症には 3% 食塩水の点滴静注とラシックス®の静注にて血清ナトリウム値を 125 mEq/L にまで上げる．血清ナトリウム値，尿中ナトリウム排泄量をこまめに評価することが重要である．ADH 分泌抑制薬のジフェニルヒダントイン，デメクロサイクリン，炭酸リチウムなどが有効なことがある．V_2 受容体拮抗薬は SIADH による低ナトリウム血症の補正に有効である．

(d) CSWS

脳性塩類喪失症候群 cerebral salt wasting syndrome とはくも膜下出血，脳炎・脳症後にナトリウム利尿ペプチド(hANP，BNP，CNP)の分泌が亢進し，ナトリウムと水が大量に尿中に失なわれる病態である．約 2 ～ 4 週間以上続く．失なわれるナトリウムと水の補充のため，生理食塩液などの大量補液が必要である．

b) 高ナトリウム血症

血清ナトリウム値が 180 mEq/L 以上の高ナトリウム血症の補正には，血液あるいは腹膜透析が必要である．それ以下の高ナトリウム血症の補正は補液にて行う．

(1) 高張性脱水

欠乏している水分の補給と高ナトリウム血症の是正を目的に輸液を行う．このとき，急激に血清(細胞外)ナトリウム値を補正すると細胞内液の浸透圧のほうが高値となり，細胞外から細胞内への水の移動を招き，脳浮腫などの原因となるので注意が必要である．初期輸液にはナトリウム濃度 90 ～ 130 mEq/L の液(ソリタ®T1，乳酸加 Ringer 液など)を用いる．ナトリウム濃度が 50 mEq/L 以下の溶液を急速補液してはいけない．輸液速度も乳児 150 mL/hr，小児 200 mL/hr 以下で行うのが安全である．

(2) 脱水のない高ナトリウム血症

急速補液は不必要である．維持輸液の速度にして，48 時間程度かけて高ナトリウム血症を是正するのが安全である．ナトリウム濃度 60 ～ 80 mEq/L の液にて 80 ～ 120 mL/kg/day を輸

液すると1時間当たり0.5～1 mEq/Lの速度で血清ナトリウム濃度の低下を得ることができる.

2) 血清カリウムの異常

a) 低カリウム血症

(1) 基礎疾患の治療

まず低カリウム血症の原因となる疾患を明らかにし,しかるべき治療を行う.

(2) 食事からのカリウム摂取

食事からのカリウム摂取量を増やすことを目的に,バナナ,みかん,オレンジジュース,ピーナッツ,焼き芋,栗などの果物を多く摂取させる.

(3) カリウム製剤の経口投与

グルコンサンK®(細粒4 mEq/g, 2.5または5 mEq/Tab),アスパラカリウム®(散2.9 mEq/g, 1.8 mEq/Tab),スローケー®(8 mEq/Tab),塩化カリウム®末(特級試薬13 mEq/g),塩化カリウムエリキシル®(10%, 1.34 mEq/mL)を3～10 mEq/kg/day,分3～4にて投与する.

(4) カリウム製剤の静脈投与

経口摂取不可能,緊急性の高い疾患,高度の低カリウム血症(2.5 mEq/L以下)に対して,アスパラカリウム®,補正用塩化カリウム液(いずれも1 mEq/mL)またはKCl注射液(2.01 mEq/mL)を最終濃度50 mEq/L以下に希釈して0.4 mEq/kg/hr以下の速度にて静注する.

(5) カリウム保持性利尿薬の投与

ネフローゼ症候群,ミネラルコルチコイド過剰症,心不全,肝硬変などに対して,アルダクトンA®0.5～3 mg/kg/day,分2～4にて経口投与する.経口投与が不可能な場合にはアルダクトンA®の注射液(ソルダクトン®)を用いる.

b) 高カリウム血症

年長児では血清カリウム値が7.0 mEq/L以上,新生児,乳児では7.5 mEq/L以上を緊急治療の適応とする.

(1) 緊急治療

(1)心筋細胞膜の保護を目的に,8.5%グルコン酸カルシウム0.5 mL/kgを心電図モニター下に10分かけてゆっくりと静注する.効果持続時間は30～60分であり,繰り返し行ってよい.

(2)カリウムの細胞内移行による血清カリウム値の低下を期待して,(a)重炭酸ナトリウム(7%メイロン®0.833 mEq/mL, 8.4%メイロン®1 mEq/mL)を5%ブドウ糖液にて2～4倍に希釈して1～2 mEq/kgを10分間かけて静注,(b)10%ブドウ糖液500 mL＋レギュラーインスリン15 U混合液10 mL/kgを1時間以上かけて静注する.以上の治療により血清カリウム値は30分以内に低下し,約4時間効果が持続する.この間に高カリウム血症の症状が改善しない場合には次の治療法を選択する.

(3)カリウムの体外への排泄を目的に,カリメート®またはケイキサレート®0.5～1 g/kg/day,分4にて投与する.その際,便秘を防止することを目的にソルビトール®液50 mLに溶解して服用する.同量を注腸すると効果発現がより速やかである.3時間ごとに繰り返し行うのが有効である.カリメート®あるいはケイキサレート®の効果がみられない場合,あるいは血清カリウム値が8 mEq/L以上では透析療法が必要である.

(2) 緊急を要しない場合

まず原因を明らかにし,原因に対する適切な治療を行う.カリウムの経口摂取,高カリウム血症の原因となる薬剤の使用を制限する.血中重炭酸値が15 mEq/L以下の酸血症がみられる場合にはカリウムを含まないアルカリ製剤(重曹,クエン酸,クエン酸ナトリウムなど)にて酸血症を治療する.尿からのカリウム排泄を期待できる場合にはカリウム排泄作用をもつサイア

ザイド系利尿薬を使用する．輸血は血清カリウム値を上昇させるので，高カリウム血症時には注意して行う．

3) 血清カルシウムの異常

a) 低カルシウム血症

治療にて血中カルシウム値を上昇させると尿中カルシウム排泄量が増加して尿路結石，腎障害のリスクが高まるので，血中カルシウム $8 \sim 9$ mg/dL，尿カルシウム / クレアチニン比 < 0.3 となるようにするのが望ましい．

(1) 緊急治療

心電図をモニターしながらカルチコール®（カルシウム 8 mg/mL ＝ 0.4 mEq/mL）$1 \sim 2$ mL/kg を 10 分間以上かけてゆっくり静注する．カルシウム注射液は乳酸を含む液に混ぜると白濁して乳酸カルシウムの沈殿を生じさせることがある．

(2) 緊急を要しない場合

乳酸カルシウムを $40 \sim 100$ mg/kg/day 分 $3 \sim 4$，沈降炭酸カルシウム $20 \sim 60$ mg/kg/day 分 $3 \sim 4$ にて経口投与する．慢性腎不全の患児にはアルファロール®（$1 \alpha D_3$）$0.03 \sim 0.1 \mu$g/kg/day 分 1（初期には 0.1μg/kg/day を投与し，血中カルシウム値を参考にして投与量を減らす）を経口投与する．

b) 高カルシウム血症

血清カルシウム値が 12 mg/dL までの高カルシウム血症には生理食塩水による輸液とラシックス®静注により，尿中へのカルシウム排泄を促進させ，治療する．

血清カルシウム値が 12 mg/dL 以上，あるいは腎不全併発時には低濃度カルシウム透析液を用いて血液透析または腹膜透析を行う．

副腎皮質ホルモンは骨吸収と腸管からのカルシウム吸収を抑制し，血清カルシウムを低下させる作用を有する．ビタミン D 中毒，サルコイドーシス，転移性骨腫瘍に有効であるが，副甲状腺機能亢進症には無効である．悪性腫瘍に関連する骨疾患による高カルシウム血症には，ビスホスホネート（pamidronate）の静注が有効である．

4) 血清リンの異常

a) 低リン血症

Lowe 症候群，Fanconi 症候群，尿細管性アシドーシス，高アルドステロン血症，副甲状腺機能亢進症などの軽度の低リン血症（血清リン値 2 mg/dL 以上）には pH 7.4 の中性リン酸塩（Na_2HPO_4 1.94 g と KH_2PO_4 0.34 g の合剤中にリンを 0.5 g 含む）をリンとして $40 \sim 200$ mg/kg/day 分 $3 \sim 4$ にて経口投与する．原病に対する治療も必要である．重度の低リン血症には輸液用のソリタ T2®（リン濃度 10 mEq/L）に変更し，中性リン酸塩の投与や牛乳（リン 1 mg/mL）などのリンを多く含む食品を摂取させる．脱脂乳（100 g 当たり 1,000 mg のリンを含む）や低脂肪乳にすると大量に摂取しても下痢を起こしにくい．リンの補給は過剰投与による副作用を避けるために経口投与を原則とする．リンの消化管からの吸収は意外に速く，2 時間後には 1 mg/dL 以上の血中リン値の上昇を期待できる．中性リン酸塩の大量投与は酸血症を起こすので注意する．

急激な著しい低リン血症（血清リン値 1 mg/dL 以下）は栄養不良（神経性食欲不振症を含む），糖尿病性ケトアシドーシスなどの治療時に発症することが多いので，あらかじめリン補給（中性リン酸塩，ソリタ T2®の輸液）が必要である．

血清リン値が 1 mg/dL 以下に低下し，意識障害，けいれん，横紋筋崩壊，溶血性貧血など

の重篤な低リン血産の症状がみられる場合には補正用リン酸二カリウム液（いずれもカリウム，リンともに 1 mEq/mL ＝ 15.5 mg/mL の濃度）にて初回量 2 mg/kg を 6 時間かけて静注する．急速静注は禁忌である．血清リン値の上昇がみられない場合には 3 倍量の 6 mg/kg まで 6 時間で投与してよい．24 時間かけて 8 mg/kg を静注すると血清リンは 1 ～ 5 mg/dL 以上に上昇する．腎不全の際の両剤の投与は高カリウム血症の原因となるので注意する．

b）高リン血症

慢性腎不全の高リン血症には低カルシウム血症の治療を兼ねて沈降炭酸カルシウム 100 ～ 200 mg/kg/day 分 3 ～ 4 やクエン酸第二鉄水和物 25 ～ 100 mg/kg/day 分 3 にて経口投与する．年長児には蛋白摂取制限がリンの経口摂取を減らす点で有効であるが，成長期の小児には長期間にわたっての施行はむずかしい点が多い．

アルミゲル® 40 ～ 60 mg/kg/day の投与も有効であるが，長期間の服用は体内へのアルミニウムの沈着をきたす．低カルシウム血症の補正による高リン血症の是正を目的にアルファロール® 0.03 ～ 0.1 μg/kg/day 分 1 にて投与する．chitosan（リン結合作用）を含むチューインガムによっても血清リンを下げることができる．

5）血清マグネシウムの異常

a）低マグネシウム血症

（1）緊急治療

テタニー，けいれん，不整脈が認められる場合にはマグネゾール®（10% 硫酸マグネシウム 0.81 mEq/mL），補正用硫酸マグネシウム®液を 5% ブドウ糖液にて 2 ～ 3 倍に希釈して 10 分間かけて静注する．必ず心電図をモニターしながら静注すること．低マグネシウム血症は単独で発症することは極めて少なく，低カリウム血症を合併することがほとんどである．したがって実際にはマグネシウムとカリウム両方を含むアルパラ®注射液（5% アスパラギン酸マグネシウム /5% アスパラギン酸カリウムでカリウム 0.29 mEq/L，マグネシウム 0.35 mEq/L の濃度となる）の静注が有用である．マグネシウムの補充は経口投与がより安全であるので症状が軽快したら硫酸マグネシウム「NikP」®（Mg として 8.3 mEq/g 含有）（日医工）100 ～ 250 mg/kg/day 分 3 ～ 4 の経口投与とする．下痢を起こすので注意．

（2）緊急を要しない場合

硫酸マグネシウム「NikP」®（Mg として 8.3 mEq/g 含有）（日医工）100 ～ 250 mg/kg/day 分 3 ～ 4 にて経口投与する．スピロノラクトンの併用やカリウム，リンの同時補給も考慮する．

b）高マグネシウム血症

原因に対する治療を優先する．

（1）緊急治療

深部反射消失，傾眠，無呼吸などがみられる場合（血清マグネシウム値が 4 mg/dL 以上）には緊急治療が必要である．血清マグネシウム値が 10 mEq/L 以上の高マグネシウム血症にはマグネシウムに対するカルシウムの拮抗作用を期待して心電図モニター下にカルチコール®を 1 ～ 2 mL/kg 静注する．ただし効果は一時的であり，マグネシウムを含まない透析液を用いて透析療法あるいは交換輸血を行う．

（2）緊急を要しない場合

深部反射が認められる場合（血清マグネシウム値が 4 mg/dL 以下）は生理食塩水とラシックス®の静注により尿中へのマグネシウムの排泄を試みる．カルチコール® 15 mg/kg を 4 時間以上かけて点滴静注することも尿中へのマグネシウムの排泄促進に有効である．また，マグネシウム含有薬やマグネシウムに富む食品の摂取を制限する．

6）酸塩基平衡の異常

動静脈血間の pH，P_{CO_2}，HCO_3^- の差は，pH は動脈血は静脈血より 0.027 高く，P_{CO_2} は動脈血は静脈血より 3.8 Torr 低く，HCO_3^- は動脈血は静脈血より 0.80 mEq/L 低い．したがって，pH，P_{CO_2}，HCO_3^- に関する限り静脈血を評価してさしつかえない．

a）酸血症

（1）緊急治療

動脈血 HCO_3^- が 15 mEq/L 以下あるいは pH 7.2 以下の場合には HCO_3^- 20 mEq/L 程度を目標に 7% メイロン®を，

$$投与\ HCO_3^-\ 量（mEq）=（20 - 現在の\ HCO_3^-\ 値）\times 0.3 \times 体重（kg）$$

から計算される量の半量を 10 分間かけて静注し，残りの半量は点滴にて 4 ～ 6 時間かけて補正する．急激な補正はアルカローシスと Ca^{2+} の低下によるテタニーの原因になるので注意する．

動脈血 HCO_3^- が 10 mEq/L 以下あるいは pH 7.0 以下では透析療法が必要な場合がある．

（2）緊急を要しない場合

動脈血 HCO_3^- が 15 ～ 20 mEq/L 程度の酸血症に対しては HCO_3^- 20 mEq/L 程度を目標に重曹（1 g = 12 mEq の HCO_3^- を含有），ウラリット U®（1 g = 8 mEq の HCO_3^- を含有）などにて酸血症を治療する．

b）代謝性アルカローシス

小児では Bartter 症候群，高度のカリウム欠乏や肥厚性幽門狭窄症が主たる治療対象である．

（1）緊急治療

（a）体液量減少型（塩化ナトリウム反応性）代謝性アルカローシス

体液量減少型代謝性アルカローシス（有効循環血液量の減少のために腎でのナトリウムの再吸収が増加するがクロール欠乏のために代わりに HCO_3^- の吸収が増加して生じる）に対して生理食塩水または生理食塩水に 5% ブドウ糖液を加えたものを利尿がみられるまで急速補液する．乳酸の入っているソリタ®T やハルトマン®G シリーズの液はアシドーシス補正用であり，代謝性アルカローシスには原則として用いない．

利尿後は生理食塩水，5% ブドウ糖，1 mol 塩化カリウムの混合液を均等輸液する．いずれも低ナトリウム血症や低カリウム血症の程度に応じて輸液組成（**表 9**）を選択する．塩化アンモニウム液（コンクライト -A®：NH_4^+，Cl^- いずれも 5 mEq/mL）が必要となる事態は少ない．

（b）塩化ナトリウム不応性代謝性アルカローシス

アルカローシスを維持する因子である有効循環血液量，カリウム欠乏，アルドステロン分泌過剰などの因子を改める．不可逆的な尿細管障害がない状態であれば高度のカリウム欠乏による代謝性アルカローシスにカリウムの補充は有効であるが，Bartter 症候群にはカリウム補

表9 体液量減少型代謝性アルカローシスに対する輸液療法

	組　成			電解質濃度			
	生理食塩水（mL）	5% ブドウ糖（mL）	1 mol 塩化カリウム（mL）	ナトリウム（mEq/L）	カリウム（mEq/L）	クロール（mEq/L）	ブドウ糖（%）
初期輸液（a）	330	165	0	103	0	103	1.7
（b）	250	250	0	77	0	77	2.5
均等輸液（a）	250	250	10	75.5	19.6	94.6	2.5
（b）	165	330	10	60.3	19.8	70.1	3.5

F　治療法　■　129

充，高アルドステロン薬，プロスタグランジン産生抑制薬，アンギオテンシン転換酵素などの複数の薬剤が必要である．

（2）緊急を要しない場合

合併する低カリウム血症に対しては吸収後の代謝によりアルカリを産生しない塩化カリウム（特級試薬：カリウム，クロールともに 1 g 中に 13.3 mEq）100 ～ 300 mg/kg/day 分 4 を投与する．

b. 高尿酸血症

血清尿酸値を 7.0 mg/dL 以下に減少することを目指す．腎機能の低下による高尿酸血症の主な原因は尿中への尿酸排泄の低下である．eGFR が 30 mL/min/1.73 m² 未満に低下した場合には，アロプリノール，フェブキソスタット，トピロキソスタットなどの尿酸生成抑制薬を選択し，慎重に投与する．キサンチンオキシダーゼ阻害薬であるアロプリノールはその酸化体であるオキシプリノールにも同様の効果がある．オキシプリノールは腎から尿中に排泄される．腎機能低下時にはオキシプリノールの血中濃度が上昇し，過敏性血管炎を起こすことがある．したがって，腎機能低下時には投与量を減量することが必要である．また，アロプリノールには皮膚粘膜眼症候群発症の原因となる（*HLA-B5801* の保有者に高率に発症）．フェブキソスタットはキサンチンオキシダーゼへの選択性が高く，強力な尿酸生成阻害効果を有する．フェブキソスタットは肝にて代謝され，便と尿中にほぼ同量が排泄されるため，腎機能が中等度に低下している場合でも減量することなく使用でき，その効果も高い．中等度の腎機能低下例では，アロプリノールと尿酸排泄促進薬のベンズブロマロンの少量併用療法（成人でアロプリノール50 ～ 100 mg/ 日＋ベンズブロマロン 25 ～ 50 mg/ 日）が有用である．成人における腎機能に応じたアロプリノールの使用量を表 10 に示す．

3. 透析療法

透析療法は急性腎不全や慢性腎不全に対する救命療法であるだけでなく，患児の QOL を向上させるために慢性腎不全患児にはなくてはならない治療となっている．

十分な透析を行うことにより患者に食欲があり尿毒症の症状がみられない状態を維持されている場合に至適透析が行われていると表現する．

透析療法には腹膜透析と血液透析が用いられる．

a. 腹膜透析（peritoneal dialysis；PD）

体表面積とほぼ同じ面積を有する腹膜を透析膜とし，腹腔内に透析液を貯留させ，蛋白代謝産物，電解質，毒物，薬物などが濃度勾配による拡散現象により移行した透析液を排泄することでこれらの物質を除去する方法である．

表 10　腎機能に応じたアロプリノールの使用量（成人の場合）

腎機能	アロプリノール使用量
Ccr ＞ 50 mL/ 分	100 ～ 300 mg/ 日
50 mL/ 分 ≧ Ccr ＞ 30 mL/ 分	100 mg/ 日
Ccr ≦ 30 mL/ 分	50 mg/ 日
血液透析施行中	透析終了時に 100 mg
腹膜透析施行中	50 mg/ 日

1）特　徴

　腹膜孔は人工の透析膜よりも大きいために蛋白質の透過性が高く透析液中に蛋白が漏出する．除水には透析液中のブドウ糖濃度を上げることによって生じる浸透圧を利用している．腹膜透析は血液透析に比べ特別の器械や装置が不必要である．単位時間当たりの透析効率は血液透析に比べ劣る．腹部手術後，消化管皮膚瘻や腹膜癒着，肺機能障害のみられる場合には適応とならない．腹膜炎の合併率が高い．

2）種　類

a）間欠的腹膜透析(intermittent PD；IPD)

　腹腔カテーテルにて 30 ～ 50mL/kg の透析液を腹腔内に注入し，30 ～ 60 分貯留させ，排液する方法である．これを 1 サイクルとして 10 ～ 15 サイクル反復する．比較的短期間の緊急用透析として用いられる．カテーテルの穿刺部位は正中線上臍下 2 ～ 3 cm の位置が最も用いられるが，乳幼児では臍の上に設置することがある．局所麻酔下に皮膚を小切開し腹膜を直視下に露出し，カテーテルが通過する腹膜の部分を 0.5 cm 程度小切開しカテーテルを挿入してDouglas 窩に挿入する．

b）持続的可動性（または外来）腹膜透析(continuous ambulatory PD；CAPD)

　装着型人工腎臓の一種で，Tenckhoff カテーテルを外科的に腹腔に装着し，腹膜挿入部と腹壁挿入部にそれぞれカテーテルを縫合しておく．1 日に 4 回透析液の入ったバッグを交換する．ほぼ 1 日に 24 時間持続的に透析が可能で，透析液の交換時以外は歩行やその他の活動が可能である．中分子物質の除去能は良好で，緩徐な透析のため血液透析施行時にみられる症状が出現しない．

　小児の透析法としてすでに確立した方法であり，乳幼児には第一選択の透析法である．わが国での 15 歳以下の新規透析導入患者 90 ～ 100 名 /1 年間のうち半数以上に広義の CAPD が用いられている．年少児や低体重児ほど CAPD が導入されることが多く，乳幼児ではほぼ全例が CAPD の対象となっている．

　QOL の改善，腹腔内圧上昇による合併症除去，透析量増加などを目的に，従来の広義のCAPD は自動腹膜透析装置(automated PD；APD)を用いた方法に代わりつつある．APD には，(1)夜間の APD の使用(透析回数は 4 ～ 6 回)と昼間の透析液貯留(少な目の 20 ～ 30 mL/kg を貯留)を組み合せた continuous cyclic PD(CCPD)，(2)夜間のみ透析を行う nightly PD(NPD)，(3)腹腔内に貯留液を残したまま頻回に少量の注排液を行う tidal PD(TPD)がある．わが国の小児では CCPD が約半数を占め，NPD が約 1/3，TPD は少数である．

3）CAPD の導入

a）カテーテル

　新生児用，小児用のいろいろのサイズのカテーテル(Tenckhoff catheters)が入手可能である．Douglas 窩までの長さに応じてカテーテルを切断し，調節が可能である．カテーテルの直径は4 mm から，腹腔カフ(腹壁と癒着する線維)から腹腔内の長さは 60 mm から，腹腔カフと腹壁カフの距離は 20 mm からいろいろのサイズがある．腹壁部の出口やトンネル(カテーテルの通路)内の細菌感染による腹膜炎の発症予防にカフが二つ付いているカテーテル(ダブルカフ)が用いられる．

b）カテーテルの挿入

　全身麻酔下にて行う．腹膜側のカフを腹膜で包み込む方法を採用すると腹膜炎の発症頻度が低減する．腹壁の皮下カフとカテーテルの出口とは 3 cm 以上距離をあけることが望ましい．

カテーテルの出口部は乳幼児では臍の高さよりも上のことがある.

カテーテルが装着されたら低糖濃度の透析液を1回当たり10〜20 mL/kgにて2〜3時間停滞させ,約1週間かけて1回当たり,乳幼児50〜60 mL/kg,年長児30〜50 mL/kgまで透析液を徐々に増量する.

c) 合併症

術後早期には大網のカテーテルへの接着による排液困難,縫合部からの透析液の滲出がみられる.大網による閉塞時には大網を切除し再挿入を行う.縫合部からの透析液の滲出は腹膜カフを腹膜で包み込むと生じにくい.血性排液は一時的のことが多いが,凝血塊によるカテーテル閉塞を避けるためにヘパリンCa®(500 U/L)の透析液にて血性排液が消失するまで頻回に注排液を繰り返す.

4) CAPDの維持

a) 体液管理

乳幼児ほど脱水をきたしやすく,逆に体液過剰による胸水,心不全,高血圧が生じやすい.体重,血圧,水分摂取量などを評価し,透析条件を適切に決定する.患児のdry weight(体内への余分な水分貯留がみられない状態の体重)は年齢とともに変化するので,血圧が体重相当の年齢の基準値に維持されるように管理するのが理想的である.

b) 腎性異栄養症の予防と治療

乳幼児では透析導入前から骨病変が出現する.透析液中のカルシウム濃度が2.5 mEq/Lの透析液を用いると高カルシウム血症の発症を予防でき,血清リン値を低下させるための沈降炭酸カルシウムを十分量投与することができる.

c) 合併症

CAPDの合併症とその原因,対策について表11にまとめる.カルシウム拮抗薬を使用すると腹腔排液の乳びによる混濁が生じることがある.

d) 腹膜平衡試験(peritoneal equilibration test；PET)

腹膜の透析液からの糖の吸収,腹膜からのクレアチニンの排泄を経時的に評価したり,何度かの体位変換のあとに排液を行い腹腔内の残液量をみることにより,限外濾過能(次項「血液透析」参照),溶質除去能などの腹膜機能や透析液の腹腔外への漏れ(鼠径管やカテーテル周囲からの皮下への漏れなど)を評価,推定する方法である.腹膜炎を繰り返すことなどの原因が明らかな場合のみならず原因不明の除水不良をきたした場合に本法の評価が有用である.PETの評価は成人領域においてはほぼ確立した検査法であるが,小児においては基準値がないのが現状である.

e) 被覆性腹膜硬化症

CAPDを5年以上続けると約7%に,10年以上では20%以上に生じる合併症で,腹膜が肥厚し,中皮細胞が脱落し,イレウスや腸管の癒着を起こす病態である.経口摂取ができず,中心静脈栄養が必要となり,死亡率も高い.予防のためには,8年以上CAPDを続けないことが必要である.

b. 血液透析(hemodialysis；HD)

患者の血液を透析膜からなる中空糸に通し,拡散と限外濾過(血液の圧力を増し血液中の溶質が膜を介して透析液側に移動するのを促進する方法)により蛋白代謝産物,電解質,毒物,薬物などを血液中から除去する方法である.

132 ■ 第1部 総論

表11 CAPD の合併症——原因と対策

合併症		原　因	対　策
1. 注排液の トラブル	a. 注液時の疼痛	透析液の浸透圧高値 強い酸性度 液温の異常	浸透圧の低い液に変更 透析液を 37 ℃に加温する
	b. 排液時の疼痛	大綱がカテーテル腔内に引き込まれる	排液時間を長くする
	c. 排液困難	フィブリン塊 カテーテルの位置異常	ヘパリン Ca® (500 U/L) 透析液にて頻回に洗浄する ガイドワイヤーを挿入して整復する
	d. 腹壁ヘルニア 　鼠径ヘルニア	腹腔内圧の上昇	根治手術
	e. 腹膜機能低下 （被覆性腹膜 　硬化症）	化学的刺激，腹膜炎，腹部手術，硬化性腹膜炎，高張透析液の長期使用による限外濾過，溶質透過性の低下	貯留時間を短縮する 交換回数を増やす 6 か月間の腹膜透析の中止 ホスファチジルコリンの内服
2. 腹膜炎	a. 細菌性	出口部感染，トンネル感染，手技的ミスによる感染	1. 腹膜炎の早期発見 排液の混濁，細胞数 100/mm³ で腹膜炎を疑う．排液を Gram 染色し，培養を行う．ほとんどの場合が表皮ブドウ球菌，黄色ブドウ球菌，溶連菌などの Gram 陽性菌である 2. 早期治療 セファゾリンナトリウム 10 〜 15 mg/kg とトブラマイシン 1.5 mg/kg をバッグに混注し 4 時間貯留，その後，セファゾリンナトリウム 125 〜 250 mg/L とトブラマイシン 2 〜 8 mg/L の濃度にて 14 日間治療する．4 日間の治療にても改善がないときはカテーテルを抜去し，血液透析を行う．抜去後の再挿入は 3 週間以上期間をあける
	b. 化学性	透析液中の物質	他の会社の透析液に変更
3. 出口部感染	a. トンネル感染	カテーテル挿入状態	1. 感染予防 入浴，シャワー時に液状石鹸にてカテーテルの皮膚挿入部をよく洗い，その後イソジン®やオスバン®にて同部を消毒する 2. 感染の治療 出口部の発赤，化膿性滲出物があれば抗菌薬の投与：Gram 陽性菌にはケフラール®内服または塩酸バンコマイシン®点滴静注，Gram 陰性菌にはペントシリン®静注 3. トンネル部の切開，外部カフ除去 4. カテーテル抜去 出口部感染が慢性化した場合

1）特　徴

透析装置が必要で，腹膜透析に比べ透析効率に優れる．心不全，手術直後，出血傾向の患者には安全に透析ができないことがある．

2）適　応

腸瘻，尿管皮膚瘻の形成されている患児，過去の開腹術のために腹膜癒着の高度な患児，呼吸障害のみられる患児，高アンモニア血症のアンモニア除去，外因性毒物の除去には血液透析（HD）が適応である．

3）導入，管理

a）血管確保

血液透析に必要な十分な血流を得るために，短期間の透析には，新生児では臍帯静脈に，乳幼児では大腿静脈にカテーテルを挿入して，血管を確保する．長期間の透析にはシリコンチューブにて鎖骨下静脈や頸静脈を用いる．年少児にはシングルルーメンのカテーテルを用いる．

維持透析用の動静脈シャントは小児では前腕肘部に作製したほうが血管が太くシャント形成後の閉塞が少ない．

b）体外循環血液量の問題

血液透析装置と回路への体外循環血液量はできるだけ少ないほうがよく，体重 1 kg 当たり 8 mL 以下（全血液量の 10% 以内）となるような回路（新生児には 15 mL，小児には 35 〜 75 mL）を選択する．透析器の血液充填量は最低が 20 mL（Gambro mini minor）があり，新生児にも使用可能である．血流量はシングルルーメンカテーテルで 25 〜 50 mL/min，ダブルルーメンカテーテルで 50 〜 100 mL が得られる．有効な透析効率を得るために必要な最低の血液流量は 3 mL/kg/min である．

新生児や乳幼児には循環動態を安定化させる目的で全血あるいは 5% アルブミン液にて体外循環の回路と透析器を充填するのが安全である．生理食塩水と濃厚赤血球を用いることもある．肺浮腫や高度の高血圧などの循環血液量の多い患児には患児自身の血液で回路と透析器を充填してよい．血液を充填した場合には透析終了時の返血時に充填量の血液を捨てる．

c）安全を目指して

血液透析は 1 回 3 〜 5 時間で週 3 回を基本とする．乳幼児には週 4 回必要なことがある．

透析器（ダイアライザー）は体重が 20 kg 以下は膜面積が 0.2 〜 0.4 m²，20 〜 30 kg は 0.4 〜 0.8 m²，30 〜 40 kg は 0.6 〜 1.0 m² のものを使用する．透析導入時には体表面積の 75% 程度の膜面積の透析器を用いる．

透析中はベッドスケールを用いて体重を常時モニターし，除水量が体重の 5% 以下，除水速度を 12 mL/kg/hr 以内で行うのが安全である．そのためには，次の透析までの体重増加を 5% 以内に抑える日頃からの水分管理が必要である．透析中は血圧と脈拍数のモニターも循環動態の評価の点で重要である．低体重児にしばしば生じる透析中の低血圧には血液流量を下げ，一時的に除水量を 0 とし，生理食塩水 1.5 〜 3 mL/kg，グリセオール® 1g/kg，5% アルブミン 1.5 〜 3 mL/kg の静注が有効である．高張透析液（高ナトリウム透析）を用いると細胞外液への水の移動が生じ，循環血液量を維持し低血圧を予防することができる．

ヘパリン Na「フソー」® は透析開始時に 25 U/kg を静注し，以後透析中は 25 〜 30 U/kg/hr で持続投与する．aPTT を 150 〜 180 秒となるようにヘパリン Na「フソー」® を使用する．フラグミン® などの小分子量のヘパリン（低分子ヘパリン）は半減期が通常のヘパリンの約 2 倍で，出血傾向が軽減されるため，出血傾向のある患者に用いられる．透析液の流量は乳幼児では 250

mL/min，年長児では 500 mL/min を原則とする．

d）合併症

（1）低血圧

最も高頻度で起こる合併症で，循環血液量の低下，自律神経異常による血管反応性の変化などが原因となる．透析中の血圧低下は失血，除水速度が速すぎたり，量が多すぎたりすることが原因となる．除水量が体重の 5% 以上必要な場合には，除水速度を緩徐にしてより時間をかけて透析を行う．透析中の低血圧の処置は前述の通りに行う．慢性の透析低血圧には dry weight の設定を再評価し，3% 塩化ナトリウムを 0.15 〜 0.3 mL/kg 持続静注する．

（2）透析不均衡症候群（dialysis disequilibrium syndrome）

透析により細胞外液の窒素代謝産物，電解質が除去される結果，中枢神経細胞との濃度差が顕著となり，頭痛，倦怠感，悪心・嘔吐，高血圧，意識障害，けいれんを起こす病態である．透析の導入期に生じることが多い．通常は透析療法の後半から終了直後に発現し，ほとんどは透析終了後数時間から 24 時間以内に自然に改善する．透析導入時には体表面積の 75% 程度の膜面積の透析器を用いる．除水も時間をかけてゆっくり行う．症状がみられたらグリセオール® 1 g/kg を静注する．

（3）出 血

透析にはヘパリンなどの抗凝固薬を使用するため，透析中や透析間の出血がみられる．出血しやすい場合にはヘパリンの量を減量したり，プロタミン硫酸塩®にてヘパリンを中和したり，低分子ヘパリンであるフラグミン®（7.5 U/kg/hr）やフサン®（0.06 〜 0.2 mg/kg/hr）へ変更する．

（4）発 熱

回路，透析器，透析液中の発熱物質の混入，透析液温度の上昇や感染を考え，チェックする．

（5）空気塞栓

回路の接続不良，動脈側留置針の脱落などにより気泡が回路内に混入する．体内に入った場合にはポンプを止め，下肢を挙上して左側臥位の姿勢を取らせる．透析装置には空気混入の警報装置が付いている．

（6）心臓血管病（cardiovascular disease；CVD）

長期透析例では CVD の合併が問題である．心肥大と動脈硬化は小児患者にもみられる．血圧と貧血の管理をしっかり行うことが CVD の予防上最も重要である．

4. 腎移植

CAPD や HD などの血液浄化療法は腎移植までのつなぎの治療であり，腎移植は小児期慢性腎不全の最も理想的な治療法である．腎移植は生活が最も制限されることの少ない治療法である．正常に近い社会生活を送ることは児の正常な心の発達のためにも必要とされる．今後さらにその普及が期待される．その理由は，QOL の改善度に差がみられるだけでなく，血液浄化療法は腎移植に比べ成長・発達障害，腎性骨異栄養症の発症程度を著しいものにするからである．特に新生児，乳児期発症の末期腎不全には成長・発達障害，腎性骨異栄養症が強くみられ，さらに精神・神経学的発達の遅れも生じる．これらの患児に血液浄化療法を行うと内科的治療を行ってもこれらの臨床症状の改善を望めない．小児慢性腎不全患児のうち頻度は低いながら catch up growth がみられるのは腎移植を受けた患児だけである．したがって，手技的な困難さがあるものの乳幼児末期腎不全こそ腎移植の必要性が最も高い．

現実にはわが国では極端なドナー不足のために腎移植を受ける小児腎不全患者数は年間

20 〜 30 名程度であり，血液浄化療法，特に CAPD を受けている患者のほうが圧倒的に多い．小児腎移植のドナーは両親（生体腎移植）が最も多くを占める．

　腎移植を受ける末期腎不全の小児患者（レシピエント）の原因疾患の半数以上が先天性あるいは遺伝性腎尿路疾患である．乳幼児にはむずかしい点が多いが，腎移植前にできるだけ各種の予防接種を受けておくことが望ましい．現在，CAPD や HD をせずに直接腎移植をする（preemptive）例が増加している．思春期の子どもにおいては，透析をある期間行ってから移植するよりも preemptive な移植のほうが生着率が高い．わが国では平均約 5 年以内に患者の 50% が腎移植を受けている．移植腎の生着率も著しく改善しており，10 年後の生着率は約 80% となっている．これは免疫抑制薬や抗体による免疫抑制療法の進歩が主たる理由である．本項では腎移植を行う際に必要な検査，態度について小児内科側の立場から述べる．手術手技や術前，術中，術後の管理については省略する．

a. 適応，術前検査

1）生体腎移植

　現在生体腎移植は全移植の 90% を占める．ドナー（腎提供者）からの献腎はあくまでの自由意志によるもので，ほかからの強制によるものではないことを確認し，記録する．ドナーは健康（糖尿病などの全身疾患，悪性腫瘍，肝障害，感染症がない）で，献腎後も健康な日常生活が送れる腎機能を有する成人でなくてはならない．

　患者の診察，血液尿検査，腎機能検査（Ccr > 70 mL でなくてはならない），腎の形態学的評価（左右差がある場合にはドナーに有利な腎を残す），肝炎ウイルス抗体，HIV 抗体，ABO 式血液型，HLA 検査，T リンパ球交差適合試験（T cell cross match test）（ドナーの T リンパ球にレシピエントの血清を混合し，レシピエントのドナー T リンパ球に対する抗体の有無を調べる）を行う．T リンパ球交差適合試験陽性例は腎移植後に超急性拒絶反応（移植 48 時間以内に発症する拒絶反応）を誘発するので移植適応とならない．

　レシピエントはすべての慢性腎不全が適応となるが，重症の心肺機能不全，感染症，悪性腫瘍，重症の肝疾患などがある場合には腎移植の適応とならない．特に年少児では腎機能保持を目的に腎移植術中，術後に過剰輸液を行う場合があるので，心肺機能に障害があるのは望ましくない．移植可能なレシピエントの条件は 1 歳程度の体格（身長 80 cm，体重 10 kg）を最低の目安とする．術前に脳波，心機能のチェック，眼，耳や下部尿路を含めた全身の評価，血液・尿検査，ABO 式血液型，HLA 検査，T リンパ球交差適合試験を行う．移植前のレシピエントの全身状態が良好であることが必要で，血清総蛋白が 6 g/dL 以上，ヘマトクリットが 30% 以上であることが望ましい．血清カリウム，酸塩基平衡，止血機能を維持するために術前に十分な透析を行う．術前透析はヘパリンでなくフサン® を使用する．

2）死体腎移植と脳死腎移植

　欧米では心臓停止後の患者（死体）から腎を摘出し移植する方法（donation after cardiac death〈DCD〉）が増えている．

　わが国では 2010 年 7 月に改正臓器移植法が施行された．家族の書面による承諾により，15 歳未満の小児からの臓器提供が可能となった．

　脳死患者からの臓器提供は現在のわが国では極めて少ない．今後，腎移植の有用性を国民に広める努力を行うとともに，すべての人が元気なうちに自発的に将来自分が死ぬときに臓器移植のドナーとなるか否かを考える習慣ができ，それを表明し登録するシステムを整備することが必要である．その際，ドナーになりたくない人の権利も保障されなくてはならない．死生観

は文化や宗教と密接に関係しているため，時間をかけた取り組みが求められる．

　ドナーは感染症，悪性腫瘍のない成人で，死因，死亡時刻，年齢，既往歴，死亡直前の血算，血液生化学，肝炎ウイルス抗体，HIV 抗体などの情報を把握しておく．ドナーの ABO 式血液型，HLA 検査を行う．

　レシピエントはあらかじめ日本腎臓移植ネットワークのブロックセンターのうち地域のブロックセンターに希望登録しておく．ドナーとレシピエントの ABO 式血液型，HLA 検査から組織適合性が高く，T リンパ球交差適合試験陰性の患者がレシピエントとなる．献腎移植では原則としてレシピエントの体重は 15 kg 以上であることが望まれる．

b. 組織適合検査とその意義

　腎移植手術後の拒絶反応を軽減または防止することを目的に，以下の組織適合検査を行う．

1）ABO 血液型

　移植腎の血管内皮細胞にある ABO 型抗原に対してレシピエントの血液中凝集素が反応するため，ABO 型非適合腎移植は拒絶反応が生じて早期に拒絶されてしまう．そのため，従来は輸血と同じ原則で腎移植が行われていた．

　この原則で移植を行う場合，たとえば O 型のドナーの腎を A 型，B 型，AB 型のレシピエントに移植すると拒絶反応は起こらないが，移植腎とともにレシピエントに移入された B リンパ球により溶血反応が生じることがある（ABO 適合血液型違い〈ABO compatible mismatch〉）．これを防止するために移植後にアザチオプリン，ミゾリビンなどの免疫抑制薬の投与が有効である．一方，腎提供者が少ない状況を考慮して ABO 血液型不適合（ABO incompatible）の組み合せ（たとえば，A 型，B 型，AB 型のドナーから O 型のレシピエントへなど）でも腎移植が行われる．その際，急性拒絶反応を防止することを目的に，血漿交換，二重濾過血漿分離交換法（double filtration plasmapheresis），免疫吸着などを行い，抗 A，抗 B 抗体を除去してから腎移植を行い，実際に移植後の超急性拒絶反応の防止が可能である．ABO 型非適合の腎移植の長期生着率も ABO 型適合の腎移植のそれと全く差がない．ABO 血液型不適合移植は腎移植全体の約 20% を占める．

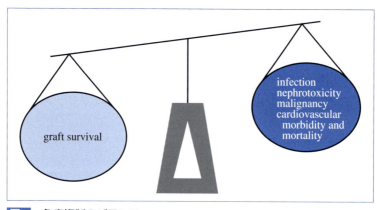

図2 免疫抑制のバランス
免疫抑制のメカニズムは，実は微妙なバランスが問題である．
（Bosmans JL：*Kidney Int* 2007；**71**：1197-1199）

2) HLA 検査

HLA 不適合数の少ない移植は移植成績がよいので，できるだけ HLA 不適合数の少ない移植を行うのがよい．しかし，シクロスポリンやタクロリムス等の使用により HLA 不適合の腎移植の成績が向上してきている．特に死体腎移植ではすべての HLA 型を一致させる組み合せを見出すことはむずかしく，DR 型を一致させ，次に A，B 各座の型の一致数の多い組み合せとなるように選択されている．

3) T リンパ球交差適合試験

レシピエントの血清中にドナーの T リンパ球に反応する抗体があると，超急性拒絶反応が発症する．移植直前にドナーの T リンパ球に反応するレシピエント血清中の抗体の有無を測定する．抗体陽性の場合には死体腎移植は行わず，生体腎移植では血漿交換，免疫抑制薬にて抗体を消失させてから腎移植を行う．

c. 予 後

体重 10 kg 未満の患児に施行された腎移植術 5 年後の生存率は 97.5%，移植腎生着率は 82.9%，10 年後の生存率は 91.5%，移植腎生着(graft survival)率は 82% である．これらの患児へは生体腎移植が原則として行われている．生体腎移植を受けた年長児での成績はこれらの数字よりも良好である．欧米では DCD による腎生着率も向上してきている．成人では graft survival が延長するにつれ，種々な癌の発生率が増加(3 ~ 4 倍)することが明らかになっている(図 2)．癌の発生は免疫抑制の副作用である．

長期移植腎生着を阻む因子として，death with a functioning graft(DWFG)と chronic allograft nephropathy(CAN)が二大要因である．ともに進行性の血管障害が原因であり，DWFG はそれが全身性に発現したもので，CAN では腎に強く出現したものと考えられている．再発性腎炎，*de novo* 腎炎，血管合併症等による腎機能障害，BK ウイルス腎症，薬剤性腎障害，腎の老化などの病態が CAN の病変形成に関与する．思春期の患者の免疫抑制薬のコンプライアンスの低下(ノンアドヒアランス)が腎の生着率の低下をまねくことが問題視されている．

これまで腎移植患者の拒絶反応抑制にカルシニューリン阻害薬(calcineurin inhibitor)が用いられているが，腎毒性があることが問題である．近年腎毒性をもたない mammalian target of rapamycin inhibitor である everolimus が導入され，その有効性が期待されている．

G 腎疾患の早期発見と対応
——尿異常を呈する患児にはどう対処するか

1. 胎児閉塞性腎疾患の診断と対応

　小児の閉塞性腎疾患の多くは先天性であり，診断時にはすでに腎機能の低下や末期腎不全に至っている例が少なくない．閉塞性腎疾患は腎盂内圧の上昇による pressure necrosis や腎内血流動態の変化をもたらし，不可逆的な腎機能障害の原因となるからである．腎機能障害を呈する閉塞性腎疾患の閉塞を解除することにより，腎機能が一部改善することがある．このような点から，腎機能の低下する前の胎児期に尿路閉塞を診断し閉塞を解除することが腎機能悪化を防止できるのではないかとの期待のもとに，胎児期閉塞性腎疾患の早期発見と治療が試みられている．なお胎児腎疾患のうち閉塞性腎疾患の占める割合が最も高い．胎児期の閉塞性腎疾患には産婦人科医，小児の泌尿器疾患を得意とする泌尿器科医と連携を保ち，適切な時期に適切な治療が行えるよう小児科医が中心になってマネージメントを行う．

a. 胎児の尿路はいつから評価できるか

　胎児の尿路系を評価する最も簡便で信頼性の高い方法は超音波検査で，特に経腟超音波診断が有用である．

　胎児の膀胱は妊娠 12 週頃，腎は 14 〜 15 週頃から超音波で観察できるようになる．

　妊娠 20 週では 80% 以上の胎児の腎を観察することが可能である．一方，妊娠末期には羊水の大半が胎児尿に由来する．したがって，胎児の閉塞性腎疾患を評価・診察する場合には，尿道，膀胱，尿管，腎，羊水量の観察が重要である．

b. 胎児閉塞性腎疾患

　閉塞性腎疾患は，(1)腎盂尿管移行部狭窄，(2)膀胱尿管移行部狭窄，(3)尿道閉塞の三つに分類される．(1)は水腎症，(2)，(3)は水腎・水尿管症を呈する．

　胎児水腎症の診断基準にはいくつかの種類があるが，(1)胎児腎横断面での腎盂前後径(PD)が 4 mm 以上(妊娠 30 週未満)，7 mm 以上(妊娠 30 週以後)を水腎症の疑い，(2)全妊娠期間を通じて PD が 5 mm 以上を水腎症の疑い，10 mm 以上を水腎症確定，(3)腎盂前後径(PD)/腎臓前後径(KD)が 50% 以上を水腎症の疑いとする．

　腎盂尿管移行部狭窄による水腎症の診断は尿管の拡張を認めないことを確認することにより比較的容易である(図 1)．しかし，水腎症の著しい場合には腹部の大きな嚢胞像となるため，多嚢胞腎，多嚢胞性異形成腎，消化管閉鎖，卵巣嚢腫との鑑別が必要である．

　膀胱尿管移行部狭窄による水腎症の診断は腎盂から膀胱に連なる拡張した尿管と，巨大膀胱がないことにより診断可能である．

　尿道閉塞による水腎症は水腎水尿管，常に拡張した膀胱，膀胱壁の肥厚(巨大膀胱)，羊水過

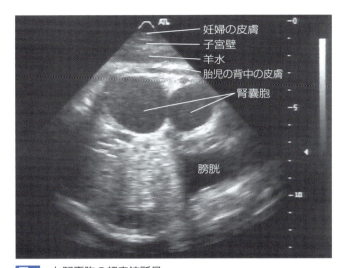

図1 左腎嚢胞の超音波所見
在胎35週6日の胎児の左腎嚢胞．
(都立小児総合医療センター 循環器科，渋谷和彦博士のご厚意による)

少により診断可能である．尿道閉塞の原因は，後部尿道弁(すべて男児)，尿道形成不全，尿道絞扼，尿道狭窄，megacystis-microcolon-intestinal hypoperistalsis などがある．

(1)両側性水腎症で PD が 10 mm 以上ある場合，(2)水腎症が進行する場合，(3)羊水過少のみられる場合は，胎児腎機能が障害される可能性が高い．

胎児閉塞性腎疾患の 20 ～ 30% はほかの奇形を合併する．閉塞性腎疾患を有する患児には染色体異常や心奇形の有無につき検討する．

c. 胎児閉塞性腎疾患の治療

一側性の水腎症や腎実質が十分に厚い軽度ないし中等度の両側性水腎症は満期出生後に腎機能の評価を行い，治療方針を決める．重症例で手術が必要な症例は生後 2 ～ 3 か月頃に手術を行う．検査にて膀胱尿管逆流(vesicoureteral reflux：VUR)がなく，非閉塞性の尿路拡張では定期的な腎超音波検査による観察を行う．

妊娠後期に，(1)羊水過少が出現，(2)両側性水腎症が進行する場合には，泌尿器科的緊急として分娩時期を早めることが可能かを，産科，泌尿器科，小児科(新生児，未熟児医療にも経験の深い小児科医)の三者で協議する．在胎 26 週以後でサーファクタント療法などにより肺機能の改善が得られると判断した場合には，胎児治療よりは早期娩出後の新生児期に外科治療を行うほうが望ましい．

胎児治療の適応は，後部尿道弁や尿道閉塞による両側性水腎症，巨大膀胱の症例である．(1)巨大膀胱から超音波ガイド下に胎児尿を採取し，尿のナトリウム 100 mEq/L 未満，クロール 90 mEq/L 未満，浸透圧 210 mOsm/kgH$_2$O 未満という良好な腎機能を胎児が有し，(2)胎児に染色体異常や他の重篤な奇形がなく，(3)在胎 26 週未満であり，放置すると腎機能障害が進行し肺の生育が望めないと判断された場合に，胎児治療の適応となる．胎児治療は，胎児の尿路と羊水腔との間にカテーテルシャントを留置する方法が主として用いられる．胎児治療は早期に行うほど有効と考えられるが，在胎何週までに治療を行えば腎と肺の生育によい結果を生むのか不明な点が多い．以上のことから，胎児治療は限られた週数のごくわずかの疾患のみが適応となる．

2. 乳幼児腎検診

3歳児検尿は1961年の3歳児健康診査の実施についての通達で蛋白尿の評価がモデルとして取り入れられて以来，現在では90％以上の自治体で行われている．その目的は学校検尿のシステムでは早期発見が困難で発見時に多くが腎不全を呈する腎尿路奇形やそれに合併しやすい尿路感染症を発見することにある．しかし，(1)3歳児検尿が3歳児検診実施時に同時に行われており早朝尿ではなく随時尿を検査の対象とし，早朝尿を対象としていないこと，(2)蛋白，潜血，糖，白血球などを試験紙法にて測定していること，(3)検尿での有所見者を精密検査(三次検診)まで行う自治体は70％であることなどが特徴かつ問題である．

このような方法(学校検尿と同様の検査方法)による3歳児検診では一次検診有所見者は10％程度と高率であるが，精密検査(三次検診)にて異常所見が存在するのは0.3％程度である．三次検診での有所見者は，多い順から，血尿(三次検診にて異常を認めた者の60％)，蛋白尿，白血球尿である．血尿を呈する患児の約半数が家族に同様の血尿を有することから，確定診断ではないがその多くが家族性血尿(菲薄基底膜症候群)と推定される．残りの半分はほぼ全例が無症候性血尿である．まれに嚢胞性腎疾患がみられることがある．蛋白尿を呈する患者の多くが一過性で，ごく少数に巣状糸球体硬化症，Dent病などがみられる．白血球尿を呈する患児の大半が女児で，その多くが外陰炎である．まれに膀胱炎，神経因性膀胱などが発見される．

学校検尿と同様の検査方法による3歳児検尿のシステムでは当初の目的である腎尿路奇形を早期に発見できない．そこで，試験紙法による検尿に，(1)超音波検査によるスクリーニングや，(2)尿中β_2-ミクログロブリンの測定を組み込んだシステムが提唱され，一部の地域で行われている．

精密検査を行う医療機関にとって，3歳児に限らず尿の異常所見を訴える小児は全例が腎尿路の超音波検査の対象である．しかし，異常所見の有無にかかわらず3歳児全例を超音波検査の対象とするところに超音波検査によるスクリーニングの意図がある．3歳児検尿での超音波検査にて発見される腎尿路異常は0.5％にみられ，水腎症(中心部エコーの離開)，腎無形成，腎低形成(正常よりもサイズの小さい腎)，重複腎盂尿管などが発見される．最も頻度が高いのは水腎症であるが，(1)中心部エコーの離開の診断を10 mmとするか5 mmとするかで議論があること，(2)水腎症の1/4は腎の超音波検査に何等異常を認めないことから，超音波検査による水腎症の診断には限界がある．

尿中β_2-ミクログロブリンやα_1-ミクログロブリンは腎低形成・異形成，逆流性腎症，遠位尿細管性アシドーシス，近位尿細管性アシドーシス，Fanconi症候群，ネフロン癆，oligomeganephronia，間質性腎炎などの疾患で増加することが知られている．これらの疾患では蛋白尿の程度が軽く，蛋白尿を呈するときには腎機能障害が進行していることが多い．3歳児検尿でβ_2-ミクログロブリンが上昇する率は0.04％と低く，感冒罹患時の一過性上昇による偽陽性も多く，異常を呈する者のうち腎低形成・異形成の占める割合は30％程度である．また，検査にコストがかかることがルーチン検査として検診システムに取り入れにくい理由の一つになっている．

出生後から3歳までの間に発症する形態異常を呈する腎疾患の発見に3歳児検診での超音波検査は意義のあることと思われるが，逆に3歳児検診での超音波検査にて発見される形態異常を伴う腎疾患のかなりが胎児期あるいは出生時に発症している可能性がある．したがって，(1)胎児期の腎超音波検査にて胎児の腎を今まで以上により詳しく観察する，(2)新生児全例に腎超音波検査を行われた場合，3歳児検診での超音波検診の意義は少なくなる．

3. 学校検尿

予後不良な腎尿路系疾患を早期に発見し，適切な治療と管理にて予後を改善することを目的にわが国では 1974 年度から小・中学校の健康診断に尿検査が加えられ，世界に先駆けて学校検尿が行われている．高校生にも小中学生と同様の検尿を行う自治体も増加している．

a. 検尿システム

学校での採尿は煩雑で起立性蛋白尿が増加するため家庭での早朝第一尿 10 mL を採取する．できるだけ採尿前日は就寝時に排尿するように指導する．女児では生理日と生理終了 3 日目までの採尿を避けるように指導する．

検尿のシステムには一定の検査機関が三次検診までを行う A 方式と，二次検診までを行う B 方式(80% 以上の地域が B 方式)とがある．両方式ともに最終的には検診にて明らかとなった異常所見あるいは腎疾患に対して，総合的に評価し学校における日常生活の指導を行う．

1) A 方式

A 方式は次の手順で行われることが多い．採取した尿を蛋白，糖，潜血を試験紙法にて検査する(一次検診)．蛋白，糖，潜血のいずれも試験紙法にて(±)以上を異常と判定する．次に，一次検査にて異常のみられた者を対象に蛋白，糖，潜血のほかに尿沈渣を検査する(二次検診)．尿沈渣は赤血球が 1 視野に 6 個以上みられる場合を血尿陽性とする．血尿に関しては試験紙法にて尿潜血が(±)以上あるいは尿沈渣にて血尿陽性の場合を異常とする．一次・二次検診の 2 回の試験紙法の異常者と尿沈渣の異常がある場合を三次検診の対象者とする．早朝尿と昼間尿(検査会場にて採取した尿)について同様の検査を行うとともに，小児科医による対象者の診察，血圧測定，採血(血液，血液生化学，免疫学的検査)を行う(三次検診)．

A 方式は腎疾患の病態を総合的に評価するだけでなく，三次検診後の総合判定や管理まで統一性をもって対応できる利点がある．しかし，3 回の検診を受けることにより重症例に対する対応が遅れたり，総合判定や管理が画一的になりやすい．さらに，尿異常を有する小児の学校や家庭における日常生活の管理について専門医の間でも意見の統一をみないことがあり，しばしば三次検診施行後に出された総合判定や管理内容について他の医療機関の医師によって変更される場合がある．

2) B 方式

B 方式では，検診と治療が直結し，対応も比較的速やかになる利点がある．しかし，総合判定や管理に統一性がなく，学校側の対応に戸惑いが生じることがある．

b. 尿異常の頻度

尿異常の頻度は男女，年齢，用いる尿試験紙，異常の診断基準の違いにより結果が異なる．一次，二次，三次と検診を重ねる結果，偽陽性者あるいは一過性の異常所見所有者が減少するので，血尿および蛋白尿陽性者の陽性率は低下する．血尿＋蛋白尿陽性者は一次，二次と減少するが，二次と三次はほぼ同様の陽性率となる．

年齢による陽性率に差がみられる．血尿，蛋白尿，血尿＋蛋白尿陽性者はそれぞれ男女ともに小学生，中学生，高校生の順に増加する．血尿は常に女児の陽性率が高い．

蛋白尿は小学生の頃は女児が常に男児よりも多いが，中学 1 年生からは男児が多い．血尿＋蛋白尿には男女差がみられない．

142 ■ 第1部 総論

表1 三次検診尿所見陽性率

	血　尿		尿蛋白		血尿＋蛋白尿	
	男　子	女　子	男　子	女　子	男　子	女　子
小 学 生	0.31	0.62	0.06	0.08	0.01	0.01
中 学 生	0.38	0.95	0.34	0.21	0.04	0.04
高 校 生	0.42	1.02	0.38	0.22	0.06	0.05

平均値を％で表す.

表2 三次検診における暫定診断

三次検診時の所見		暫定診断名
腎疾患を疑わせる臨床症状や異常尿所見がみられる例		腎炎またはネフローゼ
血尿＋蛋白尿		腎炎の疑い
蛋白尿のみで臨床症状がない		蛋白尿
血尿のみで臨床症状がない	21 個以上 /hpf	血尿
	20 個以下 /hpf	微少血尿
白血球尿		外陰炎または尿路感染症の疑い

　小学生，中学生，高校生の男女別尿所見陽性率(12 年間の平均値を百分率〈％〉で示す)を**表1**に示す．さらに，三次検診にて明らかにされた有所見者の診察結果，尿の異常所見と血液検査の結果を総合的に判断し，三次検診における暫定診断を**表2**のように定め，有所見者に通知する．

　三次検診での有所見者は 10 万人当たり小学生は約 730 人，中学生は約 980 人，高校生は約 1,080 人である．

4. 腎臓病検診有所見者に対する指導と対応

a. 検診結果通達時あるいは腎臓検診にて異常を指摘されて受診した場合の指導

　腎臓病検診の生み出す大きな問題点の一つは，所見ありとの指摘が，本人や家族の不安を大いに増幅させ，過剰な運動制限や食塩摂取制限を行う者が出ることである．実際，有所見の多くが微少血尿であり，そのほとんどが重篤な腎炎に進行することなく血尿が持続するかあるいは自然消失する．このような有所見者本人やその家族が不安に陥るのは検診システムに異常所見者に対する事前・事後の教育あるいは指導が不足しているからである．疾病あるいは異常尿所見に対する本人や家族，あるいは学校関係者の理解を深め，過剰な不安を取り除くために，腎臓病検診にて検診結果を本人に通達する場合あるいは有所見者が来院した場合には**表3**のような指導用パンフレットにて筆者らは指導を行っている．有所見者の不安をできるだけ少なくし，有所見者のプライバシーを守るための制度上の配慮も必要である．

b. 有所見者への対応

　浮腫，乏尿，貧血，高血圧などの腎臓病に由来すると推定される臨床症状がある場合，あるいは検査所見のうち，(1)著しい低蛋白血症あるいは大量の蛋白尿，(2)BUN，血清クレアチニン値の上昇，(3)低補体血症，(4)血清電解質異常などの異常がみられる場合には入院とする．以上の臨床症状，検査所見に異常を認めない場合には以下に述べるように対応する．

G　腎疾患の早期発見と対応──尿異常を呈する患児にはどう対処するか　■　143

表3　指導用パンフレット──"腎臓病検診にて異常を指摘されたら"

　わが国では昭和49年から小中学校で，さらに3歳児や高校生にも腎臓病集団検診が行われています．腎臓病集団検診の中心は家庭で採取した子どもの尿を調べる検尿，つまり尿検査です．腎臓病集団検診は慢性腎炎を中心としたいろいろな慢性腎疾患を早期に発見することを目的としています．現在では日本中のほとんどの地域の3歳児や小中高校生に腎臓病検診が行われるようになって参りました．今回，腎臓病検診を受ける際の簡単な注意と，異常を指摘された場合の対応の仕方についてまとめてみました．

1. 腎臓病検診を受ける時の簡単な注意

　尿の異常にはいろいろありますが，腎臓病検診では蛋白尿と血尿があるかないかを調べます．実は糖尿病検診も一緒に行うので，尿中に糖が出ていないかどうかも検査しています．

　では，明日の朝，尿を学校に持ってゆくことになったと仮定しましょう．明日の尿検査で異常が出ないように今晩は早く子どもを寝かせておこうなどと親御さんが配慮する必要はありません．検尿の前日であっても，いつもと同じように過ごしてかまいません．ただし，前の日に一つだけ実行していただくことがあります．それは，寝る直前に排尿することです．
　たとえば，夜の10時に排尿してすぐにおやすみにならないで起きていてしばらく体を動かしてからお休みになりますと，翌朝起床後すぐに尿をとっても，蛋白が陽性になることがあります．学校検尿で蛋白のみが陽性を示す人の大半がこの病態で，安静にすると蛋白は消えてしまいます．このような病態を体位性蛋白尿とか起立性蛋白尿とよび，病気ではありません．一種の体質です．
　もう一つ大事なことは，検尿当日の朝起きたなら，すぐに尿を取ることです．①検尿の日に起床後しばらくの間体を動かし，それから採尿した場合や，②起床後すぐの尿を取り忘れてしまい，登校してからあるいは検診会場で取った尿を提出した場合などに，以上のような体質の方では蛋白尿陽性という結果になってしまいます．
　①尿検査の日の前の晩は寝るときに必ず排尿することと，②検査当日は起床後すぐに尿を採取することの二点が重要です．
　さらに，生理のある小学校高学年の女子児童や女子中学生では，生理中や生理終了後の2日間は尿を提出してはなりません．生理によるわずかな量の血液が尿に混じって，血尿が陽性と診断されてしまうからです．これらの期間中は尿を提出せずに，生理終了後3日経過後に尿を提出してください．
　3歳児の方は検診会場で尿を取りますので，以上述べた点に注意する必要はありません．

　以上述べましたことは，実際には腎臓の病気はないにもかかわらず，腎臓病の疑いがあると診断されることをできるだけ避けるための注意です．
　では，以上のような注意をしても，腎臓検診にて異常を指摘された場合の対応の仕方を以下にまとめます．

2. 腎臓病検診にて異常を指摘されたら

　まず，血尿があるが蛋白はないと指摘された場合です．この場合には，お子さんが女の子である場合は生理の前後の尿を提出したのではないかをまず調べて下さい．次に，家族の方の中に血尿があるといわれた方がないかを，確認して下さい．
　血尿だけがみられる場合の多くは，他に特別な症状がない限り，すぐに心配する必要はありません．血尿のみられる小児の20～30％は家族性血尿という状態であり，家族の方のどなたかに同じような血尿がみられます．一種の遺伝性の病態です．この方たちは，将来腎臓病が悪化してゆくこともありません．また，残りの60％の方は無症候性血尿とよぶ病態で，そのうち約半数の方は5～6年以内に血尿は消えてしまいます．これらの病気の場合，検査する日によって血尿の程度に差がみられることがあります．しかし，これはあまり意味のある変化ではないので，心配する必要はありません．
　このように，血尿のみを示す方のほとんどは，将来腎臓病が進行することはありません．

（つづく）

したがって,食事や運動などを制限する必要もありません.しかし,まれですが,血小板が減少していたり,門脈圧亢進症という肝臓の血管病があったり,腎臓に腫瘍ができていたりすることが血尿の原因となります.また,次第に血尿だけでなく蛋白尿が加わってくることがあります.ですから,血尿をはじめて指摘されたなら,念のため腎臓の専門医を受診して,血液検査や腎臓の超音波検査を一度は受けて血尿の原因を明らかにするようにして下さい.そしてその後は,少なくとも年に1～2回は定期的な検査を受けるようにして下さい.

次に,蛋白尿のみがみられる場合についてお話しいたします.この場合には,できるだけ早く腎臓病の専門医を受診することが大切です.早朝尿と運動後の尿の蛋白を比べたり血液検査にて,先ほど述べました体位性蛋白尿,あるいは起立性蛋白尿と診断されましたら,まず心配はいりません.生活制限も必要ありません.

しかし,安静にしていても蛋白尿が陽性の場合には,少し注意が必要です.

まず,蛋白尿の程度と種類を調べる必要があります.蛋白尿が1日に何グラムもみられますと血液中の蛋白濃度が低下し,むくみが生じてきます.これをネフローゼとよびます.血液検査や場合によっては腎生検にて病気の原因を調べ,適切な治療が必要です.蛋白尿が少ない場合にはすぐに病気が悪化することはありません.しかし,やはり血液検査や必要により腎生検にて病気の原因を調べ,病気に応じた治療や生活管理が必要です.巣状糸球体硬化症という将来腎機能が悪化することのある難治性の腎炎である可能性があるからです.

蛋白尿が多い場合にはむくみを予防するために,食事から摂取する食塩の量を制限する必要があります.腎機能の悪化している場合には,腎機能の悪化を防止することを目的に,食事に含まれる蛋白質の量を制限することがあります.

蛋白尿が少ない場合,分子量の少ない蛋白が主として尿に出ていることがあります.患者さんのほとんどは男の子で,尿細管機能と腎機能が年齢とともに悪化してゆく特発性尿細管性蛋白尿症である可能性があります.この病気はわが国に多く,病気の全体像にも不明な点が多く,慎重な経過観察が必要です.現在のところ特別な治療法はありません.このほか,生まれつき腎の形成が悪いことが蛋白尿の原因となることがあります.

したがって,蛋白尿単独の場合,たとえ蛋白尿の程度が軽くても決してあなどってはなりません.何よりも,蛋白尿の原因を確かめることが重要です.

最後に,血尿と蛋白尿が両方みられる場合の注意です.この場合には最も腎炎の可能性が高いので,すぐに腎臓の専門医を受診しましょう.一般的に,血尿と蛋白尿の両方がみられる場合,蛋白尿の程度が多いほど腎炎の重症度は高いとされています.また,血尿と蛋白尿の原因が急性腎炎によるものかあるいは慢性腎炎によるものかを,判断することも重要です.尿検査のほかに,血液検査や腎の超音波検査などが必要です.

溶連菌による扁桃腺炎にかかったあとに発症する腎炎が,子どもに多くみられる急性腎炎です.この場合には,血尿や蛋白尿は短期間で消失し,後遺症を残さないで治癒することがほとんどです.

一方,6か月以上にわたって血尿と蛋白尿が持続してみられる場合は慢性腎炎です.血液検査と腎生検を行い,原因を調べることが必要です.慢性腎炎の原因には様々なものがありますが,わが国で最も頻度の高い慢性腎炎はIgA腎症です.IgA腎症は早期に発見し適切な治療を行うことにより,腎不全への進行を予防できるようになってきました.

血尿と蛋白尿がみられる腎炎では,むくみが強い場合には食塩の制限が必要です.慢性腎炎では,蛋白尿が多かったり血圧の高い場合に運動を制限しますが,準備運動や運動量の少ない運動はむしろ積極的に参加してよいと考えられます.長期間にわたって運動を厳しく制限することは,発達期にある子どもの体と心に悪影響を残す危険性があるからです.

以上,腎臓病検診にて異常を指摘された場合の対応について簡単に述べました.異常を指摘された子どもと親御さんが必要以上の心配をしないよう,逆に,検診結果を無視したり忘れてしまったために病気が進行してしまうことがないよう希望いたします.

表4 検査リスト

血算，血液生化学(総蛋白，アルブミン，血液尿素窒素〈BUN〉，クレアチニン，UA，ナトリウム，カリウム，クロール，カルシウム，リン)，IgG，IgA，IgM，CH50，C3，C4，一般検尿(早朝尿，来院時尿)，尿中カルシウム / クレアチニン比，尿中 β_2-ミクログロブリンまたは α_1-ミクログロブリン，腎超音波検査

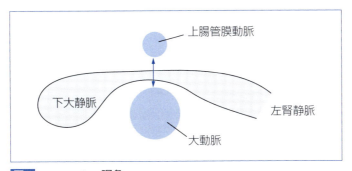

図2 nutcracker 現象
上腸管膜動脈と大動脈間の距離を nutcracker distance(↕)とよび，基準値は成人 2〜5 mm 以上．圧迫があると左腎静脈の末梢側が拡張する．

1) 微少血尿，血尿のみ陽性の場合

　診察，血圧測定ののちに表4の検査を行う．必ず家族の者の血尿，尿路結石症の有無を確認する．家族に血尿を有する者がいる場合には，家族全員の早朝尿を検査する．腹部超音波検査にて腎尿路の奇形や nutcracker 現象(左腎静脈が腹部大動脈と上腸間膜動脈にはさまれて持続的に狭窄を起こし左腎のうっ血により静脈圧が上昇して血尿を呈する病態〈図2〉)の有無につき，検索する．高カルシウム尿症はしばしば微少血尿の原因となるので尿中カルシウム / クレアチニン比の測定も必須である．高カルシウム尿症の患者には原因検索を行い，原因に応じた治療を行う．牛乳多飲の習慣がないかを必ず問診すること．腎尿路の形態評価の必要な場合には IVP，CT を行う．血小板減少性紫斑病や門脈圧亢進症も血尿の原因となりうる．

　低補体血症(CH50，C3 の低値)がみられる場合にはクリオグロブリンによる活性化，C3 欠損症ヘテロ，膜性増殖性糸球体腎炎の初期像の可能性を考慮する．EDTA 血漿にて補体を再検する．EDTA 血漿でも低補体がみられたら両親の血液検査を行い，両親のどちらかに CH50，C3 低値(C3 欠損症ヘテロ)がないかを検討する．両親に異常がみられない場合には抗核抗体，抗 DNA 抗体などの自己抗体を測定する．膜性増殖性糸球体腎炎(MPGN)の初期像の可能性を考慮しつつ慎重な経過観察を行う．この時期に腎生検を行ってもよいが，腎組織は増殖性変化のみを呈し典型的な膜性増殖性変化はきたさないことが多い．蛋白尿が出現してきたら治療方針決定のために腎生検を行う．

　原因疾患の明らかでない血尿，家族性血尿には運動や食事に制限を加えず，1 年に 1〜2 回の検尿を行う．頻度は 1% 以下と低いが，経過観察中に蛋白尿が加わる患者がいるためである．血尿の予後はよく，遺伝性のない血尿は 5 年で約半数が消失する．

2) 蛋白尿のみ陽性の場合

　蛋白尿のみ陽性を示す患者では頻度の高い起立性蛋白尿をまず除外し，それ以外の蛋白尿を示す患者では重大な原因疾患が隠れている可能性が極めて高いので，十分な精査が必要である．患者にも十分に説明をし，理解を得たい．

診察，血圧測定ののちに表4の検査を行う．最も頻度が高い起立性蛋白尿（体位性蛋白尿）を除外するため，必ず早朝尿と来院時尿の蛋白の程度を比較する．早朝尿は前日就寝時に排尿した翌日朝の第一尿が望ましいので，次回改めて採尿するのがよい．正確には蛋白の定量を行う．起立性蛋白尿が疑われる場合には前彎負荷試験（15分間）前後の尿蛋白を比較する．起立性蛋白尿患者には運動や食事の制限をせずに，年1回の検尿を行う．間欠的なnutcracker現象が起立性蛋白尿の原因となることがる．

早朝尿が蛋白（＋）以上で浮腫を認めず，安静にても蛋白尿が消失しない場合には，尿中β_2-ミクログロブリンまたはα_1-ミクログロブリンの測定と電気泳動，蓄尿による1日蛋白排泄量の測定，クレアチニンクリアランス，尿濃縮試験（Fishberg試験）を行う．Dent病，尿細管性アシドーシス，Fanconi症候群，腎低形成・異形成，ネフロン癆などの尿細管機能異常を有する疾患では尿中β_2-ミクログロブリンやα_1-ミクログロブリンが上昇する．巣状糸球体硬化症の早期やsubclinical nephrotic syndromeでは尿中β_2-ミクログロブリンやα_1-ミクログロブリンは上昇しない．各種の血液検査に異常がみられず，尿中β_2-ミクログロブリンが正常で，腎超音波検査でも異常がみられないが，蛋白尿のみ陽性を示す患者には蛋白尿が$0.5 \text{ g/m}^2/\text{day}$以上になったら腎生検を行い腎組織の検討を行う．高血圧や浮腫がみられない患者では，原則的に食事，運動ともに制限を加えない．早朝尿蛋白が（2＋）以上で浮腫がある場合には各種ネフローゼ症候群を考慮して精査を行う．

3）血尿，蛋白尿ともに陽性の場合

腎炎の可能性が高い．診察，血圧測定の後，表4の検査を行う．1日蓄尿にて1日蛋白排泄量，クレアチニンクリアランス，尿濃縮試験（Fishberg試験）を行う．一般に血尿，蛋白尿を呈する慢性腎炎では蛋白尿が多ければ多いほど腎炎の重症度は高い．血尿，蛋白尿を呈する患者へはこれまでに厳格な運動制限が行われることが多かったが，成長期の小児に運動を制限することは体格，運動能力，精神状態に大きな影響を与えるものであるので，個人の実状を考慮しつつ慎重に対応したい．高血圧と骨折の危険が高い場合には運動を制限するが，それ以外は原則として運動は制限しない．

血尿，蛋白尿が6か月以上続いてみられる場合を慢性腎炎とよぶ．したがって，一次検診施行後6か月以内に受診した患者では慢性腎炎の疑いとする．血尿，蛋白尿を呈する慢性腎炎は放置すると進行し腎不全に至ることのある疾患であることを患者と親に説明する．ただし，すべての患者に副作用を伴う強力な治療を行うことは問題であるので，治療の必要な患者あるいは状態を見極める必要がある．その指標となるのが，患者の全身状態と蛋白尿の程度や血液検査結果（低蛋白血症，血清クレアチニン値の上昇，低補体血症など）である．

持続性の血尿，蛋白尿を呈する患者のうち最も頻度が高い疾患がIgA腎症である．高血圧や低蛋白血症がみられなければ運動や食事の制限は加えない．蛋白尿が持続する場合には入院のうえ腎機能の評価，尿異常の定量的把握と腎生検を行い，組織学的診断を行う．高血圧や骨折の危険が高い場合を除き，一般に運動制限をしない．低蛋白血症や浮腫がみられる場合には食塩制限食とする．家庭での調理が重要となるので，母親あるいは家族の者が栄養士から調理指導を受ける．また，原疾患に応じた治療を行う．

低補体血症がみられる場合には溶連菌感染後急性糸球体腎炎，MPGN，SLE腎症の鑑別のため，各種自己抗体やASO，ASKを測定する．これらの疾患が疑われる場合には入院精査とする．MPGNとSLEにはできるだけ速やかに診断を下し腎組織障害の程度を評価し，適切な治療を行う．

4) 白血球尿

　ほとんどが女児にみられる異常である．白血球尿がみられても普通の児と同様に元気な場合，そのほとんどが外陰炎による白血球尿である．大陰唇の内側の発赤，下着が汚れたり，黄色い膿のような分泌物がみられることが多い．担当医が男性の場合には年長児の診察時には必ず母親(あるいは祖母)と女性看護師との同室のうえで診察するのがよい．年長児で陰部の診察を嫌がる場合には医師の代わりに女性医師あるいは女性看護師が観察する．入浴時に陰部を石鹸を使用して洗浄するよう指導し，ゲンタシン®あるいはパラマイシン軟膏®の陰部への塗布3〜4日間にて白血球尿は消失する．抗菌薬の内服は外陰炎の治療にはあまり有効ではない．

　まれに，(単純性)急性膀胱炎，膀胱尿管逆流を伴わない神経因性膀胱(軽度の残尿を伴う)・膀胱憩室・尿道憩室に合併する慢性下部尿路感染症，アレルギー性膀胱炎などが原因となることがある．必ず尿培養を行い，細菌感染の有無を確認する．また，ケフレックス®30 mg/kg/day 分3の投与にて白血球尿，細菌尿が消失すること，抗菌薬の投与終了後しばらくしてからの検尿にても白血球尿の再発がないことを確認する(単純性急性膀胱炎)．抗菌薬を中止するとすぐ白血球尿が再発する場合には神経因性膀胱，膀胱憩室，尿道憩室の可能性を考慮して，腎，膀胱の超音波検査，膀胱造影検査あるいは尿道造影検査を行う．細菌が検出されない難治性の膀胱炎に対してはアレルギー性膀胱炎の可能性を考える．

5) 糖　尿

　腎性糖尿の頻度が最も高い．はじめて糖尿を指摘された場合には，二次検尿，三次検尿の結果を待たずにすぐに医療機関に受診させる．集団検尿を繰り返す間に糖尿病が悪化する可能性を考慮しての方針である．腎性糖尿の診断は以前は経口糖負荷試験(OGTT)が不可欠であった．現在では，患者の来院時に採血・採尿し，血糖値が150 mg/dL以下で尿糖が陽性，HbAlc値が正常であれば，OGTTを行わなくとも腎性糖尿と診断してよい．念のため，表4にあげた検査一式も施行する．腎性糖尿は年1回の検尿と血糖，HbAlcの測定のみ行い，食事や運動の制限はしない．

　尿中β_2-ミクログロブリンの高値や尿濃縮力障害がみられる場合には間質性腎炎(TINU症候群を含む)や腎低形成・異形成，逆流性腎症，ネフロン癆，oligomeganephroniaなどの尿細管間質性腎症の可能性を考慮して，画像検査や腎生検を行う．

　表4の検査のほかに，画像検査，腎生検など，原因疾患に応じた検査と治療を行う．

H 慢性腎疾患の成人への移行と慢性腎臓病（CKD）

1. 小児科医の守備範囲とあるべき立場

　小児期発症の慢性糸球体腎炎は成人に比し治癒例が多いことは事実ではあるが，小児期に治癒せずに成人にまで移行（transition）する例も少なくない．わが国では成人への移行をキャリーオーバー carry over とよぶことがあるが，欧米では使用されない用語である．小児科医がこのような慢性腎疾患をいつまで管理してよいかについては定められてはいない．長い期間患児を診察し人間関係が深まるとそれを断ち切ることがむずかしいのも事実である．反対に，患児が成人に至った場合，小児科医が成人の体を責任をもってみることもむずかしい．

　患児が高校生の間は小児科医の守備範囲とし，18 歳，高校卒業を契機に内科医にバトンタッチするのを原則としたい．患児を内科医に依頼する場合には信頼のできる内科医を選び，患児のこれまでの病歴，腎生検の情報，治療経過などの情報をできるだけ詳しく伝えることが必要である．しかしながら，小児科から腎臓内科への転科の際には，患児自身の健康管理の理解や取り組みの程度に応じて判断する必要がある．米国では「移行プログラム」が作成され，スムーズな移行が行われるように配慮されている．小児科から腎臓内科への転科の際に，自己健康管理度チェックリスト（**表 1**）にて患児の準備状態を把握したり，疾患の自己管理を患児に啓発するためのハンドアウト（自分の健康管理に責任をもつということ）（**表 2**）を利用することが有用である．

　思春期早期（10 〜 12 歳くらい）から思春期後期（15 〜 18 歳くらい）にかけて，子どもの認知・思考が発達する．その程度には個人差が大きく，個人の能力に応じた対応が必要である．思春期の子どもは，具体的思考（たとえば，"今晩は 3 錠くすりを飲まなくてはならない"）から，概念的思考（たとえば，"血圧を下げるためにこのくすりを飲まなくてはならない"）へと，長ずるに従って考え方を変えることができるようになってくる．患児に病気の説明をするときは，絵，図を用いてできるだけわかりやすい言葉（用語）を使用する．また，患児と親との関係度についても配慮が必要である．

　成人に移行する慢性腎疾患のうち，慢性腎炎としては良性家族性血尿と IgA 腎症，泌尿器科疾患としては水腎症の頻度が最も高い．

　腎機能の低下している慢性腎疾患患者では心血管病の発症リスクとなる．2003 年に米国腎臓財団が CKD の概念を提唱し，CKD 患者を増やさないことや腎機能を悪化させないことが，心血管疾患の発症を予防するうえで重要であることを強調した．CKD とは，（1）明らかな腎障害（蛋白尿または病理，画像診断，血液尿検査で腎障害の存在が明らか），または，（2）腎障害の原因にかかわらず，GFR 60 mL/min/1.73m^2 未満の状態のどちらかまたは両方が 3 か月以上持続する状態と定義する．成人における CKD の定義とステージ分類を**表 3** に示す．**表 4** に 20 歳以上の日本人の腎機能分布と CKD 有病率を示す．小児科医は，腎疾患患児が成人になって

H　慢性腎疾患の成人への移行と慢性腎臓病（CKD）　■　149

表1　自己健康管理度チェックリスト

次の 15 の質問に自分が当てはまるならば "ハイ" と答えてください．ハイの数で自分の健康管理にどれだけ関心があるかを確認しましょう

1．自分の身長，体重，生年月日を知っている
2．自分の病名を知っており，どんな医療行為が必要かを説明でき，現在の病状をいえる
3．緊急時に誰に連絡するかを知っている
4．診察時，医師に質問をすることができる
5．どんな医療保険に入っているか知っている
6．医療従事者からの質問に答えることができる
7．自分が服用している薬の名前とその作用を知っている
8．どうやって処方箋を手に入れることができるか知っている
9．自分の診療（記）録がどこにあるか知っている
10．自分の主治医と，喫煙，飲酒，薬物乱用について議論したことがある
11．自分の主治医と，自分の性に関する問題について議論したことがある
12．避妊の仕方と性病の予防法を知っている
13．外来の予約の時期を知っている
14．カレンダーに外来の予約日をつけている
15．外来の予約方法を知っている

"ハイ" の数が 11 〜 15

すばらしい！　あなたはもう大人としての責任感があります．自分の健康管理の移行の用意ができています．主治医と移行計画について話してください

"ハイ" の数が 6 〜 10

もうそこまできています．自分の健康管理に対して積極的に責任感をもっています
次の予約までにあと 2，3 の責任感についての項目をチェックリストから選んでおきましょう．また，主治医と移行計画について話し始めましょう

"ハイ" の数が 5 以下

自分の健康管理についてもう少し責任感をもち始めるいい機会です．次の予約までにあともう一つチェックリストから選んでできるようにしましょう
もし誰かの助けが必要なら，友達や，両親，看護師，ソーシャルワーカーまたは医師に尋ねてください

（東野博彦，ほか：小児内科 2006；**38**：962-968）

表2　自分の健康管理に責任をもつということ
（思春期や若年成人にわたすハンドアウト）

Be your own health care advocate

・自分の状態や障害について学ぶ
・緊急の助けを必要とする徴候を知る
・緊急時の連絡先とその情報を携帯する
・自分で診療の予約ができる
・診療前に質問事項を書きとめておく
・看護師・医師に自分の意見を述べ質問する．答えがわからなければ，もう一度尋ねる
・人間関係・薬物・避妊などの難しい問題について医師に話をする
・落ち込んだときには医師に話し，誰と相談すればいいのか教えてもらう
・すべての検査やその結果について質問する
・そのコピーをもらう
・自分の健康保険と自己負担額についての知識がある

Take charge of your health care information

・自分の受けている治療内容を十分に理解する薬の名前といつ飲めばいいのか
・病院・医師の名前・住所のリストを持っている
・検査や手術などの結果報告をノートにする
・医師に頼んで自分の健康状態のサマリーを書いてもらう
・自分が使用している特殊な機器の注文と管理の仕方を知っている

Plan for transfer to an adult doctor

・内科の医師といつどんなかたちで診察を開始するのかを主治医と相談する
・自分に役立つような情報について主治医と話し合う
・転科する前に内科医と会って話をする

（東野博彦，ほか：小児内科 2006；**38**：962-968）

表3 成人の CKD の定義と重症度分類

(1)CKD の定義

①尿異状，画像診断，血液，病理で腎障害の存在が明らか．特に 0.15 g/g・Cr 以上の蛋白尿（30 mg/gCr 以上のアルブミン尿）の存在が重要
② GFR ＜ 60 mL/min/1.73m²
①，②のいずれか，または両方が 3 か月以上持続する

(2)CKD の重症度分類

原疾患	蛋白尿区分		A1	A2	A3
糖尿病	尿アルブミン定量（mg/ 日）		正常	微量アルブミン尿	顕性アルブミン尿
	尿アルブミン /Cr 比（mg/g・Cr）		30 未満	30 〜 299	300 以上
高血圧 腎炎 多発性嚢胞腎 移植腎 不明 その他	尿蛋白定量（g/ 日）		正常	軽度蛋白尿	高度蛋白尿
	尿蛋白 /Cr 比（g/g・Cr）		0.15 未満	0.15 〜 0.49	0.50 以上
GFR 区分（mL/min/1.73m²）	G1	正常または高値	≧ 90		
	G2	正常または軽度低下	60 〜 89		
	G3a	軽度〜中等度低下	45 〜 59		
	G3b	中等度〜高度低下	30 〜 44		
	G4	高度低下	15 〜 29		
	G5	末期腎不全（ESKD）	＜ 15		

重症度は原疾患・GFR 区分・蛋白尿区分を合わせたステージにより評価する．CKD の重症度は死亡，末期腎不全，心血管死亡発症のリスクを緑 ▢ のステージを基準に，黄 ▢，オレンジ ▢，赤 ▢ の順にステージが上昇するほどリスクは上昇する．（KDIGO CKD guideline 2012 を日本人用に改変）

表4 20 歳以上の日本人の腎機能分布と CKD 有病率

GFR（mL/min/1.73m²）	人 数（×1,000 人）	％
60 以上	83,929	81.3
50 〜 59	15,080	14.6
40 〜 49	3,424	3.3
30 〜 39	559	0.5
15 〜 29	160	0.2
15 未満	40	0.1
合 計	103,193	100.0

GFR 60 未満の人口
1,926 万人
（全人口の 18.7%）

GFR 50 未満の人口
418 万人
（全人口の 4.1%）

日本腎臓学会 CKD 対策委員会疫学 WG（GFR 15 未満のデータには透析患者は含まれていない）

から健康な生活を送るために小児期に腎機能異常を生じさせないことが必要であることを認識しなくてはならない．特に，加齢によって GFR は低下するため 10 歳代の小児が GFR90 mL/min/1.73m² 以下の場合，原因の究明と定期的な GFR の評価が必要である．

2. 成人に移行する腎疾患

　小児医療の進歩により種々の疾患の予後が改善し，成人に移行する患者が増加している(慢性的に身体・発達・行動・精神状態に障害を持ち，何らかの医療や支援が必要な子どもや青年を children and youth with special health care needs と呼ぶ.)．

a. 慢性腎炎

　成人に移行する慢性腎炎のうち最も頻度が高い疾患が良性家族性血尿と IgA 腎症である．

1) 良性家族性血尿

　良性家族性血尿は基本的には血尿のみを呈し，蛋白尿が新たに出現することもなく，腎機能予後も良好である．ただし，一部の症例ではごくまれに感冒罹患時に一過性の急性腎不全を呈するが，永続性の腎障害を残すことはない．無治療にて定期的な経過観察を行う．

2) IgA 腎症

　びまん性の増殖性変化を示す IgA 腎症は自然治癒しないばかりかペルサンチン®などの治療のみでは腎炎の進行を抑えることができず，末期腎不全に至る率が約 30% に及ぶ．したがって，このようなびまん性増殖性変化を示す IgA 腎症にはステロイドと免疫抑制薬を中心とする積極的な治療法が広く行われている．

3) ステロイド反応性ネフローゼ症候群

　ステロイド反応性ネフローゼ症候群は種々の治療を行ってもステロイド依存性となり成人に移行する者が 10 ～ 20% に認められる．ステロイド反応性で依存性ではない患者は年齢の経過とともに再発が少なくなる傾向がみられる．しかし，成人になってからの再発がまれにみられる．

4) ステロイド抵抗性ネフローゼ症候群

　ステロイド抵抗性ネフローゼ症候群は種々の治療にて寛解の得られない症例のほとんどが約 5 年の経過で末期腎不全となる．ステロイド抵抗性ではあるが治療にて寛解の得られた患者は成人になってからも再発を繰り返すことが多い．

5) 巣状糸球体硬化症

　巣状糸球体硬化症は発症 20 年までに多くの症例が末期腎不全に至る最も予後不良の疾患であり，100% の患者が成人期に移行していく．

6) 膜性増殖性糸球体腎炎

　膜性増殖性糸球体腎炎では治療にて低補体血症が正常化する症例の多くが治療を中止し，再発をみない．そのうち，一部の症例がステロイド依存性の状態となり，成人期に移行する．II型は I 型よりもステロイド依存性あるいは成人に移行する割合が高い．

　治療にても低補体血症の改善のみられない症例(本症の約 20%)は約 15 年の経過で慢性腎不全に至る．したがって，全体の 30% 程度が成人に移行する．

7) 膜性腎症

膜性腎症は一般に予後が良好で，成人に至る前あるいは成人に至っても早期に軽快する．一部が成人になってから末期腎不全となる．

8) 紫斑病性腎炎

紫斑病性腎炎は小児期に 90% の患者が軽快あるいは治癒する．腎障害が強い約 10% の症例は紫斑病の再発がなくても，蛋白尿のみが残存する．このような患者の多くは腎炎の活動性は高くはなくその治療は必要としないが，残存腎機能の評価と腎負荷の評価を目的に成人になっても経過観察が必要である．

9) SLE 腎炎(ループス腎炎)

SLE 腎炎では全例に治療が必要であり，全例が成人へ移行する．一般に小児期発症の SLE は成人よりも活動性が高く，腎障害も強度である．思春期や成人早期に腎不全に至る患者も少なからず認められる．

10) Alport 症候群

Alport 症候群は思春期以後にほとんどの患者が末期腎不全に至る．

b. 泌尿器疾患(先天性腎尿路異常)

水腎症は小児期に治癒しなかった者は成人に移行する．水腎症の程度が強く狭窄解除術を受けた患者も，腎機能評価を目的に成人になってからも経過観察が必要である．

c. その他

腎尿細管性アシドーシス，Dent 病，Bartter 症候群などの尿細管性疾患は先天性の異常であり，成人になってからも治療が必要である．また，低出生体重児は CKD となる危険性が高い．

1) Bartter 症候群

Bartter 症候群では成人に至るまでに末期腎不全に移行する例が 30% 程度にみられる．

2) Dent 病

Dent 病は成人での報告が少なく，わが国での長期予後は不明であるが，必ず成人に移行し，末期腎不全に進行することが明らかとなった．イギリスの Dent 病患者は 50 〜 60 歳頃に末期腎不全に至る例が多い．

3) 低出生体重児

eGFR < 60 mL/min/1.73 m^2 の小児 CKD 患者のなかで，27.8% が低出生体重児である．低出生体重児は小児 CKD ステージ 3 以上のリスクが 4.1 倍で，在胎 37 週未満の早産児の CKD のリスクも高い．早産児・低出生体重児は成人後の腎機能評価が重要である．DOHaD (developmental origins of health and disease)は小児 CKD にも当てはまる．出生体重が低い程，出生児のネフロン数は正常より少ない．早産によってネフロン形成が完了する前に出生することと，胎児期の低栄養，劣悪な子宮内環境，化学物質曝露，ストレスなどによるネフロンの形成不全やネフロンのアポトーシス亢進が原因と考えられている．結果的にネフロン数の少ない腎は hyperfiltration による腎への負荷亢進により，ネフロンの傷害が生じることとなる．

I 糸球体腎炎の発症機序

現在のところ糸球体腎炎の発症機序はすべてが解明されたわけではない．以下，明らかにされている発症機序について記述する．

podocyteへの傷害が糸球体硬化（末期腎不全）への進展の鍵となる．すなわち，podocyteへの傷害，機能障害，そして脱落という変化が糸球体硬化への中心的道程である．その結果として，図1に示す種々な病型が生じる（ポドサイト病：podocytopathy）．podocyteへの傷害が足突起の癒合（foot process effacement）を引き起こし，podocyteが基底膜より脱落もしくはapoptosisを生じ，糸球体は硬化する（glomerulosclerosis）．podocyteへの傷害と糸球体硬化への進展について図2に示す．

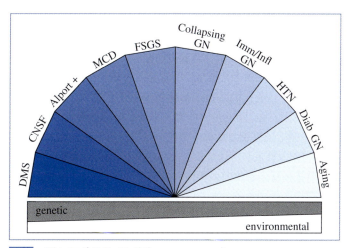

図1　種々なポドサイト病（podocytopathy）
遺伝的，および環境的な要因により，種々なポドサイト病が発症する．
DMS：diffuse mesangial sclerosis, CNSF：congenital nephrotic syndrome of the Finnish type, Alport +：Alport syndrome and variant, MCD：minimal change disease, FSGS：focal segmental glomerulosclerosis, Collapsing GN：collapsing glomerulonephropathy, Imm/Infl GN：immune and inflammatory glomerulonephropathy, HTN：hypertensive nephropathy, Diab GN：diabetic glomerulonephropathy, Aging：age-associated glomerulonephropathy.
(Wiggins RC：*Kidney Int* 2007；**71**：1205-1214)

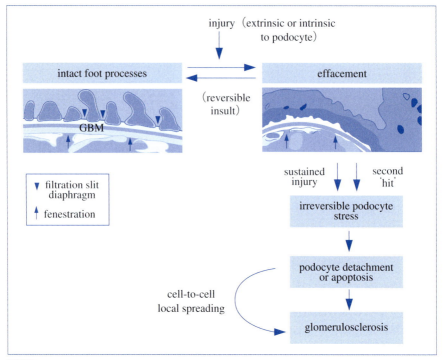

図2 podocyteへの傷害による糸球体硬化への進展
(D'Agati VD：*Kidney Int* 2008；**73**：399-406)

1. 免疫複合体の関与

　人工的に免疫複合体，抗原抗体複合物(immune complex；IC)を形成させることで実験動物に糸球体腎炎をつくることができるだけでなく，以下に示す臨床的経験から，糸球体腎炎の多くが免疫複合体が主要な原因となる．(1)患者の血液中にICを検出すること，(2)シャント腎炎(脳腹腔シャントに細菌感染が生じ形成された免疫複合体が引き起こす腎炎)では細菌感染により，先天性補体欠損症では先天的に血清補体価が低下しICの可溶化能が低下することにより，腎炎が発症すること，(3)腎炎患者の腎糸球体に補体と免疫グロブリンが検出されること，(4)同検体の電子顕微鏡検査で高電子密度の物質が基底膜やメサンギウムに認められること，(5)移植後に移植前の腎炎が再発することなど．

　生体では常に抗原抗体反応が体内の腎以外の場所で生じてICがつくられ，血流を介して腎に到達し糸球体内外の各所に沈着，あるいは糸球体局所にてICが形成されて沈着する．しかし，このようなICの沈着は組織障害性があるので生体は主として補体系の作用でそれを可溶化して血流中に分解する作業を常に行っている．ところが，(1)ICの急激かつ大量の産生，(2)補体系の異常によるICの可溶化能の低下，(3)可溶化後の処理能の低下，(4)ICそのものが特殊な場合に可溶化とその後の処理が円滑に行われないなどの異常が存在すると，生体はICを処理できず，(a)組織に沈着したICにより補体が活性化し膜侵襲複合体を形成して，あるいは，(b)各種の炎症細胞を賦活化して放出されるサイトカインの作用により糸球体腎炎が発症すると考えられる．さらに，このような組織障害に対する生体の組織修復反応が限られたスペースに存在する糸球体の機能をさらに障害する可能性がある．

　一方，ICの性状やICを構成する抗原に関しては(1)メサンギウムに沈着するB型肝炎ウイルス，(2)溶連菌感染後急性糸球体腎炎における溶連菌抗原(p.168参照)などが明らかにされて

いる.

　有窓の糸球体血管内皮細胞と接するメサンギウム細胞の細胞間スペースは糸球対外メサンギウムに連続している. 血漿中の蛋白分子や組織液はここを流れて糸球体外へ向かう. これをメサンギウム運河とよぶ. IC はこの経路にてメサンギウム領域に運ばれ, 沈着する.

2. 血管内皮障害性を有する IC 以外の原因

　IC 以外にも糸球体障害をもたらす原因が知られている.

　(1)自己抗体としては, (a)抗基底膜抗体(Goodpasture 症候群), (b)抗好中球細胞質抗体(壊死性半月体形成性腎炎), (2)血管内皮障害性物質として, (a)ベロ毒素(溶血性尿毒症症候群), (b)neuraminidase, (c)シクロスポリン, (d)マイトマイシンなどである.

　その他, ハンタウイルスは直接血管内皮を障害する.

3. 細胞性免疫と補体系の異常

　糸球体腎炎の発症, 進展に関与する要因として細胞性免疫と補体系の先天性あるいは後天性の異常が重要である. (1)遺伝性 IgA 腎症にみられる IgA 特異的スイッチ T 細胞の増加, (2) IgA 腎症における IL-1β, IL-6, PDGF(platelet derived growth factor), TGF-β(transforming growth factor-β), コロニー刺激因子(colony-stimulating factor；CSF), インターフェロン, 腫瘍壊死因子(tumor necrosis factor；TNF)などのサイトカインの mRNA が腎組織で発現が増加, (3)メサンギウム増殖性腎炎における尿中 IL-6 排泄の増加など細胞性免疫の異常が糸球体腎炎にみられる. しかも, これらの異常の多くが先天性である. $CD4^+$ T 細胞には IL-2 や IFN γ を産生し細胞性免疫に関与する細胞群の Th1 と, IL-4, IL-5, IL-10, IL-13 を産生し液性免疫に関わる細胞群の Th2 が存在する. 各種腎疾患ではこの Th1/Th2 サブセットのバランスが乱れている. 抗 GBM 抗体陽性腎炎や ANCA 関連腎炎では Th1 サブセットが優位であり, 微小変化型ネフローゼ症候群や膜性腎症では Th2 サブセットが優位となる.

　先天性あるいは後天性の補体成分欠損症や補体機能障害に高率に糸球体腎炎が発症することから, 補体系の異常も糸球体腎炎発症の要因として重要である. 補体機能の低下による易感染性と, 形成される IC の可溶化の障害が原因である.

　先天的あるいは後天的な細胞性免疫や補体系の異常が抗体産生, 細胞障害作用などの異常を生じ, 糸球体腎炎の発症や進展の原因になる.

　実験腎炎において interferon-β(IFN-β)は糸球体の組織変化を起こすことなく蛋白尿を著しく減少させる.

4. アポトーシスの関与

　実験腎炎やヒトの糸球体腎炎の腎組織の検討によりアポトーシスが腎症進展に関与するいくつかの証拠がみられている. 糸球体腎炎や巣状糸球体硬化症において糸球体血管内皮細胞に高率にアポトーシスが生じ, 糸球体毛細血管の退縮をきたし, 糸球体硬化の進展を促進する. さらに, アポトーシスを誘導する因子として活性酸素や補体が関与する. また, 増殖性糸球体腎炎においてメサンギウム細胞のアポトーシス抑制遺伝子が過剰に発現し, アポトーシスの抑制に働く結果, メサンギウム細胞の増殖が生じる.

5. 糸球体内浸潤マクロファージの関与

　IgA 腎症や他の増殖性糸球体腎炎では糸球体内にマクロファージの浸潤がしばしばみられる. このマクロファージは一酸化窒素(nitric oxide；NO)を産生し, 組織を障害する.

6. 基底膜構成成分の異常

Alport 症候群では糸球体・尿細管基底膜の構成成分である IV 型コラーゲン α5 鎖を中心とする先天異常により，生後次第に基底膜の網目状構造が破綻し，podocyte との連結が障害され podocyte が脱落し糸球体障害が，また，尿細管細胞も脱落して尿細管障害が生じる．

J 慢性腎不全への進展機序

慢性腎不全（慢性腎臓病〈CKD〉のステージの進行）の原因となる疾患は多岐にわたるが，末期腎不全では原因疾患の種類に関係なく同様の病理組織像である糸球体の硬化と間質の線維化が認められる．糸球体障害のメカニズムは原疾患により異なるが，慢性腎不全への進展には原疾患が異なっても共通の進展機序が働く．podocyte の足突起癒合 foot process effacement（蛋白尿発症時）が podocyte の脱落（detachment），アポトーシス（apoptosis），欠乏（depletion）へと進展し，糸球体硬化に至る過程には，不明な点が多数存在する．慢性腎不全への進展因子を以下に示す．

1. 増殖因子の関与

メサンギウム細胞や基質の増殖や糸球体硬化が TGF-β（transforming growth factor-β），PDGF（platelet derived growth factor），IGF-I（insulin-like growth factor-I）などの増殖因子あるいはサイトカインによってもたらされる．慢性腎炎や巣状糸球体硬化症においてなぜこれらの増殖因子が産生されるかを明らかにすることは疾患の理解と治療法（特に腎障害の進行を遅らせるあるいは阻止する治療法）の解明に有用である．

TGF-βはメサンギウム細胞の増殖を抑制するとともに細胞外基質の産生を刺激し，糸球体硬化の促進因子として作用する．PDGF はメサンギウム細胞と基質の増殖を促進する．IGF-I は糸球体の肥大や糸球体硬化をもたらす．

2. メサンギウム細胞の形質転換と細胞増殖・基質増加

糸球体腎炎の際にメサンギウム細胞は活性化し，その形質を変えて成長因子やサイトカインなどを分泌する．その形態は丸くなり，電子密度が下がって明るい細胞となり，平滑筋型がα-アクチンや胎児型平滑筋ミオシンなどを発現する．メサンギウム細胞の形質転換によりメサンギウム細胞の増殖や基質の増加が生じる．

糸球体上皮細胞への種々の刺激は pax-2 や WT1 を刺激して細胞外への血管内皮細胞増殖因子を産生し，これが基底膜を通過して血管内皮細胞の VEGF 受容体に結合して，内皮細胞は PDGF を産生する．PDGF はメサンギウム細胞に作用してメサンギウム細胞の増殖，TGF-βの産生を促進し，メサンギウム基質の産生が起こる．このように糸球体細胞間で情報伝達が生じていることは大変に興味深い．

3. 糸球体過剰濾過

ネフロン数の減少により残っているネフロンの機能が亢進すると（負荷がかかると）糸球体はさらに障害されて糸球体硬化や廃絶をもたらす．その結果，残存糸球体へはさらに大きな負荷となり，糸球体硬化が進行する（悪循環）．糸球体への負荷とは糸球体内圧の上昇である．糸球

体内圧は体循環血圧と糸球体の抵抗血管である輸出入細動脈の収縮，拡張のバランスで決定される．腎障害の結果として生じた残存糸球体への過剰濾過は糸球体血圧の変動を防止する自動調節機構を破綻させ，(1)糸球体高血圧を招き，(2)体循環の血圧変動が直接糸球体内血圧の変動につながり，その結果，糸球体体積が増大し，増殖因子の産生が増して細胞外マトリックスが増加して，糸球体硬化が生じる．

図1に慢性腎不全への進展機序を示す．

アンギオテンシン変換酵素阻害薬やアンギオテンシンII拮抗薬は糸球体輸出細動脈を選択的に拡張させ，糸球体内圧を低下させ，腎障害の進行を予防するうえで有効である．アンギオテンシンIIはpodocyteを傷害する（「アンギオテンシンIIのpodocyte傷害」の項，p.160参照）．

4. 糸球体肥大

慢性腎炎や実験動物モデルにおいて進行性の腎機能障害がみられるときには糸球体の肥大が多くの患者に認められる．糸球体肥大は，(1)力学的に糸球体の血管張力を増し，増殖因子の産生を促進する，(2)血管腔の拡大により上皮細胞podocyteが破壊障害され，二次的に糸球体のBowman嚢への癒着や糸球体血管腔の狭小化をもたらすという二つの機序により糸球体障害の原因になる．

5. 高蛋白食（蛋白負荷）

高蛋白食の摂取は慢性腎不全の進行を促進する．低蛋白食は動物実験では慢性腎不全の進行を遅延させる．低蛋白食の摂取が，(1)輸入細動脈抵抗の増加による糸球体係蹄内圧の低下による糸球体血行動態の改善，(2)IGF-I, PDGF, TGFβ発現の抑制，(3)レニン分泌とアラキドン酸代謝の抑制，(4)脂質代謝改善，(5)蛋白尿減少効果，(6)糸球体硬化促進因子であるカルシウム，リン，ナトリウムの摂取量が減少，などの効果を介して慢性腎不全の進行を遅延させる．

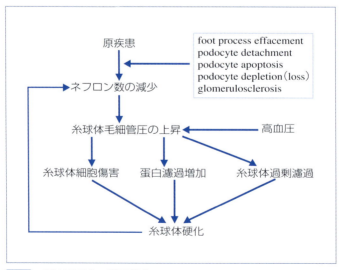

図1 慢性腎不全の進展機序

6. 高脂血症

脂質のうち LDL(low density lipoprotein)はメサンギウム細胞と上皮細胞を障害し，マクロファージの糸球体，間質への浸潤をもたらし各種サイトカインを産生させ腎障害の原因となる．また，動脈硬化を促進する作用を有する．

7. 間質性腎炎

間質性腎炎ではマクロファージ，T 細胞が間質に浸潤し尿細管細胞の萎縮，線維化をもたらす．浸潤するマクロファージや T 細胞は TGF-I，IL-1，TNF(tumor necrosis factor)を産生して尿細管上皮，線維芽細胞からの細胞外基質の産生を増加させ，間接的に糸球体を障害する．

8. 尿細管細胞の線維芽細胞への形質転換と増殖

間質の炎症，線維化が強い程糸球体腎炎の腎機能予後は悪い．腎における線維芽細胞は epithelial mesenchymal transition(EMT)とよばれる形質転換によって尿細管細胞から形成される．一度形成された線維芽細胞は腎炎によってつくり出される種々の cytokine や mitogen の作用により増殖し，コラーゲンなどの細胞外基質を産生し，尿細管を圧迫したり，間質を線維化することにより腎障害を生じさせる．obstructive nephropathy においても同様の機序が働く．正常状態では mesenchymal-epithelial transition(MET)とよばれる形質転換の機序が働くことにより，尿細管上皮細胞はその構造と機能とを保つ(図 2)．

9. 蛋白尿

蛋白尿の持続そのものが尿細管障害を起こし，間接的に糸球体障害を生じる．特に 100〜440 kD の蛋白は尿細管の Fas を活性化し，ミトコンドリアの Bax を増やし，Bcl-XL を減らして apoptosis を誘導する．蛋白尿は近位尿細管の reactive oxygen species(ROS)の産生を増やして細胞を障害する．この際，尿をアルカリ化すると proline-rich tyrosine kinase(Pyk2)を抑制し ROS の産生を抑える．podocyte の減少は尿蛋白を起こし，糸球体硬化に進行する．

10. 尿細管間質病変

尿細管間質病変は糸球体硬化を引き起こす．そのメカニズムにはいくつかの候補があげられる．尿細管間質病変では糸球体への接続が遮断されている尿細管が多数認められる．このような尿細管との連絡が遮断された糸球体を無尿細管糸球体(atubular glomeruli)とよぶ．尿細管との連絡が遮断された糸球体への血流は次第に低下し，糸球体硬化が進行する．Bowman 嚢に接する近位尿細管極の狭窄，近位尿細管への血流障害，円柱や出血による尿細管障害，尿細管細胞のアポトーシスによる尿細管管腔の狭窄，糸球体上皮細胞と Bowman 嚢との癒着などが無尿細管糸球体の原因となることが推定される．

11. アルドステロンの腎障害作用

アルドステロンは高血圧を介する機序以外に，(1) 炎症性サイトカインの産生，(2)plasminogen activator inhibitor の亢進による凝固系亢進，(3) TGF-β などの成長因子の合成刺激，(4) 活性酸素の産生亢進，(5)血管内皮機能不全の誘導，(6) 糸球体内圧の上昇，(7) podocyte 障害の惹起などを介して，腎障害をきたす．アルドステロンは MAP kinase 系を活性化し，メサンギウム細胞の増殖をきたし，血管細胞内のスーパーオキサイドを増加させる．

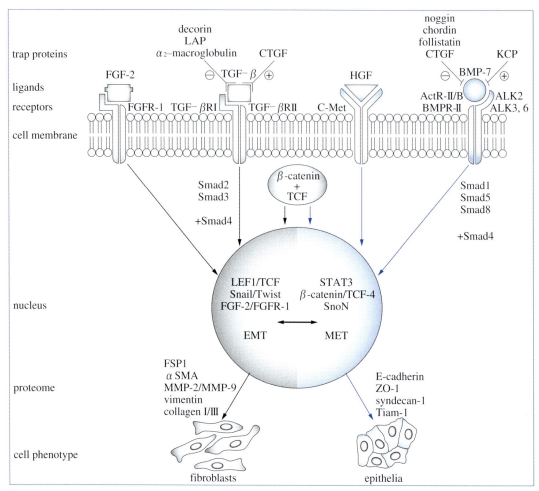

図2 尿細管上皮細胞における EMT と MET のバランス

正常状態においては mesenchymal-epithelial transition (MET) の機序が働いて，尿細管上皮細胞は上皮細胞として存在する．しかし，腎炎などの炎症状態が続くと epithelial mesenchymal transition (EMT) の機序が働いて上皮細胞は線維芽細胞に形質転換して失われてしまう．

αSMA：α-smooth muscle actin, BMP-7：bone morphogenetic protein-7, BMPR-II：bone morphogenetic protein receptor type II, CTGF：connective tissue growth factor, FGF-2：fibroblast growth factor-2, FGFR-1：fibroblast growth factor receptor-1, FSP1：fibroblast-specific protein-1, HGF：hepatocyte growth factor, KCP：kielin-chordin-like protein, LEF1：lymphoid enhancing factor-1, MMP-2：matrix metalloproteinase 2, MMP-9：matrix metalloproteinase 9, TCF：T-cell factor, TCF-4：T-cell factor 4, TGF-β：transforming growth factor-β, TGF-βR：transforming growth factor-β receptor, ZO-1：zona occludens 1.

(Neilson EG：*Nat Clin Pract Nephrol* 2006；**2**：101-108)

12. アンギオテンシン II の podocyte 傷害

podocyte にはアンギオテンシン II (AT) receptor が存在する．AT の作用により，ZO-1 の減少（蛋白尿），apoptosis (podocyte の減少)，actin rearrangement (podocyte の癒着)，hypertrophy (機能変化)，TGF-β 産生 (線維化) などを起こし，podocyte が傷害される．

図3 に，アンギオテンシン II による podocyte 傷害の模式図を示す．

13. 糸球体障害発生時の年齢

幼若な腎であればあるほど，糸球体障害の結果として生じる残存糸球体に対する糸球体過剰濾過や糸球体肥大が出現しやすく，その結果，糸球体硬化へ進展しやすい．小児期早期の片側腎摘出も同様の糸球体障害を残存腎に発生させる危険性が高い．子宮内での発育不全にて出生

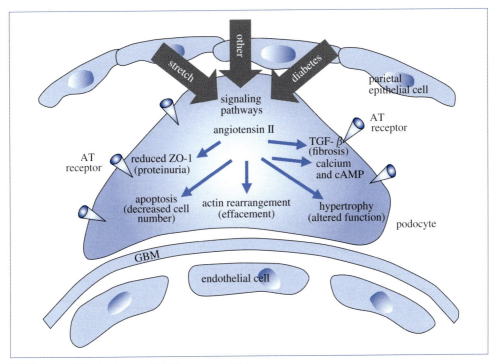

図3 アンギオテンシンIIによるpodocyte傷害
AT：angiotensin, 20-1：tight junction protein, GBM：glomerular basement membrane.
（Shankland SJ：*Kidney Int* 2006：**69**：2131-2147）

した極低出生体重児は二次性の巣状分節性糸球体硬化症発症のリスクとなる．

14．尿細管間質における慢性腎虚血

　尿細管間質は糸球体輸出細動脈下流の傍尿細管毛細血管によって酸素供給を受けている．炎症やアンギオテンシン系の亢進が傍尿細管毛細血管血流を低下させ，低酸素状態をつくり，腎障害を進行させる．

15．尿中への酸排泄の増加

　尿中への酸排泄の増加はNH_4^+の尿中排泄の増加となって補体を活性化し，間質の線維化を促進させ，糸球体を障害する．したがって，CKD患者にアルカリを投与することは腎障害進行の予防となる．

K 腎疾患患児への予防接種

　腎疾患は種々の感染症に罹患すると，血尿・蛋白尿が一時的に増悪したり，寛解中のネフローゼ症候群が再発することがある．図1に，季節によって流行するウイルス感染を示す．

1. 積極的に予防接種をすべき疾患とその時期

　活動性の高い急性・慢性の腎疾患や強い免疫抑制状態にある患者を除いて，原則的に慢性腎炎や慢性腎不全患者には積極的に予防接種を行い，これらの感染症から患児を守る必要がある．特に感染すると重症化する可能性の高い水痘と麻疹は是非接種を勧める．近い将来に腎移植を行う予定の患者では移植後の免疫抑制薬の使用が予想されるので，移植前に必要な予防接種を計画的に行う．また，慢性腎不全患者にはB型肝炎ウイルスの予防接種が是非必要である．

　図2，図3に日本小児科学会が推奨する予防接種スケジュールを示す．微小血尿，軽度の蛋白尿や血尿を呈し，ステロイド，免疫抑制薬などを使用していない慢性腎炎，水腎症や膀胱尿管逆流などの泌尿器科疾患などでは健常児と同様に予防接種を行う．

　予防接種施行時の一般的注意は健常児への予防接種と同じである．蛇足ながら，ワクチン接種日の入浴も禁止しない．生ワクチン接種後の次のワクチン接種は4週間以上，不活化ワクチン接種後の次のワクチン接種は1週間以上間隔をあけて接種する．

2. 免疫能の低下している患児への予防接種施行時の注意点

　ステロイドホルモンや他の免疫抑制薬を投与されている慢性腎炎，腎不全患者では免疫能の低下により予防接種を行っても，(1)抗体獲得率が低い，(2)抗体価が低い，(3)抗体の消失が速いなどの問題がある．したがって，抗体獲得あるいは抗体維持を確認するために予防接種後にあるいは腎疾患の管理中に定期的に抗体価を測定する．また1回の予防接種で抗体を獲得できない場合には短期間のうちに複数回同一の予防接種を行う．また，booster効果による高い抗体価を獲得することを目的に，目的とするウイルスあるいは細菌の抗体価が低い場合に同一予防接種を期間をあけてもう一度行う．

　一方，重篤な免疫抑制状態にある患者(プレドニン® 1〜2 mg/kg/day，ステロイドパルス療法，エンドキサン® 2 mg/kg/dayなどの治療中)に生ウイルスワクチン，生細菌ワクチンを接種すると重篤な全身感染が生じる危険性がある．したがって，強い免疫抑制状態の患者には原則として生ウイルスワクチンや生細菌ワクチンを接種しない．近年，免疫抑制薬服用中であっても症状が安定している時期に弱毒生ワクチン(麻疹，風疹，水痘，ムンプス)を接種することが安全で，抗体価の獲得を一定程度得られる(麻疹90%，風疹93%，水痘44%，ムンプス43%)ことが明らかにされている．透析中あるいは腎移植を受けた患者にインフルエンザワクチンを接種すると抗体価が上昇する．健常者と同様にインフルエンザワクチンを接種する．

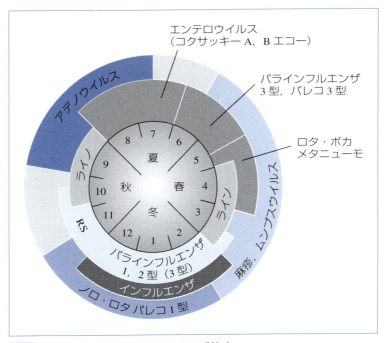

図1 季節によって流行するウイルス感染症
(大河原一郎：よくみられる症状・症候への対症療法：かぜ症候群．小児科診療 2014；**77**：7-9)

表1 腎疾患患児への予防接種の接種方針（重篤な免疫抑制状態でない場合）

予防接種の種類		接種方針
生細菌ワクチン	BCG	重度の免疫抑制状態時のみ禁忌
生ウイルスワクチン	水痘	積極的に接種を勧める
	麻疹	積極的に接種を勧める
	風疹	健常児と同様
	ムンプス	健常児と同様
	ロタウイルス	健常児と同様
不活化ウイルスワクチン	日本脳炎	健常児と同様
	インフルエンザ	健常児と同様
	ポリオ	健常児と同様
	インフルエンザ菌 b 型	健常児と同様
不活化細菌ワクチン	ジフテリア	健常児と同様
	百日咳	健常児と同様
	破傷風	健常児と同様
その他	B 型肝炎ウイルス	腎不全患者には積極的に接種を勧める
	肺炎球菌	ネフローゼ症候群患者に接種を勧める

(白髪宏司：腎と透析 1995；**38**：789-797 より一部改変)

ネフローゼ症候群の患児では水痘抗体価が低下することがある．その場合は，水痘ワクチン接種を考慮する．一刻も早く水痘不活化サブユニットワクチンのわが国への導入が望まれる．

3. 腎疾患患児への予防接種の方針

表1に腎疾患患児への予防接種の接種方針を示す．

図2 日本小児科学会が推奨する予防接種スケジュール（2018年8月1日版）日本小児科学会

ワクチン	種類	生直後	6週	2か月	3か月	4か月	5か月	6か月	7か月	8か月	9-11か月	12-15か月	16-17か月	18-23か月	2歳	3歳	4歳	5歳	6歳	7歳	8歳	9歳	学童期/思春期・10歳以上
インフルエンザ菌b型（ヒブ）	不活化			①	②	③						④（注1）											
肺炎球菌（PCV13）（注2）	不活化			①	②	③						④		（注2）									
B型肝炎 ユニバーサル	不活化			①	②			③										（注3）					
B型肝炎 母子感染予防		①	②					③															
ロタウイルス 1価	生		①	②					（注4）														
ロタウイルス 5価	生		①	②	③					（注5）													
4種混合（DPT-IPV）	不活化				①	②	③					④（注6）						（7.5歳まで）					
3種混合（DPT）	不活化				①	②	③							④（注6）				（7.5歳まで）					
2種混合（DT）	不活化																	⑤（注7）			11-12歳 ⑥11-12歳（注8）・11歳①・12歳①		
ポリオ（IPV）	不活化				①	②	③					④（注6）						⑤（注9）（7.5歳まで）					
BCG	生							①															
麻しん、風しん（MR）	生											①						②（注10）					
水痘	生											①		②								（注11）	
おたふくかぜ	生											①						②（注12）					
日本脳炎	不活化														①②③		③		（7.5歳まで）			④9〜12歳	
インフルエンザ	不活化											毎年（10月、11月などに）①②											小6
ヒトパピローマウイルス（HPV）	不活化																						中1 ①②③（注14）・中2〜高1

凡例
- 定期接種の推奨期間
- 定期接種の接種可能な期間
- 任意接種の推奨期間
- 任意接種の接種可能な期間
- 健康保険での接種時期
- 添付文書には記載されていないが、小児科学会として推奨する期間

（日本小児科学会：日本小児科学会が推奨する予防接種スケジュール, http://www.jpeds.or.jp/uploads/files/vaccine_schedule.pdf より）

図3 日本小児科学会が推奨する予防接種スケジュール、標準的接種期間、日本小児科学会の考え方、注意事項（2018年8月1日版）
（日本小児科学会：日本小児科学会が推奨する予防接種スケジュール、http://www.jpeds.or.jp/uploads/files/vaccine_schedule.pdf より）

（次頁につづく）

ワクチン	種類	標準的接種年齢と接種期間	日本小児科学会の考え方	注意事項
インフルエンザ菌b型（ヒブ）	不活化	①・②・③の間はそれぞれ27-56日(4-8週)あける ③・④は7-13か月あける	(注1)①④は12か月から接種することで適切な免疫が早期に得られる。1歳をこえたら接種する	定期接種として、①・②・③の間はそれぞれ27日以上。①・④の間は7か月以上あける ・7か月-11か月で初回接種：②、③の後は7か月以上あけて③。1歳-4歳で初回接種：①のみ ・リスクのある患者では、5歳以上でも接種可能
肺炎球菌(PCV13)	不活化	①・②・③はそれぞれ27日(4週)以上あける ③・④は60日(2か月)以上あけて、かつ、1歳1歳以上あけて③の後で接種	(注2)定期接種で定められた回数のPCV7接種を終了した6歳未満の児は、最後の接種から5週間以上あけてPCV13の追加接種を1回行う(ただし任意接種)	・7か月-11か月で初回接種：②、③の後は60日以上あけて1歳以降に③ ・1歳-23か月で初回接種：②の後60日以上あけて③。2歳-4歳で初回接種：①のみ (注2)PCV7の接種が完了していないものは残りの接種をPCV13で実施する
B型肝炎 ユニバーサルワクチン	不活化	①生後2か月 ②生後3か月 ③生後7-8か月 ①・③は139日(20週)以上あける	家庭内に母親以外のB型肝炎キャリアがいる場合は、生後2か月まで待たず、早期接種が望ましい	(注3)乳児期に接種していない児の水平感染予防のための接種。接種間隔は、ユニバーサルワクチンに準ずる
B型肝炎 母子感染予防のためのワクチン	不活化	①生直後 ②1か月 ③6か月		・母親がHBs抗原陽性の場合、出生時、ワクチンと同時にHB免疫グロブリンを投与するが、ワクチンの接種費用は健康保険でカバーされる ・詳細は日本小児科学会ホームページ「B型肝炎母子感染予防のための新しい指針」を参照 http://www.jpeds.or.jp/modules/activity/index.php?content_id=141
ロタウイルス	生	・生後6週から接種可能。①は8週-15週未満を推奨する ・1価ワクチン(ロタリックス®)：①・②は、4週以上あける(計2回) ・5価ワクチン(ロタテック®)：①・②・③は、4週以上あける(計3回)		(注4)計2回、①は、生後24週までに完了すること (注5)計3回、①は、生後32週までに完了すること
4種混合(DPT-IPV)	不活化	①・②・③はそれぞれ20-56日(3-8週)あける (注6)③・④は6か月以上あけ、標準的には③終了後12-18か月の間に接種		・定期接種として、①・②・③の間はそれぞれ20日以上あける ・現時点で、就学前の3種混合ワクチンとポリオワクチンの接種を4種混合ワクチンで代用することは、承認されていない ・4種混合ワクチンは4回までの接種に限られ、5回目以降の追加接種については、3種混合ワクチンかポリオワクチンを用いる
3種混合(DPT)	不活化	①・②・③はそれぞれ20-56日(3-8週)あける (注6)③・④は6か月以上あけ、標準的には③終了後12-18か月の間に接種		
3種混合(DPT) 学童期以降の百日咳予防目的	不活化	⑤5歳以上7歳未満、④より6か月以上あける ⑥11-12歳に接種	(注7)就学前児童の百日咳抗体価が低下していることを受けて、就学前の追加接種を推奨 (注8)百日咳の予防を目的に、2種混合の代わりに3種混合ワクチンを接種してもよい	・2013年の小児の年齢別の百日咳抗体保有状況では、40%未満に低下(IASR 2017：38：31-33) 抗PT抗体価10 EU/mL以上の保有率は、4-7歳で0.5 mLを接種(2種混合ワクチンは、0.1 mL)
2種混合(DT)	不活化	①11歳から12歳に達するまで		・予防接種法では、11歳以上13歳未満。0.1 mLを接種
ポリオ(IPV)	不活化	①・②・③はそれぞれ20-56日(3-8週)あける (注6)③・④は6か月以上あけ、標準的には③終了後12-18か月の間に接種		・2012年8月31日以前にポリオ生ワクチン、または、ポリオ不活化ワクチンを接種し、接種の完了していない児への接種スケジュールは、厚生労働省ホームページを参照 http://www.mhlw.go.jp/bunya/kenkou/polio/dl/leaflet_120601.pdf

凡例：定期接種　任意接種　健康保険での接種

（前頁よりつづく）

ワクチン	種類	標準的接種年齢と接種期間	日本小児科学会の考え方	注意事項
ポリオ（IPV）学童期以降のポリオ予防目的	不活化	⑤5歳以上7歳未満	（注9）ポリオに対する抗体価が減衰する前に就学前の接種を推奨する	
BCG	生	・12か月未満に接種 ・標準的には5～8か月未満に接種	結核の発生頻度の高い地域では、早期の接種が必要である	
麻しん、風しん（MR）	生	①1歳以上2歳未満 ②5歳以上7歳未満（注10）小学校入学前の1年間		麻疹曝露後の発症予防的には、麻しんワクチンを生後6か月以降で接種可能。ただし、その場合、その接種は接種回数には数えず、①、②は規定通りの接種をする
水痘	生	①生後12～15か月 ②1回目から6～12か月あける	（注11）水痘未罹患で接種していない小児に対して、積極的に2回接種を行う必要がある	・定期接種として、①・②の間は3か月以上あける ・13歳以上では、①、①・②の間を4週間以上あける
おたふくかぜ	生	①1歳以上	（注12）予防効果を確実にするために、2回接種が必要である ①は1歳を過ぎたら早期に接種、②はMRと同時期（5歳以上1歳未満で小学校入学前の1年間）での接種を推奨する	
日本脳炎	不活化	①・②は3歳、①・②は6.28日（1～4週）あける ③から1年あける ④4歳、⑤9歳	日本脳炎流行地域に渡航・滞在する小児、最近の日本脳炎抗体保有率が高い地域に居住する小児に対しては、生後6か月以降で日本脳炎ワクチンの接種開始を推奨する（日本小児科学会ホームページ［日本脳炎ワクチンのリスクの高い者に対する生後6か月からの日本脳炎ワクチンの推奨について］を参照）http://www.jpeds.or.jp/modules/activity/index.php?content_id=207	・1回接種量：6か月～3歳未満：0.25 mL、3歳以上：0.5mL ・定期接種では、生後6か月から生後90か月（7歳6か月）未満（第1期）、9歳以上13歳未満（第2期）が対象。①・②は6日以上、①は3か月以上の間隔をあける ・2007年4月1日から2009年10月1日までの間に対しては、生後6か月から90か月（7歳6か月）未満または、9歳から13歳未満の間に1期（①、②、③）のうち、未接種回数を定期として接種が可能である。2005年5月からの積極的勧奨の差し控えを受けて、1995年4月2日から2007年4月1日生まれの児は20歳未満まで定期接種の対象。具体的な接種については厚生労働省ホームページを参照 http://www.mhlw.go.jp/bunya/kenkou/kekkaku-kansenshou20/annai.html
インフルエンザ	不活化	①・②は4週（2.4週）あける		・13歳未満：2回、13歳以上：1回 ・1回接種量：6か月～3歳未満：0.25 mL、3歳以上：0.5 mL
ヒトパピローマウイルス（HPV）	不活化	中学1年生女子 ・2価ワクチン（サーバリックス®）①・②は1か月、①・③は6か月あける ・4価ワクチン（ガーダシル®）①・②は2か月、①・③は6か月あける	2013年6月より、積極的接種勧奨が中止されている。HPVワクチンの有害事象の実態把握と解析、生じた症状に対する報告体制と診察・相談体制の確立、健康被害を受けた被接種者に対する救済などの対策が講じられることを要望する。積極的接種を推奨するかを（予防接種専門推進協議会ホームページを参照）http://www.vaccine-kyogikai.umin.jp/pdf/20160418_HPV-vaccine-opinion.pdf	・接種方法は、筋肉内注射（上腕三角筋部） ・予防接種法では、12歳～16歳（小学校6年生から高校1年生相当）女子に（注13）2価ワクチンは10歳以上、4価ワクチンは9歳以上から接種可能（注14）標準的な接種としては行えなかった場合、定期接種としての間隔で接種できる（接種間隔が2つのワクチンで異なることに注意） ・2価ワクチン：①・②の間は1か月以上、①・③の間は5か月以上、かつ①・②の間は2か月半以上あける ・4価ワクチン：①・②の間は1か月以上、①・③の間は3か月以上あける

第 2 部　各　論

A 糸球体疾患

B 尿細管疾患

C 細菌性尿路感染症

D 囊胞性腎疾患

E 腎尿路の形成異常

F 代理 Münchhausen 症候群

G 排尿異常

H 急性腎障害（AKI）

I 慢性腎不全と慢性腎臓病（CKD）

J 高血圧

K 腎尿路結石

A 糸球体疾患

1. 急性糸球体腎炎（acute glomerulonephritis）

　急性糸球体腎炎とは，血尿，蛋白尿などの尿所見が突然に出現して発症する腎炎のことで，急性腎炎ともよぶ．一方，比較的軽症のために明らかな臨床症状を呈することがない慢性腎炎が突然増悪して急性腎炎様に発症することもあり，初期にはこのような慢性腎炎も急性腎炎と診断されることがある．したがって，真の急性腎炎も慢性腎炎の急性発症型も含め，発症初期には急性腎炎症候群として捉えるのが実際的である．

　小児において原因の推定が可能な急性糸球体腎炎のうち最も重要な疾患が溶連菌感染後急性糸球体腎炎（poststreptococcal acute glomerulonephritis；PSAGN）である．成人や高齢者のブドウ球菌感染症患者ではIgA沈着を伴う急性糸球体腎炎（IgA-dominant postinfectious glomerulonephritis）が知られている．さらに，ヒトパルボウイルスB19感染症（伝染性紅斑，リンゴ病）の際に，免疫複合体が関与する急性糸球体腎炎が知られている．種々の組織型をとることが特徴である．

　PSAGNは*Streptococcus pyogenes*（A群β溶血性連鎖球菌）の腎炎惹起株であるM type 1, 4, 6, 12, 18, 25, 49, 55, 57, 60などによる急性咽頭炎に罹患後平均10日，同菌株の皮膚化膿症に罹患後平均20日の潜伏期をおいて発症する．腎炎を惹起させる溶連菌抗原には，nephritis-associated plasmin receptor（NAPlr）とpyrogenic exotoxin B（SpeB）が知られている．

　エルシニア，ブドウ球菌などの細菌，B型肝炎ウイルス，水痘ウイルスなどのウイルス，トキソプラズマ，プラスモジウムなどの原虫も急性腎炎惹起性がある．

　一方，感冒などのウイルス感染症に時を一致して肉眼的血尿などの腎炎症状が出現する場合はPSAGNではなく，IgA腎症などのメサンギウム増殖性腎炎の一時的な急性増悪である場合がほとんどである．感冒性咽頭炎の発症と時期を一致して発症するようにみえる慢性腎炎をsynpharyngitic nephritisとよぶことがある．

2. 可逆性皮質下血管性脳浮腫（posterior reversible encephalopathy syndrome；PRES）

　一方，高齢者の急性腎炎では，腎炎発症時に感染が終息せず進行中のことが多く，感染関連糸球体腎炎（infection related glomerulonephritis；IRGN）とよばれる．

　浮腫（上眼瞼，脛骨前面など），肉眼的血尿，高血圧，乏尿，全身倦怠，頭痛，食欲低下が臨床症状として重要である．腎炎の程度が軽度であると身体所見や自覚症状に乏しく，学校検尿などにて偶然に尿の異常を指摘され，診断に至る場合もみられる．患者の一部に，後頭葉白質を中心とした可逆性皮質下血管性脳浮腫（posterior reversible encephalopathy syndrome；PRES）を呈することがある．脳症，痙攣，頭痛，視覚障害，局所神経障害などの症状を呈する．

　尿所見は血尿（肉眼的血尿から顕微鏡的血尿までいろいろ，赤血球円柱がみられることが多い），蛋白尿（軽度からネフローゼを呈するほどの大量のものまでいろいろ）がみられる．大量の蛋白尿がみられても数日以内に減少し，1～2か月以内には消失する．一方，血尿は消失ま

でに 3 〜 4 か月を要することが多い．PSAGN を疑う場合には 2 週間ほど前に咽頭炎などの先行感染がなかったかを問診する．

　浮腫がみられる場合には体重は 10 〜 15% 程度の増加がある．高血圧は 30 〜 80% にみられるが，降圧治療の必要な患者は 30% ほどである．高血圧の程度が著しいと頭痛，嘔吐，けいれん，意識障害などの急性脳症(高血圧脳症)を呈する．

　乏尿は自覚症状として気づかれることは少なく，4 〜 5 日間持続する．尿の異常所見がみられずに典型的な PSAGN の臨床症状のみられる場合を腎外症候性急性糸球体腎炎とよぶ．

　先行感染がみられず，上気道感染に一致して腎炎が発症する場合には，IgA 腎症などの PSAGN 以外の慢性腎炎が原因である．急性腎不全を呈する急性腎炎症候群では，PSAGN の他に，IgA 腎炎，膜性増殖性糸球体腎炎，エルシニア感染などの可能性も考慮する．

　血清 ASO，ASK が上昇し，低蛋白，低アルブミン血症，BUN，クレアチニンの軽度上昇，血清補体価(CH50)の低値，C3 低値，C4 低値となる．鑑別診断を目的に，血清 IgA，抗核抗体，抗 DNA 抗体を評価する．一般的な尿検査のほかに，1 日蓄尿にて 1 日の尿量と尿蛋白の定量を行う．血圧，体重についても浮腫や高度の蛋白尿がみられる場合にはこまめに評価する．

　PSAGN の確定診断は急性期には実は困難である．保存的治療を行うことで，尿所見や血清補体価は次第に改善がみられ，自己抗体の陰性や先行する溶連菌感染の存在が確認されれば PSAGN の可能性が高くなる．PSAGN では血清補体価は 8 週間以内に改善することが多い．時間が経過して，尿所見，血清補体価の正常化を待って，晴れて PSAGN と診断できるのが実状である．長沢の診断基準は簡明であり，臨床上の有用性が高い(表 1)．

　尿所見の改善がみられず，8 週間以上続く低補体血症がみられる場合は膜性増殖性糸球体腎炎や SLE の可能性を考慮する．腎炎発症時に咽頭培養にて溶連菌が検出されることは比較的少ない．PSAGN では血清 IgA の上昇は少なく，血清補体価が低下せず IgA 高値がみられる場合には，約半数の症例で IgA が高値を示す IgA 腎症の可能性を考慮する．PSAGN 以外の腎炎の可能性が高いと判断される場合には，診断を目的に腎生検も考慮する．

　急性期の急性腎炎で危険な病態は腎機能低下による高血圧と高カリウム血症である．急性腎炎では糸球体血管内皮が腫脹して血管の内腔が狭窄し，腎機能が低下するためである．

　PSAGN が疑われる場合には腎生検はしないのが原則である．急性腎不全，腎機能が低下する場合，ネフローゼ症候群の状態が持続する場合，先行する溶連菌感染症を証明できない場合，低補体血症のみられない場合，8 週間以上低補体血症が持続する場合に腎生検を考慮する．急性期の本症の腎は管内増殖性糸球体腎炎(endocapillary proliferative glomerulonephritis)の組織像をとる．蛍光抗体では C3 と IgG がメサンギウム領域と血管係蹄壁に顆粒状に沈着する．電顕では上皮下に電子密度の高い沈着物(hump)がみられるのが特徴である．高血圧や高カリウム血症はそれぞれ高血圧脳症や心停止などの重篤な病態の原因になりうる．本症では肺水腫をきたすような重度の低蛋白血症を呈することは極めてまれで，ネフローゼ症候群を呈し

表1 急性腎炎(PSAGN)の診断基準

次の 5 項目を満たせば，腎生検の裏付けがなくとも臨床的に急性腎炎と診断できる
1. 腎疾患，高血圧の既往がない
2. 臨床および検査所見から全身性疾患，たとえば全身性エリテマトーデス(SLE)を否定できる
3. 扁桃炎その他の感染症状が先行する
4. その 2 〜 4 週後に蛋白尿，血尿，乏尿，浮腫，高血圧などの急性腎炎症候群が出現する
5. 血清 ASO が 2 回以上の測定でいずれも高値を示す．血清補体価(C3 または CH5O)が低下する

(長沢敏彦：日医新報 1977)

ても比較的短期間ですむことが多い．なお，C3 腎炎との鑑別が問題となる例が知られている．

大多数の PSAGN は急性期をうまく乗り切れば後遺症を残すことなく治癒する．したがって，急性期の合併症を予防，治療することが基本である．ただし，小児期に本症に罹患すると，成人になってから CKD になるリスクが高くなる可能性がある．浮腫，高血圧，高度の蛋白尿，肉眼的血尿などがみられる場合には入院を原則とする．腎機能が低下し，浮腫がみられる場合には塩分，水分の摂取制限（水分投与量 400 mL/m^2/day ＋前日尿量）を行う．著しい高血圧がみられなければ，運動制限は厳しくせずに，入浴，シャワーは可とし，トイレ歩行や散歩などもさせてよい．利尿期に入り浮腫も消失したら，塩分，水分制限を解除する．発症初期にみられる 150/90 mmHg 以上の高血圧には，ニフェジピン 0.3 ～ 0.5 mg/kg を 6 時間ごとに，あるいは，アダラート L$^®$やセパミット-R$^®$ を 0.5 ～ 1 mg/kg/day 分 2 にて投与する．カプトリル$^®$ 1 ～ 2 mg/kg/day 分 3 も有効である．

高血圧によるけいれんにはセルシン$^®$ 0.3 ～ 0.4 mg/kg の静注にてけいれんを止め，以後フェノバール$^®$ 3 ～ 5 mg/kg/day やアレビアチン$^®$ 3 ～ 8 mg/kg/day にて発作予防を行う．脳浮腫予防に 20％ マンニットール$^®$ 1 ～ 4 mL/kg/day や 10％ グリセオール$^®$ 4 ～ 10 mL/kg/day を静注する．高カリウム血症には，「高カリウム血症に対する治療」（p.125）のような治療を行う．食事中のカリウムを減らしたり，ラシックス$^®$ 1 ～ 2 mg/kg/day 分 3 を投与する．

蛋白尿にはペルサンチン$^®$ 3 ～ 5 mg/kg/day 分 2 を投与する．入院時の咽頭培養にて溶連菌が認められた場合に限り，サワシリン$^®$ 30 mg/kg/day 分 3 を 10 日間内服させる．

蛋白尿が消失し血尿のみとなり，血性補体価の改善傾向がみられたら退院として，外来治療としてもよい．

3. 慢性糸球体腎炎（chronic glomerulonephritis）

a. 無症候性血尿，無症候性蛋白尿

無症候性血尿，無症候性蛋白尿とは学校検尿やほかの目的で検尿したときに偶然に血尿や蛋白尿が発見され，腎疾患に由来する臨床症状がみられない病態の総称である．

したがって，臨床診断名であり疾患名ではないことに留意する．(1)各種検尿システムの普及により軽度の血尿を指摘され，医療機関を訪れる患者数が極めて多い，(2)軽度の血尿を主訴とする患者には以前は積極的に腎生検を行ったが，多くは何も変化がないかあるいは巣状メサンギウム増殖のみがみられるだけで，かつ放置しても尿所見が悪化する患者は少ない．そのため，現在では血液，尿検査，腎超音波などに異常のみられない血尿の患者には，以上の臨床診断名を病名として暫定的につけ，経過観察を行うのが実際的である．一方，蛋白尿のみを主訴とする患者の場合には血尿とは少し異なった対応が必要である．

1) 無症候性血尿（asymptomatic hematuria）

尿検査にて顕微鏡的血尿がみられるが，ほかの尿異常がなく，腎疾患によるほかの臨床症状がみられない病態の総称である．3 歳児検尿，幼稚園，学校検尿などで血尿を指摘され，受診する患者が大部分を占める．本症の患者に対しては，あらゆる検査を駆使して血尿を呈する原因疾患をすべて鑑別し，正しい診断を下すのが本筋であるかもしれないが，放置してさしつかえない大多数の本症患者にとり，検査の負担があまりにも大きい．

したがって，本症の患者には，まず身体所見を診察し，血圧を測定し，血算，血液生化学検査，尿カルシウム / クレアチニン比，腎超音波検査を行い，すべてに異常のないことを確認する．次に，受診してから 3 か月間は月に 1 ～ 2 回の検尿を行い，尿所見や身体所見に変化がみられない場合には，以後生活制限を加えずに年 2 回程度の検尿にて外来観察するのがよい．血

尿に対する有効な治療法はない.

　このとき，家族（祖父母，両親，兄弟）に同様の血尿を有する者がいないかを必ず問診し，かつて血尿を指摘されたことが一度でもある者がいる場合には家族全員の早朝尿を検尿する．良性家族性血尿の可能性を考えての検査である．3歳児検尿で見つかる血尿陽性者では，その頻度が高い．その他，まれな疾患であるが血尿の原因となる血小板減少症（特発性，門脈圧亢進症など），腎尿路多発性リンパ管拡張症，Wilms 腫瘍，nutcracker 現象などの可能性も考慮して診察するのがよい．家族性血尿を示す患者には種々の遺伝性疾患が含まれている．たとえば常染色体優性の血尿患者のなかには，近位筋を中心とする拘縮，網膜血管のねじれと出血を呈する症候群（autosomal-dominant familial hematuria with retinal arteriolar tortuosity and contractures）が知られている．本症候群患者では不整脈，Raynaud 症状，白質脳症による頭痛やけいれんを合併することがある.

2）無症候性蛋白尿（asymptomatic proteinuria）

　尿検査にて蛋白尿以外の尿異常がなく，腎疾患に由来する臨床症状のみられない病態の総称である．本症は無症候性血尿に比べ頻度は低い．しかし，学校検尿にて蛋白尿を主訴として来院する患者は多くが本症の臨床診断をもって来院するが，早朝尿（必ず前日就寝時に排尿させ，来院日の起床第一尿を採尿させたもの）と来院時尿あるいは前彎負荷 15 分後に採取した尿の蛋白を比較することにより，その大半が起立性（体位性）蛋白尿症と診断される．したがって，蛋白尿のみを主訴とする患者はまず起立性蛋白尿症であるかないかを除外する．無症候性蛋白尿は起立性蛋白尿症が否定された場合の蛋白尿患者には何らかの腎疾患があって将来それが進行悪化する可能性の高い疾患群と考え，慎重かつ細心な対応を心がける.

　蛋白尿を主訴として来院する患者には，診察（浮腫の有無に特に注意する），血圧測定を行い，血算，血液生化学，尿蛋白定量（全例に早朝尿，来院時尿，前彎負荷後の尿の蛋白定量と1日蓄尿分の蛋白定量を行う），尿中 β_2- ミクログロブリンまたは α_1- ミクログロブリン定量，腎超音波検査，できれば IVP（臥位と立位）を検査する．早朝尿蛋白が（－）あるいは（±）で，来院時尿あるいは負荷後の尿の蛋白が（＋）以上になれば，あるいは蛋白定量で著しい変化がみられれば，起立性蛋白尿症と診断する．起立性蛋白尿症の患者の 1 日尿中蛋白量は，多い者では1 g/day を超えることがまれにみられる．起立性蛋白尿症の患者はやせた体型の小学校高学年から高校生に多く，起立性低血圧症の症状を併せもつ者が多い.

　起立性蛋白尿症の診断はえてして曖昧であり，まれに巣状糸球体硬化症などの腎疾患が隠れていることがあるので，年 1 ～ 2 回の検尿にて経過観察することが望まれる.

　尿中 β_2- ミクログロブリンや α_1- ミクログロブリンの高値は Dent 病，尿細管性アシドーシス，Fanconi 症候群，腎異形成・低形成，間質性腎炎，その他の尿細管機能異常症を疑わせる所見である．以上の疾患を診断するために必要な検査を必ず行う．家族，両親の一般検尿と尿中 β_2- ミクログロブリンや α_1- ミクログロブリンの測定は Dent 病を疑う場合には是非施行する.

　以上の諸検査に異常がなく，持続性に蛋白尿がみられる場合には，巣状糸球体硬化症（初期），膜性腎症，ネフローゼ症候群の初期あるいは軽症（subclinical nephrotic syndrome），詐病（代理 Münchhausen 症候群あるいは Munchausen 症候群）の可能性が考えられるので腎生検を含めた検査が必要である．しかし，蛋白尿の程度が軽く（0.5 g/m^2/day 未満），低蛋白血症その他の異常もない場合には，定期的な尿検査にて経過を観察する．日常生活は制限しない.

　ただし，血尿を主訴とする患者と違って蛋白尿のみが持続する病態は決して良性の疾患ではない可能性があることを患者に説明する．したがって，起立性蛋白尿が否定された場合の無症候性蛋白尿とは，将来腎疾患の原因が判明するまでの一時的な臨床診断名である．蛋白尿の程

度が悪化したりその他の検査所見，臨床症状に異常(血圧上昇など)がみられるようになったら，腎生検を施行する．巣状分節性糸球体硬化症の一部は家族性にみられることがあるので，家族の検尿も行う．

b. IgA 腎症(IgA nephropathy 〈nephritis〉)

IgA 腎症(腎炎)は腎生検にて診断される慢性腎炎のなかで最も頻度の高い腎炎で，メサンギウム領域と血管係蹄に主として IgA が顆粒状に沈着する蛍光抗体所見を特徴とする．慢性に経過する血尿・蛋白尿陽性者では，まず本症を疑う．

わが国における学校検尿の普及に伴い，本症の臨床像が明らかになった．小児における IgA 腎症は，はじめ血尿，蛋白尿にて無症候性に発症するが，自然にあるいは治療により尿所見が正常化するものから，蛋白尿の悪化，腎機能の低下をきたして小児期に末期腎不全に至るものまで様々である．

男児に多い．最も多いのは小児期(小学校高学年から中学生)に発症して尿所見が次第に進行して成人へ移行する例である．また，びまん性の病理組織変化(WHO 分類の III 群，下記参照)を有する患者は無治療では病変が進行し，腎不全に至る危険性が高い．臨床的には，ネフローゼ症候群や高血圧を呈する場合の腎機能予後が悪い．わが国における小児科，内科合同の本症の予後調査によると，本症の腎不全移行率は約 30% であり，従来考えられていたよりもはるかに腎機能予後の不良な疾患である．また，感染を契機に肉眼的血尿を呈することは本症の臨床的特徴の一つである．本症の半数に血清 IgA 値が高値(小学生では 220 mg/dL 以上，中高生では 240 mg/dL 以上)となる．

組織学的特徴は光学顕微鏡所見ではメサンギウム細胞と基質の様々な程度の増殖(メサンギウム増殖)で，半月体形成，巣状糸球体硬化，糸球体の Bowman 嚢への癒着などがみられる．尿細管萎縮，間質の細胞浸潤，線維化のみられる場合は予後不良のことが多い．病変の広がりの差から，WHO では I 群：minor glomerular abnormalities，II 群：focal and/or segmental lesion，III 群：diffuse glomerulonephritis に分類する．蛍光抗体法では，主としてメサンギウム領域に，一部は糸球体血管係蹄壁に IgA が最も強くびまん性に沈着する．糸球体血管係蹄の内皮細胞と接するメサンギウム細胞との間には基底膜が存在しない(p.11，図 2)．そのため，内皮細胞の小孔を通じて血漿成分がメサンギウム領域に侵入し，IgA が沈着するものと推定される．C3，プロパージンの沈着はみられるが，C1q，C4 の沈着は少ない．電顕ではメサンギウ

表2 The Oxford classification

	feature	classification
mesagial hypercellularity	present in ≤ 50% of the glomeruli	M0
	present in >50% of the glomeruli	M1
segmental glomerulosclerosis	absent	S0
	present	S1
endocapillary hypercellularity	absent	E0
	present	E1
tubular atrophy/interstitial fibrosis	0 ～ 25% of cortical area	T0
	26 ～ 50% of cortical area	T1
	>50% of cortical area	T2

IgA 腎症患者の病理組織リポートの際に示さなくてはならない分類(classification)を示す．
(Working Group of the International IgA Nephropathy Network and the Renal Pathology Society, *et al.*：*Kidney Int* 2009：**76**：534-545)

ム領域の高電子密度物質の沈着がみられる．

　本症の診断は臨床症状からある程度予測可能であるが，最終診断は腎生検にて得られた検体の免疫組織学的検査による．本症の腎病理組織は Henoch-Schönlein 紫斑病性腎炎と区別できない．臨床的にも両者の区別ができないことがある．したがって，両疾患を同一の機序による疾患，あるいは多様な IgA 腎症症候群の一病型と考えることも可能である．本症患者では IgA1 ヒンジ部のアミノ酸に galactose が付加されていない．本症患者の血中 degalactosylated IgA1 は 1,076 U/mL 以上となる．IgA 腎症の病理組織病変を記載するうえで近年 Oxford 分類が提唱された（表2）．本症の予後を推定するうえで有用とされている．

　本症の発症機序として，galactose が付加されていない〔IgA1〕が産生され，それに対する自己抗体による免疫複合体病と考えられている（a multi-hit hypothesis）．(1)T 細胞機能異常により IgA 産生の亢進が生じ，IgA1 免疫複合体が生じやすく，それが腎に沈着して腎炎を生じたり，(2)自然に生じた IgA1 免疫複合体の処理能の低下により，腎に IgA 免疫複合体の沈着が生じるなどの機序が考えられる．粘膜組織での IgA 産生は主として CD19 陽性 CD5 陽性 B 細胞による．本症の末梢血や腎組織では CD19 陽性 CD5 陽性 B 細胞が上昇しており，治療にて改善のみられる症例では末梢血や腎組織での CD19 陽性 CD5 陽性 B 細胞が減少する．IgA1 のヒンジ部のセリン/スレオニンに付加される N-acetylgalactosamine に galactose が付加されない異常（aberrant glycosylated IgA）が IgA 腎症患者に認められる（図1）．galactose が付加されない IgA1 は aggregation を起こしやすく，galactose が付加されない IgA1 に対する自己抗体と結合して免疫複合体を形成する．この免疫複合体は体内から除去しにくい．メサンギウム細胞に結合して，細胞増殖や細胞外基質の産生の刺激となる．腎への沈着後は補体，血小板，白血球，サイトカイン，活性酸素，凝固因子などが関与して腎炎が発症する．galactose が付加され

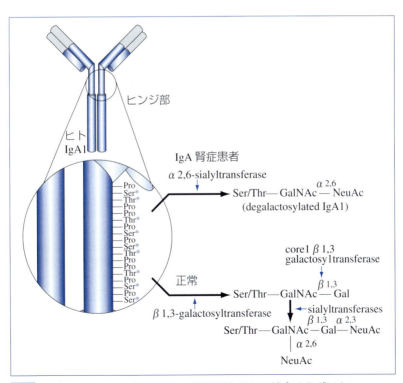

図1　ヒト IgA1，ヒンジ部のアミノ酸配列とそれに結合するグリカン
Ser：セリン，Thr：スレオニン，Gal：galactose，GalNAc：N-acetylgalactosamine，NeuAc：N-acetylneurominic acid（sialic acid）．＊はグリコシル基（GalNAc）が付加される部位を示す．

ない IgA1 はメサンギウム細胞に働いて platelet activating factor（PAF）の産生を促し，PAF が podosyte の nephrin の発現を低下させ，蛋白尿を生じさせる．なお，本症の 3% 程度は親子例で，10 ～ 15% は家族性と推定されている．IgA 腎症の遺伝的原因として，IgA1 のヒンジ領域のセリン/スレオニンの N-acetylgalactosamine に galactose を付加する酵素である core1 β1, 3 galactosyltransferase（$C1GALT1$. 7p14-p13）（図 1）の異常あるいは同遺伝子の発現を阻害する microRNA-148b の発現の亢進が推定されている．一方，oxidative stress により IgA1 の galactose 付加が減少する．

　免疫複合体の抗原に関しては細菌（溶連菌，肺炎球菌，パラインフルエンザ菌など），ウイルス（サイトメガロウイルス，ヘルペスウイルス，アデノウイルス，EB ウイルスなど），食事性抗原（牛乳蛋白，卵白アルブミン，グルテン，大豆など）があげられている IgA と CD89 Fc-α receptor は免疫複合体を形成し IgA 腎症の進展に寄与する．一方，血中 soluble CD89 Fc-α receptor が高値だと IgA 腎症の進行が抑制される．

　小児の IgA 腎症に対する最適な治療法については吉川徳茂（和歌山県立医科大学）教授を中心とした全国的な治療研究（コントロールスタディ）により，明らかにされた．びまん性メサンギウム増殖を示す症例に対しては，カクテル療法［(1) プレドニン®2 mg/kg/day 分 3 にて 4 週間経口投与，その後 1 mg/kg を隔日投与，(2) アザチオプリン 2 mg/kg/day 分 1，(3) aPTT が 60 秒になるように 4 週間 ヘパリン Na「フソー」®持続静注後にトロンボテストが 30 ～ 50% になるようにワーファリン®を経口投与，(5) ジピリダモール 6 ～ 7 mg/kg/day］を 2 年間行うことにより，糸球体硬化性病変の進行を抑制することが可能である．アザチオプリンによる副作用を考慮してブレディニン 5 mg/kg/day 分 2 に変更し，ワーファリン®を使用するカクテル療法やシクロスポリンも有効である．ステロイドのみの治療では糸球体硬化病変の進行を阻止できない．一方，巣状メサンギウム増殖を示すタイプでは柴苓湯や ACEI あるいは ARB の 2 年間の投与が有効である．

　扁桃摘出術とステロイドパルス療法とを組み合せた治療法も一部有効とされる．扁桃を主体とする上気道の慢性持続感染により糸球体メサンギウムに IgA の沈着が生じることが IgA 腎症の本態である（くすぶり型糸球体毛細血管炎）との仮説に基づく治療法である．扁桃摘出術施行後にソル・メドロール®500 mg を 3 日間投与（ステロイドパルス療法．これを 1 クールとする）し，これを 3 クール施行する．以後はプレドニン®30 mg 隔日投与し，1 年間かけてゆっくりとプレドニン®の投与量を減量する．扁桃摘出術とステロイドパルス療法は順番が逆でもよい．治療効果については，糸球体障害の軽度な症例ほど蛋白尿消失率は良好で，腎機能保持率も高い．本治療法が前述のカクテル療法と同等あるいはそれ以上の効果があるとの報告がみられる．

　高血圧に対してはカプトリル®などにてコントロールを行う．高血圧やネフローゼを呈する例には食塩制限が必要である．

　急速進行性 IgA 腎症には血漿交換療法やステロイドパルス療法，その他の後療法が行われるが，腎機能予後の悪い例が多い．

　IgA 腎症の一部の患者は遺伝的要因によるため，数年という比較的短期間の治療で改善・治癒しても，再燃・再発する患者がみられる．このような場合，免疫抑制薬などを長期間使用してよいのか検討が必要である．生涯を考えた治療の検討が求められる．治療開始 2 年後の尿所見や腎機能は 5 年後にも相関しており，腎組織の Oxford 分類 M0 で eGFR $>$ 90 mL/min/1.73 m^2 の場合の長期予後は良好である．

c. メサンギウム増殖性糸球体腎炎（非 IgA 腎症）（mesangial proliferative glomerulonephritis）

メサンギウム増殖を組織学的特徴とし，蛍光抗体法にて IgA の沈着が認められない例である．IgA 腎症以外のメサンギウム増殖性糸球体腎炎の総称で，単一疾患でない．

蛍光抗体法で，IgG のみが沈着するもの（IgG 腎症と一部で呼称されている），IgM が沈着するもの（IgM 腎症として難治性のネフローゼ症候群を呈する疾患と一部で呼称されている），C3 が陽性のもの，全く蛍光抗体法は陰性のものなど様々である．臨床的にも，無症候性血尿・蛋白尿，ネフローゼ，末期腎不全まで様々な病態を示す．IgA 腎症と同様の治療が必要である．

d. 巣状分節性糸球体硬化症（focal segmental glomerulosclerosis；FSGS）

(1)学校検尿にて偶然蛋白尿を指摘されて腎生検にて診断される場合と，(2)ネフローゼ症候群を呈してステロイド抵抗性のために腎生検にて診断される場合とがある．

血尿はみられないか顕微鏡的血尿のことが多い．蛋白尿は軽度のことから，ネフローゼを呈するほどの大量の蛋白尿まで様々である．ステロイド抵抗性ネフローゼを呈する場合には数年程度の経過で末期腎不全に至る例が多いが，蛋白尿が軽度の症例は腎機能の低下が遅いことが多い．高血圧を呈する症例の腎機能予後は悪い．

本症の病因は不明である．一部は遺伝性（家族性）である．

本症の初期には糸球体の多くは正常で，髄質に近い部分の一部の糸球体（巣状〈focal〉）に分節性（segmental：糸球体のなかの一部分）の硬化性病変がみられる．糸球体末梢部分の硬化により，係蹄壁の虚脱，メサンギウム基質の増加，Bowman 嚢との癒着が生じる．上皮細胞の腫大，マクロファージ・単球の浸潤がみられる．蛍光抗体では IgM が硬化性病変に一致して沈着する．病変が進行すると分節性硬化病変が糸球体全体（global）に進展し，しかもほとんどすべて（diffuse）の糸球体に硬化性病変が認められる．原因遺伝子の明らかになった FSGS については p.102 の表 30 に示す．

蛋白尿の軽度な症例にはペルサンチン® 3 ～ 5 mg/kg/day を投与する．カプトリル® 0.5 ～ 1 mg/kg/day の併用も勧められる．ネフローゼ症候群を呈する場合には強力な治療を試みる（「ステロイド抵抗性ネフローゼ症候群」の項，表 10，p.195 参照）．

e. 膜性増殖性糸球体腎炎（membranoproliferative glomerulonephritis；MPGN），C3 腎症（C3 glomerulopathies; C3G）

膜性増殖性糸球体腎炎は腎病理組織学的に，(1)糸球体毛細血管壁のびまん性肥厚と，(2)メサンギウム細胞と基質の増加を呈する腎炎である．本症は名前の通り病理学的診断名がつけられ臨床像を考慮していない病名である．小児科領域では本症の多くは原発性であるが，B 型肝炎ウイルス関連腎症や IgA 腎症の一部が本症と類似する病理所見を呈する．成人領域では C 型肝炎ウイルス関連腎症，高月病，IgA 腎症，担癌状態など，多彩な基礎疾患を有する場合がある．

小学生以上が好発年齢で，女児に多くみられる．わが国では学校検尿の普及により，無症候性血尿・蛋白尿を指摘されて診断される例が 70% 以上を占める．欧米では，浮腫，肉眼的血尿を主訴に診断される例が多い．臨床経過は様々で，(1)無症候性血尿・蛋白尿の持続するもの，(2)急性腎炎様に発症して血尿・蛋白尿が持続するもの，(3)ネフローゼ症候群として発症しそれが持続するものなどがみられる．ネフローゼ症候群が持続する場合には，高血圧，腎機能低下を呈し，末期腎不全に至る例が多い．

持続する血尿・蛋白尿の患者で，低補体血症（CH50，C3 の低下）がみられ，各種自己抗体陰

性ならば本症を疑い，腎生検にて診断する．

腎組織は光学顕微鏡では，(1)糸球体毛細血管壁の肥厚(糸球体基底膜の二重化像〈double contour，tram track〉)がびまん性にみられ，(2)メサンギウム細胞と基質の増加が特徴的である．二重化像がすべての糸球体にみられずに巣状分節状にみられる症例が増加している(atypical MPGN，focal segmental MPGN)．さらに光顕ではメサンギウム増殖性腎炎，螢光抗体ではC3，IgG のメサンギウムへの沈着，電顕で dense deposit の内皮下への沈着を呈する例(持続性低補体血症を示すメサンギウム増殖性腎炎)も報告されている．これらの症例は臨床所見も軽度で，治療に対する反応性も良好である．MPGN は電子顕微鏡所見から I，II，III 型に分類される．

I 型は，電子顕微鏡にて，(1)内皮下とメサンギウム領域に electron dense deposit の沈着がみられる点と，(2)糸球体毛細血管係蹄壁の基底膜と内皮細胞の間にメサンギウム細胞が進入する(mesangial interposition)像が特徴的である．この所見が光学顕微鏡にて血管係蹄の肥厚，二重化像として観察される．さらに糸球体には分葉化(lobulation)がみられ，メサンギウム細胞と基質の増加がみられる．蛍光抗体では C3 が血管係蹄壁に沿って連続性に沈着し，fringe pattern(窓縁状)を呈する．C1q，C4，IgG の沈着もみられる．わが国では MPGN 全体の 80 〜 90％ が I 型である．

II 型は光学顕微鏡所見は I 型と基本的には同様であるが，メサンギウム細胞と基質の増加や二重化像の程度は I 型に比べ軽度である．電顕では糸球体基底膜の lamina densa にリボン状に電子密度の濃い沈着物(dense deposit)がみられる．蛍光抗体法では C3 の沈着が著明で，免疫グロブリンの沈着は軽度である．わが国では欧米に比べ本症の頻度が低く，MPGN 全体の 10％ 程度である．

III 型は電顕糸球体基底膜の上皮下および内皮下に沈着物がみられるものをいう．従来，MPGN I 型でも上皮下の沈着物がみられるので，病理組織学的に III 型は I 型の亜型と考えられていた．

MPGN I，II，III 型のうち蛍光抗体法にて C3 のみが沈着し，補体第 2 経路制御因子の先天的・後天的異常を有するものを C3 腎症(C3G)とよぶ(図 2)．

I 型は免疫複合体が古典系路を活性化することが原因である．また，約 20％ は C3bBb [B 因子が活性化され Bb となり，C3 が活性化されててできた C3b と結合したもので，C3bBb は C3 を活性化する convertase としての機能を有する(図 3)．通常，C3bBb は形成されても H 因子の働きですぐに失活する] に対する自己抗体 [C3 nephritic factor(C3NeF)，C3NeF は主として IgG，一部が IgM] が形成され，C3bBb と C3NeF が結合することにより C3bBb が安定し，C3 convertase 活性が持続して低補体血症を招く．一部で C3 covertase である C4b2a に結合してこれを安定化することで C3 の活性化と消費をもたらす C4 nephritic factor(C4NeF)が検出される．II 型では約 60％ の患者で C3NeF が検出される．II 型の一部は factor H の完全欠損症や C3 の SNPs(R102G，P314L)が原因である．II 型では factor H と C3 の complotype を調べる．III 型では properdin dependent C3/C5-convertase である C3bB，Bb，Properdin に結合してこれらを安定化することで C5 以下の経路を活性化する nephritic factor of the terminal pathway(NFt)が病因である．III 型の 60 〜 80％ に NFt が検出される．

種々な nephritic factor の作用の結果として生じた持続性低補体血症(低 C3 血症)は先天性 C3 欠損症と同様に，(1)生体にたえず進入するウイルスその他の様々な抗原に対する易感染性を招き，(2)免疫複合体の可溶化機能が低下し，血管壁への免疫複合体の沈着を招く可能性が推定されている．実際，II 型においては腎組織だけでなく，眼動脈への沈着による特殊な眼底所見(Descemet 膜付近の脈絡膜に生じる炎症性肥厚)がみられる．

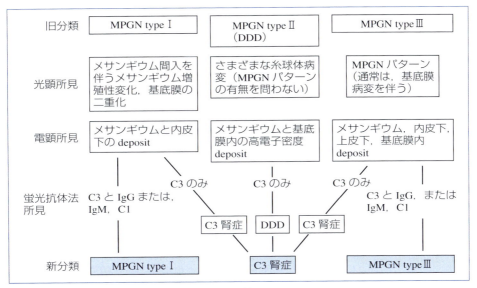

図2 MPGN(旧分類)とC3腎症(新分類)の関係
(大橋隆治：腎と透析 2015；**78**：739 より一部改変)

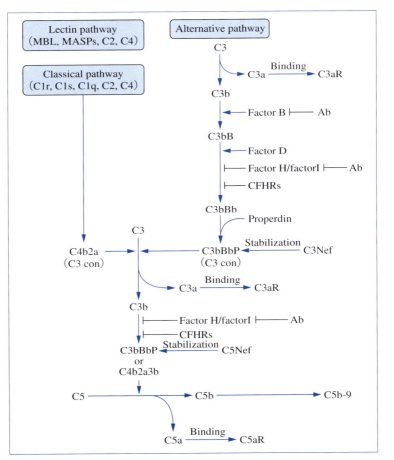

図3 補体活性化径路
Ab：抗体，C3con：C3 convertase，C3Nef：C3 nephritic factor，C5Nef：C5 nephritic factor，C3aR/C5aR：C3a receptor/C5a receptor，CFHRs：complement factor H-related proteins，MASPs：mannose-binding protein-associated serine proteases，MBL：mannose-binding lectin
(Wada T, Nangaku M.: Kidney Int 2013；**84**：441-450 より一部改変))

部分的脂肪異栄養症（partial lipodystrophy；PL）の患者の約 1/3 に MPGN が発症することが知られている．PL は Weber-Christian 病と同様に脂肪組織に対する自己抗体により脂肪組織の炎症，萎縮をきたす疾患である．本症では C3NeF が出現して adipocyte を破壊して adipsin を放出させる．adipsin は factor D と同一で，C3bBb を活性化し，低補体血症を生じさせる．

MPGN は近年，糸球体に免疫グロブリンの沈着のない C3 腎症 non-immunoglobulin-mediated C3 glomerulopathies（C3G）と，沈着のある immunoglobulin-mediated MPGN（または immune complex-associated MPGN）に分類される．C3G は電子顕微鏡所見により dense deposit disease（DDD）と C3 glomerulopathies（C3G）に分類される．米国での調査によると約 4 割が共に末期腎不全となる．C3G は factor H 欠損や factor H-related protein（CFHR）の異常が原因である．その他に，Factor B や C3b に対する自己抗体が陽性を示す自己免疫の異常が C3G と immunoglobulin-mediated MPGN の原因となる．C3G の一部には C5 convertase を安定化する C5NeF が陽性となることがある．なお C3 と C5 は分子構造が似ている．CFHR5 欠損症はキプロスに多く報告される．CFHR1 と 3 の hybrid gene（変異による融合遺伝子が形成）も本症の病因となりうる．後者は原因疾患として，B 型または C 型肝炎などの慢性ウイルス感染，慢性細菌感染，マラリア，肝疾患，自己免疫疾患（Sjögren 症候群，SLE，クリオグロブリン血症など）などに起因する．

本症に対する治療は，血尿・蛋白尿がみられる症例には，原則としてステロイドの投与を行う．（1）プレドニン® 1 〜 2 mg/kg/day（最高 40 〜 60 mg/day）から始めて尿所見，血清補体価（CH50）と C3 値を参考にして，以後ゆっくり減量する方法，（2）ステロイドパルス療法を 2 〜 3 クール施行し，以後プレドニン®の内服を行う方法などがある．factor H 欠損による C3 deposition glomerulopathy の治療として 2 週間に 1 回の新鮮凍結血漿（10 〜 15mL/kg）の静注が有効である．C5 に対するモノクローナル抗体（eclizumab）も有効である．C3G にはステロイドとミコフェノール酸モフェチルの併用療法が有用である．

学校検尿にて発見される I 型の多くは尿所見が比較的軽く，治療に対する反応性がよく，補体の正常化，蛋白尿の消失，引き続いて血尿の消失をみ，ステロイド投与 1 〜 3 年にてステロイドを終了・中止できる患者が多い．一部の患者では補体の正常化を望めない例がいて，尿所見も悪化し，腎機能の悪化もみられる．II 型の患者に予後不良例が多い．従来，本症は 10 年後に半数が腎不全に移行する予後不良の疾患とされてきたが，学校検尿の普及によりわが国においては本症を早期に発見し早期治療を行うことができていることが本症の予後を改善させていると思われる．

f. 膜性腎症（membranous nephropathy；MN）

光学顕微鏡にて，PAS 染色で糸球体係蹄壁がびまん性に肥厚し，PAM 染色にて基底膜から上皮細胞側に突出する銀陽性に染色される櫛歯状の小突起（spike）が認められる腎症である．メサンギウム細胞と基質の増加は軽微であるため，腎炎とはよばない．蛍光抗体では係蹄壁に IgG が顆粒状に沈着する．電顕では，上皮細胞側の基底膜に dense deposit がびまん性に沈着する．初期には小さく（stage I），次第に大きくなり lamina densa が沈着物の間に突出する（spike 形成）（stagen II）．さらに，lamina 自体が肥厚し deposit は lamina densa 内に埋没したようになる（stage III）．次第に deposit の密度が減少する（stage IV）．最終的にはメサンギウム基質が増えて，血管内腔が狭小化する．

発症は潜在性で，蛋白尿が次第に増加し，40 〜 75% がネフローゼ症候群を呈する．血尿は 10 〜 20% にみられるが，程度も軽い．高血圧は小児では少ない．本症の進行は比較的緩徐で，将来腎不全に移行するのは 10 〜 20% である．自然軽快する例は 40% ほどである．

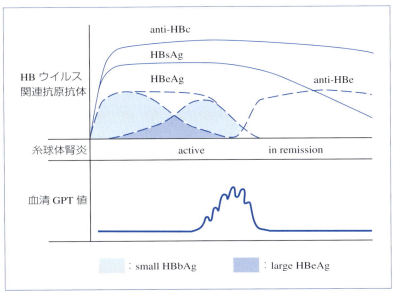

図4 HBウイルス関連抗原抗体とHBウイルス腎症の経過との関係

ネオーラル®(1.5〜3 mg/kg/day)やブレディニン®(3〜4 mg/kg/day)を併用することがある．ステロイド単独よりも免疫抑制薬を併用したほうが改善率が高い(約90%の改善率)．シクロスポリンやタクロリムスも有効とされる．

本症は成人では多く認められるが，小児では少ない．新生児に発症する本症ではpodocyteに発現するneutral endopeptidaseが，成人に発症する本症ではpodocyteに発現するtype-M phospholipase A_2 receptor 1（PLA$_2$R）が抗原となり，それに対する抗体(IgG4)により，免疫複合体が形成される．成人の膜性腎症の70%に抗PLA$_2$R抗体が検出される．血中抗PLA$_2$R抗体価が高いほど尿蛋白量が多い．メサンギウムや内皮下に沈着物を認める場合，続発性膜性腎症を疑う．その原因には，SLE等の膠原病，B型肝炎，C型肝炎などの感染症，金製剤，水銀などの薬剤などがある．腎生検検体を用いて in situ hybridization やRT-PCRの方法でB型肝炎ウイルスを証明することが可能である．その方法によればB型肝炎ウイルスのpre-S/S geneに変異をもつことが多い．一部の患者では血中C3 nephritic factorが陽性となる．

g. HBウイルス腎症(hepatitis B virus-associated nephropathy；HBVAN)

HBウイルス関連抗原と抗体からなる免疫複合体(IC)が原因となる腎炎で，本症の原因抗原としてはHBe抗原が重要である(図4)．

組織学的には微小変化型腎炎，膜性増殖性糸球体腎炎(特にⅢ型)，膜性腎症などの病理組織像を呈しうる．小児では膜性腎症の病理組織像(前記「膜性腎症」の項を参照)を呈することが最も多い．小児のHBウイルスによる膜性腎症は軽度のメサンギウム増殖を認める以外は特発性膜性腎症と差がみられない．成人では膜性増殖性糸球体腎炎の病理組織像を呈する頻度が高い．蛍光抗体法ではHBウイルス抗原のいずれかの一つあるいは複数が免疫グロブリンや補体成分を伴って，糸球体係蹄に沿って沈着する．

臨床的には無症候性血尿，血尿・蛋白尿にて学校検尿にて発見される者から，軽度の血尿を伴うネフローゼ症候群を呈する者まで多彩である．患者のほとんどが10歳前後の男児である．補体は軽度低下する場合がある．肝腫大がみられることがある．

患者の血中HBs抗原，HBe抗原およびHBc抗体は陽性で，HBs抗体とHBe抗体は陰性で

180 ■ 第2部 各論

表3 HIV患者における腎障害

付随する腎障害	a 種々の可逆性急性腎不全 b 水電解質異常，酸塩基平衡異常 c 腎感染症(細菌，真菌，ウイルス) d 腎への浸潤
HIV-associated nephropathy	a 巣状糸球体硬化症 b 免疫複合体型腎炎 c 間質性腎炎
原病と関連しない腎障害	a ヘロイン関連腎障害 b 糖尿病性腎症，囊胞腎
腎不全発症後のHIV感染	a 維持透析患者が汚染された血液あるいは血液製剤の輸血，薬剤 　静注常習あるいは性的交渉にてHIV感染を受けた場合 b 腎移植患者が移植後に汚染された血液，薬剤静注常習時の注射 　針の使い回しあるいは性的交渉にてHIV感染を受けた場合

(Rao TK：Clinical features of human immunodeficiency syndrome virus associated nephropathy. *Kidney Int* 1991：**40**：S13-S18)

ある．年齢とともにHBe抗原陽性からHBe抗体陽性となるseroconversionが起きると，AST，ALTが一過性に上昇し，以後尿所見が次第に改善し，蛋白尿は消失する．

　本症はHBe抗原抗体複合体が糸球体基底膜の内皮下に沈着することが病因である．

　沈着の機序には，(1)可溶性ICが上皮下に沈着する，(2)糸球体係蹄壁で抗原抗体が結合してICを形成(*in situ* IC)するという二つが考えられている．

　本症は診断後5〜7年で約95%が寛解するため，一般に予後はよい．ただし成人では30〜60%しかネフローゼ症候群は寛快せず，他は腎不全に進行する．ネフローゼ症候群を呈する時期には食塩制限，利尿薬内服，アルブミン補充などの保存的治療が必要な場合がある．従来用いられてきたステロイド療法はseroconversionを遅らせるために好ましくないし，ステロイドの効果もみられない例が多いことから，本症にはステロイドは使用されなくなってきている．むしろインターフェロン療法が有効である．B型肝炎ワクチンは世界的にはユニバーサルワクチンであり，わが国でも定期接種にすべきである．

h. HIV関連腎症(human immunodeficiency virus-associated nephropathy；HIVAN)

　HIVウイルス陽性患者に発症する腎症の総称である．小児には少ない．病理組織像は，(1)最も頻度が高い巣状糸球体硬化症，(2)次に頻度が高い免疫複合体型腎炎(IgA腎症，SLE類似のIgG腎症，管内増殖性糸球体腎炎など)，そして，(3)間質性腎炎など多彩である．HIVANはHIV感染状態が続き，CD4が250/μL以下となると発症することが多いが，HIV感染の初期に発症することもある．

　腎症の発症にHIVが関与しているが，成人患者のなかにはヘロイン中毒の場合があり，ヘロインの腎に与える影響も考慮しなくてはならない(ヘロイン関連腎障害)．

　巣状糸球体硬化症では血尿や高血圧を呈することが少なく，蛋白尿のみを呈する患者の蛋白尿が増加してネフローゼ症候群に至ったときに腎生検が行われると高率に本症と診断される．上皮細胞の腫大が著しく空胞を形成し細胞質内に巨大なヒアリン滴を含み，メサンギウム領域も増大する．その結果糸球体毛細血管係蹄は虚脱し，半月体に取り込まれたような像を呈する．ただし，半月体のようにみえるのは腫大したpodocyteであり，これをpseudocrescentとよぶ．このような病理組織像を示す病態をcollapsing glomerulopathyとよぶ．蛍光抗体法ではメサンギウム領域にIgMとC3が沈着する．上皮細胞数が増加する．上皮細胞の足突起の変化が

A　糸球体疾患　■　181

著しい場合には悪性巣状糸球体硬化症とよばれ，数週間から数か月の経過で急速に末期腎不全となる．巣状糸球体硬化症の発症に人種的な要因が関与することが推定されている．

　免疫複合体型腎炎は蛋白尿の程度がネフローゼ症候群を呈さない比較的軽度の患者に多くみられる．血清 γ - グロブリンが多クローン性に高値（平均血清 IgG 2,750 mg/dL，IgA 540 mg/dL）である患者が多く，しばしば各種自己抗体が陽性となる．HIV 感染により多クローン性の B 細胞活性化が生じた患者に発症する腎炎と考えられる．HIV 感染により免疫複合体が形成され，腎炎を惹起する機序が推定されている．

　間質性腎炎では尿細管の拡張が著しく，全ネフロンにわたり尿細管が拡張し，その直径は腫大した糸球体の直径以上の大きさになる（microcystic tubular dilatation）．リンパ球（CD2 陽性 CD8 陽性 T 細胞）やプラズマ細胞の間質への著しい浸潤が生じる．やはり多クローン性高 γ - グロブリン血症を呈する患者に間質性腎炎を合併する率が高い．急性腎不全を呈することが特徴的で，入院を要する HIV 患者の約 20% にみられる．尿細管壊死も認められる．HIV 感染が Sjögren 症候群に類似する T 細胞を中心とする免疫異常を起こして B 細胞を刺激して結果的に多クローン性高 γ - グロブリン血症や組織への T 細胞浸潤を起こす機序が推定される．その他，Kaposi 肉腫，腎臓癌，B 細胞性悪性リンパ腫が腎に出現することがある．

　HIV 患者における腎障害を表 3 に示す．

4. ネフローゼ症候群（nephrotic syndrome）

　糸球体上皮細胞足突起の癒合 foot process effacement は蛋白尿を生じさせる腎障害の組織学的特徴である．podocyte の endocytosis が亢進して，蛋白を基底膜側から Bowman 嚢側に運び出す機序（podocyte transcytosis）がネフローゼ症候群にて生じている可能性が指摘されている．

　わが国の小児のネフローゼ症候群の発症率は 10 万人あたり 6.5 人とされる．

a. 生後 1 年以内に発症するネフローゼ症候群
（先天性ネフローゼ症候群〈congenital nephrotic syndrome；CNS〉）

　生後 1 年以内に発症するネフローゼ症候群は年長児のネフローゼ症候群とは臨床像，腎病理

表4　生後 1 年以内に発症するネフローゼ症候群の原因

	先天性ネフローゼ症候群（生後 3 か月以内）	乳児ネフローゼ症候群（生後 4 〜 12 か月）
原発性ネフローゼ症候群	フィンランド型先天性ネフローゼ症候群 非フィンランド型先天性ネフローゼ症候群 びまん性メサンギウム硬化症 特発性ネフローゼ症候群 　（微小変化群（びまん性にメサンギウム 　　　　　細胞増殖を伴う型を含む） 　　巣状分節性糸球体硬化症	特発性ネフローゼ症候群 　（微小変化群（びまん性にメサンギウム 　　　　　細胞増殖を伴う型を含む） 　巣状分節性糸球体硬化症 　膜性腎症 　びまん性メサンギウム硬化症
二次性ネフローゼ症候群	感染症：梅毒，トキソプラズマ感染症，サイトメガロウイルス感染症，風疹，肝炎， 　　　　マラリア 水銀中毒 SLE 溶血性尿毒症症候群（HUS） 薬剤 nephroblastoma nail-patella syndrome Lowe 症候群	

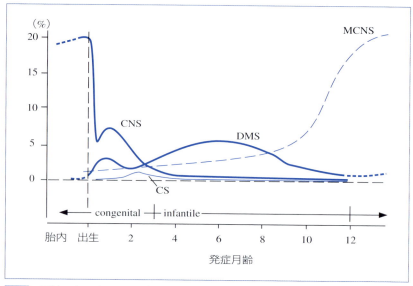

図5 月齢ごとのネフローゼ症候群の原因疾患別頻度
CNS：先天性ネフローゼ症候群，DMS：びまん性メサンギウム硬化症，CS：先天梅毒，MCNS：微小変化型ネフローゼ症候群．
(Drukker A, Gruskin AB (eds)：*Pediatric Nephrology*. 3rd ed, 1994：789 より一部改変)

組織像，治療に対する反応性などが異なり，独特の特徴を有する．そのうち，生後3か月以内に発症する場合を先天性ネフローゼ症候群(congenital nephrotic syndrome：CNS)，生後4か月から1年以内に発症する場合を乳児ネフローゼ症候群(infantile nephrotic syndrome)と臨床的に区別する．生後1年以内に発症するネフローゼ症候群の原因疾患を表4に，月齢ごとの頻度を図5に示す．遺伝的原因の明らかなCNSを表5に示す．CNSの原因となる蛋白は細胞外から情報を受け取り，podocyte内部の細胞骨格に情報を伝達するシグナル伝達の経路に関与するものが多い．この情報伝達が阻害されたり，細胞骨格維持に必要な蛋白が機能しないと，podocyteは扁平化し互いに癒合し，蛋白尿防止機序が破綻する．

1) フィンランド型ネフローゼ症候群(Finnish type nephrotic syndrome)

糸球体上皮細胞podocyteに発現する細胞接着因子のnephrinの先天的異常により蛋白の透過性が亢進し，生後3か月以内に重篤な蛋白尿，低蛋白血症を呈する常染色体劣性遺伝による疾患(*NPHS1*)である．したがって本症の多くは先天性ネフローゼ症候群であるが，比較的軽症例は生後4か月以後にも発見される．本症患児は胎児期の羊水中のα-フェトプロテインが上昇するので，本症患児を以前に出生した母親に対して妊娠13〜15週の時期に出生前診断が行われることがある．胎児肝，卵黄囊，消化器で合成されるα-フェトプロテインは分子量と荷電状態がアルブミンに類似しており，本症を有する胎児は尿中にα-フェトプロテインを胎児期から排泄するからである．

nephrinは分子量180 kDの糖蛋白で，接着分子の構造をとる(図6)．nephrinはpodocyteの足突起間のスリット膜部の細胞外部を構成する．足突起の両側から互い違いに出ているnephrin分子が先端の6個のIg様モジュールの部分で結合し，スリット膜のフィルター構造を形成する．nephrin/nephrin-like protein/podocin complexはスリット膜における受容体で，情報を受け取りそれをpodocyteの細胞骨格に伝達する(シグナル伝達〈signal transduction〉)．このシグナル伝達が正常に行われていることがpodocyteの形態と機能を正常に維持するうえで不可欠で

表5 遺伝的原因の明らかな先天性あるいは家族性ネフローゼ症候群（CNS）

疾　患	関連症状	遺伝子座	遺伝形式	遺伝子	原因蛋白
Finnish type	巨大胎盤，近位尿細管の嚢胞状拡張	19p13.1	AR	NPHS1	nephrin
FSGSを伴うCNS	同上	1q25.2	AR	NPHS2	podocin
DMS		4q21.22	AR	COQ2	coenzyme Q2 homologue, prenyltransferase
常染色体優性FSGS		17q25.1 15q22.2 12p12.3	AR AR AR	ITGβ4 MYO1E PTPRO	integrin β4 myosin 1E tyrosine phosphatase receptor 0
常染色体劣性FSGS		2q24.3	AR	TTC21B	tetratricopeptide repeat domain 21B ＊nephrocystine-12（NPHP12）と同一遺伝子
Schimke症候群		2q35	AR	SMARCAL1	chromatin-bonding protein
Drash症候群	性分化疾患，Wilms腫瘍，DMS	11p13	AR	WT1	Wilms腫瘍蛋白
Pierson症候群	小瞳孔，眼振，近視，網膜の色素減弱	3p21.31	AR	LAMB2	laminin β2
infantile sialic acid storage disorder	筋力低下，運動失調，知能障害，臓器肥大，大きな目鼻立ち	6p13	AR	SLC17A5	sialin
type 1 carbohydrate-deficient glycoprotein syndrome	筋力低下，眼振，小脳低形成，乳頭内反，肝腫大，心肥大	16p13.3-13.2	AR	PMM2	phosphomannomutase
epidermolysis bullosa		17q11	AR	ITGB4	β-4-integrin
epidermolysis bullosa/deafness		11p15	AR	CD151	tetraspanin CD151
COQ2 deficiency		4q21.23	AR	COQ2	4-hydroxybenzoate-polyprenyl transferase
神経難聴を伴うネフローゼ	神経難聴	14q24.3	AR	COQ6	ubiquinone biosynthesis monooxygenase
Leigh syndrome		6q21	AR	PDSS2	decaprenyl diphosphate synthase, subunit 2
AMRF syndrome（action myoclonus-renal failure syndrome）	ミオクローヌスてんかん	4q13-21	AR	SCARB2/LIMP2	scavenger receptor class B, member 2

CNS：congenital nephrotic syndrome, AR：autosomal recessive, AD：autosomal dominant, DMS：diffuse mesangial sclerosis.

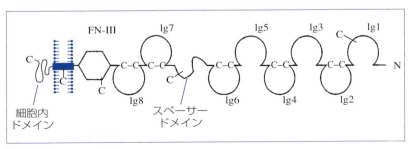

図6　ネフリンの構造
Ig：免疫グロブリン構造.

ある.

　患児の多くは妊娠37週頃にSFDにて出生する. 胎児仮死がしばしばみられる. 胎盤重量が大きく, 児の体重の1/4以上を占める.

　蛋白尿は大量で, 腹水, 全身浮腫が著明である. 血尿を呈することは少ない. 血清蛋白は1g/dL以下, 著しい低IgG血症, 血清T4低値, 著しい高脂血症, 低プラスミノーゲン血症, 低アンチトロンビンIII血症, 血小板増多症を呈する. その結果, 重篤な細菌感染症(85%の患児に髄膜炎, 敗血症, 肺炎, 腹膜炎, 腎盂腎炎が発症する. 肺炎球菌の頻度が高い), 血栓症をしばしば繰り返す. IgGの半減期は正常の乳児では21日であるが, 本症乳児では最短で1.5日である. 腎機能ははじめ正常であるが, 2〜3年後には末期腎不全へ進行する.

　腎組織の特徴的所見は近位尿細管の嚢胞状拡大(cystic dilatation)で, 胎児期から持続する高度の蛋白尿により生じた二次的変化と考えられる. この所見は他の特発性ネフローゼ症候群にもみられる. 糸球体にはメサンギウム増殖, 半月体形成, 硬化性病変(mesangial sclerosis)などの多彩な変化がみられる. 蛍光抗体所見は陰性である. 電子顕微鏡では上皮, 内皮細胞の腫大, 上皮細胞の空胞化, 足突起の癒合がみられる. これらの病理組織所見はいずれも非特異的所見である. 明らかな家族歴がない場合, 本症を診断するうえで腎生検は必要である.

　本症のネフローゼ症候群に対する有効な治療法はない. 保存的, 対症的治療を基本とする.

　浮腫に対しては低ナトリウムミルク, 利尿薬, アルブミン静注を用いる. 良好な栄養摂取を目的に食欲の低下する患者には経管栄養にて強制栄養を行うことがある. 必要エネルギーとして100 kcal/kg/dayを, 蛋白は3 g/kg/dayを確保する. 肺炎球菌による重篤な細菌感染予防にサワシリン®の予防投与を行う. 血小板増加に対して少量のアスピリン®とペルサンチン®を投与して血栓症の発症を予防する.

　腎不全に至った患者にはCAPDなどの透析療法を行う. 蛋白尿による蛋白喪失を軽減する目的で生後3か月頃に片腎摘出を行い, その後1〜2年後に腎移植を行う. 重篤な低蛋白血症の管理が困難な場合には, 両腎を摘出し, 透析療法に移行し, 体重が6 kg以上となり全身状態が改善してから腎移植を行う. 腎摘出から腎移植までの期間は1か月以上あけるのがよい.

　*NPHS1*のheterozygous mutationを有する患児はネフローゼ症候群を1〜16歳で発症し, 微小変化型または巣状分節性糸球体硬化症の組織を呈し, ステロイドやシクロスポリンに反応する例が多い.

2) びまん性メサンギウム硬化症(diffuse mesangial sclerosis；DMS)

　本症は病理組織学的にメサンギウム細胞の増加を伴わない著しいメサンギウム領域の拡大と, 肥厚した糸球体基底膜を呈し, 数か月から数年の経過で腎不全を呈する遺伝性疾患である. 多くの症例が3歳頃に末期腎不全に至る. 患者は新生児期からみられ, 6か月頃にピークがあり, 以後減少していく.

　本症の腎病理所見は極めて特徴的である. 拡張したメサンギウム基質はスポンジ状でPAS陽性に染色される線維から構成されている. 糸球体係蹄の毛細血管は虚脱してBowman嚢が拡大する. 進行すると糸球体は収縮し, その周囲を空胞に富む上皮細胞が覆う特徴的な像がみられる. 腎皮質に近い糸球体ほど病変が進行し, 髄質に近い部分の糸球体には最も病変が少ない. 蛍光抗体法ではIgM, C3, C1qがメサンギウムに沈着する. 電顕では糸球体基底膜が不規則に肥厚し, 三層からなる基底膜は電子密度の濃い部分と薄い部分とが不規則に混在するようになる. メサンギウム細胞は肥大して大量のメサンギウム基質にて周囲を取り囲まれる. 基質にはコラーゲン線維が観察される.

　DMSの一部で原因が明らかにされている小瞳孔, 虹彩低形成やその他の眼球異常を合併す

る本症（Pierson 症候群）は常染色体劣性遺伝による疾患で，その原因は laminin β_2 遺伝子（*LAMB2*）の異常である．糸球体基底膜の laminin は podocyte を支える働き（anchoring）があり，laminin が障害されることにより podocyte の脱落が生じ，糸球体全体が硬化する．さらに，anion/cation transporter である sialin 遺伝子（*SLC17A5*）の異常による infantile sialic acid storage disease は常染色体劣性遺伝による疾患で，シアル酸の全身への蓄積により知能障害，筋力低下，内臓腫大を呈して，乳児期に死亡する．腎は腫大し，podocyte，メサンギウム細胞，尿細管細胞の空胞変性と蛋白尿を呈する．より軽症を Salla 病ともよぶ．さらに Drash 症候群（腎症，Wilms 腫瘍，46,XY DSD）の腎組織所見が DMS を示すことから，Drash 症候群の原因遺伝子 *WT1* が DMS の原因の一つである．DMS 患者の 80％ が *WT1* の異常による．WT1 蛋白は transcription factor である．また，腎症状以外の臨床症状を示さない DMS 患者に *WT1* 遺伝子の異常が存在することが知られている（欧米では DMS 患者の 9％ 程度）．DMS に 46,XY DSD を呈する患者の核型は Wilms 腫瘍の有無にかかわらず 46,XY である．Drash 症候群は 3 歳までに 70％ の患者が末期腎不全となる．一般に性の分化異常が胎生初期に起きた症例ほど Wilms 腫瘍の合併が少なく，早期に末期腎不全に至る可能性が低い．

Wilms 腫瘍（Wilms tumor），無虹彩症（aniridia），泌尿生殖器異常（genitourinary abnormalities），知能障害（mental retardation）を合併する場合を，それぞれの頭文字を取って WAGR 症候群とよぶ．

phospholipase C epsilon 遺伝子の異常は DMS の原因となるが，同遺伝子の missense 変異は FSGS の腎組織病変を呈する．

DMS はステロイドや種々の治療に反応せず，高血圧を合併し，数か月から数年以内に末期腎不全に移行する．5 ～ 6 か月以内に腎不全に至る例が最も多い．低蛋白血症の程度はフィンランド型よりも軽いことが多い．ネフローゼ症候群には対症的な治療を行う．

腎不全への進行を抑える有効な治療法はない．

DMS を呈する患者の一部に Drash 症候群が発症する．Drash 症候群の約半数はネフローゼ症候群が発症してから Wilms 腫瘍が発見される．したがって，DMS 患者には腎超音波検査を定期的に行い，Wilms 腫瘍が発症しないか評価するのがよい．Wilms 腫瘍が発見された場合には腎摘出を行うが，反対側の腎に関しては同時に摘出せずに温存し，腎超音波検査にて定期的な観察を行う．

末期腎不全に至った場合には透析や腎移植が行われるが，機能の廃絶した腎を残存すると Wilms 腫瘍が発生する危険性が指摘されている．腎移植時に機能廃絶腎を摘出することが勧められる．

b. 特発性ネフローゼ症候群

ネフローゼ症候群とは肝での蛋白合成能を上回るほどの多量の蛋白が尿中に失われる結果低蛋白血症，浮腫が出現する疾患である．厚生労働省研究班と International Study of Kidney Disease in Children（ISKDC）はそれぞれ別々にネフローゼ症候群を定義している（**表 6，表 7，表 8**）．わが国で発症率は 6.49 人 /10 万人で，白人の 3 ～ 4 倍．男女比は 1.9 と男児に多い．

小児ネフローゼ症候群の原因となる疾患を**表 9** に示す．

1）ステロイド反応性ネフローゼ症候群（steroid responsive nephrotic syndrome）

本症は疾患感受性遺伝子をもつ個体に感染症などの免疫学的な刺激が加わって発症する多因子疾患である．

小児期にネフローゼ症候群を呈する疾患には**表 9** に示されるように多くの種類があるが，実

表6 ネフローゼ症候群の診断基準

A 蛋白尿
　1日の尿蛋白量は 3.5 g 以上ないし 0.1 g/kg/day，または早朝起床時第一尿で 300 mg/100 mL 以上の蛋白尿が持続する

B 低蛋白血症
　血清総蛋白量　　　学童，幼児 6.0 g/100 mL 以下，乳児 5.5 g/100 mL 以下
　血清アルブミン量　学童，幼児 3.0 g/100 mL 以下，乳児 2.5 g/100 mL 以下

C 高脂血症
　血清総コレステロール量　学童 250 mg/100 mL 以上，幼児 220 mg/100 mL 以上，乳児 200 mg/100 mL 以上

D 浮　腫

注1：蛋白尿，低蛋白血症(低アルブミン血症)は，本症候群診断のための必須条件である．
　2：高脂血症，浮腫は本症候群診断のための必須条件ではないが，これを認めれば，その診断はより確実となる．
　3：蛋白尿の持続とは 3～5 日以上をいう．
(厚生労働省特定疾患ネフローゼ症候群調査研究班)

表7 ネフローゼ症候群の診断基準

以下の 2 項目の条件を満たす場合をネフローゼ症候群とする
　1. 尿蛋白が夜間 12 時間尿について 40 mg/hr/m^2 以上が 3 日間以上持続すること
　2. 血清アルブミン値が 2.5 g/dL 以下に低下すること
(国際小児腎臓病研究班)

表8 小児ネフローゼ症候群に関連する用語の定義

ネフローゼ症候群	高度蛋白尿(夜間蓄尿で 40 mg/hr/m^2 以上)または早朝尿で尿蛋白/クレアチニン比 2.0 g/gCr 以上，かつ低アルブミン血症(血清アルブミン 2.5 g/dL 以下)
完全寛解	試験紙法で早朝尿蛋白陰性を 3 日連続して示すもの，または早朝尿で尿蛋白/クレアチニン比 0.2 g/gCr 未満を 3 日連続して示すもの
再発	試験紙法で早朝尿蛋白 3 ＋以上を 3 日連続して示すもの
ステロイド感受性	プレドニゾロン連日投与開始後 4 週間以内に完全寛解するもの
頻回再発	初回寛解後 6 か月以内に 2 回以上再発，または任意の 12 か月以内に 4 回以上再発したもの
ステロイド依存性	プレドニゾロン治療中またはプレドニゾロン中止後 14 日以内に 2 回連続して再発したもの
ステロイド抵抗性	プレドニゾロンを 4 週間以上連日投与しても，完全寛解しないもの
難治性ネフローゼ症候群	ステロイド感受性のうち，標準的な免疫抑制薬治療では寛解を維持できず，頻回再発型やステロイド依存性のままで，ステロイド薬から離脱できないもの ステロイド抵抗性のうち，標準的な免疫抑制薬治療では完全寛解しないもの

(日本小児腎臓学会：小児特発性ネフローゼ症候群診療ガイドライン 2013 より一部改変)

　際にネフローゼ症候群を呈する疾患の約 90% は原発性腎疾患であり，その 85% は微小変化型である．微小変化型ネフローゼ症候群(minimal change nephrotic syndrome；MCNS，minimal change disease ともよばれる)とは，血尿を軽度に認めるかあるいは血尿がみられず大量の蛋白尿を呈し，組織学的に糸球体病変が軽微で腎機能の長期予後が良好な疾患をよぶ．

　MCNS の 90% 以上がステロイドに反応し蛋白尿は消失する(これを寛解とよぶ)が，その 70% が再発し，20% 程度がステロイド依存性となる．MCNS 以外の組織型をとるネフローゼ症候群の一部は初期のステロイド療法に反応することがある．したがって，ステロイド反応性ネフローゼ症候群とは臨床的にはステロイドによって蛋白尿が消失するネフローゼ症候群のことで，組織学的にはその大部分(90% 以上)が MCNS で，一部にメサンギウム増殖性糸球体腎

表9 小児ネフローゼ症候群の原因疾患

原発性ネフローゼ症候群	微小変化型 巣状分節性糸球体硬化症 メサンギウム増殖性糸球体腎炎 膜性増殖性糸球体腎炎 膜性腎症
二次性ネフローゼ症候群	a. 炎症性疾患 　　SLE 　　Henoch-Schönlein 紫斑病(IgA 血管炎)性腎炎 　　Goodpasture 症候群 　　血管炎症候群(多発性動脈周囲炎，多発血管炎性肉芽腫症)
	b. 遺伝性疾患 　　Alport 症候群 　　先天性ネフローゼ症候群，乳児ネフローゼ症候群 　　nail-patella 症候群
	c. 薬剤性腎炎 　　カプトプリル 　　有機酸 　　金 　　水銀 　　ペニシラミン 　　プロベネシド
	d. 感染症 　　細　　菌：溶連菌感染後急性糸球体腎炎，細菌性心内膜炎， 　　　　　　　　シャント腎炎，結核性腎症 　　ウイルス：HB 腎症，HIV 関連腎症，サイトメガロウイルス腎炎， 　　　　　　　　EB ウイルス腎炎 　　原　　虫：トキソプラズマ腎炎，マラリア腎炎
	e. 悪性腫瘍：白血病，悪性リンパ種，癌
	f. その他 　　腎静脈血栓症 　　先天性心疾患 　　腎盂乳頭壊死

炎，管内増殖性糸球体腎炎，膜性腎症，巣状分節性糸球体硬化症などがみられる．したがって，実際的にはステロイド反応性ネフローゼ症候群とはほぼMCNSを意味すると考えてさしつかえない．成人のネフローゼ症候群では膜性腎症の頻度が高く，巣状分節性糸球体硬化症の頻度も小児より高い．

MCNS の好発年齢は 3〜6 歳で，男女比は約 2:1 である．発症年齢は患者の約 80% が 6 歳未満である．高度の蛋白尿・低蛋白血症を呈し，診断基準を満たす．血尿は発症初期にごく軽度みられることがあるが，通常はみられないことが多い．アルブミンを中心とした蛋白尿がみられ，選択性は良好である．血清総蛋白，アルブミン，γ-グロブリン(IgG, IgA)の低下，フィブリノーゲン，総コレステロール，VLDL，LDL，中性脂肪が上昇する．血清 IgM は正常あるいはやや高値，IgE も高値となる．

眼瞼・下肢脛骨前面の浮腫，腹水の出現がみられる．重症では胸水もみられる．下痢，食欲低下，腹痛などの消化器症状，腹水による腹部膨満，胸水貯留による呼吸困難が生じる．腎静脈血栓症は重症のネフローゼ症候群にしばしばみられる合併症で，側腹部痛，腎腫大，血尿，腎機能障害の原因になる．再発時に急性腎不全を発症することがあり，注意を要する．

腎生検は本症を否定する目的であるいは他の病理組織像が予想される場合に行われる．

MCNS の腎病理組織像は光学顕微鏡では明らかな変化を認めない．尿細管上皮細胞内に脂肪滴が集簇し，尿中に脂肪体がみられることから，本症を lipoid nephrosis とよぶことがある．しかしこれらの所見は本症に特異的な所見ではないので，lipoid nephrosis という用語は適切でない．通常尿細管には萎縮像はみられない．もし，尿細管萎縮がみられる場合には生検にて得られた糸球体には病変がみられなくとも巣状分節性糸球体硬化症の可能性を考慮する．蛍光抗体法では陰性を呈する．電子顕微鏡では上皮細胞足突起の扁平化と癒合が認められる．

MCNS の病理組織像の亜型として，focal global sclerosis と mesangial hypercellularity が知られている．

focal global sclerosis は尿細管萎縮などの尿細管異常がなく一つの糸球体の全部が硬化像を呈する糸球体が生検で得られた糸球体の一部にみられる病理組織をいう．硬化像を呈する糸球体は通常腎皮質の表面に近い部分にみられることが特徴的である．巣状分節性糸球体硬化症の糸球体が髄質に近い皮質にみられる点と対照的な所見である．硬化した糸球体に対応する一つのネフロン全体が萎縮する場合がある．一つの糸球体全体が硬化するのは糸球体障害が強く生じたためか，あるいは通常の老化現象のどちらかと考えられる．一つの糸球体全部に硬化像が出現する糸球体の割合が多い場合は MCNS とは別の疾患であり，腎機能予後は著しく悪い．本症の臨床経過は MCNS と差がない．

mesangial hypercellularity は diffuse mesangial hyperplasia（DMH）あるいは diffuse mesangial proliferative（DMP）glomerulonephritis ともよばれる．光学顕微鏡にてすべての糸球体のメサンギウム細胞数が増加する．蛍光抗体法では IgM がメサンギウムに沈着する．メサンギウムに浸潤するリンパ球の産生するサイトカインにより糸球体障害が発生し，それに対する反応としてメサンギウム細胞の増生が生じると推定される．本症の臨床経過は，（1）MCNS と差のみられないもの，（2）ステロイドに対する反応性が低下し，寛解を得るのにより長期間のステロイド投与が必要なもの，（3）ステロイド抵抗性で寛解を得るのに他の免疫抑制薬が必要なものなど様々である．しかし，巣状分節性糸球体硬化症とは異なり，本症では糸球体機能が低下する例は少なく，全体の臨床経過はやや重症度が高いが MCNS に類似していると考えられる．

なお，巣状分節性糸球体硬化症（FSGS）の一部に，糸球体の尿細管極 25 ％の領域に癒着や糸球体上皮細胞の尿細管上皮細胞への合流を伴う分節状硬化性病変を示す tip variant を示すものがあり，ステロイド感受性がある．

MCNS の発症機序は依然として不明である．しかし，本症では何らかの免疫異常が病因となることが推定されている．本症の発症時に，（1）CD25（IL-2 受容体）陽性，CD69（活性化マーカー）陽性の T 細胞が増加，（2）Th2 が優位を示す，（3）リンパ球由来の血管透過性因子が増加し，IL-10 や IL-13 が上昇，（4）患者の T 細胞中の IL-13mRNA の産生が増加する，（5）血清 IgG，IgA が低下し IgM が増加することなどが知られている．IL-13 を overexpress するラットでは，蛋白尿，高コレステロール血症，低蛋白血症などネフローゼを呈し，ポドサイトの癒合，nephrin・podocin・dystroglycan の発現低下をきたす．podocyte には IL-13 の receptor が存在する．また，基底膜の heparan sulfate proteoglycans（HSP）が減少するとネフローゼ症候群が発症する（EXT1/2 欠損による hereditary multiple exostoses）．末梢血 T 細胞は HSP を分解する heparanase を発現する．臨床的にも，（1）小児のネフローゼ症候群では 30 〜 60％がアトピー性皮膚炎を合併する，（2）麻疹感染により長期間の寛解が得られる患者がいる，（3）肺炎球菌に対する抵抗性が低下している，（4）成人では T 細胞機能不全を伴う Hodgkin 病の 0.4％に MCNS が合併するなど，免疫異常を示唆する証拠があげられる．TNF によって肝細胞やメサンギウム細胞から産生されるプロテアーゼ活性の亢進したヘモペキシンの血中濃度が MCNS 再発時の血清中に増加することも報告されている．ヘモペキシンは糸球体基底膜の陰イオンサイトを

減らし，podocyte の退縮をもたらす．

本症発症時には podocyte の足突起が扁平化して互いに癒合しスリット膜が分離する．podocyte のこのような形態的異常を引き起こす何らかの免疫学的異常が本症の原因として推定されている．sialidase，puromycin aminonucleoside，protamine sulfate などは動物の podocyte 表面のシアル酸を減らして，マイナス荷電を減らし，蛋白尿と podocyte の扁平化と癒合をきたす．すなわち，podocalyxin のシアル酸を減らすことが微小変化型ネフローゼ症候群の原因の一つとなりうる．また，podocyte の nephrin の発現量の低下が蛋白尿をもたらす．all-trans-retinoic acid，$1,25(OH)_2D_3$，デキサメタゾンは nephrin の発現量を増やし，一方，IL-1β，TNF-α，phorbol ester は nephrin の発現量を減少させる．さらに，NADPH oxidase inhibitor である apocynin は podocyte における endocytosis を阻害し，蛋白尿を減少させる．ネフローゼでは podocyte の glypicon-5 の発現が亢進している．

本症の治療は対症療法と薬物療法に分類される．

a）対症療法

（1）日常生活の注意

初発時の患者は入院にて検査・治療を行うのが安全である．再発の場合はこの限りではない．重篤な浮腫がみられるときは安静とするが，厳格なベッド上安静は浮腫の軽減にとっては無益であり，生活上の日常動作はできるだけ制限しない．

（2）食事療法

浮腫が著しいときは食欲が低下するので，エネルギー，蛋白は年齢相当分かその80% 程度を与えるのが原則である．高蛋白食は浮腫の軽減にならず，hyperfiltration による糸球体障害の危険性が大きい．食塩制限も必要であるが，食欲低下の原因にもなるため，調理上の工夫が必要である．水制限も"前日尿量＋不感蒸泄量（400 ～ 600 mL/m²/day）－食事内水分量"を参考に，食事以外に摂取してよい水分量を決めるが，厳しい水分制限は hypovolemia の危険性が高いので，著しい浮腫のみられるときに限って行う．

（3）感染予防

ネフローゼ症候群では腎合併症による死亡率よりも感染による死亡率のほうが高い．

浮腫のみられるときほどシャワー，短時間の入浴で皮膚の清潔を保つことが必要である．浮腫がみられるときは皮膚の細菌防御能は低下し，低 IgG 血症，ステロイドなどの免疫抑制薬の使用も加わり，菌血症，腹膜炎，皮膚化膿症，尿路感染症，関節炎，肺炎などの細菌感染症の合併が高いからである．起因菌は肺炎球菌が多く，Gram 陰性菌は少ない．

齲歯の治療や抜歯の当日には心内膜炎，脳膿瘍などの予防を目的に抗菌薬を 1 ～ 2 日投与する．細菌感染の疑いのある場合にはしかるべき血液検査，細菌培養を行い，早期に抗菌薬を投与する．

（4）浮腫の管理

重篤な浮腫は，(1)肺水腫による呼吸不全，(2)血管内脱水による低血圧，ショック，AKI，血栓形成，(3)低ナトリウム血症，(4)皮膚感染の原因になるので，厳格な管理を行う．しかし，生命の危険の少ない軽度の浮腫には厳格に対応しなくてよい．

浮腫に対しては食塩制限を原則とする．食塩制限を行っても浮腫が顕著なときには，エシドレックス® 1 ～ 4 mg/kg/day 分 3 あるいはアルダクトン A® 1 ～ 3 mg/kg/day 分 3 を投与する．これらは比較的効果が弱いので，無効の場合にはラシックス® 1 ～ 4 mg/kg/day 分 3 を併用する（図 7）．低カリウム血症，アルカローシスに注意する．V_2 受容体拮抗薬のトルバプタン 1 ～ 2 mg/kg/day 分 2 は血管内脱水を悪化させることなく利尿が得られ，Na 排泄も期待できる．ただし，胎児への催奇形性に注意する（図 8）．

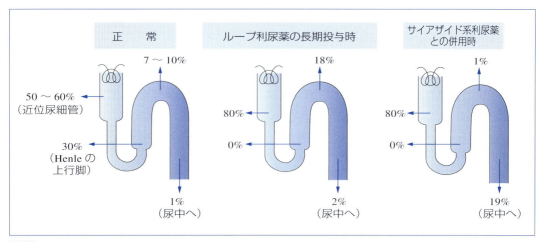

図7 ループ利尿薬とサイアザイド系利尿薬のナトリウム利尿に対する相乗効果
％は糸球体を通過したナトリウムのゆくえ（再吸収の割合）を示す．

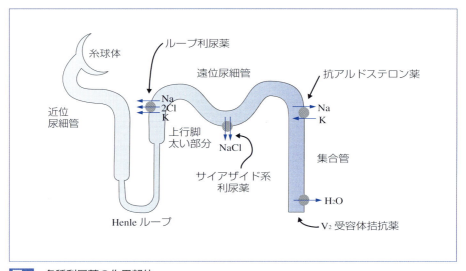

図8 各種利尿薬の作用部位
ループ利尿薬は Na/K/Cl 共輸送体を，サイアザイド系利尿薬は Na-Cl 共輸送体を，抗アルドステロン薬はアルドステロンの作用を，V_2 受容体拮抗薬は V_2 受容体をそれぞれ抑制して，利尿作用を示す．

著しい浮腫を早急に改善するにはアルブミン 1 g/kg/day を 1〜2 時間にて点滴静注後にラシックス®1 mg/kg（最高 20 mg）を静注する（ただし，血管内皮脱水があるときにはラシックス®を用いない）のが有効である．高張アルブミン製剤とラシックス®の持続静注が有効とされる．しかし，その効果は一時的で，陰性荷電の少ない静注用アルブミンは糸球体基底膜の陰性荷電の回復に悪影響を与え免疫抑制薬に対する感受性が低下するため，できるだけ乱用は避ける．volume expansion（尿中 Na 濃度 > 80 mEq/L，FENa > 0.4）が疑われる際には利尿薬の投与は有効である．

以上の治療にても効果がない著しい浮腫（anasarca）には血液透析を行って限外濾過（extracorporeal ultrafiltration method；ECUM）にて除水を試みる．体内の余分な水分を短時間に除去し，循環動態を安定化し，利尿薬に対する反応を改善する作用が期待される．ネフローゼ症候群の初発あるいは再発時に stage 2 以上の AKI が 24% に発症することが指摘されており，腎機能にも注意が必要である．

A　糸球体疾患 ■ 191

(5) 骨粗鬆症予防

成人では若年者の 80% 未満の骨密度のとき，骨粗鬆症と診断する．骨の評価には DXA（p.97 参照）のほかに，骨形成マーカー（オステオカルチン，骨型アルカリホスファターゼ）と骨吸収マーカー（NTX：I 型コラーゲンの N-telopeptide）にて評価する．アルファロール® 0.03 〜 0.05 μg/kg/day 分 1 を骨粗鬆症予防に投与する．ビスホスフォネート（年長児や成人でアクトネル® 2.5 mg，フォサマック® 5 mg，分 1 朝食前）の併用も有用である．

運動についてはできるだけ制限せず，むしろ勧めたほうがよい．ステロイドを長期投与された場合でも，連日投与をしなければ骨粗鬆症や成長障害もあまり問題にはならないことが報告されている．

b) 薬物療法

ネフローゼ症候群におけるステロイドその他の薬剤の投与方法をまとめて**図 9** に示す．

(1) 初回治療

ネフローゼ症候群患児には明らかな腎外症状を有する二次性ネフローゼ症候群，低補体血症を呈する膜性増殖性糸球体腎炎が除外でき，MCNS が疑われる場合にはまずプレドニン®を投与する．プレドニン®投与前には胸部 X 線検査，血液検査にて感染の合併のないことを確認する．ツベルクリン反応も必ず施行する．

浮腫は腸管からの薬剤吸収を低下させるので，初回寛解導入（蛋白尿を消失させ浮腫を改善させること）時にはプレドニン®を 60 mg/m²/day（80 mg/day を上限とする）分 3 にて投与する．年長児には上限を 40 mg/m²/day とすることがある．その投与期間と以後の漸減方法については種々の方法がある（**図 9**）．一般に成人に比べ小児ではプレドニン®開始から寛解までの期間は圧倒的に短い．2005 年に作成された日本小児腎臓病学会による小児特発性ネフローゼ症候群薬物治療ガイドライン（1.0 版）によれば，初発時の治療は 60 mg/m²/day 分 3 連日で 2 〜 4 週間投与後に 40 mg/m²/day 隔日朝 1 回で 4 週間投与としている．治療期間の短い ISKDC 方式の寛解導入率は 94% であるが，その後 65% は再発する．32.7% が頻回に再発する．頻回に再発する場合には ISKDC 方式の繰り返しは結果的にステロイド投与量が多くなり，副作用が出やすくなる．

初回治療時に ISKDC 方式を用いることは再発する患者と再発しにくい患者とを鑑別する方法として意味がある方法である．一方，**図 9b** のように最大量のステロイドを 4 週間投与後に 1 週間ごとに 5 〜 10 mg ずつ減量し，次に隔日投与にしてゆっくりと減量する長期漸減方式も行われる．その他，最大量を 4 週間投与せずに寛解を得てから 4 〜 7 日後から減量し 4 か月間で終了する方法もある．ステロイドによる胃粘膜障害の予防を目的にガスター®（7.5 歳 10 〜 20 mg/day，12 歳 13 〜 26 mg/day）を投与する．なお，国際方式と 24 週間かけてステロイドを漸減する方式とで比較すると，頻回再発となる率や再発までの平均期間の点で差がみられない．

(2) 再発時の治療

寛解導入後 6 か月以上経過後に再発したときには**図 9d** のように ISKDC 方式では 60 mg/m²/day 分 3 にて投与し，蛋白消失 3 日間初期投与を続け以後漸減する．筆者は初回と同様に尿蛋白消失 4 〜 7 日後から減量し，以後 4 か月かけて長期漸減方式（**図 9e**）を行っている．前述のガイドライン（1.0 版）でもはじめ 60 mg/m²/day 分 3 にて投与し，蛋白消失 3 日確認後は，40 mg/m²/day 隔日朝 1 回投与 4 週間で中止するか，6 週間かけてゆっくり減量するか，あるいは長期漸減方式でもよいとしている．

初回寛解後に減量中でステロイドを終了する前に再発した場合にはステロイド依存性のことが多いので，初回時と同様に治療し，再発時のステロイド使用量に安全量として 2.5 〜 5.0 mg/day を上乗せした量まで減量して，しばらくの期間投与する．結果的には**図 9f** の方式に近

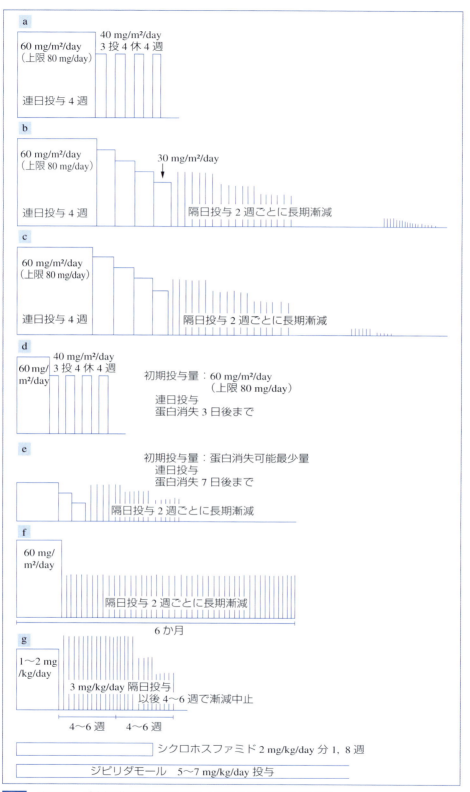

図9 ネフローゼ症候群におけるステロイドその他の薬剤の投与法

い治療法となる.

頻回再発者やステロイド依存性の患者にはネオーラル®3 ～ 5 mg/kg/day 分 1 ～ 2 にて 2 年間投与するか,またはエンドキサン®2 ～ 2.5 mg/kg/day 分 1 にて 8 ～ 12 週間投与する.ネオーラル®では腎障害の副作用を,エンドキサン®では出血性膀胱炎,顆粒球減少症,脱毛,皮膚や爪の色素沈着(melanonychia)などの副作用を定期的に評価する.出血性膀胱炎予防にはエンドキサン®の夜間就寝前の投与(多くの施設では朝の内服が多い.就寝前投与は清瀬小児病院での昔の教えである)が有効である.エンドキサン®の併用後にステロイドを中止できるステロイド依存性ネフローゼ症候群の患者は 30% 程度である.エンドキサン®使用例では成人になってから無(乏)精子症や不妊症の問題が生じる.男性のほうが女性よりも感受性が高い.エンドキサン®の総投与量が 300 mg/kg を超えないようにするのが安全である.また,エンドキサン®使用後の膀胱癌の発生についても注意が必要である.欧米ではエンドキサン®が免疫抑制薬として最も多用されるが,わが国ではネオーラル®が多用される.

エンドキサン®の使用後もステロイド依存性の状態から脱却できない場合には,低身長,骨粗鬆症,白内障,緑内障,肥満などの重大な合併症が問題となる.この場合には,ネオーラル®3 ～ 5 mg/kg/day 分 1 ～ 2 あるいはブレディニン®3 ～ 5 mg/kg/day 分 1 ～ 2 を併用してプレドニン®の減量を試みる.ただし,エンドキサン®の副作用を嫌って,ネオーラル®をはじめから使用する患者がわが国では増加している.ネオーラル®の服用は食前のほうが血中濃度が高くなる.ネオーラル®使用時には腎毒性を予防するためネオーラル®の血中濃度(トラフ値として 100 ng/mL 以下に維持する),血中クレアチニン,尿中 β_2-ミクログロブリンを定期的に評価する.内服後 2 時間目の血中濃度(C2)は,薬剤吸収のモニタリングに用いられる.C2 650 ng/mL は内服後 4 時間の吸収値($AUC_{0～4hr}$)2,000 ng・hr/mL と,トラフ値 100 ng/mL に相当するとされる.マクロライド系抗菌薬やグレープフルーツは血中濃度を上昇させる.ただし,ネオーラル®は少量投与であっても尿細管障害性があり,長期投与の安全性は確立していない.両薬剤ともに末梢血白血球数の低下に注意する.ネオーラル®の併用によりステロイドの減量が可能となる場合でも,ネオーラル®使用中止によりネフローゼ症候群は半数が再発してしまう.ネオーラル®はステロイドの副作用を軽減するためには有効な避難法である.特に成長の著しい思春期に使用することが多い.3 年間以上ネオーラル®を使用すると約 1/3 の患児に腎障害が出現しうる.ネオーラル®は少量のステロイド(0.1 ～ 0.5 mg/kg/day)と併用したほうが有効である.一般にブレディニン®のほうが免疫抑制効果が少ないかわりに副作用が少なく,比較的使いやすい薬剤である.抗 CD20 抗体であるリツキシマブ(rituximab)375 mg/m^2 の投与も有効である.ただし,進行性多巣性白質脳症,B 型肝炎ウイルスによる劇症肝炎,びまん性肺線維症,潰瘍性大腸炎の悪化,無顆粒球症(好中球 500/mm^3 未満)などの副作用がありうる.ミコフェノール酸モフェチル(セルセプト®)600 mg/m^2/day 分 2(最大 1,000 mg/day)の投与はステロイド依存性ネフローゼ症候群の寛解維持に有効である.

図 10 にステロイド反応性ネフローゼ症候群における蛋白尿発症機序と薬剤の作用部位を示す.

図 11 に免疫抑制薬の細胞内作用機序を示す.ネオーラル®は Rho GTPases の調整作用をもつ synaptopodin の calcineurin 依存性の脱リン酸化を防止することにより,ポドサイトのアクチン細胞骨格を安定化させる作用をもち,この作用が蛋白尿を減らすことになる.すなわち,ネオーラル®は T 細胞を介さずに直接ポドサイトに作用してネフローゼを寛解させる.一方,T 細胞を特異的に抑制するタクロリムス(プログラフ®)も治療薬として有効性が期待されている.

本症の予後は良好であり,死亡することは極めて少ない.死亡原因の多くは感染症,血栓症,循環不全,全身浮腫で,慢性腎不全への移行はない.免疫抑制薬を使用した患児が成人に

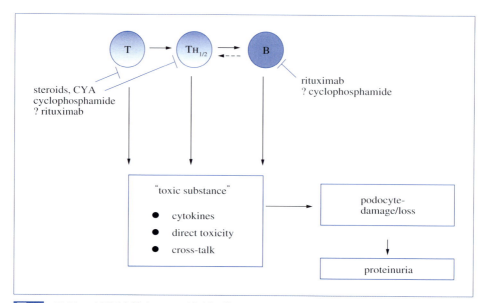

図10 ステロイド反応性ネフローゼ症候群における蛋白尿発症機序と薬剤の作用部位
CYA：cyclosporine A.
(Dötsch J, et al.：Pediatric Nephrol 2008：**23**：3-7)

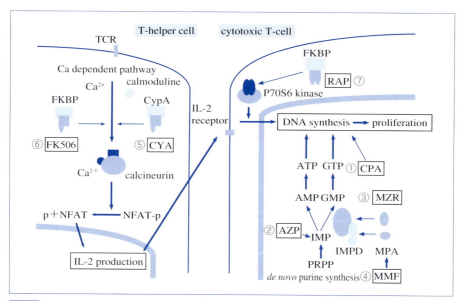

図11 免疫抑制薬の細胞内作用機序
① CPA：cyclophosphamide, ② AZP：azathioprine, ③ MZR：mizoribine, ④ MMF：mycophenolate mofetil, ⑤ CYA：cyclosporin A, ⑥ FK506：tacrolims, ⑦ RAP：rapamycin.
CypA：cyclophilin A, TCR：T cell receptor, NFAT：nuclear factor of activated T cell, NFAT-p：phosphorylated NFAT, FKBP：tacrolims binding protein, IMPD：inosine monophosphate dehydrogenase, MPA：mycophenolic acid, IMP：inosine monophosphate, PRPP：phosphoribosylpyrophosphate.
MZR, MMF, AZP, CPA は B-cell の増殖も抑制する．太い矢印は活性化，細い矢印は阻害を意味する．
(Halloran PF：Clin Transplant 1996：**10**：118-123 より一部改変)

なってから再発する率が 27〜42％ みられることが報告されている．ただし，頻回再発型にはならない．また，これらの患児が成人して子をもつ率も低い．ただし，ステロイド依存性の患児は種々の治療によってもステロイド依存性の状態を脱却できないことがあり，その頻度はス

A 糸球体疾患 ■ 195

表10 遺伝学的に原因の明らかにされた巣状分節性糸球体硬化症（FSGS）の病理組織像を呈する
ステロイド抵抗性ネフローゼ症候群（SRNS）

疾患	発症，経過，特徴	遺伝子座	遺伝形式	遺伝子	原因蛋白
家族性 SRNS/FSGS	小児期に発症し末期腎不全へ	1q25.2	AR	NPHS2	podocin
	小児期，青年期に発症し末期腎不全へ	19q13	AD	ACTN4	α-actinin 4
FSGS	小児期，青年期に発症し末期腎不全へ	6p12	AD	CD2AP	CD-2 関連蛋白
		14q32.33	AD	INF2	inverted formin 2
		11q21.1	AD	TRPC6	canonical transient receptor potential 6 ion channel
		2q35	AD	SMARCAL1	chromatin-bundling protein
		9q34.1	AD	LMXB1	limb homeobox transcription factor 1 β
		10q23.33	AR	PLCE1	phospholipase C epsilon
		4q21.23	AR	COQ2	coenzyme Q2 homologue phenyltransferase
		17q25.1	AR	ITGB4	integrin-β 4
		3p21.31	AR	LAMB2	laminin-β 2
		12p12.3	AR	PTPRO	tyrosine phosphatase receptor
		15q22.2	AR	MYO1E	myosin 1E
Fraisier 症候群	46,XY DSD, gonadoblastoma, FSGS	11p13	AD	WT1	Wilms 腫瘍蛋白
ミトコンドリア異常症	難聴，糖尿病，心筋症，podocyte のミトコンドリア異常	14q24.3	AR	COQ6	ubiquinone biosynthesis monooxygenase
		mtDNA	母系遺伝	MT-TL1	mitochondrially encoded tRNA leucin

SRNS：steroid resistant nephrotic syndrome, FSGS：focal segmental glomerulosclerosis, AR：autosomal recessive, AD：autosomal dominant, mt：mitochondria.

テロイド反応性ネフローゼ症候群の約 10% 程度と思われる.

2）ステロイド抵抗性ネフローゼ症候群（steroid resistant nephrotic syndrome；SRNS）

　小児のステロイド抵抗性ネフローゼ症候群の原因疾患は**表9**（p.187 参照）に示した原発性ネフローゼ症候群の原因疾患から，IgA 腎症，紫斑病性腎炎，Alport 症候群などの二次性ネフローゼ症候群まであり，実に多彩である．そのうち，頻度が高いのは（1）微小変化型，（2）メサンギウム増殖性糸球体腎炎，（3）巣状分節性糸球体硬化症（FSGS）の三つの組織型である．SRNS は全ネフローゼ症候群患者の約 6% とされる．

　微小変化型，メサンギウム増殖性糸球体腎炎，巣状分節性糸球体硬化症は病理学的に互いに鑑別困難な場合があり，前二者から後者へ病理組織が変化する可能性も指摘されている．FSGS の病理組織像を呈する SRNS のうち，遺伝学的な原因が明らかにされた FSGS を**表10**に示す．SRNS の原因遺伝子産物のポドサイト上の位置を**図12**に示す．

　ヨーロッパを中心とした 404 家系の SRNS 患者のうち，podocin 遺伝子 *NPHS2* の異常が 18.1% を占め最も多い．わが国では少ない．英国での 187 人の SRNS のうち，26% に原因遺伝子が同定され，頻度の高いのは NPHS1，NPHS2，WT1 の順であった．*ACTN4* の異常は podocyte 内に凝集した electron dense material を生じさせる．電子顕微鏡にてこれを証明するこ

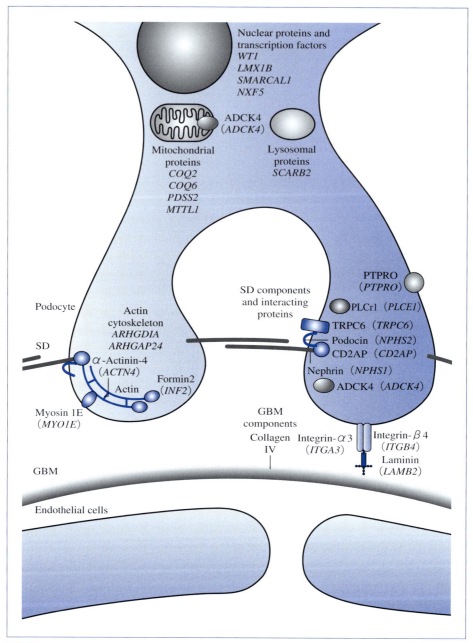

図12 ステロイド抵抗性ネフローゼ症候群の原因遺伝子産物のポドサイト上の位置
(Malaga-Dieguez L, et al：*J Clin Invest* 2013；**123**：4996-4999)

とができる．これらの疾患では podocyte の細胞骨格の維持が阻害され，蛋白尿防止機構が破綻して蛋白尿が出現するだけでなく，podocyte が基底膜から脱落して糸球体硬化が生じる．特殊な場合を除いて，podocyte は再生しない．FSGS への進展の前に podocyte depletion が生じている．20% の podocyte が失われると糸球体は硬化し始める．ステロイド抵抗性の FSGS の 27% に眼の異常 (anisometropic amblyopia, Mittendorf's dots, myopic astigmatism, exotropia) を合併する．

　NPHS2 の heterogenous variant (R229Q) を有するネフローゼ症候群では 60〜70% がステロイド抵抗性で，FSGS の組織所見を示し 30〜40% が末期腎不全に至る．ステロイド抵抗性ネフ

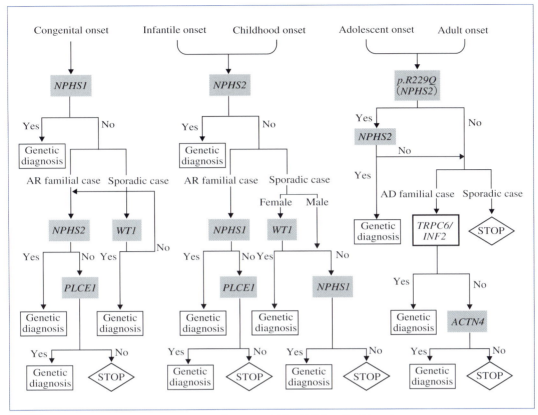

図13 ステロイド抵抗性ネフローゼ症候群における遺伝子解析のガイドライン
(Santin S, et al.: *Clin J Am Soc Nephrol* 2011；6：1139-1148)

ローゼ症候群には図13に示すような遺伝子解析のガイドラインが提唱されている.

　ステロイド抵抗性ネフローゼ症候群とはISKDCによればプレドニン®2 mg/kg/day(60 mg/m²/day)4週間とその後1.2 mg/kg隔日投与の合計8週間の治療にて寛解状態の得られないネフローゼ症候群を意味する. しかし, ネフローゼ症候群の患児にプレドニン®を最大量4週間投与しても寛解状態を得られない場合にプレドニン®を減量して4週間隔日投与するという治療方法はあまり実際的でない. 治療効果の得られなかった4週間経過時にプレドニン®を減量する勇気をもてないのが多くの担当医の実感である. したがって, ここではステロイド抵抗性ネフローゼ症候群とはプレドニン®60 mg/m²/dayを4週間投与しても寛解状態の得られないネフローゼ症候群をよぶことにする.

　ステロイド抵抗性ネフローゼ症候群の好発年齢は3～8歳で, ステロイド反応性ネフローゼ症候群のそれと差がみられない. 男女比は男児に多い. ステロイド抵抗性には, (1)初発時からステロイドに抵抗性であるもの, (2)初発時にはステロイド反応性であったが以後の再発時に抵抗性になったものがあり, 前者と後者の頻度は4:1ほどである. (2)のグループがステロイド抵抗性となるのは初発から1年以内が多い. ただし, (2)のグループのうち, 免疫抑制薬により寛解が得られ, その後の再発時にステロイド反応性となる場合がある.

　ステロイド抵抗性ネフローゼ症候群の初回発症時の腎生検組織は微小変化型(MC)と巣状分節性糸球体硬化症(FSGS)が最も多く, 次に非IgA型の増殖性糸球体腎炎(PGN)が多い. 10年後のステロイド抵抗性ネフローゼ症候群の予後は腎病理組織によって大きな差がみられる. FSGSでは約70%が末期腎不全に至る. MCとPGNの腎不全例の頻度は10%以下である. し

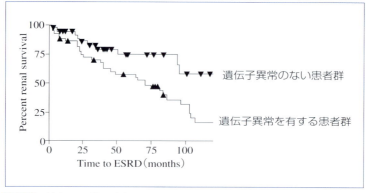

図14 遺伝子異常の有無によるステロイド抵抗性ネフローゼ症候群患児の腎予後（Kaplan-Meier 生存曲線）

(Büscher AK, et al : Clin J Am Soc Nephrol 2010 ; 5 : 2075-2084)

表11 ステロイド抵抗性ネフローゼ症候群（SRNS）に対する Mendoza のプロトコール

週	メチルプレドニゾロンパルス	プレドニゾロン内服
1〜2	30 mg/kg 隔日1回	なし
3〜10	30 mg/kg 週1回	2 mg/kg 隔日
11〜18	30 mg/kg 隔週1回	同上あるいは増減
19〜52	30 mg/kg 月1回	ゆっくりと減量
53〜78	30 mg/kg 隔月1回	ゆっくりと減量

(Mendoza SA : Pediatr Nephrol 1990 ; 4 : 303-306)

たがって，初回発症時の腎生検にて MC，PGN では腎機能予後が良好であるが，FSGS の予後は不良である．また，MC の 10〜20% は将来 FSGS が出現して末期腎不全に至る．傍髄質部に生じることが多い FSGS の硬化性病変が腎生検検体中に含まれなかったために，本来は FSGS でありながら，腎生検上 MC と診断される場合が少なくない．

　ステロイド抵抗性ネフローゼ症候群には腎生検により組織診断を行うか，重症例で腎生検の危険が高い症例には第一選択薬とされるネオーラル®を投与して，状態の改善を待って腎生検をするのが望ましい．近年遺伝子異常を伴うステロイド抵抗性ネフローゼ症候群の多くはネオーラル®にても寛解が得られないことが明らかになった．ただし，WT1 変異の患者の一部はネオーラル®にて部分寛解する．

　完全寛解したステロイド抵抗性ネフローゼ症候群はその後の再発時にステロイドに反応して寛解の得られる率が高い．さらに，まれにネオーラル®の投与にて不完全寛解あるいは無効であったものが自然寛解して，その後の再発時にステロイドに反応して寛解する例がみられる．したがって，初回の治療時にステロイド抵抗性でネオーラル®にて寛解の得られた例，あるいは自然寛解した例では，その後の再発時に再度ステロイドを試みてよい．

　ステロイド，ネオーラル®に反応せず，自然寛解にも至らず重症のネフローゼ症候群が持続する例の腎機能予後は不良で，5年ほどの経過にて腎不全に移行する例が多い．このような症例は 20 歳までに全例が腎不全に至るとの報告もみられる．特に，FSGS の約 30% がこれに相当する．遺伝子異常を有する患者の腎機能予後は不良である（図14）．このような重症例には現在確立した有効な治療法がなく，タクロリムスなどの免疫抑制薬，ステロイドパルス療法，血漿交換療法，エンドキサン®パルス療法，LDL apheresis，リツキシマブ，さらにより強力なステロイドパルス＋血漿交換＋γ-グロブリン大量療法などが試みられている．一部の例で有

A　糸球体疾患 ■ 199

表12	ステロイド抵抗性ネフローゼ症候群治療ガイドライン（日本小児腎臓病学会）

プレドニゾロン 1mg/kg　隔日朝1回投与に下記の治療を併用する

①シクロスポリン（CyA）

　3〜7mg/kg/day の CyA を投与する．投与量は以下のトラフ値を目安に調節する．

　トラフ値　100〜150ng/mL（3カ月）

　トラフ値　80〜100ng/mL（3カ月〜1年）

　トラフ値　60〜80ng/mL（1年以降）

②ステロイド大量静注療法

　メチルプレドニゾロン 20〜30mg/kg/回（最大1g）静脈内投与3回を1クールとして計1〜10クール施行する．ただしメチルプレドニゾロン投与時はプレドニゾロン投与を中止する．

①または②，または①＋②併用の治療を選択する．治療期間は6カ月〜2年間とする．寛解後の再発時は，ステロイド抵抗性から感受性に変化していることが多いので，初発時同様のステロイド投与を施行する．

効性が示されている．リツキシマブ抵抗性のネフローゼ症候群に抗 CD20 モノクローナル抗体のオファツムマブ（ofatumumab）が有効との報告もみられる．Mendoza は表11 のようなプロトコールでパルス療法を行い，2/3 に完全寛解を得，腎機能低下は 1/4 にすぎないという良好な成績を報告している．ステロイド，ネオーラル®に反応しない患者では定期的なステロイドパルス療法を加えることにより寛解が得られることがある．日本小児腎臓病学会の治療ガイドラインを表12 に示す．

ADCK4 異常による患者では，低下する coenzyme Q10 を補充することにより蛋白尿が減少する．今後，原因遺伝子に応じた治療法の開発が求められる．

カプトリル® 1〜5 mg/kg/day 分2あるいはレニベース® 0.01〜0.2 mg/kg/day 分1は腎輸出動脈の血圧を下げることにより糸球体血圧を下げ GFR を低下させることにより蛋白尿が減少するので，本症に使用されることがある．ネフローゼ症候群における血小板活性化や高脂血症が糸球体障害の原因となる可能性を考慮してペルサンチン® 3〜5 mg/kg/day 分2〜3やメバロチン® 0.02〜0.04 mg/kg/day 分3〜4を併用する．

腎不全に至った FSGS の患者に腎移植が行われるが，25% に移植腎に FSGS の再発が起き，その半数が腎死に至ることが問題である．原因遺伝子の明らかな SRNS の移植後の再発は少ないが，原因遺伝子の明らかでない SRNS の移植後の再発が高いことが知られている．したがって，原因遺伝子が明らかな SRNS（FSGS）には移植後に強力な免疫抑制が不安であり，その点で SRNS の原因遺伝子の究明には意義が認められる．

5. 急速進行性糸球体腎炎（rapidly progressive glomerulonephritis；RPGN）

急速進行性糸球体腎炎は急性腎炎様に発症後，糸球体性急性腎不全を呈して数か月以内に末期腎不全に至る予後不良の腎炎を意味する臨床診断名（症候群）である．

病理学的特徴は半月体が広範囲（50% 以上）の糸球体に出現する点で，半月体形成性糸球体腎炎（crescentic glomerulonephrtis）ともよばれる．

原因疾患は，表13 に示すように一次性，二次性を問わず半月体形成を伴う様々な腎炎の重症型が急速進行性糸球体腎炎となりうる．本症の頻度は小児では低く，男女比は 2：1 である．初診時に多くの患者に血尿，蛋白尿のほかに浮腫，乏尿，腎不全，高血圧などがみられる．

病因として，(1)抗糸球体基底膜抗体によるもの（糸球体基底膜に IgG が線状に沈着する．抗糸球体基底膜抗体の一つである IV 型コラーゲンα3 鎖の NC-domain の epitope〈28 kD monomer〉に対する抗体が糸球体基底膜と肺胞基底膜に反応して肺出血と腎炎をきたす疾患を Goodpasture 症候群とよぶ），(2)免疫複合体によるもの，(3)抗好中球細胞質抗体（anti-neutrophil cytoplasmic antibodies；ANCA）によるものが知られている（表14）．

表13　Goodpasture 症候群の原因疾患

一次性糸球体腎炎	二次性糸球体腎炎
管内増殖性糸球体腎炎	Goodpasture 症候群
膜性増殖性糸球体腎炎	感染後急性糸球体腎炎
メサンギウム増殖性糸球体腎炎	紫斑病性腎炎
（IgA 腎症を含む）	ループス腎炎
膜性腎症	壊死性血管炎
	多発血管炎性肉芽腫症
	多発性動脈周囲炎

　（1）抗糸球体基底膜抗体，免疫複合体は補体を活性化し補体による直接あるいは白血球の活性化を通じて，（2）ANCA は好中球細胞質アズール顆粒中の proteinase-3 と結合して好中球を活性化し，好中球を血管内皮細胞へ接着させ，脱顆粒，活性酸素を放出させて血管内皮障害を起こすものと推定されている．ANCA は間接蛍光抗体法による染色形態から，（1）細胞質全体がびまん性顆粒状に染色される cytoplasmic pattern をとる c-ANCA（細胞質型）と，（2）核周囲が強く染色される perinuclear pattern をとる p-ANCA（核周囲型）の 2 種類に分類される．c-ANCA の対応抗原は好中球細胞質のアズール顆粒中の proteinase-3，p-ANCA の対応抗原はミエロペルオキシダーゼ，エラスターゼ，ラクトフェリンなどである．ANCA が陽性となる腎炎を総称して，ANCA 関連腎炎とよぶ．c-ANCA は多発血管炎性肉芽腫症で，p-ANCA は半月体形成性腎炎，顕微鏡的多発動脈炎，アレルギー性肉芽腫症血管炎などで検出される．白血球が刺激された結果，細胞質内の抗原が細胞表面に提示され，血中の抗体が作用し，病気を発症させるものと推測される．

　病理組織学的に糸球体の 50% 以上に半月体（crescent）が出現する．半月体とは糸球体係蹄の外側に形成される 3 層以上の管外性細胞増殖と定義される．半月体は係蹄内の血管炎である壊死性糸球体病変に反応して形成される．半月体は Bowman 囊の一部に限局するものから糸球体係蹄の全周を覆うものまでがある．初期の半月体は細胞で構成され（cellular crescent），時間の経過とともに線維成分が増加し細胞と線維成分の混在した fibrocellular crescent，最後には細胞成分が消失して線維成分のみの fibrous crescent となる．半月体の成長により糸球体血管係蹄は圧迫されて壊死し，最終的には硬化性病変を生じる．

　糸球体障害により断裂した糸球体基底膜から血液成分が Bowman 囊に漏出し，そのなかのフィブリンが半月体形成の刺激となると考えられている．半月体を構成する細胞の大部分はマクロファージ由来の細胞と Bowman 囊を形成する壁側細胞である．

　急速に腎機能低下が進行する腎炎に対しては本症の可能性を疑い，腎生検による腎組織の検討とともに，各種自己抗体，免疫複合体，補体価などの検索を行い，原疾患を明らかにする．半月体を有する糸球体の占める割合が高い症例ほど腎機能予後が悪い．また，線維性半月体の割合が多い例や，間質線維化の占める割合が 30% 以上に及ぶ場合は腎機能障害が強く，治療効果も低い．抗糸球体基底膜抗体陽性例の予後も悪い．

　本症に対してはステロイドパルス療法，血漿交換療法，カクテル療法（ヘパリン Na「フソー」®，ペルサンチン®，プレドニン®，エンドキサン®の併用療法）などを行うが，（1）数か月以内に腎不全へ移行する例，（2）腎機能は一部改善するが腎機能障害が残存し数年後に末期腎不全に至る例が多い．ステロイドパルス療法とエンドキサンパルス療法 0.5 ～ 1.0g/m^2 を月 1 回，6 か月間点滴静注する方法も用いられる．また，発症初期に IgG 400 mg/kg/day を 5 日間投与すると感染症のリスクを減らし，治療抵抗時の改善を得ることができる．

| | | 表14 | 急速進行性糸球体腎炎の成因と特徴的所見 | |

推定病因		疾患名	特徴的所見
1. 抗糸球体基底膜抗体	a	Goodpasture 症候群	肺出血(＋)
	b	抗糸球体基底膜抗体陽性糸球体腎炎	肺出血(−)
2. 免疫複合体	a	SLE 腎炎	抗 DNA 抗体(＋)
	b	溶連菌感染後急性糸球体腎炎	抗溶連菌抗体(＋)
	c	クリオグロブリン血症性腎炎	クリオグロブリン(＋)
	d	他の免疫複合体性腎炎	細菌，ウイルス抗体(＋)
3. 抗好中球細胞質抗体	a	特発性半月体形成性腎炎	腎炎以外の症状(−)
	b	結節性動脈周囲炎	全身性壊死性動脈炎
	c	多発血管炎性肉芽腫症	肺壊死性肉芽腫
4. 原因不明	a	Henoch-Schönlein 紫斑病(IgA 血管炎)	血小板減少を伴わない紫斑

6. 二次性糸球体腎炎・腎症

a. IgA 血管炎性腎炎・Henoch-Schönlein 紫斑病性腎炎(Henoch-Schönlein purpura nephritis；HSPN)

　IgA 血管炎(IgA vasculitis，または Henoch-Schönlein 紫斑病)とは原因不明の血管炎により急激に発症する紫斑，皮下溢血に，(1)関節痛あるいは関節腫脹を伴う関節症状，(2)十二指腸を中心とする消化管出血による腹痛，血便などの消化器症状，(3)腎炎(血尿または蛋白尿，あるいは両方)の一つ以上を合併する非血小板減少性紫斑病である．血管炎の発症機序は不明であるが，細静脈を主病変とし，浸潤白血球の核崩壊像を呈する壊死性血管炎(白血球破壊性血管炎)を特徴とし，発症に IgA あるいは IgG の免疫複合体が関与するものと推定される．幼稚園から小学校低学年の小児に好発する．本症に合併する腎炎を IgA 血管炎性腎炎，Henoch-Schönlein 紫斑病性腎炎あるいは紫斑病性腎炎とよぶ．小児の二次性糸球体腎炎のなかで最も頻度が高く，臨床的に重要な疾患である．小児慢性腎不全の原因疾患の約 5% を本症が占める．なお，purpura の発音は〔pə́ːpjurə〕である．

　本症における腎炎の合併頻度は約 50% で，腎炎は紫斑の出現から 2 週以内に発症することが多い．紫斑の発症前に 75% の症例で上気道感染が先行する．紫斑の出現が関節，腹部，腎症状の出現に比べて遅れたり，あるいは紫斑がみられても正しく認識されていないと，本症の診断がつかない．したがって，原因不明の関節炎や腹痛の際には本症を疑って皮膚と尿所見を繰り返し観察したり本人や両親に問診する必要がある．紫斑の出現は一過性で，したがって腎炎も一過性の例が多い．しかし，紫斑の出現を繰り返し，そのつど腎炎が悪化する例や，年余にわたり軽度の紫斑が出現し尿所見がなかなか改善しない例もまれにみられる．腎炎発症の予防を目的に本症の早期にプレドニン®(1mg/kg/day)を投与しても腎炎発症を予防する効果はない．

　本症と組織学的に区別のできない IgA 腎症との異同がしばしば論議の的となる．蛋白尿，血尿が半年以上続くため腎生検が行われ IgA 腎症と診断されたあとに紫斑が出現し，紫斑病性腎炎に診断が変更される場合がある．IgA 腎症を紫斑病性腎炎の mono-symptomatic form と見なす意見がある．また，腎障害を呈する血管性紫斑病患者では IgA 腎症患者と同様に血中の galactose 付加のない IgAl galactose-deficient IgA1(Gd-IgA1)が高値を示すことが報告されている．Gd-IgA1 に対する抗体が形成され，その免疫複合体が腎メサンギウムに沈着することが本症の腎障害の原因とする考え方がある．

　紫斑病性腎炎の腎組織像の基本は巣状分節性の増殖性糸球体腎炎であるが，実際には多彩な

202 ■ 第2部 各論

表15 国際小児腎臓病研究班による紫斑病性腎炎の組織学的分類

grade I	minimal abnormalities
grade II	mesangial proliferation
grade III	a. focal or b. diffuse proliferation or sclerosis with ＜ 50% crescents
grade IV	a. focal or b. diffuse proliferation or sclerosis with 50 ～ 75% crescents
grade V	a. focal or b. diffuse proliferation or sclerosis with ＞ 75% crescents
grade VI	membranoproliferative like lesion

病理組織像を呈する．国際小児腎臓病研究班は六型に分類している（**表15**）．

　半月体の多い例ほど腎組織は重症で，腎不全に陥る危険性が高い．本症における腎不全移行例のほぼ全例が半月体形成例であるため，組織学的分類では半月体の存在と全糸球体に占める割合を重視していることを理解しておくべきである．

　血尿のみの症例は grade I あるいは grade II，血尿，蛋白尿のみられる症例は grade II 以上，ネフローゼ症候群や腎機能障害，高血圧を呈する症例は grade III 以上が多い．硬化している糸球体の周囲には単核球の細胞浸潤も認められる．

　腎組織の蛍光抗法の体所見はメサンギウム組織と糸球体毛細血管係蹄壁の IgA の顆粒状沈着が特徴的である．IgG，C3，フィブリノーゲンも同様に沈着する．電子顕微鏡所見は内皮下，メサンギウム領域の高電子密度物質の沈着が特徴的で，そのほかにメサンギウム細胞，基質の増加を認める．

　腎炎に対する治療は臨床症状と尿所見などの検査所見から総合的に判断して決定する．高度の蛋白尿を呈するときには食塩制限食とする．著しい血尿，蛋白尿が持続する例，高血圧を呈する例や腎機能障害例には腎生検を速やかに行い，糸球体の半月体形成率や糸球体，尿細管の組織変化を評価する．高度の蛋白尿や腎機能障害のみられる例ではできるだけ発症から速やかに，（1）シクロスポリンの投与，（2）ステロイドパルス療法，（3）ステロイドパルス‐ウロキナーゼ併用療法，（4）血漿交換療法などの強力な治療を行う．腎症の発症からすでに時間が経過し，有意の蛋白尿，血尿が引き続きみられる例には抗凝固療法やカクテル療法を試みることがある．腎症発症の予防に血液第13因子製剤が有効とはいえない．紫斑が著しくみられる場合には運動制限を行う．蛋白尿が 0.5 g/m^2/day 以下のときはペルサンチン®3 ～ 5 mg/kg/day 分2を，蛋白尿が 0.5 g/m^2/day 以上のときは，（1）ペルサンチン®3 ～ 5 mg/kg/day 分2，（2）プレドニン®1 mg/kg/day 分3連日2週間投与し，以後減量する．プレドニン®が長期に投与される場合には，ビタミンDや胃粘膜保護薬を併用する．ネフローゼ症候群や腎機能障害がみられるときは以下に記載する治療法をできるだけ腎症発症後速やかに行うことが望ましい．

(1)シクロスポリン：ネオーラル®3 ～ 5 mg/kg/day 分1 ～ 2を内服する．蛋白尿の程度をみながら3 ～ 6か月間投与し，減量する．

(2)ステロイドパルス療法：ソル・メドロール®20 ～ 30 mg/kg/day を 5% ブドウ糖液 100 mL に溶解し2時間で点滴静注(上限1 g/day)する．連続3日間を1クールとして，週1クールを3回まで．同時にプレドニン®を併用する．

(3)ステロイドパルス‐ウロキナーゼ併用療法：ウロキナーゼ 2,500 U/kg を静注後，同量のUK とソル・メドロール®20 mg/kg を 5% ブドウ糖液 100 mL に溶解し2時間で点滴静注する．連続3日間を1クールとし，週1クールを3回まで．その後は尿所見を参考に同量の

UK を単独で追加投与する．同時にプレドニン®を併用する．

(4)血漿交換療法：交換血漿量 50 ～ 100 mL/kg を目安に週 3 回，2 週間行い，以後週 1 回を 4 週間行う．ステロイドパルス療法やステロイドパルス - ウロキナーゼ併用療法を併用してもよい．

腎炎遷延例には以下の薬剤を併用する（カクテル療法）．(1)プレドニン® 1 mg/kg/day 分 3 連日投与，2 週間後隔日投与とし，以後減量，(2)ワーファリン® 0.1 mg/kg/day 分 2 連日，(3)ペルサンチン® 3 ～ 5 mg/kg/day 分 2 連日，(4)エンドキサン® 2 mg/kg/day 分 1（夜間就寝前）12 週間投与．以上の薬剤のほかに，カプトリル® 0.5 ～ 1 mg/kg/day 分 2 を加えることがある．プレドニン®が長期に投与される場合には，ビタミン D や胃粘膜保護薬を併用する．シクロスポリン少量投与も一部の症例で有効である．

高血圧が認められなければ軽度の蛋白尿がみられる場合でもできるだけ運動制限は行わない．

本症の予後は腎病理組織学的に半月体形成が多いほど悪く，臨床的には高血圧，持続する蛋白尿の程度が高いほど悪い．grade V の約 70% が末期腎不全に移行する．ただし，治療により本症の腎病理組織像は変化するので，予後判定のために繰り返し腎生検が必要な場合がある．grade V，VI は種々の治療に反応しない例が多い．

b. 溶血性尿毒症症候群（hemolytic uremic syndrome；HUS）

溶血性尿毒症症候群は微少動脈病変を伴う溶血性貧血，血小板減少，急性腎不全を三徴とする疾患である．本症は先進諸国において健康な小児に発症する急性腎不全の原因として最も頻度が高い疾患の一つである．ベロ毒素（Verocytotoxin；VT）を産生する腸管出血性大腸菌が，下痢に引き続いて発症する HUS の主要な原因である．ただし同菌が腎盂腎炎を発症したときには下痢を呈さずに HUS を起こすことがある．その他，肺炎球菌感染症（肺炎，菌血症，髄膜炎）や HIV 感染症後に発症する HUS，下痢の先行しないあるいは家族性（常染色体優性あるいは劣性）に発症する aHUS（atypical HUS）がまれに存在する．C3 低値で C4 正常値である時に aHUS を疑う．ただし，C3 低値を示すのは約半数であり，C3 正常値であっても aHUS を否定することはできない．その 1/4 は factor H 欠損が原因である．また，membrane cofactor protein（CD46 分子のこと）や factor I の欠損も原因となる．factor H や factor I の欠損による atypical HUS（aHUS），では多くが末期腎不全となる．特に factor H 欠損では 1 歳になるまでに 60% が死亡あるいは末期腎不全に至る．CD46 の欠損による atypical HUS では末期腎不全になる割合が少ない．*MMACHC*（methylmalonic aciduria cobalamin C type with homocystinuria）遺伝子の異常により白血球減少，高ホモシスチン血症，尿中メチルマロン酸高値，血中ビタミン B_{12} 正常を示す cobalamin C disorder の患児が乳児期に HUS を呈する．proteinkinase C を活性化し血栓形成を促進する diacylglycerol の分解酵素である diacylglycerol kinase ε の障害（*DGKE* の異常）も aHUS の原因となる．

1) ベロ毒素（VT）とは

VT とは培養 Vero 細胞（アフリカミドリザルの尿細管細胞）と HeLa 細胞（ヒト子宮癌由来の細胞）に不可逆的な細胞毒性を有する菌体外毒素（exotoxin）で，ごく少量をウサギに投与すると四肢のけいれんと麻痺，下痢を生じて死亡する．VT の作用の強さ，VT による臨床症状が志賀赤痢菌 *Shigella dysenteriae* が産生する強力な神経毒素あるいは細胞毒素である志賀毒素 Shiga-toxin（破傷風毒素，ボツリヌス毒素とともにヒトに最も致死活性の強い細菌毒素とされる）に類似し，また一部の VT は抗志賀毒素抗体にて中和されるため，VT は以前は志賀毒素様毒素（Shiga-like toxin）とよばれていた．VT の分子構造が解明され，その種類も多様である．マ

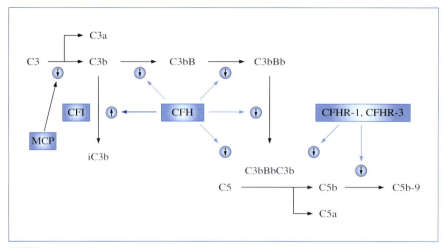

図15 atypical HUSにおける補体活性化機序
CFH：complement factor H, CFI：complement factor I, CFHR-1：CFH-related protein1, CFHR-3：CFH-related protein 3, B：complement factor B, MCP：membrane cofactor protein

ウス致死活性や Vero 細胞毒性，アミノ酸配列が志賀毒素と同一の VT1，毒素活性は VT1 よりも強くアミノ酸配列が VT1 と約 60％ の相同性しかなく共通抗原性のない VT2 のほか，VT2 類似の VT2nh や VT2p などが知られている．

　VT を産生する大腸菌を腸管出血性大腸菌（Verocytotoxin producing *Escherichia coli*：VTEC）とよぶ．VT を産生する腸管出血性大腸菌はこれまで血清型として 50 種類以上が知られている．わが国では，そのうち O 157（特に頻度が高い），O 26，O 111 の頻度が高い．1 種類の腸管出血性大腸菌は異なった種類の VT（VT1 や VT2）を同時にあるいは個別に産生することが可能である．

　VT は酵素活性を有する A ユニットと活性のない B ユニットから構成される．B ユニットが血管内皮細胞などの糖脂質受容体である glycolipid globotriaosyl ceramide（Gb3）に結合すると A，B 両ユニットともに細胞内に進入し分解されて A，B 両ユニットが分離する．A ユニットの RNA N-グリコシダーゼ活性により細胞内の 28S リボゾーム RNA の 5' 末端から 4324 番目のアデニン分子が遊離し，60S リボゾーム RNA が不活化される．その結果，細胞内の蛋白合成は阻害され，細胞死が生じる．さらに，VT は mannose-binding lectin 経路（MBL-pathway）と第 2 経路（altenative pathway）を介して補体を活性化し，血管内皮障害，フィブリン沈着，血栓形成や溶血を起こす．

　なお，同様の症状を引き起こす毒素には，Vero 毒素，志賀毒素以外に，Yersinia 毒素，Salmonella 毒素の可能性が指摘されている．Vero 毒素産生大腸菌は細胞の apoptosis 作用をもつ subtilase cytotoxin（SubAB）を産生し，SubAB が血管内皮細胞表面の *N*-glycolylneuramic acid（Neu5GC）に結合して細胞内に取り込まれ，細胞障害性を示す．牛肉は Neu5GC の供給元である．SubAB は血管内皮細胞障害性を有する toxin として注目されている．

　下痢の先行しない HUS（atypical HUS）の病因については，(1) factor H，factor I，CD46（membrane cofactor protein：MCP），complement factor H-related proteins（CFHR）などの complement regulator の異常，(2) C3 や factor B などの complement activator の gain of function mutation，(3) C3a や C5a を不活化する thrombomodulin の異常，(4) factor H に対する自己抗体（CFHR 欠損に合併），(5) diacylglycerol kinase ε の異常が知られている．factor I 欠損患者の約 30％ は factor H やその関連蛋白遺伝子の変異を有しており，atypical HUS の発症要因となっている（図 15）．aHUS の

A 糸球体疾患 ■ 205

表16 aHUS の成因と予後

異常因子	変異の影響	頻度 欧米(本邦)	血漿交換の 短期的効果	血漿交換の 長期的効果	腎移植後の 腎予後
CFH	血管内皮に結合できないことによる補体制御機能低下	20〜30% (7%)	寛解率60%	死亡または腎不全70〜80%	再発率80〜90%
Anti-CFH Ab	抗H因子抗体の出現	6% (13%)	寛解率70%	腎不全30〜40%	再発率20%
CD46, MCP	血管内皮表面の発現低下,補体制御機能低下	10〜15% (5%)	一般的に軽症	死亡または腎不全20%以下	再発率15〜20%
CFI	Co-factor 機能低下	4〜10% (0%)	寛解率30〜40%	死亡または腎不全60〜70%	再発率70〜80%
CFB	C3 convertase 安定化	1〜2% (2%)	寛解率30%	死亡または腎不全70%	再発の報告あり
C3	C3b 不活化低下	5〜10% (42%)	寛解率40〜50%	死亡または腎不全60%	再発率40〜50%
THBD	C3b 不活化低下	5% (7%)	寛解率60%	死亡または腎不全60%	再発の報告あり
DGKE	DAG シグナルによる血栓形成	不明,2013年に13例の報告(1例)	不明	20歳までの腎不全が多い	再発のリスクは低い
PLG	血栓形成	5%? (報告なし)	不明	不明	不明

凡例：CFH：complement factor H, MCP：membrane cofactor protein, CFI：complement factor I, CFB：complement factor B, THBD：thrombomodulin, DGKE：diacylglycerol kinase ε, PLG：plasminogen
〔香美祥二他：非典型溶血性尿毒症症候群(aHUS)診療ガイド 2015〔https://cdn.jsn.or.jp/guideline/pdf/ahus_2016-2.pdf〕〕

表17 血管内皮障害性を有する物質

Verocytotoxin(VT)	phospholipase D
Shiga toxin	mitomycin-C
neuraminidase	cyclosporin A
lipopolysaccharides	

成因と予後について**表16**に示す．一部に，新鮮血漿の定期的輸血により，HUS の発症を予防できる病気が知られている(familial TTP)．本症は von Willebrand factor(vWF) を断裂する ADAMTS13(ADAM metallopeptidase with thrombospondin type 1 motif.13)の先天的欠損により大きなサイズの vWF が生じて，血管内に血栓を生じることが原因である．ADAMTS13 蛋白は主として肝で，一部血管内皮細胞，血小板，近位・遠位尿細管細胞で産生される．重症の肺炎球菌感染症では一過性に ADAMTS13 の欠乏による HUS が発症する．

2) HUS における腎障害のメカニズム

HUS 急性期の腎では，血管内皮細胞が腫大し基底膜から内皮細胞が剥離し，二次的に血小板やフィブリンが血管内に沈着している．この腎における血管病変の主たる部位によって，HUS は，(1)太い血管を中心に病変が生じる結果，広範囲な腎皮質壊死を生じ，高血圧，回復不能な腎不全をもたらす血管型(vascular type)，(2)糸球体に近い比較的末梢の血管に病変が生じ，腎不全の程度も軽く回復可能な糸球体型(glomerular type)，(3)両者の混合型の三型に分類

されている．このような病理学的変化は，ヒトの腎血管内皮細胞に VT のレセプターである Gb3 が大量に存在することから説明可能である．糸球体毛細血管の Gb3 は成人よりも小児の発現量が多い．

表 17 に血管内皮障害性を有する物質を示す．主として薬剤が原因となる HUS の病態の理解に有用と思われる．

一方，赤血球の膜表面にも Gb3 が存在し VT が結合する．血管内溶血は大量のヘモグロビンを産生し，その oxidant 作用により糸球体，尿細管障害が生じるため，溶血は HUS における腎障害の原因として考慮しなくてはならないものの一つである．さらに，腸管出血性大腸菌は VT 以外にこれまで知られていない溶血毒を産生する．

HUS の急性期には末梢血白血球数が増加したり，糸球体内に局所的に多核白血球が増加する．末梢血白血球数の増加が著しい患者ほど腎障害が重篤であることが指摘されており，白血球の産生する lipoperoxidase product も糸球体内皮細胞障害の原因となる．VT は補体 alternative pathway を活性化してポドサイトを直接障害することが動物実験にて確認されている．

本症における腎障害の中核は Vero 毒素による糸球体血管の内皮障害である．大腸菌由来の lipopolysaccharide は血管内皮細胞の Gb3 の発現を誘導する．さらに，(1)HUS 急性期の尿中には β_2- ミクログロブリンが著しい高値を示す例が多いこと，(2)HUS の一部の症例が非乏尿型の急性腎不全を呈すること，(3)HUS の回復期の腎生検では尿細管壊死がみられることなどから，HUS の急性腎不全成立に尿細管障害が関与する．Gb3 は近位尿細管細胞に存在する．VT により尿細管の透過性が亢進し，腎間質の浮腫や壊死が生じて急性腎不全を発症するメカニズムが存在する．動物種によって VT 感受性や VT の臓器障害性には差がみられ，マウスに VT を投与すると下痢・血便は呈さないが急性尿細管壊死を起こして死亡する．ヒトの腎では VT レセプターは腎血管内皮細胞よりも尿細管上皮細胞のほうが VT との親和性が高い．

日本人の血清 VT1 抗体(IgG 抗体)価は新生児期，乳児期において高い(母親からの移行抗体のため)が，1 歳から 5 〜 6 歳に最も低値あるいは陰性となり，その後抗体価が上昇する．ただし，ヒトは VT2 抗体をつくれない．VT2 が CD77 などの抗体形成に関与する B 細胞を破壊するからである．

肺炎球菌感染後に発症する HUS では，肺炎球菌が産生する neuraminidase が細胞傷害性を呈するためである．

下痢に続発する HUS の初期には補体第 2 系路(alternative pathway)が活性化され，血中 Bb, C5-9 の濃度が上昇する．

3) HUS の腎外合併症の重要性

適切な輸液管理，透析療法により HUS による急性腎不全死は現在では激減している．

反対に，虫垂や大腸の消化管穿孔や急性脳症，心不全による死亡率は依然として高く，現在最も重要な臨床上の課題である．それらの発症の病態生理については不明な点が多いが，臓器障害の原因は VT による直接的障害と考えられる．すなわち，VT は程度の差こそあれ腎や血液細胞だけでなく Gb3 を発現する全身臓器をターゲットとする．2011 年に発生した富山県での集団感染は O111 が原因で，中枢神経障害を合併した割合が高かった．

4) HUS の治療

発症後の治療は基本的には対症的である．「溶血性尿毒症症候群の診断・治療ガイドライン」(平成 25 年版)を参考にして，治療にあたっていただきたい．

急性腎不全に対しては速やかな透析療法(腹膜透析，血液透析)，高血圧に対する有効な降圧

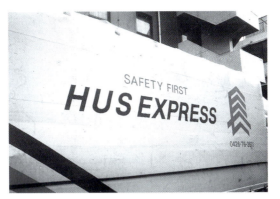

図16 HUSの治療も安全第一に
引っ越し作業中のトラック(H運送サービス)のボディー側面に描かれているように，HUSの治療も安全第一を心がけたい．

療法(カルシウム拮抗薬，ACE阻害薬が有効)，重症貧血に対する輸血などを行う．

本症の腎不全の存在に気づかずに，ソリタ®T3などの低張性の輸液を行い低ナトリウム血症を招くことが少なからずあるので注意する．また，輸液量も多くなっていることがしばしばみられる．過剰輸液は水中毒の原因となり，神経症状誘発の一因となりうることに注意する．中枢神経障害は脳内における高サイトカイン血症が原因の一つとなっている可能性があり，メチルプレドニゾロンパルス療法や血漿交換療法が行われることがある．

下痢に引き続いて発症するHUSの急性期の死亡率は現在では10%以下である．一方，下痢の先行しないHUSの死亡率は約40%と高値である．

神経症状に対しては原因を明らかにして(脳内出血，毒素による脳障害，脳浮腫，水中毒など)，原因に応じて対応するとともに，呼吸停止に備えてICU管理ができるように準備する．

HUSの治療も安全第一を心がけたい(図16)．factor H欠損によるatypical HUSには肝腎同時移植が有効である．ヒト化抗C5抗体であるエクリズマブ(eculizumab；Soliris®)も一部のaHUS患者に有効である．効果がある場合，エクリズマブ投与後1～2週間で血小板数が回復し，血清LDHが低下する．こうした効果が得られない場合には，診断と治療法について再検討する．*MMACHC*遺伝子の異常によるHUSにはhydroxycobalaminの静注が有効である．factor Hに対する自己抗体高値(＞1,000AU/L)例には，血漿交換＋プレドニン®＋エンドキサンパルス療法の後，プレドニン®＋MMF併用療法が行われる．エクリズマブはmembrane attack complex形成阻害作用があり，莢膜を有する細菌感染症(髄膜炎菌，肺炎球菌，インフルエンザ菌b)のリスクを増強する．ワクチン接種や抗菌薬の予防投与について検討する．

5) VTEC感染予防の重要性

1996年の岡山や大阪での学童を中心としたHUS患者の大量発生は給食が原因と推定されている．牛肉や牛の肝臓などの内臓はVTECに汚染されている可能性があり，ウシの糞便に汚染された水や食物も感染源になりうる．牛肉やその内臓は十分加熱すること，ウシの糞便による食品汚染を防止するなどの予防が最も重要である．

c. 膠原病，自己免疫疾患による腎炎

1) SLE腎炎(ループス腎炎〈lupus nephritis〉)

lupusとは狼のことである．SLE腎炎は流血中のDNA-抗DNA抗体やヒストン-抗ヒストン抗体などの免疫複合体あるいは局在性(*in situ*)免疫複合体の糸球体への沈着により補体ならび

208 ■ 第2部 各論

表18 各種膠原病における自己抗体検査所見

	SLE	関節リウマチ	多発性筋炎 / 皮膚筋炎	Sjögren 症候群
抗核抗体	+	+	+	+
リウマトイド因子	+	+	+	+
抗 DNA 抗体	+			
抗 dsDNA 抗体	+			
抗 ssDNA 抗体	+	+		+
抗 RNP 抗体	+		+	
抗 Sm 抗体	+			
抗 SS-A 抗体	+	+	+	+
抗 SS-B 抗体	+			+
抗 Jo-1 抗体			+	
抗 CL・β_2GPI 抗体	+			
抗 deoxyribonucleases 抗体	+			

に炎症細胞が活性化され，血小板機能が亢進し，一部では抗カルジオリピン抗体をはじめとする抗リン脂質抗体（β_2- グリコプロテイン I などのリン脂質結合蛋白がリン脂質に結合し分子構造が変化することによって出現したエピトープに対する抗体）の血管内血栓が加わり形成される腎炎である．免疫複合体が形成されるのは本来トレランスの状態にある自己抗原反応性 T 細胞が何らかの機能異常により自己抗原に反応して B 細胞から自己抗体が産生されるからである．通常は循環血液中に存在しない核内の抗原に対して免疫反応が生じ，核内の構造体や核ドメインの分子が標的となる機序は明らかでない．SLE では I 型の interferon（IFN）pathway が活性化している．SLE を含む各種膠原病にみられる自己抗体検査所見を**表18** に示す．SLE の半数以上は 1 回以上の再燃を経験する．SLE は再燃を的確に捉えることが重要で，活動性を正しく把握する．抗 dsDNA 抗体は annexin II の作用にてメサンギウム細胞に結合し，IL-6 の産生を促進する．平成 23 年度にはわが国では約 6 万人の SLE 患者が登録され，男女比は 1：9 〜 10 である．

小児期 SLE は成人に比べ活動性が強く，90% 以上の患者が腎炎を発症する．腎炎の活動性も成人に比べ重症である．腎炎の臨床病型は多彩で，急性腎炎症候群，ネフローゼ症候群，慢性腎炎，急速進行性腎炎，急性腎不全，慢性腎不全などの病態をとりうる．血尿や蛋白尿などの尿所見がみられない場合でも腎には病変がみられる．なお SLE の原因は多彩である．アポトーシスをきたした細胞の処理機構の異常と，それに伴う異常免疫反応が主たる原因と想定されている．SLE の疾患感受性遺伝子を**表19** に示す．デオキシリボヌクレアーゼ I 遺伝子（*DN-ASE1*）の異常による SLE が全患者の 1% に，また 3′-5′DNA exonuclease 遺伝子の *TREX1* の異常による SLE が全患者の 2% に認められる．interferon regulatory factor 5 遺伝子（*IRF5*）の固有な haplotype をもつ者，integrin α5 遺伝子（*ITGAM*）の多型をもつ者，B-cell scafold protein with ankyrin repeats 遺伝子（*BANK1*）の多型をもつ者，TNF superfamily 遺伝子（*TNFSF4*）の多型をもつ者は SLE 発症のリスクが高い．N-glycans を N-linked glycans に変化させる α-mannosidase（α M-II）の欠損は腎にて N-glycans を蓄積させる．免疫システムの mannose-binding lectins は *N*-glycans を非自己と判断し，monocyte chemoattractant protein-1（MCP-1）をメサンギウム細胞が産生し，macrophage を活性化させる．

本症に特異的な腎の病理学的特徴は，（1）糸球体係蹄壁が内皮下の巨大な沈着物により著しく肥厚した wire loop 病変，（2）白血球などの核の崩壊物がメサンギウム細胞に貪食されたもの

A 糸球体疾患 ■ **209**

表 19 **SLE** の疾患感受性遺伝子

原因遺伝子	蛋白名	遺伝子座
HLA-DR2	major histocompatibility complex, class II DR beta2	6q21.32
HLA- DR3	major histocompatibility complex, class II DR beta3	6q21.32
C2	complement factor 2	6p21.32
C4	complement factor 4	6p21.32
C1q	complement factor 1q	1p36.12
FCGR2A	Fc fragment of IgG receptor IIa	1q23.3
FCGR3A	Fc fragment of IgG receptor IIIa	1q23.3
FCGR2B	Fc fragment of IgG receptor IIb	1q23.3
FCGR3B	Fc fragment of IgG receptor IIIb	1q23.3
PDCD1	programmed cell death 1	2q37.3
PTPN22	protein tyrosine phosphatase, non-receptor type 22	1p13.2
IRF5	interferon regulatory factor 5	7q32.1
IRF8	interferon regulatory factor 8	16q24.1
TYK2	tyrosine kinase 2	19p13.2
STAT4	signal transducer and activator of transcription 4	2q32.2
IRAK1	interleukin 1 receptor associated kinase 1	Xq28
TREX1	three prime repair exonuclease 1	3p21.31
MECP2	methyl-CpG binding protein 2	Xq28
TNFSF4	TNF superfamily member 4	1q25.1
TNFAIP3	TNF alpha induce protein 3	6q23.3
CRP	C-reactive protein	1q32.2
ATG5	autophagy related 5	6q21
PTTG1	pituitary tumor-transforming 1	5q33.3
UBE2L3	ubiquitin conjugating enzyme E2 L3	22q11.21
PXK	PX domain containing serine/threonine kinase like	3q14.3
PHRF1	PHD and ring finger domain 1	11p15.5
ICA1	islet cell autoantigen 1	7p21.3
NMNAT2	nicotinamide nucleotide adenylyltransferase 2	1q25.3
ITGAM	integrin subunit alpha M	16p11.2
BLK	BLK proto-oncogene, Src family tyrosine kinase	8p23.1
BANK1	B cell scaffold protein with ankyrin repeats 1	4q24
TNIP1	TNFAIP3 interacting protein 1	2q35
CTLA4	cytotoxic lymphocyte-associated 4	2q33.2
TREX	3-prime repair exonuclease 1	3p21.31
DNASE1	deoxyribonuclease 1	16p13.3
DNASE1L3	deoxyribonuclease 1 like 3	3p14.3
LYN	LYN proto-oncogene, Src family tyrosine kinase	8q12.1
SPP1	secreted phosphoprotein 1	4q22.1
IRAK1	interleukin 1 receptor associated kinase 1	Xq28
IL10	interleukin 10	1q32.1
IL2	interleukin 2	4q27
IL21	interleukin 21	4q27
CD40	CD40 molecule	20q13.12
CD44	CD44 molecule	11p13
TRAF3IP2	TRAF3 interacting protein 2	6p21
TLR7	Toll like receptor 7	Xp22.2
IFIH1	interferon induced with helicase C domain 1	2q24.2
HCP5	HLA complex P5	6p21.33

表20 International Society of Nephrology/Renal Pathology Society（ISN/RPS）によるループス腎炎の2003年分類

Ⅰ型　微小メサンギウムループス腎炎

光顕において糸球体は正常であるが，蛍光抗体法ではメサンギウムに免疫沈着物が認められる

Ⅱ型　メサンギウム増殖性ループス腎炎

光顕でメサンギウムに限局した細胞増殖（程度は問わない）もしくはメサンギウム基質の拡大が認められ，メサンギウムに免疫沈着物が認められる．蛍光抗体法あるいは電顕において孤立性の上皮ないし内皮下沈着物がわずかに認められる場合もあるが，光顕では認められない

Ⅲ型　巣状ループス腎炎*¹

活動性もしくは非活動性，分節性ないし全節性，管内性ないし管外性の巣状糸球体腎炎で，全糸球体の50%未満に病変が認められる．典型例では巣状の内皮下免疫沈着物が認められ，メサンギウム変化は伴う場合と伴わない場合がある
　　Ⅲ（A）　活動性病変：巣状増殖性ループス腎炎
　　Ⅲ（A/C）活動性および慢性病変：巣状増殖性および硬化性ループス腎炎
　　Ⅲ（C）　糸球体瘢痕を伴う慢性非活動性病変：巣状硬化性ループス腎炎

Ⅳ型　びまん性ループス腎炎*²

活動性もしくは非活動性，分節性ないし全節性，管内性ないし管外性のびまん性糸球体腎炎で，全糸球体の50%以上に病変が認められる．典型例ではびまん性の内皮下免疫沈着物が認められ，メサンギウム変化は伴う場合と伴わない場合がある．この型は，病変を有する糸球体の50%以上が分節性病変を示すびまん性分節性（Ⅳ-S）ループス腎炎と，病変を有する糸球体の50%以上が全節性病変を示すびまん性全節性（Ⅳ-G）ループス腎炎に分けられる．分節性とは，病変部分が糸球体係蹄の半分未満の糸球体病変と定義される．びまん性のワイヤーループ状沈着物を有するが，糸球体増殖は軽度あるいは存在しない症例もこの型に含まれる
　　Ⅳ-S（A）　活動性病変：びまん性分節性増殖性ループス腎炎
　　Ⅳ-G（A）　活動性病変：びまん性全節性増殖性ループス腎炎
　　Ⅳ-S（A/C）活動性および慢性病変：びまん性分節性増殖性および硬化性ループス腎炎
　　Ⅳ-G（A/C）活動性および慢性病変：びまん性全節性増殖性および硬化性ループス腎炎
　　Ⅳ-S（C）　瘢痕を伴う慢性非活動性病変：びまん性分節性増殖性ループス腎炎
　　Ⅳ-G（C）　瘢痕を伴う慢性非活動性病変：びまん性全節性増殖性ループス腎炎

Ⅴ型　膜性ループス腎炎

光顕により，あるいは蛍光抗体法ないし電顕により，全節性または分節性の上皮下免疫沈着物もしくはそれらによる形態的帰結が認められる．メサンギウム変化は伴う場合と伴わない場合がある．Ⅴ型ループス腎炎はⅢ型もしくはⅣ型と複合する場合があり，その場合には両者を診断名とする．Ⅴ型ループス腎炎は進行した硬化性病変を示す場合がある

Ⅵ型　進行した硬化性ループス腎炎

糸球体の90%以上が全節性硬化を示し，残存腎機能は認められない

尿細管萎縮，間質の炎症と線維化，動脈硬化および他の血管病変の程度（軽度，中等度，高度）についても明記すること．
＊1：活動性病変および硬化性病変を有する糸球体の割合を明記すること．
＊2：フィブリノイド壊死および（または）細胞性半月体を有する糸球体の割合を明記すること．
（山田　明：SLE腎症．腎臓病．先端医学技術研究所，2005：124-128）

（LE細胞の組織内表現と考えられている）の二点である．さらに，（1）蛍光抗体法にて各種免疫グロブリン（IgG，IgA，IgM），補体（C1q，C4，C3），フィブリノーゲンが，メサンギウム，糸球体血管係蹄に沈着する，（2）電顕にてメサンギウム，内皮下，上皮下に沈着物を認めるなどの組織学的特徴を有する．

　SLE腎炎の組織分類（2003年分類）（**表20**），活動性および慢性病変の定義（**表21**），病変の定義（**表22**）を示す．SLE腎炎は単一の疾患でありながらあらゆる組織型をとりうる点で，原発性糸球体腎炎と著しく異なる．種々の組織型が生じるのは免疫複合体の腎組織への沈着部位による差に由来する．Ⅰ，Ⅱ型はメサンギウムへの，Ⅲ，Ⅳ型は内皮下への，Ⅴ型は上皮下への免疫複合体の沈着による．免疫複合体の沈着部位の優位性により組織病型が決定されるが，他

A　糸球体疾患　■　211

表21　活動性病変と慢性病変の定義

活動性病変	毛細血管内腔の狭小化を伴う管内細胞増殖性病変で，白血球病変を伴っても伴わなくてもよい 核崩壊 フィブリノイド壊死 糸球体基底膜の断裂 半月体，細胞性もしくは線維細胞性 光顕で同定され得る内皮下沈着物(ワイヤーループ) 管腔内免疫沈着物(ヒアリン血栓)
慢性病変	糸球体硬化(分節性，全節性) 線維性癒着 線維性半月体

(山田　明：SLE 腎症. 腎臓病. 先端医学技術研究所，2005：124-128)

表22　SLE 腎炎の病変の定義

びまん性	大半(≧ 50%)の糸球体(個数)を障害する病変
巣　状	50% 未満の糸球体(個数)を障害する病変
全節性	1 個の糸球体係蹄の半分以上を障害する病変
分節性	1 個の糸球体係蹄の半分未満を障害する病変(すなわち，糸球体係蹄の少なくとも半分は正常)
メサンギウム増殖	3 ミクロン厚切片で，メサンギウム領域当たり少なくとも三つのメサンギウム細胞が認められる場合
管内増殖	メサンギウム細胞，内皮細胞および浸潤単球の各細胞数増加により生じ，糸球体毛細血管内腔の狭小化をもたらす管内細胞増殖
管外増殖あるいは細胞性半月体	糸球体嚢全周の 1/4 以上を占め，2 層を超える細胞層からなる管外細胞増殖
核崩壊	アポトーシス，濃縮および断片化を生じた核の存在
壊　死	核の断片化あるいは糸球体基底膜の断裂を特徴とする病変で，しばしばフィブリンに富む物質を伴う
ヒアリン血栓	均一な高度を有する毛細血管内の好酸性物質で，免疫蛍光法により免疫沈着物からなることが示されている
病変を有する糸球体の割合	ループス腎炎に障害された糸球体の割合を示すためのもので，ループス腎炎により硬化を生じた糸球体を含むが，ループス腎炎とは別の血管性病態血管病変により灌流不良となった虚血糸球体は除外される

(山田　明：SLE 腎症. 腎臓病. 先端医学技術研究所，2005：124-128)

の組織型の要素も内在していることが大きな特徴である．したがって，典型的な組織型を示さずに複数の組織型を示す症例が少なくない．

　以上述べたように，SLE 腎炎の組織型には，(1)多様性，(2)非定型性，(3)組織型間の移行の三点の特徴があることを強調したい．

　組織分類とともに活動性，慢性化の程度を知ることが，予後を知り治療方針を決定するうえで重要である．疾患活動性の変化により免疫複合体の沈着様式が推移するため，組織病型も推移する(たとえば，増悪により I，II 型から III，IV，VI 型へ，治療により III，IV 型から Ib，II，V 型へ)．

　SLE は，アメリカリウマチ協会の SLE 診断基準 11 項目のうち 4 項目以上を満たすときに診断される．小児の SLE のうち低補体血症は 90% 以上の患者に認められる．この診断基準は，(1)臓器障害の特徴的症状を示さない例や，活動性の低い症例では長期間観察しないと診断基

準を満たさない症例があること，(2)SLE 以外の患者でも診断基準を満たす者がいることなどの欠点がある．患者は思春期前後の女児に多い．

SLE 腎炎に特徴的な臨床所見を以下にまとめる．

(1)尿所見：蛋白尿(組織病型と重症度に関係し，活動性には無関係)，血尿，白血球尿(単核球が主体)，円柱尿(赤血球円柱，顆粒円柱)などの多彩な尿所見(telescoped sediment ＝活動性を示唆)を呈する．

(2)血液検査所見：自己抗体陽性(SLE に特異的な抗二重鎖 DNA 抗体が陽性，他の膠原病でも陽性となる抗核抗体陽性，抗カルジオリピン抗体陽性となることもある)，LE 細胞陽性，低補体血症(C3，C4 ともに低下する．したがって CH50 も低下する．活動性の指標として最も信頼性が高い．先天的に C4 が部分欠損している患者の場合には治療によっても C4 が正常値にならない，また C1，C2 欠損症では同様に CH50 が正常値にならないので注意する)，血中免疫複合体陽性(SLE 腎炎の活動期にみられる)など．抗二重鎖 DNA 抗体は糸球体基底膜の nucleosome を認識する．

血清補体価(CH50)，C3，C4，抗 DNA 抗体価，免疫複合体を活動性の指標として，治療の目安とする．尿所見は活動性の細かな指標にはならない．血中，尿中の colony-stimulating factor-1 は SLE 活動度の指標となりうる．

小児 SLE 腎炎は適切な治療なしでは軽症の場合でも数年で末期腎不全に至りうる疾患である．本症の腎機能予後は 2003 年の組織分類にて VI 型は論外として III，IV 型が悪い．したがって，本症の治療開始に際してはできるだけ腎生検を行って腎組織病型を確定し，あわせて活動性と慢性化度を判定し，尿所見や血清学的活動度も考慮しながら，治療方針を選択し，不可逆的な腎病変の成立を最小限に留めることが重要である．さらに，SLE は全身性疾患であるので，腎症以外の臓器障害の把握，感染の予防，薬剤の副作用に対する対策，思春期の女児に多い精神的問題などにも配慮して治療にあたる必要がある．

治療の中心はステロイドである．I，II，V 型には 1 mg/kg/day のプレドニン®から開始して，血清学的活動度が正常化したらステロイドを減量する．以後，よい状態を維持できるだけの最低限のステロイドを投与する．ステロイドを中止できる症例は極めて少ない．V 型は活動性は低いが治療に対する反応性が遅く，ステロイドの隔日投与を 1 〜 2 年行うことにより次第に軽快していく例が多い．じっくり対応することが大切である．

IV 型には大量のプレドニン® 2 mg/kg/day から開始し，あるいはステロイドパルス療法(ソル・メドロール® 15 〜 30 mg/kg/day)を 3 クール行ったのちにプレドニン®大量内服を行う．以後，血清学的活動度と尿所見を参考にしてプレドニン®の投与量を減量していく．IV 型の患者は大量のプレドニン®を投与していれば疾患の活動性を抑えることができるものの，減量により活動性が活発化してしまい，結果的にステロイドの副作用が問題になる例が少なくない．このような患者には，免疫抑制薬として，(1)アザチオプリン 1 〜 2 mg/kg/day，(2)エンドキサン® 1 〜 2 mg/kg/day，(3)ネオーラル® 5 mg/kg/day(腎障害予防のために血中濃度 100 ng/dL 以下になるように注意する)，(4)ブレディニン® 2 〜 4 mg/kg/day(副作用が少ないが有効性も劣る)，(4)セルセプト®(0.5 〜 2 g/day〈成人〉)を併用すると疾患活動性をコントロールできる例がある．いずれの薬においても白血球減少，感染，さらに後者は出血性膀胱炎，性腺機能障害などの副作用に注意する．夜間就寝時のエンドキサン®内服により出血性膀胱炎は完全に防止できる．ステロイドパルス療法を適宜併用することも有用である．しかし，以上の治療にても疾患活動性をコントロールできない重症の症例がいることも事実である．その場合には，エンドキサン®パルス療法 500 mg/ 回 /mon(はじめの 3 か月間は月 1 回行い，その後は 3 か月ごとに行う)や血漿交換療法や免疫吸着療法を併用することがある．いずれも確立した治療法で

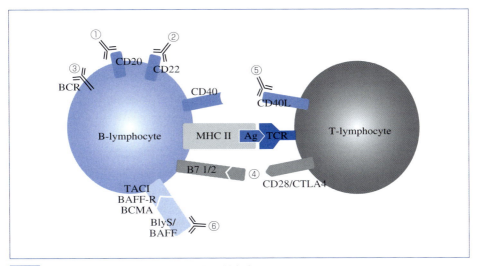

図 17 SLE の治療に用いられる B 細胞抑制療法

B 細胞を破壊して枯渇させる	① rituximab（抗 CD20 抗体）
	② epratuzumab（抗 CD22 抗体）
抗 dsDNA 抗体価を下げる	③ abetimus
B, T 細胞の共活性化を抑制する	④ abatacept, belatacept （CTLA4 と結合する免疫グロブリン．B 細胞の B7 抗原と結合する）
	⑤ IDEC131，BG9588（抗 CD40L 抗体）
B 細胞の活性化を抑制する	⑥ belimumab （B 細胞上の受容体 TACI，BAFF-R，BCMA に結合することにより B 細胞を活性化するサイトカインである BlyS/BAFF に対する抗体）

はなく，副作用も無視できないため，熟慮の末の慎重な対応が必要である．B 細胞機能の亢進を抑制するために抗 CD20 抗体であるリツキシマブ（rituximab）を 375 mg/m² 週 1 回投与を 2〜4 回行うことがある．この治療により患者の B 細胞は 1〜3 か月以内に減少し，その効果は 3〜12 か月持続する．B 細胞を抑制する治療について図 17 に示す．リツキシマブは 60% の患者に 1 年間以上有効性を示す．可溶型 Bcell-activating factor belonging to the TNF family に対する抗体（belimumab）が既存治療で効果不十分な SLE に対する生物学的製剤として使用できる．

SLE 腎炎の進展に血小板機能亢進，凝固機能亢進の関与が知られており，ペルサンチン® 4〜5 mg/kg/day やヘパリン Na「フソー」®，ワーファリン®，ウロキナーゼを投与する．特に抗カルジオリピン抗体やループス抗凝固因子などの抗リン脂質抗体陽性例では腎組織に高率に血管内血栓と細動脈の内膜肥厚や線維化を生じるので，抗血栓療法を持続して行う．

短期間に腎機能が悪化する症例はたとえ腎不全に至っても強力な治療により腎機能が回復する可能性があるが，長期間かけて徐々に腎機能が低下する例では強力な治療を行っても回復する可能性は少ない．

本症の予後に改善がみられる．10 年生存率は 95% 以上で，死亡することはまれとなった．末期腎不全に至った患者には透析療法を行う．透析中に次第に SLE の活動性が低下することが少なからずあり，腎移植の適応となる．SLE 腎炎の活動期の治療は比較的うまくいく例が多くなってきているが，SLE の活動性が寛解したのちの腎に生じる糸球体硬化，間質線維化はステロイドの大量投与によることが明らかにされており，これらの合併症予防の対策が必要である．

2）混合性結合組織病（mixed connective tissue disease；MCTD）

本症の約 20% に腎病変が出現する．本症を特徴づける抗 RNA 抗体価と疾患活動性とには関

連性がない．抗 Sm 抗体陽性例に腎病変の出現率が高い．腎病変には，(1)SLE 腎炎類似の免疫複合体沈着型糸球体腎炎，(2)強皮症様の血管病変がみられることが特徴である．組織病型はメサンギウム増殖性糸球体腎炎が最も多く，膜性腎症の頻度がこれに次ぐ．SLE 腎炎と同様にステロイドを中心とした治療を行う．約 10% の患者が末期不全となる．

本症の死因は肺線維症による肺高血圧症が第一位である．

3）Sjögren 症候群（Sjögren syndrome）

細胞性免疫の異常により涙腺，唾液腺などの外分泌腺が系統的に障害される慢性炎症性の自己免疫疾患である．外分泌腺と尿細管との間に何らかの免疫学的共通抗原性が存在する可能性が考えられる．関節リウマチ（RA），SLE などの結合組織病や，尿細管間質性腎炎による様々な尿細管機能障害，特に遠位尿細管性アシドーシスの不全型，完全型や Fanconi 症候群を呈する．本症患者の 1/3 に間質性腎炎が発症する．

ステロイドの投与が有効で，寛解状態を得ることができる．比較的症状が軽微である場合でも尿細管間質の線維化やそれに合併して生じる糸球体硬化により糸球体尿細管機能障害がみられる症例が報告されている．

本症は発症機序や臨床像の一部が類似している点で TIN 症候群（p.248 参照）と比較される．

4）抗基底膜抗体・抗好中球細胞質抗体陽性腎炎

臨床病型としては，(1)急速進行性糸球体腎炎，(2)Goodpasture 症候群，(3)結節性動脈周囲炎，(4)多発血管炎性肉芽腫症 granulomatosis with polyongiitis，(5)慢性甲状腺炎に肺出血と半月体形成性腎炎を合併する症候群などである．いずれも腎組織はびまん性に管外増殖（＝半月体形成）を呈する管外増殖性糸球体腎炎（半月体形成性糸球体腎炎）を示す．

急速進行性糸球体腎炎は急性腎炎様に発症後，糸球体性急性腎不全を呈して数か月以内に末期腎不全に至る予後不良の症候群である．原因疾患には，Goodpasture 症候群のほかに，管内増殖性糸球体腎炎，膜性増殖性糸球体腎炎，メサンギウム増殖性糸球体腎炎（IgA 腎炎を含む），膜性腎症などの原発性糸球体腎炎にびまん性に全周性の半月体がみられ，急速進行性糸球体腎炎症候群を呈する場合がある．すなわち原発性糸球体腎炎の重症型は急速進行性糸球体腎炎の病型をとりうる．病因として，(1)抗糸球体基底膜抗体によるもの（糸球体基底膜に IgG が線状に沈着する．抗糸球体基底膜抗体の一つである IV 型コラーゲン NC-domain のエピトープ〈28 kD monomer〉に対する抗体が糸球体基底膜と肺胞基底膜に反応して肺出血と腎炎きたす疾患を Goodpasture 症候群とよぶ），(2)免疫複合体によるもの，(3)抗好中球細胞質抗体（anti-neutrophil cytoplasmic antibodies：ANCA）によるものが知られている．したがって，急速に腎機能低下が進行する腎炎に対しては腎生検による腎組織の検討とともに，これらの自己抗体や免疫複合体の検索を行う．ステロイドパルス療法，血漿交換療法，カクテル療法などを行うが，腎不全への移行を阻止できない例が多い．γ-グロブリン大量療法の有効性が提唱されている．

Goodpasture 症候群は前述のように出血性肺臓炎と半月体形成性糸球体腎炎を特徴とする疾患である．インフルエンザなどの呼吸器感染症，喫煙，有機溶媒の吸入などにより普段表面に出ていない Goodpasture 抗原（IV 型コラーゲン NC-domain のエピトープ〈28 kD monomer〉）が露出し，それに対する自己抗体が出現して肺と腎を障害する．肺症状が腎症状に先行する例が全体の約 3/4 を占める．予後は不良で，1 年以内に末期腎不全に至る．本症の一部に抗好中球細胞質抗体が検出される例が報告されている．

結節性動脈周囲炎はフィブリノイド壊死と炎症性細胞浸潤を伴った全層性の血管炎が，(1)

A　糸球体疾患　■　215

表23　肺出血と腎炎を合併する疾患
Goodpasture 症候群
特発性半月体形成性糸球体腎炎（急速進行性糸球体腎炎）
結節性動脈周囲炎
SLE
多発性血管炎性肉芽腫症
Henoch-Schönlein 紫斑病（IgA 血管炎）
混合性クリオグロブリン血症
混合性結合組織病
慢性甲状腺炎に肺出血と半月体形成性腎炎を合併する症候群
レジオネラ症，キャンピロバクター感染症，溶連菌感染症

弓状動脈や葉間動脈を中心に（糸球体病変なし），あるいは（2）小葉間動脈から輸入動脈と糸球体にも出現する二型に分類される．後者では高度の半月体形成が認められる．

多発血管炎性肉芽腫症は上気道，肺と腎血管，糸球体に壊死性肉芽腫炎がみられる疾患である．

結節性動脈周囲炎，多発血管炎性肉芽腫症，慢性甲状腺炎に肺出血と半月体形成性腎炎を伴う症候群ではいずれも抗好中球細胞質抗体が検出され，病因に自己免疫的機序が推定される．

肺出血と腎炎を合併する疾患では病因として自己抗体の関与する可能性が高い（**表23**）．

5）関節リウマチ（rheumatoid arthritis；RA）

関節リウマチに生じる腎障害には，（1）固有の腎病変，（2）薬剤性腎障害，（3）続発性腎アミロイドーシス，（4）血管炎の合併，（5）他の膠原病の重複などがある．関節リウマチ患者の 10 〜 30% に本症に固有の腎病変であるメサンギウム増殖性腎炎による血尿がみられる．ただし，多くが軽症で治療の対象にはならない．薬剤性腎障害は非ステロイド抗炎症薬による尿細管間質性障害と，抗リウマチ薬による糸球体障害がある．薬剤性腎障害では使用薬剤を中止する．抗リウマチ薬による腎障害は膜性腎症が多く，微小変化型，メサンギウム増殖性腎炎も報告されている．アミロイドーシスは重症・長期の関節リウマチの一部に出現する．蛋白尿を主体として，血尿を伴うことがあり，進行性の腎機能障害を呈する．有効な治療法はない．血管炎による腎障害がまれに認められる．

d. 腎症候性出血熱（重症アジア型）（hemorrhagic fever with renal syndrome；HFRS）

高麗セスジネズミやドブネズミを宿主とするハンタウイルス（それぞれ Hantavirus Hantaan と Hantavirus Seoul）の感染による腎症状を中心とする全身感染症である．極東から東欧，スカンジナビア半島にまで広く患者が発症する（Old World hantaviruses）．人畜共通感染症の一つである．近年，アジアやヨーロッパ以外の国でハンタウイルス感染が増加している（New World hantaviruses）．心臓や呼吸器の症状が出現する点が特徴である（hantavirus cardiopulmonary syndrome；HCSP）．韓国型出血熱，流行性出血熱，出血性腎症（腎炎）ともよばれる．

本症は 10 〜 30 日間の潜伏期ののち，発熱が出現し，高度の蛋白尿と血尿を呈してしばしば急性腎不全を発症する．腎は腫大し間質は浮腫状となる．腎生検にて，（1）髄質のうっ血，（2）近位尿細管の硝子様変性がみられるが，（3）重症アジア型では間質にスカンジナビア型とは異なり細胞浸潤を伴わない，（4）毛細血管の拡張，うっ血，多発性小出血が認められる．

軽症のスカンジナビア型が間質性腎炎を主体とするのに対して，本症(重症アジア型)の中核的病変は腎の毛細血管内皮障害で血管透過性を亢進させる．肺，脳，肝の障害や血小板減少により全身の点状出血斑も出現しうる．

Hantaan によるアジア型は重症の腎症を呈し，死亡率は 5 〜 15%，Seoul による全世界型では腎症はあまり重くなく死亡率は 1% 程度である．

診断は血清中のハンタウイルスに対する IgG，IgM 抗体価の測定あるいは PCR 法を用いたハンタウイルス DNA の証明による．

予防法はネズミの尿や唾液に汚染されたほこりを吸い込まないこと，ネズミの尿や唾液が傷口から入らないように注意することである．

治療は対症療法を行う．リバビリンは HFRS の死亡率を下げるのに有効だが，HCPS への有効性は証明されていない．

e. immunotactoid glomerulopathy あるいは fibrillary glomerulonephritis

Congo red 陰性の非アミロイド線維がメサンギウム，糸球体血管係蹄壁に沈着し，不規則な肥厚をきたす糸球体腎炎で，高度の蛋白尿，血尿，腎機能障害，高血圧を呈する．腎機能予後は悪く，半数の患者は数年の経過で末期腎不全に至る．小児の報告は少ない．非アミロイド線維を電子顕微鏡にて観察すると直径 30 〜 40 mm の線維が平行して沈着する immunotactoid glomeruiopathy と，直径 20 〜 30 mm の線維が不規則に沈着する fibrillary glomerulonephritis に区別することが可能である．病変部位に一致して免疫グロブリンが沈着するため，沈着する線維は免疫グロブリンの可能性が高い．

有効な治療は確立していない．腎不全となった患者に腎移植を行うと 1/2 に再発がみられる．

f. チアノーゼ腎症(cyanotic nephropathy)

チアノーゼ性先天性心疾患(単心室，肺動脈閉塞・狭窄，三尖弁閉鎖，ファロー四徴症，大血管転位など)に高率に認められる腎症である．20 歳以上のチアノーゼ性先天性心疾患の長期生存例が増加するに従い，本症の患者が増加している．6 歳以上で発症することが多い(平均発症年齢は 12.8 歳)．

患者は蛋白尿を呈し，腎機能障害をきたす．糸球体肥大や毛細血管の増殖が病理組織学的に特徴的な腎病変である．粘稠度の高い血液により糸球体の静水圧は著増し，蛋白尿を生じさせる．さらに，粘稠度の高い血液が糸球体基底膜を通過する際に一酸化窒素を産生し，毛細血管の拡張や糸球体の拡大をきたすことや，腎皮質への巨核球の浸潤が PDGF β や TGF β を産生してメサンギウム細胞の増殖や基質の増殖をきたすことが推定されている．

一般に多血症の程度が重篤なほど腎障害の程度が強い．

ACEI や ARB が使用される．根本的な治療法はチアノーゼを消失させる心内整復術である．

g. 肥満関連性腎症(obesity-related kidney disease)

高度肥満に伴って発症する腎症のこと．アルブミン尿，糸球体肥大，巣状分節性糸球体硬化症などを呈する．肥満により腎への hyperfiltration が生じ，レニン・アンギオテンシン系が活性化されることや，adiponectin，leptin や炎症性マーカーが分泌されて腎糸球体の血管内皮細胞とポドサイトや，近位尿細管細胞の apoptosis を促進し，細胞障害を起こし，病的変化をもたらす．特に，ミトコンドリア内の reactive oxygen species が増えて cardiolipin oxidation を誘導することでミトコンドリア障害が起きることが高度肥満による腎糸球体，尿細管細胞障害の原因と推定される．

h. 骨髄移植後の腎症（post-bone marrow transplantation 〈BMT〉nephropathy）

　骨髄移植後 3 か月以内に 26% の患者が急性腎不全を発症する．その多くは，敗血症，薬剤，放射線照射，肝腎症候群（hepatorenal syndrome 〈hepatic veno-occlusive disease〉）が原因である．特に，種々の治療により血管内皮細胞障害が生じるため，HUS や放射線腎症（radiation nephropathy）が発症する．シクロスポリンなどの薬剤も血管内皮細胞障害を増悪させる．骨髄移植後の HUS は移植患者の 6 ～ 25% にみられ，移植後 1 ～ 12 か月頃に発症することが多い．放射線腎症では蛋白尿と高血圧を呈し，腎病理組織学的にはメサンギウム細胞の増殖，血管壊死，硬化性病変が認められる．放射線照射時に腎保護シールドを置くことが勧められている．一方，骨髄移植後 3 か月以後に約 20% の患者に腎障害が発症する．その多くは，移植片対宿主病（graft-versus-host disease：GVHD）が原因である（GVHD-related glomerulonephritis）．骨髄移植後は免疫状態の異常により抗 DNA 抗体を含めた各種の自己抗体が産生され，SLE 腎炎に類似した免疫複合体型の糸球体腎炎が発症する．本症では免疫抑制薬を減量するに従い患者が高度の蛋白尿を呈するようになり，診断される．腎病理組織学的には膜性腎症の病理組織像を呈することが多く，そのほかに微小変化型や巣状分節性糸球体硬化症の病型をとることがある．mesangiolysis を呈することがある．膜性腎症では，上皮下とメサンギウム領域に免疫複合体の沈着が認められ，蛍光抗体法では IgG が血管壁に沈着する．抗サイトカイン療法などを含めた免疫抑制療法にて GVHD を抑えることが腎炎の進展予防に有効である．

▌ 7. 遺伝性腎症

　表 24 に糸球体基底膜の異常をきたす遺伝病についてまとめる．

a. Alport 症候群（Alport syndrome）

　Alport 症候群は神経性（感音性）難聴を伴う遺伝性進行性腎炎で，遺伝形式は患者の 85 ～ 92% が X 染色体性遺伝で，残りが常染色体劣性あるいは常染色体優性遺伝による．本症の頻度は約 1/5,000 人である．

　糸球体基底膜は IV 型コラーゲンによる基本骨格に，ラミニン，プロテオグリカン，エンタクチンなどが結合し，血液から尿への物質透過を制御するバリアとして機能する．IV 型コラーゲンは 6 種類の α 鎖（α1 ～ α6）のうち 3 種類が互いに巻き合わさり 1 分子を形成し，さらにその C 末端の noncollagen ドメインと N 末端の 7S ドメインが異なる分子間で結合し，高次の網目状構造（図 18）を形成する．

　X 染色体性 Alport 症候群は IV 型コラーゲン α5 鎖（COL4A5）の遺伝子（*COL4A5*）の異常により，常染色体劣性または優性の Alport 症候群は IV 型コラーゲン α3 鎖（COL4A3）の遺伝子（*COL4A3*）あるいは IV 型コラーゲン α4 鎖（COL4A4）の遺伝子（*COL4A4*）の異常により，糸球体および尿細管基底膜の網目状構造の構築を阻害することにより発症する（表 24，25，図 19）．胎児期の糸球体 GBM は α1，1，2 鎖から構成され，α3，4，5 鎖に置き変わる（phenotypic switch）が，Alport 症候群では，それが障害される．そして，正常なラミニン II の代わりにラミニン I が GBM に連続する．*COL4A5* 遺伝子の隣接遺伝子症候群として，Alport 症候群と平滑筋肉腫（ATS-DL），Alport 症候群と知能障害（ATS-MR）が知られている．ATS-DL では gene deletion が *COL4A5* の centromere と *COL4A6* 遺伝子に及んでいる．一方，ATS-MR では gene deletion が *COL4A5* の telomere と acyl-CoA synthetase 遺伝子（*FACL4*）に及んでいる．

　患者は幼児期に無症候性血尿で発症し，そののちに蛋白尿が加わり，10 歳以後から腎機能が低下し，男性患者では 10 歳代後半から 30 歳頃までに末期腎不全に至る．ネフローゼ症候群を呈する例もあるが，低蛋白血症が著明であっても尿細管障害によるナトリウム利尿の合併の

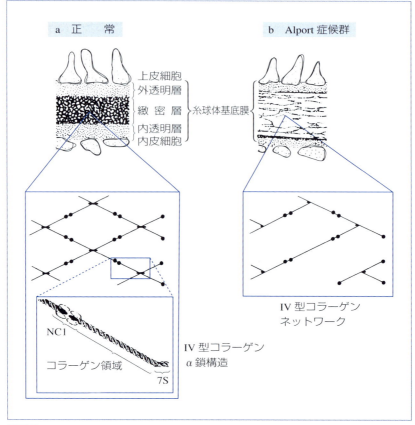

図18 糸球体基底膜中のIV型コラーゲンα鎖を中心とする網目状構造(a)とAlport症候群におけるその異常(b)

表24 糸球体基底膜の異常をきたす遺伝病

A 正常糸球体基底膜に存在する 蛋白の異常に起因する疾患	B 正常糸球体基底膜には存在しない 細胞外蛋白が蓄積する疾患
a IV型collagenの異常 　Alport症候群 　良性家族性血尿 　網膜血管のねじれと収縮を伴う家族性血尿	a III型collagenの蓄積 　爪膝蓋骨(形成不全)症候群 　idiopathic collagen type III glomerulopathy
b laminin β_2 の異常 　Pierson症候群	b fibronectinの蓄積 　fibronectin glomerulopathy

表25 IV型コラーゲンの種類とその遺伝子座

IV型コラーゲン	IV型コラーゲン遺伝子	遺伝子座	引き起こされるAlport症候群の病型
$\alpha1(IV)$, $\alpha2(IV)$	*COL4A1*, *COL4A2*	13q34	＊
$\alpha3(IV)$, $\alpha4(IV)$	*COL4A3*, *COL4A4*	2q36.3	常染色体優性，常染色体劣性
$\alpha5(IV)$	*COL4A5*	Xq22.3	X連鎖型
$\alpha6(IV)$	*COL4A6*	Xq22.3	

＊ hereditary angiopathy with retinal tortuosities, nephropathy, aneurysms, and muscle cramps (HANAC) syndromeの原因となる(p.220参照).

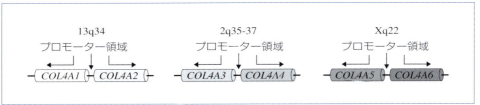

図19 IV型コラーゲン遺伝子の染色体上の位置

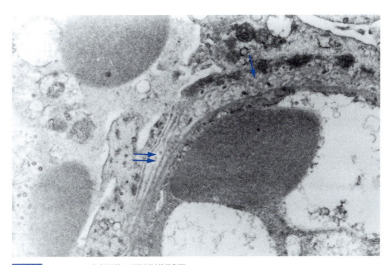

図20 Alport症候群の腎組織所見
電顕像．網目状変化（↑），層状変化（↑↑）が認められる．

ため，浮腫を呈することが少ない．女性の多くは血尿，蛋白尿を呈するものの，腎不全に至ることは少ない．COL4A3またはCOL4A4の異常による常染色体優性型の患者は，眼や聴力の異常がなく70歳頃に末期腎不全に進行する．

患者の約40％が4,000〜8,000 Hzの高周波域の感音難聴を呈する．また，40〜60％に白内障，円錐角膜，後部円錐水晶体（lenticonus），網膜色素変性，perimacular dots and flecks（黄斑部に中心窩を囲むように出現する多くの小白斑〈本症に特徴的な所見の一つ〉）などの眼科的異常を認めるが，視力障害を呈することはない．perimacular dots and flecksを呈する患者の多くは30歳までに末期腎不全へと進行する．

腎組織は光顕所見には特異なものはなく，メサンギウムの増生，糸球体基底膜の肥厚，糸球体硬化像が出現し，加齢とともに硬化，硝子化が進む（びまん性硬化性糸球体腎炎）．尿細管は上皮細胞の空胞変性，基底膜の菲薄化と肥厚，間質への単核球の浸潤，線維化がみられる．間質には泡沫細胞（foam cell）が出現する．電顕では糸球体基底膜の肥厚，菲薄化，網目状変化（splitting），緻密層の小さな円形顆粒の出現，層状変化（lamellation）などがみられる（図20）．

（1）血尿の家族歴，ただし腎不全の有無を問わない，（2）電顕での特徴的な基底膜病変，（3）円錐角膜，白内障，球状水晶体などの眼所見，（4）高音域の感音難聴の4項目のうち3項目の異常を有する患者を本症と診断する．しかし，この診断基準を満たさない場合でも分子生物学的手法にて本症と診断することは可能である（患者や女性保因者の皮膚生検の基底膜をIV型コラーゲンα5鎖に対する抗体にて染色することにより，患者あるいは保因者と診断することも可能）．

本症に対する特別な治療法はない．対症的な治療を行う．シクロスポリンAの投与は腎不

全への進展を予防しない．ARB や ACE-I の投与は蛋白尿を減らし，腎機能保護作用を示す．腎移植は大部分が成功するが，約 3% の頻度にて患者の腎の糸球体基底膜に欠損する抗原（COL4A5 NC1 domain）に対する抗体が移植後に形成され *de novo* 抗糸球体基底膜型腎炎（anti-GBM disease）が発症する．

b. nonmuscle myosin heavy chain IIA syndrome（MYH9 異常症）

これまでに Alport 症候群に類似する二つの遺伝性腎炎が知られている．感音難聴，腎炎に巨大血小板性血小板減少症を呈する Epstein 症候群と，Epstein 症候群の三症状に白血球封入体を呈する Fechtner 症候群である．May-Hegglin 奇形，Sebastian 症候群を含め，これらの疾患はすべて nonmuscle myosin heavy chain IIA 蛋白（NMH IIA）をコードする nonmuscle myosin heavy chain 9 遺伝子（*MYH9*）の異常による．NMH IIA は podocyte の foot process で作用する重要な actin-myosin contractile apparatus である．本症は podocyte の障害により，巣状分節性糸球体硬化症を呈する．NMH IIA は血小板，白血球，腎，内耳に存在する．以上四つの疾患を nonmuscle myosin heavy chain IIA syndrome（MYH9 異常症）とよぶ．

c. 良性家族性血尿（benign familial hematuria）

菲薄基底膜病（thin basement membrane disease）ともよばれ，糸球体性血尿が家族性にみられる疾患である．一般に血尿が主体で，蛋白尿はみられないか痕跡程度で，腎機能が低下することは少ない．感冒などの感染時に血尿が一時的に肉眼的血尿に悪化したり，蛋白尿を呈することがあるが，いずれも自然に軽快する．

本症の頻度は意外に高く，特に 3 歳時検尿にて血尿単独陽性者の約 30% は本症と推定される．幼稚園検尿や学校検尿で偶然発見されることがほとんどである．

常染色体優性遺伝による患者がほとんどで，一部常染色体劣性遺伝の患者家系もみられる．眼，耳の異常を伴わない．本症の一部は *COL4A3* または *COL4A4* の異常が原因である．*COL4A1* の異常により網膜動脈の蛇行（ねじれ），筋肉の痙攣，腎嚢胞，血尿を示す常染色体優性遺伝による疾患を HANAC（Hereditary angiopathy with retinal tortuosities, nephropathy, aneurysms, and muscular cramps）syndrome とよぶ．

腎生検では光顕および蛍光抗体法では異常を示すことはない．電顕による検索にて，20% 以上の糸球体係蹄において糸球体基底膜の厚さが 200 nm 以下（lamina densa の厚さが 130 nm 以下）となる．ただし，基底膜の厚さは年齢により変動するので，3 歳未満の小児では基底膜の厚さが 100 nm 以下を異常とする．

本症を疑った場合にはあえて腎生検をせずに，無治療にて 1 年に 1 ～ 2 回の経過観察を行うだけでよい．蛋白尿が出現してきたり，家系内に腎不全患者がみられる場合には，腎生検や *COL4A3* や *COL4A4* の遺伝子解析を行うことを考慮する．

d. 爪膝蓋骨（形成不全）症候群（nail-patella syndrome）

爪の形成不全，骨・関節の異常，慢性腎炎，眼の異常を伴う常染色体優性遺伝による疾患である．本症は IV 型コラーゲンα3 鎖・4 鎖，podosin，CD2 associate protein などの発現を調節する *LMX1B* の異常が原因である．本症は ABO 血液型と連鎖して発症する．*LMX1B* は transcription factor で，homeodomain と二つの zinc-binding LIM domain を含む．LMX1B 蛋白は糸球体の発生の S-shaped body 期から podocyte に発現し，podocyte の分化と機能の調節を担う．

爪の形成異常は左右対称的で，拇指，示指の爪の形成不全，欠損を呈する．骨・関節においては，正常よりも小さい膝蓋骨，大腿骨外側顆と腓骨骨頭の形成不全，肘関節の屈曲拘縮，外

側腸骨窩の中央部からの骨の突出(iliac horn)などの異常を呈する．眼科的異常としては，虹彩異色症(Lester 徴候)や緑内障を伴う．

半数の患者が蛋白尿，顕微鏡的血尿を呈し，次第に腎機能が悪化し，成人になってから全体の約 30％の患者が末期腎不全に至る．糸球体は光顕にてメサンギウム増殖，巣状分節性糸球体硬化を呈し，電顕にて III 型コラーゲン線維の糸球体基底膜やメサンギウム領域への沈着(moth-eaten appearance とよばれる虫食い像様の透明な円形像)を認める．

e. ネフロン癆(nephronophthisis)

多尿，成長障害，進行性腎障害を臨床的特徴とする遺伝性腎症である．低身長を主訴として，学校検尿で蛋白尿が検出されることを契機にしばしば発見される．常染色体劣性で，小児期から発症し，しばしば腎以外の症状を合併する．なお，nephronophthisis はネフロノサイシスと発音する．"wasting of nephrons"を意味する．

発症の平均年齢は 10 歳頃である．

臨床像は，多飲多尿(＞80％)，元気のなさ(＞60％)，成長障害(＞40％)，貧血を呈する．診断時には高窒素血症(75％)がみられる．低身長を呈する小中学生のうち，原因のはっきりした非内分泌性疾患のうち本症の頻度は最も高いとする意見がある．

尿濃縮力障害はほぼ全例にみられ，ナトリウム喪失傾向のために高血圧を呈する例は少ない．アミノ酸尿はまれで，蛋白尿などの尿所見も軽微のことが多い．腎超音波検査にて腎髄質の囊胞がみられる．劣性型の一部には脳(小脳失調，筋力低下，知能障害，中枢性聴力障害)，眼(眼振，弱視，網膜色素変性，白内障)，骨，肝の異常を合併する．網膜色素変性とそれによる弱視，眼振を生ずる．renal-retinal dysplasia(Senior-Loken 症候群)が 15％程度みられる．眼球運動障害を伴う場合を Cogan 症候群とよぶ．網膜色素変性，小脳虫部低形成，知能障害を合併する場合を Joubert 症候群とよぶ(表 26)．Joubert 症候群の原因は多岐にわたっており，*NPHP1* 遺伝子の異常をもつ場合，平均 11 歳頃に末期腎不全となる．*NPHP1*，*CEP290*，*AHI1*，*TMEM67*，*RPGRIP1L*，*TCTN1* などの 30 以上の原因遺伝子が同定されている．*AHI1* 遺伝子は AHI または jouberin 蛋白をコードし，AHI は nephrocystin-1 との間でシグナル伝達を行う．ANK56 は NPH9 分子を inversin 分子や NPH3 分子との間の情報伝達の役目を任う．脳 MRI にて molar tooth sign(deep interpeduncular fossa, thick elongated superior cerebellar peduncles, cerebellar vermis hypoplasia)を示す．molar tooth とは臼歯のことである．

腎組織は髄質囊胞が最も特徴的で，遠位尿細管や集合管が拡張して囊胞となる．囊胞の尿細管基底膜は肥厚し，抗基底膜抗体の染色性が低下する．本症の原因である nephrocystin の機能障害により primary cilia の機能が障害され，囊胞形成になるものと推定されている．cilia の機能障害による疾患を ciliopathy とよぶ(p.274 参照)．nephrocystin は網膜や呼吸器にも分布している．

ネフロン癆は遺伝学的に多様な疾患で，少なくとも 19 の病因遺伝子が同定されている．患者の 85％は *NPHP1* 遺伝子の異常による．

nephrocystin の役割は，(1)細胞接着や細胞骨格の維持に機能する p130，Cas，Pyk2，tensin，filamin と情報伝達をする，(2) β-tubulin とともに尿細管細胞の primary cilia に存在して細胞骨格の維持に機能する，(3)細胞周期の調節をする中心体(centrosome)に情報伝達をする，(4) α-tubulin とともに primary cilia の機能維持に関与するなど，尿細管細胞の線毛を介した尿細管細胞の機能維持に重要な働きをするものと推定されている．

特別な治療法はなく，貧血にはエリスロポエチン投与などの対症的治療を行う．発見から末期腎不全までの期間は約 4 年で，oligomeganephronia より腎不全への進展が速い．

分布・病名	疾患名
〈中枢神経〉	
脳瘤	Meckel-Gruber 症候群
小脳虫部形成不全	Joubert 症候群
〈内分泌〉	
下垂体機能低下症	RHYNS（retinitis pigmentosa, hypopituitarism, nephronophthisis, and mild skeletal dysplasia）症候群
〈眼〉	
網膜色素変性症	Senior-Loken 症候群 有馬症候群 Alstrom 症候群 RHYNS 症候群
眼球運動異常	Cogan 症候群
眼振	Joubert 症候群
coloboma	Joubert 症候群
〈骨格〉	
短肋骨	Jeune 症候群・呼吸不全性胸郭骨異形成症
円錐状骨端核	Mainzer-Saldino 症候群
軸後性多趾症	Joubert 症候群 Bardet-Biedl 症候群 Ellis-van Creveld 症候群
骨格形成異常	Sensenbrenner 症候群・頭蓋外胚葉異形成 Ellis-van Creveld 症候群
〈肝〉	
肝線維症	Boichis 症候群 Meckel-Gruber 症候群 有馬症候群 Joubert 症候群
〈その他〉	
心奇形 気管支拡張症 潰瘍性大腸炎 内臓逆位置	

　経気道的に得た肺組織の nephrocystin の有無を抗体にて染色することにより，本症の診断も可能となっている．

f. oligomeganephronia

　oligomephronic hypoplasia ともよぶ．先天性に腎のネフロン数が少なく（正常の約 1/5），二次的に糸球体と尿細管の肥大（大きさで正常の 2 倍以上，容積で 12 倍まで）をきたした疾患である．尿細管は嚢胞状に拡大する．通常両側性に生じ，腎の大きさは正常よりも小さい．他の尿路異常を合併することは少ないが，膀胱尿管逆流現象や腎盂尿管移行部狭窄を合併することがある．家族性に発症する．PAX2 変異ヘテロによる家系が報告されている．男女比は 3：1 で，小児期に尿濃縮力障害による多尿，蛋白尿，低分子蛋白尿を呈し，加齢とともに糸球体機能が低下し，20 〜 30 歳頃に末期腎不全に至る．腎不全の進行はネフロン癆よりも緩やかである．

成長障害を呈する．尿細管障害によるナトリウム利尿により高血圧を呈することは少ない．

腎組織は糸球体のサイズの拡大，嚢胞状に拡張した尿細管を認め，進行すると糸球体硬化，硝子化，尿細管萎縮，線維化を認める．

特別の治療法はなく，対症的に治療する．水分，電解質の補充とアシドーシスの治療を行う．腎移植の最もよい適応である．

g. リポ蛋白糸球体症（lipoprotein glomerulopathy）

リポ蛋白糸球体症とは小児期から成人期に蛋白尿で発症し，時間の経過とともに次第に蛋白尿が増加しネフローゼ症候群を呈し，腎機能が次第に低下し末期腎不全に至る進行性腎症である．腎の病理組織学的特徴は，糸球体腫大，糸球体血管腔のバルーン状の拡大と拡大した糸球体管腔内にリポ蛋白が貯留する点（lipoprotein thrombi の形成）で，他の疾患にはみられない固有の所見である．メサンギウム細胞と基質の増加，基底膜の二重化，進行すると糸球体硬化や間質の線維化，細胞浸潤が認められる．蛍光抗体所見は多くが陰性である．電顕でも光顕所見以外に特徴的な所見はみられない．小児から成人にまでみられ，兄弟，姉妹に家族発症することから常染色体劣性遺伝による遺伝性疾患と考えられる．血清中性脂肪，総コレステロール，アポ蛋白 E がいずれも高値をとるのが特徴的である．ただし，高脂血症を伴わない例でも腎症がみられる．本症の原因はアポリポ蛋白 E の異常である．脂質異常症治療薬（ベザフィブラートやフェノフィブラートなど）により血漿脂質値を下げると蛋白尿や腎障害が改善する．変異 apolipoprotein 蛋白は糸球体血管壁への結合性が亢進する．約半数が末期腎不全となる．ACEI や ARB の投与が推奨されている．腎移植後に本症が再発する．

h. Cockayne 症候群（Cockayne syndrome）

乳児期から出現する成長障害，小人症，精神発達遅滞，小頭症，小脳失調，網膜色素変性，神経性難聴，早老症，頭蓋内石灰化，日光過敏症，脊椎後彎，関節拘縮，視神経萎縮，齲歯，性腺機能障害を特徴とする常染色体劣性遺伝による疾患である．本症の責任遺伝子はヌクレオチド除去修復系に関わる CSA（5q12.1），CSB（10q11.23），色素性乾皮症 B・D・G 群の原因である XPB（2q14.3），XPD（19q13.32），XPG（13q33.1）の五つである．乾皮症（xeroderma），Bloom 症候群と同様に本症では損傷した DNA の修復機構に異常が認められる．

幼児期から蛋白尿を呈し次第に腎機能障害が進行し 15 ～ 20 歳頃に末期腎不全に至る．

腎生検では糸球体メサンギウム基質の増加，糸球体基底膜の肥厚，糸球体硬化，尿細管萎縮と拡張，間質の線維化が認められる．

i. ミトコンドリア異常症（mitochondrial cytopathy）

ミトコンドリア（mt）はすべての細胞質内に存在し生体にとって必要なエネルギーである ATP を産生する極めて重要な細胞器官である．mt の異常症には筋疾患（mitochondrial myopathy, encephlopathy, lactic acidosis and stroke-like episodes；MELAS），神経疾患（ミオクローヌスてんかん〈MERRF〉，Holt 病，Leigh 脳症），眼疾患（Leber 病，Kearns-Sayre 症候群，慢性進行性外眼筋麻痺症候群），心疾患（心筋症），糖尿病，耳疾患（アミノグリコシド難聴），血液疾患（Pearson marrow pancreas 症候群，家族性ミオグロビン尿症）など，多数の疾患が知られている．これらの疾患のいくつかは重大な症状を呈する臓器の異常を疾患名としているが，異常は一つの臓器に限らずに多数の臓器に出現するあるいはしうる点に注意しなければならない．

mt DNA はほとんど 100％ が母親の細胞質由来であり，本症は母系遺伝によるユニークな疾患である．しかも，(1)受精後の細胞分裂の際の mt 異常の増幅（mitotic segregation）は同一の個

人においても臓器によって異なるため，同一の個人において臓器間で mt 異常の量的な差がみられること，(2)臓器細胞の mt 必要度にもともと差があるため mt の質的異常や量的異常が同一であっても症状として出現するか否かは臓器間で差がみられることから，mt 病は実に多彩な臨床症状をとりうる疾患である．実際，一卵性双生児の本症患者でも症状の出方には大きな差がみられる．

mtDNA は 16,569 塩基対からなる二重鎖 DNA で，電子伝達系酵素の各複合体のサブユニットの一部，22 個の転移 RNA や 2 種類のリボソーム RNA などの遺伝子を含んでいる．mtDNA は核の DNA のようにヒストン蛋白で保護されたクロマチン構造をもたない環状二重鎖構造である．このため，変異原物質による影響を受けやすく，核 DNA に比べ約 10 倍の頻度で変異を起こす．多数のミトコンドリア異常症が報告されるにつれ，その全体像が明らかにされつつあり，腎にも重大な異常をもたらす疾患であることを認識しなくてはならない．

当然のことながら腎を構成する糸球体 podocyte や尿細管細胞にも mt は存在する．特に，近位尿細管細胞は糸球体から濾過されたナトリウムを再吸収(陸上生物の宿命である)する際に大量の ATP を消費する．腎の重量は体重の 1% 弱であるのに腎は人体が消費する全エネルギーの約 10% を消費しており，その 90% が近位尿細管にて消費されている．実際，近位尿細管細胞の細胞質には他の尿細管細胞に比べ大量の mt が存在する．したがって，mt 異常は主として近位尿細管障害，一部では遠位尿細管異常(アンモニア産生障害による尿酸性化異常)を起こすことが推定される．

腎症状を呈する本症には，(1)cytochrome c oxidase(CCO)部分欠損症，(2)pyruvate dehydrogenase 部分欠損症，(3)Keans-Sayre 症候群，(4)巣状分節性糸球体硬化症が知られている．しかし，これら以外の本症においても腎の異常が生じうる．

上記の(1)の cytochrome c oxidase 部分欠損症は乳児期から運動発達遅滞，けいれん，テタニー，くる病，低身長，眼瞼下垂，筋緊張低下，網膜色素変性が認められ，幼児期からは糖尿，アミノ酸尿，リン酸尿，尿酸尿，近位尿細管性アシドーシスなどの Fanconi 症候群と蛋白尿が出現する．血中の乳酸，ピルビン酸，CPK は高値，カルニチンは低値となる．CCO 欠損は細胞内低酸素状態をきたし，細胞機能と細胞そのものに対する障害性が生じる．糸球体硬化による腎機能障害は次第に進行し，10 歳以後に末期腎不全となる．経過中に Bartter 症候群類似の臨床症状がみられることがある．筋生検にて組織学的にあるいは酵素活性の測定により診断される．遺伝子解析により点突然変異などの異常が報告されている．

腎組織は，光顕では尿細管萎縮と線維化を伴う非特異的な間質性腎炎の所見を呈し，進行例では糸球体硬化がみられる．電顕では尿細管の mt の形態異常と大きさの不均一性が出現する．cytochrome c oxidase の蛍光染色では部分的欠損が認められる．

治療は対症的で，アルカリ，アルファロール，カルニチンの投与と腎不全に対する一般的な治療を行う．

上記(2)の pyruvate dehydrogenase 部分欠損症は筋緊張低下，難聴，知能障害，低身長，白内障，Fanconi 症候群を呈する．末期腎不全を呈する前に感染により死亡することがほとんどである．

上記(3)の Keans-Sayre 症候群は尿濃縮力障害，尿中カルシウム，マグネシウム排泄の増加，尿酸性化能の部分的低下，高レニン・高アルドステロン血症を呈し，臨床的に Bartter 症候群に類似した病態を呈する．遠位尿細管異常を呈する比較的珍しい病型である．mt 遺伝子の 8.8 kb の欠失が原因とされる．

上記(4)の巣状分節性糸球体硬化症はステロイド抵抗性ネフローゼ症候群の臨床像をとり，種々の治療に抵抗性で末期腎不全となる．podocyte にも mt が存在するためである．mtDNA

の 3243 番目のアデニンがグアニンに変わるミスセンス変異例では腎以外の症状はみられないが，mtDNA の gene deletion 例では神経・筋その他全身の症状を合併することが多い．

ミトコンドリア電子伝達系の一部を占める coenzyme Q_{10}（CoQ_{10}；ubiquinone）欠損症では神経・筋症状のほかに乳幼児期にステロイド抵抗性ネフローゼ症候群や急激な腎機能障害による末期腎不全を呈する．組織学的には虚脱性糸球体症，管外増殖病変を呈する．CoQ_{10} の合成に関与する coenzyme Q_2 遺伝子（*COQ2*）の異常が原因の一つとなる（*COQ2* nephropathy）．

j. Fabry 病（Fabry disease）（angiokeratoma corporis diffusum）

本症は α- ガラクトシダーゼの酵素活性の低下により全身臓器にグロボトリアオシルセラミド（糖脂質の一種）が蓄積する X 染色体性の先天性代謝異常症（Xq21.33-q22）．糖脂質の蓄積する臓器は，特に血管内皮細胞，平滑筋細胞，汗腺，腎，心筋，角膜である．厳密には本症は遺伝性腎症としてでなく，代謝異常による腎症として認識すべきである．しばしば原因不明の腎障害を主訴として，腎生検によって診断されることがある．本症の典型例は学童期からの温度変化によって増悪する手掌や足底の激痛，低汗症，皮膚の被角血管腫，角膜混濁が始まり，次第に腎機能低下，心筋障害，虚血性心疾患，脳血管障害が進行する．病初期から尿沈渣中にマルベリー小体（内部に渦巻き状の構造を持ち，変更顕微鏡検査でマルタの十字が認められる）が出現する．診断の一助となる．平均年齢 35 歳で末期腎不全となる．わが国の末期腎不全患者の 0.3 ～ 0.5% を本症が占めるとされる．全身性の血栓性疾患も合併する．尿沈渣中に偏光顕微鏡にて Maltese cross とよばれる脂質二重膜がみられる．確定診断は白血球や線維芽細胞中の α- ガラクトシダーゼ活性の測定にて，古典型では活性値がほぼゼロ，亜型では 5 ～ 10% に低下する．遺伝子組み換え α- ガラクトシダーゼ酵素の補充療法が有効である．アガルシダーゼ アルファ 0.2 mg/kg またはアガルシダーゼ ベータ 0.1 mg/kg を 2 週に 1 回点滴投与する．1-Deoxygalactonojirimycin が約 3 割の患者に有効である（経口分子シャペロン薬）．本症および保因者も治療の適応となる．特に本症を小児期に発見し補充療法を行うことが最も望ましい治療法である．腎障害の進行予防に ACEI や ARB を，四肢の疼痛にはカルバマゼピンを投与する．

k. C1q 腎症（C1q nephropathy）

メサンギウム領域に免疫グロブリンと補体，特に C1q が強く染色されることを特徴とする糸球体腎炎．電顕ではメサンギウム領域に dense deposit が沈着する．蛋白尿が出現し，ネフローゼ症候群を呈することもある．血尿，高血圧，腎機能障害を呈する例もみられる．ネフローゼ症候群を呈する例はステロイド抵抗性で腎不全に進行することが多い．その場合は巣状分節性糸球体硬化症の病理組織を示す．血清補体価は正常で，抗核抗体・B 型肝炎ウイルス抗原は陰性．gluco cerebrosidase を結合して lysosome に運ぶ lysosomal integral membrane protein type 2（LIMP-2）蛋白をコードする *SCRAB2* の異常により，進行性の myoclonus epilepsy を C1q 腎症が発症する［Action myoclonus-renal failure syndrome（AMRF）］．

l. complement factor H-related protein 5 nephropathy（Troodos nephropathy）

C3b と結合する complement factor H-related protein 5（CFHR5）をコードする *CFHRS* の異常によって発症する遺伝性腎炎で，常染色体優性の遺伝型式をとる．Cyprus 在住または出身の人に多い．微少血尿から始まり，感染時に肉眼的血尿を呈する．年長・成人になるにつれ蛋白尿も出現する．臨床的に IgA 腎症が疑われることがある．成人になると腎機能が低下し，末期腎不全となる．組織学的には mesangiocapillary glomerulonephritis の光顕像を示す．蛍光抗体法ではメサンギウムに C3 のみが沈着し，他の補体成分や免疫グロブリンは沈着しない．電顕で

はメサンギウム，内皮下に沈着物を認める．CFHR5 蛋白は細胞膜上に存在し，alternative pathway の活性化から細胞を守る．

m. fibronectin 腎症

　fibronectin は 2 つの 250 kD の細線維構造をとる subunit から構成される糖蛋白で，細胞増殖，分化，創傷治癒，貪食，血小板粘着などの機能を有する．血中には溶解型として，基底膜と細胞外基質には非溶解型として存在する．本症は主として糸球体細胞外基質に fibronectin が多量に沈着する疾患で，常染色体優性遺伝による．患者の糸球体は増大し，血管壁が肥厚して血管内腔が狭小化する．糸球体に細胞増殖が軽度認められ，膜性増殖性糸球体腎炎様の病理組織像をとることがあある．メサンギウムは PAS 陽性物質によって著しく増大する．電顕では血管内皮下とメサンギウムに幅 12 nm，長さ 125 nm の線維状の organized deposit として fibronectin が沈着する．本症の原因は fibronection 1 をコードする *FN1* の異常による．約 4 割の患者に同遺伝子の変異が同定される．FN1 遺伝子変異によって生じた異常 fibronectin は細胞接着能が低下して糸球体に沈着することが推定されている．患者は思春期から若年成人にかけて蛋白尿が出現し，その後 15 ～ 20 年で末期腎不全に至る．有効な治療法はないが，ACE 阻害薬や ARB が用いられる．移植後に本症が高率に再発する．

n. Galloway-Mowat 症候群

　難治性ネフローゼとてんかん・精神運動発達遅滞(小頭症)に，顔面・四肢小奇形を合併する症候群．散発例が多いが，劣性遺伝の家系が報告されている．Microtubule の形成と制御に関与する WD (tryptophan-aspartic acid) repeat domain 73 蛋白をコードする *WDR73* が原因遺伝子である．糸球体上皮細胞と中枢神経ニューロンに共通する細胞分裂，接着，遊走等の異常により，両器官の形成に異常をもたらす．その他に，転写，テロメアの維持，染色体の分離に作用する Kinase, endopeptidase and other proteins of small size(KEOPS)を構成する四つの蛋白(L-antigen family member 3, O-sialoglycoprotein endopeptidase, TP53RK binding protein, TP53 regulating kinase)の異常も病因となる．典型的では，出生早期から大量の蛋白尿が出現しネフローゼ症候群を呈し，腎不全に進展する．巣状糸球体硬化症の病理組織像を示す．大脳皮質形成異常や小脳低形成を伴う小頭症を呈し，難治性てんかんを発症する．前額狭小化，大きく柔らかい後方回転の耳，耳介低位，小下顎，高口蓋，両眼隔離やくも状指，屈指，母指偏位を伴う．筋緊張は低下し，斜視，食道裂孔ヘルニアを合併する．有効な治療法はなく，腎不全に腹膜透析や腎移植が行われる．

o. Schimke immuno-osseous dysplasia (SIODS)

　低身長，免疫機能低下，皮膚色素沈着，進行性腎機能障害を特徴とする遺伝性疾患．常染色体劣性遺伝による．Chromatin の remodeling に関与する SWI/SNF-related matrix-associated actin-dependent regulator of chromatin subfamily A-like protein をコードする *SMARCAL 1* の異常が原因．ステロイド抵抗性ネフローゼ症候群を呈し，5 年以内に末期腎不全に進行する．巣状糸球体硬化症の病理組織像を示す．T 細胞の減少により様々な感染症に罹患し，感染症がしばしば死亡原因となる．腎移植，人工股関節，GCSF の投与，acyclovir によるヘルペス感染症対策，骨髄移植などが行われる．

B 尿細管疾患

1. 尿細管機能異常症

a. 近位尿細管機能異常

1）糖，アミノ酸，リン転送異常

a）糖転送異常（腎性糖尿）

近位尿細管におけるグルコース再吸収機構の障害により，血糖値が 140 mg/dL 以下の状態で尿糖がみられる病態である．正常では血糖値 200 mg/dL 程度に上昇すると尿糖がみられる．近位尿細管刷子縁の Na^+/glucose cotransporter（*SLC5A2*）の障害（尿細管腔内から尿細管細胞内への糖の取り込みの障害，常染色体劣性遺伝）や細胞内のナトリウム非依存性促進拡散型グルコース輸送体の障害（細胞内から血管側への輸送の障害）が原因である．従来は本症を経口グルコース負荷試験時の血糖値が正常であるにもかかわらず尿糖が出現することにて診断していた．近年，空腹時血糖とインスリン分泌が正常，血中グルコヘモグロビン（HbA1c），フルクトサミン正常を確認することで経口グルコース負荷試験を行わなくとも腎性糖尿を確実に診断できる．本症の頻度は 0.01 ～ 0.02% とされる．

間質性腎炎，Fanconi 症候群などでも二次的に糖再吸収障害が生じる．Fanconi-Bickel 症候群は，1 歳頃から成長障害，くる病，肝腫大，腎腫大，糖尿，アミノ酸尿などの Fanconi 症候群を呈する．本症は glucose transporter 2（*GLUT2*）の異常による常染色体劣性による疾患である．

b）アミノ酸転送異常

血中のアミノ酸は糸球体で濾過され近位尿細管にてほとんどが再吸収される．近位尿細管でのアミノ酸再吸収はアミノ酸の種類に応じた転送機構が存在する．その転送機構の先天的障害により尿中に特定の種類のアミノ酸が異常排泄される病態がアミノ酸転送異常症である．多くの場合，腸管でも吸収不全を呈する．その他，間質性腎炎，Fanconi 症候群などでも二次的にアミノ酸転送異常が生じてアミノ酸尿がみられる（**表 1**）．

（1）Hartnup 病

中性アミノ酸転送異常により腎での再吸収率が 30 ～ 65% に低下し，尿中に中性モノアミノモノカルボキシアミノ酸（アラニン，セリン，スレオニン，バリン，ロイシン，イソロイシン，フェニルアラニン，チロシン，トリプトファン，ヒスチジン）と中性モノアミノカルボキシルアミド（グルタミン，アスパラギン）が排泄される．日光過敏性のペラグラ様の皮膚症状，小脳症状がみられる．ニコチン酸（50 ～ 300 mg/day）投与が有効である．neutral amino acid transporter（*SLC6A19*）の異常が原因である．

（2）シスチン尿症（cystinuria）

尿中に大量のシスチン，二塩基性アミノ酸（リジン，アルギニン，オルニチン）を排泄する常染色体劣性遺伝による疾患である．ホモ接合体患者は 15,000 人に 1 人の頻度．アミノ酸トラ

表1 主たるアミノ酸転送系とその異常症		
	アミノ酸転送系	異常症
I 群	monoamino-monocarboxylic (中性アミノ酸)	Hartnup 病
II 群	cystine and dibasic	シスチン尿症 リジン尿性蛋白不耐症 先天性リジン尿症 リジン吸収不全症
III 群	glycine and iminoacids	家族性イミノグリシン尿症

ンスポーターの先天異常が原因で，I 型の原因は heterodimetric transporter の heavy chain をコードする *SLC3A1* の異常が原因である．non-I 型の原因は同 transporter の light chain をコードする *SLC7A9* の異常が原因である．尿路結石を契機に発見される．尿路結石はサンゴ状結石となってしばしば腎機能を障害するため，その予防(水分の大量摂取，アルカリ製剤，*d-* ペニシラミン，一部でカプトリル®)，治療(衝撃波)が必要である．シスチンは酸性尿で結晶化する．尿pH が低下する夜間における水分補給が重要である．無治療だと腎盂への集合管末端部のBellini 管に結石ができ，集合管細胞を傷害し，ネフロンを閉塞し，集合管での pH 調節が障害され，アパタイトが形成される．尿 pH を 7.4 以上に，さらに尿中シスチン濃度を溶解度限界の 250 mg/L 以下に保つことが理想である．

(3) リジン尿性蛋白不耐症

　二塩基アミノ酸(アルギニン，オルニチン，リジン)の転送障害を呈する常染色体劣性遺伝による疾患である．発育不良，骨粗鬆症，肝脾腫，蛋白摂取後の高アンモニア血症，知能障害を呈する．低蛋白食(1 ～ 1.5 g/kg/day)やアルギニン，シトルリンの補充により高アンモニア血症を予防する．cationic amino acid transporter の light chain をコードする *SLCA7* 遺伝子の異常が原因である．

(4) 家族性イミノグリシン尿症

イミノ酸，グリシンの転送異常を呈する常染色体劣性遺伝による疾患である．多くは無症状であるが，重症ではけいれん，知能障害を呈する．

　c) リン転送異常

　リンは近位尿細管細胞の刷子縁膜を，Na^+，K^+ - ATPase によるナトリウムの細胞外輸送の結果生じた電気化学的ナトリウム勾配によりナトリウム依存的に共輸送される．このとき，ナトリウム依存性リン共輸送体を介してリンは細胞内に入る．リン転送異常は Fanconi 症候群，間質性腎炎などにて生じるが，X 染色体性の遺伝形式をとり著明な低リン血症とくる病を示す低リン血症性くる病が知られている．本症では近位尿細管，腸管におけるリン転送障害が原因で，phosphate-regulating gene with homologies to endopeptidase on X-chromosome(*PHEX*)の異常による．治療は活性型ビタミン D 0.05 μg/kg/day とリンの補充であり，尿中カルシウム排泄量を尿中 Ca/cr が 0.3 以下となるように，かつ血中リン値を 2.5 mg/dL 以上に維持するのが望ましい．腎石灰化，腎尿路結石，靱帯・腱の骨化などの合併症に注意する．一方，常染色体優性の低リン血症性くる病の原因は fibroblast growth factor 23(*FGF23*)の異常である．

2) Fanconi 症候群(Fanconi syndrome)

　近位尿細管の広範な機能障害とこれによる多彩な臨床症状を呈する症候群である．原発性，遺伝性，薬物などによる続発性などが原因となるが，小児ではシスチン血症(cystinosis)などの

表2 Fanconi 症候群の原因

原発性		二次性
遺伝性 　NaPi-IIa 欠損症 　encoyl-CoA, hydra- 　tase/3-hydroxyacyl 　CoA dehydrogenase 　欠損症 個発性	先天性 　シスチン血症 　チロシン血症 I 型 　ガラクトース血症 　フルクトース不耐症 　Lowe 症候群 　Wilson 病 　ミトコンドリア病 　Dent 病 　Fanconi-Bickel 症候群 　糖尿病 I 型 　I-cell 病(mucolipidosis) 　metachromatic leukodystrophy 　ARC syndrome	獲得性 　多発性骨髄腫 　ネフローゼ症候群 　移植腎 　間質性腎炎 　腎腫瘍
		中 毒 　重金属(水銀, ウラン, 鉛, カドミウム, 白金) 　マイレン酸, トルエン 　テトラサイクリン 　シスプラチン 　シクロスポリン 　バルプロ酸 　tenofovir(エイズ治療薬)

代謝異常症やミトコンドリア病によるものが多い(**表2**). シスチン血症では多核のポドサイト(multinucleated podocytes)が糸球体に出現する. ポドサイトの細胞骨格が変化し, 細胞接着能が低下し, 尿中に脱落しやすくなる. 間質性腎炎の一部に抗ミトコンドリア M2 抗体陽性の患者がみられる. 抗 M2 抗体はミトコンドリアの PDH(ピルビン酸脱水酵素), αKDH(αケトグルタレート脱水酵素), 分岐鎖ケトアシドデカルボキシラーゼなどの酵素活性を低下させ, 近位尿細管細胞の種々のトランスポーターの機能を二次的に低下させ, Fanconi 症候群を発症させる. バルプロ酸やエイズ治療薬の tenofovir はミトコンドリア毒性を有する. バルプロ酸投与中にケトン食療法を併用すると Fanconi 症候群が発症することがある.

a) 臨床症状

腎性糖尿, リン酸尿, 低リン血症, 汎アミノ酸尿, アルブミン尿, 近位尿細管性アシドーシスがみられることが必須である. このほか, 低カリウム血症, 尿酸尿, 低尿酸血症, 低分子蛋白尿, カルニチン排泄の亢進, 活性型ビタミン D 産生障害, くる病などを合併する. 低カリウム血症, 低リン血症, 酸血症, くる病には治療が必要である.

必須症状すべてではなくいくつか複数の症状のみがみられる場合を不全型 Fanconi 症候群とよぶ. 薬剤に起因する場合, 不全型のほうが頻度が高い.

このほか上記症状のほかに原疾患に基づく様々な症状がみられることがある.

b) 病態生理

(1) 酸血症

HCO_3^- の再吸収閾値の低下による近位尿細管性アシドーシスを呈する. 炭酸脱水酵素の機能低下, 膜透過性の亢進などの原因が推定されているが原因は不明である. HCO_3^- 再吸収閾値の低下の程度は疾患によって差がみられる.

(2) 糖尿, アミノ酸尿, リン酸尿

正常ではこれらの溶質は近位尿細管でナトリウムとともに膜の担体に結合し, ナトリウムの電気化学的勾配により細胞内に輸送される. その後, ATP の存在下にて Na^+, K^+ - ATPase の作用により溶質は間質液中に拡散される. 本症においては, 細胞内リンの低下により ATPase 活性が低下し, 細胞内 ATP が減少するなどの原因によりこれらの溶質の能動輸送が低下する.

(3) 低尿酸血症

尿酸は近位尿細管にて再吸収, 分泌, 再吸収を受けるが, 本症においては最終段階の再吸収

が低下することが多い．その成因は不明である．

（4）低カリウム血症

本症では低カリウム血症の程度は軽度のことが多い．近位尿細管でのナトリウム吸収の低下により遠位尿細管へのナトリウム負荷が増加し，Na^+ と K^+ の交換が生じるため低カリウム血症となる．アシドーシスの治療時にナトリウムを含んだアルカリを大量に投与すると低カリウム血症は増悪する．

（5）くる病(rickets)

低リン血症，アシドーシスのほかに近位尿細管細胞のミトコンドリアでのビタミン D 活性化障害が原因となりくる病が発症する．骨塩量の低下や骨折も生じる．

c）治　療

原疾患に対する治療により，尿細管機能障害の改善が期待できる．

酸血症が軽度の場合には HCO_3^- として 5 〜 10 mEq/kg/day のアルカリを投与する．このときカリウムの補充を併用しないと低カリウム血症を増悪するので注意する．

ウラリット -U® (1g は HCO_3^- 8 mEq に相当)が有用である．重症例では酸血症を完全に正常化できないことが多い．ヒドロクロロチアジドは体液量を減少することにより HCO_3^- の再吸収閾値を上昇させる作用を有するため，1 〜 2 mg/kg/day を併用する．カリウムの補充には，アスパラカリウム®，グルコンサン K®，スローケー®などを 2 〜 4 mEq/kg/day を投与する．くる病のみられる場合には活性型ビタミン D を投与する．その際，尿中カルシウムの排泄が 5 mEq/kg/day を超えないように注意する．

3）Lowe 症候群(oculocerebrorenal syndrome of Lowe；OCRL)

眼脳腎症候群ともよばれ，臨床的に Fanconi 症候群の亜型と考えられる．発生頻度は 1/20 万人で，*OCRL-1* 遺伝子の異常による疾患である．*OCRL-1* の塩基配列から推定されるアミノ酸配列がイノシトールポリホスフェート -5- ホスファターゼに類似することから，本症はイノシトールリン脂質の代謝異常症と推定される．尿中には低硫酸化のコンドロイチン -4- 硫酸主体のムコ多糖類が増加する．なお *OCRL-1* の異常は Dent 病の原因にもなる．

ほぼ全例に両側性の先天性白内障を呈する．そのほか，緑内障(50% 以上)，眼振，角膜変性，斜視を呈することがある．半数以上に知能障害やくる病がみられる．成長障害も著しい．

尿細管障害は近位尿細管障害が主体で，低分子蛋白尿，汎アミノ酸尿，リン酸尿，尿酸尿，糖尿，カルニチン尿がみられる．尿濃縮力は低下する．時に，高カルシウム尿や腎石灰化，腎結石がみられる．

糸球体機能は次第に低下し，病理組織学的には糸球体硬化，尿細管腔の拡大，線維化が認められ，30 〜 40 歳頃に末期腎不全に至る．

治療は活性型ビタミン D の投与，リン，カルニチンの補充を行う．乳児期に眼科的処置が必要な例がほとんどである．

4）Dent 病(Dent disease)（尿細管性蛋白尿症）

本症は 1980 年に岡田敏夫が特発性尿細管性蛋白尿症として報告し，以来多数の小児例の報告がみられる．1996 年にクロライドチャネル 5(ClC5) 遺伝子(*CLCN5*)の異常が Dent 病の原因であることが明らかにされ，その後岡田らが提唱した特発性尿細管性蛋白尿もその 60 〜 70% が *CLCN5* の異常によることが明らかになった．

a）発症年齢，性別，遺伝性

乳児から成人まで発見時の年齢は様々であるが，多くが学童，生徒である．その理由は，小

児期の本症患者の多くが無症状で，3歳児検尿，学校検尿その他の検尿にて蛋白尿を指摘されたことを契機に本症と診断されることがほとんどであるからである．

　患者の多くは男児であるが，女児の報告もまれにみられる．男性患者の母親は患者よりも程度の軽い低分子蛋白尿を呈し，その他の尿細管機能障害や糸球体障害も軽度である．したがって，これら男性患者の母親を軽症患者と呼称することは問題ないと思われるが，遺伝性を考慮し保因者とよぶことがある．すなわち，遺伝形式はX染色体性である．

　女性患者のなかにはわずかであるが男性患者と同程度の明らかな臨床症状を呈する者がある．これらの女性患者の多くはX染色体の不活化lyonizationが不均衡に生じた結果と考えられる．

b) 臨床症状，検査所見の特徴

　小児期に診断される症例の多くは無症状である．身体，知能に異常はみられない．

　本症に最も特徴的な検査所見は蛋白尿で，しかもそのうちβ_2-ミクログロブリン（β_{2m}）やα_1-ミクログロブリン（α_{1m}）などの分子量40,000 kD未満の低分子蛋白の占める割合が高い（低分子蛋白尿症）．血尿を呈することは比較的少なく，あっても軽度である．尿沈渣で赤血球は認められないが，尿中ヘモグロビンが近位尿細管で再吸収されないため試験紙法で血尿陽性となる．そのほか，アミノ酸尿，糖尿などの近位尿細管異常を合併することがあり，加齢とともにその頻度が高くなる．尿濃縮力障害，腎性高カルシウム尿を呈することも多い．年長患者では低リン血症，高リン尿や糸球体機能の軽度低下を呈する．

　わが国でも欧米でも50歳頃から末期腎不全になる症例が報告されている．塩化アンモニウム負荷にて不完全型尿酸性化障害を呈することがある．

　腹部CTにて腎髄質を中心とする石灰化を呈する．腎超音波検査でも髄質の輝度上昇を呈する．ただし，腎石灰化の程度は未治療の遠位尿細管性アシドーシス患者のそれに比較すると軽度である．

　腎生検では小児期に異常がみられないとする報告が多いが，糸球体硬化症，尿細管萎縮，間質への細胞浸潤，線維化などを呈することがある．その傾向は年長患者に高い．腎組織切片のvon Kóssa（カルシウム）染色にて尿細管細胞と周囲の石灰化像を呈する．

　本症の全体像の特徴は，(1)小児期からの低分子蛋白尿をはじめとする各種近位尿細管障害や尿濃縮力および酸分泌障害などの遠位尿細管障害が加齢とともに徐々に進行するだけでなく，(2)糸球体硬化などの糸球体障害をも生じる点である．

　すなわち，本症は何十年にもわたって徐々に進行する尿細管および糸球体障害を特徴とするX染色体性の遺伝性疾患で，腎機能予後は最終的には良好ではない．本症は遺伝性疾患ではあるが，小児期にのみ限定されるべき疾患ではない．これまでわが国の内科医や泌尿器科医に本症があまり知られていなかったが，成人領域からも症例報告がみられる．

　糸球体機能障害が重篤でない小児期においては，本症患児は低分子蛋白尿のみを呈する患者からFanconi症候群に極めて近似した病像を示す患者まで多彩な病型を示す．*CLCN5*の異常は近位尿細管細胞におけるendosomeのrecyclingを障害し，近位尿細管管腔側膜でのmegalinの発現を阻害し，近位尿細管での蛋白再吸収が障害され，蛋白尿を生じさせる．本症にみられる腎石灰化の詳細な病因については不明である．

c) 診断，鑑別診断，治療

　本症の診断基準を**表3**に示す．尿中低分子蛋白の確認はセルロースアセテート膜電気泳動あるいはSDSポリアクリルアミドゲル電気泳動にて行う．尿中β_{2m}やα_{1m}の定量も有用である．特に，尿中b-MG値は患者では10,000 μg/L以上（正常の100倍以上）に，男性患者の母では数千μg/L程度に上昇するため，スクリーニングには極めて有用である．

表3	特発性尿細管性蛋白尿症の暫定的診断基準	
A　主要項目	1. 尿中 β_2-ミクログロブリンや α_1-ミクログロブリンなどの低分子蛋白が異常に高値である 2. 身体発育や知能は正常である 3. 身体所見に異常はない 4. 血液生化学的検査，免疫学的検査で異常はない 5. 腎超音波検査や静脈性腎盂撮影で腎の形態異常はない 6. 次のものがある場合は除外する 　a 腎障害を起こす薬物服用 　b 重金属に曝された既往 　c 明らかな尿細管障害を起こす疾患 以上を満足すれば本症の診断に間違いない	
B　参考項目	1. 男性である 2. 血尿を伴うことは少ない 3. 小児期では腎機能は正常である 4. 腎生検で糸球体，尿細管や間質は微小変化か，ごく軽い変化であることが多い	

(鈴木好文：血尿と蛋白尿. 金原出版，1992)

　本症の最終診断を下す前に，カドミウム，リチウム，バナジウム，白金，フェナセチンなどの重金属，微量元素や薬物による中毒，Wilson 病，ガラクトース血症，シスチン血症，Lowe 症候群，慢性カリウム欠乏症，間質性腎炎，腎低形成および異形成，多嚢胞腎，慢性腎不全などを除外しなくてはならない．

　特別な治療法はない．各種尿細管機能障害への対症療法が必要なことがある．高カルシウム尿症が腎石灰化をきたすと考える研究者は，サイアザイド系利尿薬を投与することがある．*CLCN5* ノックアウトマウスを用いた検討では，アルカリの投与がノックアウトマウスの腎機能障害の進行を抑えるとされる．ウラリット -U® の投与を行う研究者もみられる．

d) 遺伝性の明らかな本症と Dent 病の病因

　1964 年イギリスの Dent らは，軽度のくる病，高カルシウム尿，アミノ酸尿，低分子蛋白尿，尿濃縮力障害，低身長を呈する 6 歳男児と軽度のくる病，低分子蛋白尿，高カルシウム尿，尿濃縮力障害，腎機能障害，低身長を呈する 2.5 歳男児を報告した．一方，1990 年 Wrong らは Dent らの報告した 2 例を長期観察しさらに同様の 6 名の患者を加え，合計 8 家系の患者の家族 53 名を対象に臨床像を検討した．その結果，23 名に尿細管障害，22 名に低分子蛋白尿，16 名に高カルシウム尿，6 名にくる病または osteomalasia，12 名に腎石灰化，8 名に末期腎不全がみられた．2 家系は 3 世代にわたって患者がみられた．一般に男性患者のほうが女性患者よりも重篤で，男性患者の末期腎不全に至る平均年齢は 49 歳であった．以上から，Wrong らは Dent の報告した 2 例を含むこれらの患者は遺伝性疾患であり，Dent 病：a familial renal tubular syndrome with hypercalciuria, tubular proteinuria, rickets, nephrocalcinosis and eventual renal failure と命名した．さらに，(1)Dent 病の責任遺伝子が X 染色体のセントロメアに極めて近傍の位置である Xp11.22 にあること，(2)同部位にこれまで知られていなかったクロライドチャネルの遺伝子が存在すること，(3)Dent 病患者 8 家系において同遺伝子の変異がみられることが明らかとなった．

　その後，特発性尿細管性蛋白尿症と Dent 病の臨床的類似性に気づいた筆者らはわが国の特発性尿細管性蛋白尿症患者の Dent 病の責任遺伝子であるクロライドチャネル遺伝子(*CLCN5*)を解析した結果，本症の多くと Dent 病とは遺伝子異常の点で同一であることが明らかとなった．さらに米国の X 染色体性腎結石症も *CLCN5* の遺伝子異常による疾患であることが判明し

た．同一の遺伝子の異常が異なった表現型をとる点は極めて興味深い．その定かな理由は不明であるが，おそらく人種，ビタミンDやカルシウム摂取などの食生活，太陽光線，遺伝子変異の部位などの差によるものと推定される．

本症の約60～70%は*CLCN5*の異常が認められているが，30%には異常が認められない．本症の約10%にLowe症候群の原因遺伝子である*OCRL-1*の異常が認められる．何ゆえ典型的なLowe症候群の臨床症状を示さないかについては不明である．常染色体優性の遺伝形式をとる糖尿病（MODY）のうち，hepatocyte nuclear factor1α（HNF-1α）の異常によるMODY-HNFIAの一部で糖尿病を発症しないが低分子蛋白尿を示す病型が報告されている．HNF1αの障害はmegalin，cubilinの近位尿細管での発現を減少させる．

5）腎性低尿酸血症（renal hypouricemia）

腎性低尿酸血症とは近位尿細管での尿酸の再吸収が低下あるいは分泌が亢進することにより尿中への尿酸クリアランスが亢進し低尿酸血症を呈する病態である．成人においては2.0 mg/dL以下の血中尿酸値を低尿酸血症と定義することが多い．小児の血中尿酸値は年齢，性により差がみられ，低尿酸血症の定義もないのが現状である．運動後に本症の患者はAKIを呈する．

a）病　態

尿酸はアデニン，グアニンなどのプリン体の代謝産物で多くの哺乳類では尿酸分解酵素（urate oxidase）にて分解され，水に溶解しやすいアラントインに変換される．しかし，ヒトや類人猿ではurate oxidase遺伝子を不活化する変異が組み込まれている（図1）．

腎からの尿酸の排泄機構はSteeleらの提唱した，(1)尿酸が糸球体から濾過されたのち，近位尿細管にて(2)再吸収，(3)分泌，(4)再吸収されるとする4 components systemが認められていた．すなわち，血漿蛋白と結合していない尿酸（血中全尿酸の約95%）は糸球体からほぼ完全に濾過され，その後近位尿細管にて複雑な転送を受けたのち，尿中にはわずかの尿酸しか排泄されない（図2）．正常では尿酸のクリアランスはクレアチニンクリアランスの6～10%程度であり，ヒトの腎は近位尿細管においてATPを使って尿酸を保持している．ピラジナミドは尿酸分泌を阻害，プロベネシド，ベンズブロマロンは尿酸分泌後の再吸収を阻害する薬剤であるが，これらの薬剤投与による尿酸排泄率の変化によって五型に分類される（図2）．urate oxidase遺伝子不活化の類人猿における進化を図3に示す．

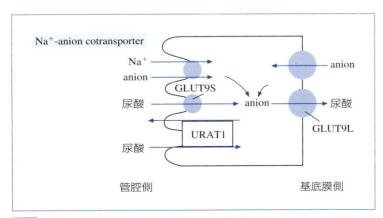

図1　近位尿細管細胞における尿酸再吸収機序
URAT1：尿酸トランスポーター1，GLUT9S：グルコーストランスポーター9 short form，GLUT9L：グルコーストランスポーター9 long form.

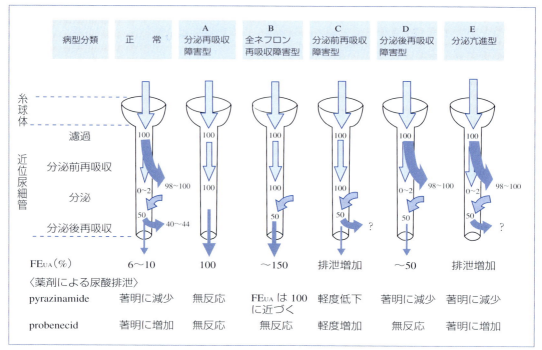

図2 腎性低尿酸血症の病型分類

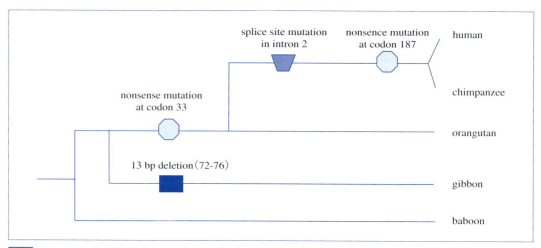

図3 urate oxidase 遺伝子不活化の類人猿における進化

　本症は日本人とユダヤ人に多い疾患とされ，成人における頻度は 0.15 ～ 0.4% 程度である．小児においても血中尿酸値 2.0 mg/dL 以下を低尿酸血症とかりに定義するならば，腎臓病三次検診を受診し起立性蛋白尿症以外に持続する尿異常のない正常腎機能小児の 0.4% が腎性低尿酸血症である．本症の原因は近位尿細管管腔側にて機能する尿酸トランスポーター1(URAT1) をコードする遺伝子 *SLC22A12* の異常が大半を占める．日本人の患者では W258X 変異の占める割合が高い．さらに，glucose transporter 9(GLUT9) をコードする遺伝子 *SLC2A9* の変異が，腎性低尿酸血症の原因となる．alternate splicing により GLUT9 は long form(GLUT9L) と short form(GLUT9S) がつくられ，GLUT9L は近位尿細管基底膜側に，GLUT9S は同管腔膜側に位置する．GLUT9 の変異による本症患者の血清尿酸値は URAT1 の変異による本症患者よりも低

値（1 mg/dL 以下）を示す．

b）臨床症状

本症では無症状あるいは約 17% に尿路結石（尿酸結石，シュウ酸カルシウム結石，リン酸カルシウム結石），約 20% に高カルシウム尿症がみられる．運動後の AKI を呈する本症の若年成人男性が報告され，小児科領域からの報告が増加している．その特徴を以下に示す．

（1）AKI 患者の多くは 15 〜 25 歳の若年男性がほとんどである．（2）運動後に AKI を呈することが多い．感冒やウイルス性胃腸炎罹患も AKI の原因となることがある．（3）AKI 発症時あるいはそれに先行して，腹痛，背部痛，悪心・嘔吐などの症状を呈する．（4）AKI 発症時の血清尿酸値は正常のこと（8 mg/dL 以下）が多く，回復時には 1.0 mg/dL 以下の低尿酸値となる．（5）AKI の際に無尿となることはなく，多くの場合安静と補液にて自然回復するが，急性透析が必要な症例も認められる．（6）回復過程 DMSA 腎シンチグラフィーで両側腎多発性の斑状集積低下を認める．（7）AKI 回復時の腹部 CT にて楔状の造影剤残存像を呈することがある．（8）回復時の腎生検にて多くの場合急性尿細管壊死がみられる．

c）本症における運動後の AKI 発症の病態生理

AKI の成因について，運動による組織崩壊の結果尿酸の急激な産生により尿細管への急激な尿酸負荷が生じ，急性尿酸腎症を引き起こす機序がこれまでに考えられていた．しかし，腎生検像や CT 像からは急性尿酸腎症が生じていることを示唆する結果は少ない．一方，詳細は不明であるが低尿酸血症による抗酸化作用（過酸化物質を中和する作用）の低下が AKI の病因となる可能性が指摘されている．

尿酸は同様の抗酸化作用を有するアスコルビン酸，トコフェロール，メチオニン，グルタチオンなどに比べ正常では血中濃度が高く，血中で生じた全酸化物質の 30 〜 65% を中和する能力を有する．尿酸の抗酸化作用は同作用を有する生体内物質のうち最大の能力である．一方，尿酸は細胞内においても産生され血中と同様の作用を示す．とりわけ，酸化による細胞障害を最も強く受ける血管内皮細胞における尿酸産生能は最大である．

腎の重量は全体重の 1% 程度であるが，近位尿細管細胞において尿細管管腔からナトリウムを再吸収する際に全消費量の 10% の酸素を消費している．したがって，腎は他の器官よりも活性酸素の産生量が著しく多い．

運動時には体内の活性酸素の産生が増加する．特に，腎においては運動により血流が筋組織などに分配されて腎への血液量が一時的に低下する．運動後に AKI を発症する本症患者の多くが筋肉の発達した若年男子であることは，運動時の腎血流低下がこれらの者に強く生じる可能性を示唆する．活性酸素は直接血管内皮細胞中のシクロオキシゲナーゼを不活化し血管を収縮させる作用を有する．低尿酸血症の患者ではその傾向が著しいと推定される．さらに血管平滑筋細胞にも URAT1 は発現しており，腎性低尿酸血症の患者では血管平滑筋細胞内の尿酸欠乏状態にあることも推定されている．運動が終了して腎血流が再開すると，正常よりも血管の収縮の強い本症の患者では血清尿酸値の正常な者よりも腎組織における活性酸素の産生量が多く，この活性酸素が主として尿細管障害を生じ，AKI を惹起することが推定される（図 4）．本症の患者が AKI 発症後に CT にてしばしば楔状の腎血流障害が認められることは AKI 発症における腎血管収縮の役割を示唆する．

また，腎生検では糸球体の変化は少なく，尿細管壊死像を主体とする病変であることも，急性腎不全発症における尿細管障害の役割が推定される．

ヒトや類人猿が何ゆえ尿酸を分解せず，ATP を消費して近位尿細管から尿酸を再吸収しているのかもう一度考えていただきたい．

急性白血病の治療時の高尿酸血症を予防するため urate oxidase（Rasburicase®）が用いられて

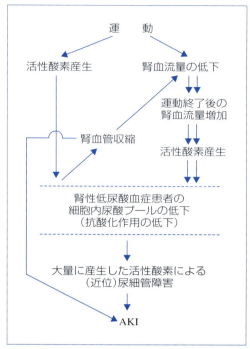

図4 腎性低尿酸血症者の運動後のAKI発症機序(仮説)

いる.

b. 近位あるいは遠位尿細管機能異常症

1）尿細管性アシドーシス(renal tubular acidosis；RTA)

尿細管性アシドーシスとは糸球体障害がないか，あるいは軽度の状態にて尿細管での酸排泄が障害されて酸血症を呈する病態の総称である．

a) 病態生理，病因

(1) H^+(水素イオン) と HCO_3^-(重炭酸イオン) 代謝

遠位尿細管細胞は主として H^+-ATPase の作用により尿細管腔内に H^+ を分泌し，管腔内と尿細管細胞内の H^+ 濃度比は 800：1 とすることができるが，遠位尿細管性アシドーシス(dRTA)では H^+ 放出障害のために濃度比が 80：1 にしかならず，尿を十分に酸性化(pH 6.5 以下)することができない．常染色体優性 dRTA の原因は HCO_3^-/Cl^- exchanger(*SLC4A1*)の異常，難聴を伴わないか伴う場合でも 10 歳以後に発症することが多い常染色体劣性 dRTA の原因は H^+-ATPase の a4 subunit(*ATP6V0A4*)の異常，10 歳までに難聴を発症することの多い常染色体劣性 dRTA の原因は H^+-ATPase の B1 subunit(*ATP6V1B1*)の異常である(p.54 参照)．*ATP6V0A4* の異常による dRTA 患者の一部は 10 歳前に難聴を呈する．

HCO_3^- は糸球体から完全に Bowman 嚢に濾過された後，近位尿細管細胞から再吸収される．近位尿細管性アシドーシス(pRTA)では HCO_3^- の再吸収能が低下し，近位尿細管にて再吸収されない HCO_3^- が尿中に漏出する病態である．その結果，血中 HCO_3^- 濃度が低下する．一般に，年齢が未熟なほど小児の血中 HCO_3^- 濃度は成人よりも低値であり，これは年齢とともに近位尿細管細胞における HCO_3^- 再吸収能が成熟するためである．成人や年長児では血中 HCO_3^- 濃度が 20 mEq/L 以下になると近位尿細管から尿中の HCO_3^- は 100％ 吸収されて尿中へ

の HCO_3^- の漏出はみられない. ところが, pRTA では血中 HCO_3^- 濃度が 20 mEq/L 以下でも尿中に HCO_3^- が漏出する(HCO_3^- 再吸収閾値の低下).

しかし, 酸血症がさらに強くなると尿中への HCO_3^- の漏出がみられなくなる. 再吸収閾値の低下の程度は pRTA の重症度と一致する. 一般に Fanconi 症候群での閾値は 15 mmol/L 程度であるが, 単独永続性の pRTA ではそれがさらに重症で 10 mmol/L 以下である. 永続性 pRTA の原因は Na^+ / HCO_3^- cotransporter(*SLC4A4*)の異常である(p.55 参照).

遠位尿細管での H^+ 放出障害と近位尿細管での HCO_3^- 再吸収障害を合併した病態を広義の hybrid RTA とよぶ. 乳幼児に特有の HCO_3^- 再吸収閾値の低下を伴った dRTA を distal RTA with bicarbonate wasting(type III)とよぶが, この型の多くは成長とともに重炭酸再吸収閾値が上昇し最終的に dRTA のみに移行することから, dRTA の亜型と考えられている. 一方, Sjögren 症候群, 腎アミロイドーシス, 炭酸脱水酵素 II 型欠損症などにおいて dRTA と pRTA の両方を合併する病態を type I, type II hybrid RTA として type III とは別に独立してよぶ場合がある.

遠位尿細管の機能障害により K^+, H^+ の排泄が障害され, その結果高カリウム血症を伴う酸血症を type IV RTA とよぶことがある. これはミネラルコルチコイド欠乏やその作用不全による病態である. 偽性低アルドステロン血症 I 型を除いて成人に比べ小児での頻度は低い.

(2) 電解質代謝

dRTA では尿中へ H^+ が放出しないかわりに Na^+, K^+ の排泄が増加する. その結果細胞外液量が減少し, 二次性高アルドステロン症となることが多い. アルカリ投与は酸血症を補正して Na^+, K^+ の尿中排泄を減少させるが, 低カリウム血症の改善を期待することはできない. 低カリウム血症は dRTA のほとんどの場合にみられる.

pRTA では HCO_3^- 喪失に伴う細胞外液量の低下により二次性の高アルドステロン血症をきたし, 遠位尿細管での K^+, H^+ の尿中分泌と Na^+ の再吸収が増加する.

低カリウム血症の程度は dRTA よりも軽度のことが多い. アルカリ投与は遠位尿細管への Na^+ 負荷を増加させるためさらに Na^+ の再吸収が増加し尿中への K^+ 排泄が増加し, 低カリウム血症が増悪する. Fanconi 症候群の一症状として発症する pRTA では尿中リン, 尿酸排泄の亢進による低リン血症や低尿酸血症を呈する.

(3) カルシウム, クエン酸代謝

dRTA では酸血症の結果尿中カルシウム排泄は $10 \sim 20$ mg/kg/day(基準値は 2.5 mg/kg/day 以下)に亢進する. dRTA の尿はアルカリ性でありかつ高カルシウム尿であるため, リン酸カルシウムやシュウ酸カルシウムなどの腎への沈着や尿路結石が生じやすくなる. さらに dRTA では尿中におけるカルシウムの最も有効なキレート製剤であるクエン酸の尿中排泄が低下することも, 腎石灰化や尿路結石の原因である. dRTA における尿中クエン酸排泄の低下は細胞内アシドーシスがクエン酸合成を抑制するためと考えられているが, 詳細は不明である.

pRTA では遠位尿細管に達する HCO_3^- が正常よりも多く, 遠位尿細管での HCO_3^- や Ca^{2+} の再吸収が高く, 酸血症にて尿細管への骨からのカルシウムの負荷は亢進しているが結果的に尿中カルシウム排泄は正常であり, また尿中クエン酸排泄は低下しないため, dRTA と異なり腎石灰化や尿路結石を生じることはない.

dRTA ではカルシウム喪失による骨軟化症やくる病がみられることがある. pRTA では低リン血症を合併する場合に上記の骨病変がみられる. また, ミトコンドリア病による pRTA では低リン血症がなくともくる病が出現する. ビタミン D の 1α-hydroxylation がミトコンドリアを場にして行われており, ミトコンドリア障害が原因となってビタミン D の活性化を障害するためである.

b）病型診断
（1）臨床症状から

常染色体優性のdRTAは成人になってからリン酸カルシウム結石を繰り返す．そのほかに症状を呈することは少ない．常染色体劣性のdRTAでは尿濃縮力障害による多飲多尿や夜間尿，腎石灰化，腎囊胞や尿路結石，骨軟化症による四肢痛やくる病，低カリウム血症による筋力低下，四肢麻痺，不整脈，心停止，年少児では成長障害，歯牙崩壊・磨滅，齲歯がみられる．dRTAの約20〜30％に難聴を合併する．

pRTAでは成長障害が主たる症状で，くる病，腎石灰化，腎結石を合併することはない．Fanconi症候群の一症状としてのpRTAでは成長障害，くる病などを呈する．単独永続性のpRTAは白内障，緑内障，帯状角膜変性症などの眼症状を呈する．

（2）検査所見から

RTAでは血液HCO_3^-の低下，Cl^-の上昇（したがってanion gapは正常），尿pH高値が特徴的な検査所見である．上記に述べた臨床症状からある程度の病型診断が可能であるが，診断確定のために塩化アンモニウム負荷試験（0.1 g/kgまたは75 mEq/m^2）を行う．本試験にて尿pHが6.5以下とならず，net acid excretionが70 mEq/min/1.73 m^{2}以上にならない（尿酸性化ができない）場合にdRTAと診断できる．重篤な酸血症がすでにみられる場合には本試験は行わないかあるいは十分な注意のもとに行う．未治療のdRTAでは高アンモニア血症を生ずることがある．

dRTAにおいては，腹部単純X線検査，腎超音波検査，腹部CT検査にて，腎髄質の石灰化（図5）や囊胞（図6）がみられる．腎石灰化はほぼ全例に，腎囊胞は70％程度に認められる．また，未治療のdRTAにおいてはβ$_2$-ミクログロブリンなどの低分子蛋白尿がみられるが，治療

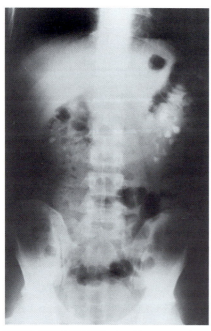

図5　遠位尿細管性アシドーシスにおける腎石灰化
腹部単純X線．

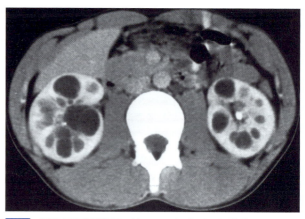

図6　遠位尿細管性アシドーシスにおける腎囊胞
腹部造影CT．

にて消失する．機能的尿細管障害が dRTA に存在する真の理由は不明である．

dRTA は，(1)水素イオン分泌が特異的に障害される分泌不全型，(2)尿細管細胞膜の H^+ 濃度勾配をつくることのできない勾配不全型(back leak)，(3)遠位尿細管の負の管腔電位が保てず H^+ の分泌が抑えられる電位依存型(voltage dependent)に病因論的に分類することが可能である．

pRTA では尿酸性化能は正常であるため，塩化アンモニウム負荷にて尿 pH は 6.0 以下となる．アルカリ投与にて血液 HCO_3^- 濃度が正常化した際の $FEHCO_3^-$(fractional excretion of bicarbonate=$(U_{HCO_3^-}/P_{HCO_3^-})/(U_{cr}/P_{cr})$ (P：血中濃度，U：尿中濃度)は 10 ～ 15％ 以上となる．ただし，この値は経験的な値であり近位尿細管での HCO_3^- 再吸収能や血中 HCO_3^- 濃度の値によって変動する．要は血中 HCO_3^- 濃度を正常化しようとすると尿中の HCO_3^- の漏出が著しく増加するという意味と理解したい．Fanconi 症候群に合併する pRTA では低分子蛋白尿，ブドウ糖尿，アミノ酸尿，高リン・尿酸尿などの近位尿細管障害による尿異常が認められる．pRTA 単独発症例では低分子蛋白尿は極軽度であるかあるいはみられない．

type III または type I，type II hybrid RTA では H^+ 分泌障害のために尿 pH は 6.0 以下に低下しない．アルカリ投与下の $FEHCO_3^-$ は type III で 5 ～ 10％ 程度，type I，type II hybrid では 15％ 以上となる．炭酸脱水酵素 II の異常による RTA は dRTA と pRTA の両方を合併することが多い．

type IV RTA ではアルドステロン欠乏あるいはそれに類似した状態により高カリウム血症を呈することが特徴的である．軽度から中等度の腎機能障害がみられたり，低レニン血症を合併することがある．

c) 治　療

アルカリとカリウムの補充が原則である．酸血症，低カリウム血症を正常化するとともに，いろいろな合併症を予防あるいは治療することを目的とする．原則的には一生を通じた治療が必要である．最も服用しやすい薬剤はウラリット-U®(粉末 1 g 中にクエン酸ナトリウム 290 mg，クエン酸カリウム 463 mg を含み，HCO_3^- として 8 mEq に相当，錠剤 1 錠は粉末 0.5 g に相当)である．投与するアルカリ量は体内での酸生成量と尿中への重炭酸漏出分を補う量の合計量を補うのが原則で，RTA のタイプや同一患者においても年齢により必要量が異なる．

乳児期から思春期までの dRTA では 2 ～ 4 mEq/kg/day，年長児では 1 ～ 2 mEq/kg/day の HCO_3^- が必要である．早期発見とコンプライアンスのよい治療にて成長障害や腎石灰化は予防可能である．しかし，すでに形成された腎石灰化，腎囊胞，尿濃縮力障害は適切な治療にても改善は期待できない．乳児期の酸血症の補正目標は重炭酸濃度として 20 ～ 22 mEq/L 程度に設定するのがよく，それ以上の改善は不要である．

pRTA では酸血症を完全に補正するためには HCO_3^- として 5 ～ 15 mEq/kg/day という大量のアルカリが必要である．ただし，大量のアルカリ投与は低カリウム血症を増強するので，カリウム製剤の補充や，アルダクトン A®1 ～ 3 mg/kg/day などの利尿薬を併用して必要なアルカリ量を減らすことができる．以上の治療にても酸血症の改善が得られない場合には，それ以上の治療は行うことができないのが実状である．Fanconi 症候群ではリンの補充(中性リン酸塩)や活性型ビタミン D の投与が骨病変の治療に有効である．

type IV の治療は原因に応じた治療が原則である．低アルドステロン血症による場合にはフロリネフ®0.05 ～ 0.2 mg/day の投与のみにて酸血症，低カリウム血症は改善する．

偽性低アルドステロン血症 I 型では食塩の補充のみが有効である．その他の場合には，食事からのカリウム摂取量を減じカリウム排泄型の利尿薬(ラシックス®1 ～ 4 mg/kg/day)やカリウム吸着性レジン(カリメート®，ケイキサレート®1 g/kg/day)の投与が有効である．

240 ■ 第2部 各論

表4	腎髄質の高浸透圧維持機構を障害する病態等

急性，慢性腎不全	腎低形成，異形成
慢性閉塞性腎症 　後部尿道弁 　先天性水腎症	囊胞性腎疾患 　髄質囊胞腎，多囊胞腎
先天性尿細管異常症 　ネフロン癆 　oligomeganephronia 　髄質海綿腎 　遠位尿細管性アシドーシス 　Dent 病 　ACE-I/ARB fetopathy	間質性腎炎 　腎盂腎炎，薬剤性腎炎，免疫性 　間質性腎炎，sickle cell anemia
	Fanconi 症候群
	栄養不良（蛋白摂取不足）
	低カリウム血症
	浸透圧利尿
	ループ利尿薬

ACE-1：angiotensin converting enzyme-Inhibitor
ARB：angiotensin receptor blocker

c. 遠位尿細管機能異常症
1）尿濃縮障害

　尿が腎にて濃縮されるのは，（1）腎髄質が高い浸透圧に維持され，ここを尿細管終末部である集合尿細管が貫通する間に水が再吸収され，管腔内液が腎髄質と浸透圧平衡に達して高張になる，（2）集合尿細管に抗利尿ホルモン ADH が作用して水の透過性を亢進し，浸透圧平衡を増強するの二つの機序による．各種の先天性尿細管異常症では先天性にこれらの機序が障害され，尿濃縮力障害を呈する．

a）腎髄質の高浸透圧維持障害

　腎髄質の高浸透圧状態が，（1）Henle 係蹄の機能，構造の異常，（2）深部糸球体の輸出細動脈に連なる直血管の血流障害，（3）浸透圧形成に寄与する尿素の利用障害，（4）溶質，水の近位尿細管，遠位尿細管，集合管への到達速度の低下などの先天性の原因により維持できなくなるために尿濃縮障害が生じる．原因となる病態を表4に示す．これらの疾患では ADH に対する反応性が低下している場合がある．

　尿濃縮力障害が軽度の場合には尿比重を 1.016（浸透圧 600 mOsm/kgH$_2$O）程度にまで上昇でき，多尿の程度も軽度で多尿の存在に気づかない．濃縮力障害が増強すると多飲・多尿，夜間尿，夜尿などの症状がみられる．

b）抗利尿ホルモンの作用不全（先天性腎性尿崩症）

　抗利尿ホルモン ADH は集合尿細管上皮の主たる構成細胞である主細胞（principal cell）の血管側細胞膜受容体（V$_2$ 受容体；V2R）に結合後，G 蛋白（guanine nucleotide regulatory protein；Gs）を介してアデニル酸サイクラーゼ活性を賦活し ATP から cAMP を産生する．cAMP はプロテインキナーゼ A を活性化し，微小管，ミクロフィラメントを介して水チャネル（aquaporin 2〈AQP2〉：水を特異的に透過させる膜蛋白，別名 AQP-CD〈aquaporin CD〉）を細胞膜表面に移動させる（shuttle hypothesis）．その結果，管腔側膜の水透過性は 10 倍以上に増加し，浸透圧差により管腔内から水が再吸収される（図7）．

　先天性腎性尿崩症は以上のメカニズムのいずれかの障害による疾患であるが，臨床的に ADH の作用により尿中 cAMP の上昇のみられない I 型，みられる II 型に分類される．I 型の遺伝形式は X 染色体性，II 型は常染色体劣性，常染色体優性などがあり，II 型は単一疾患ではない．腎性尿崩症の 90% が I 型である．

　I 型腎性尿崩症の原因は V$_2$ 受容体（V2R）の先天異常による．V$_2$ 受容体は 370 個のアミノ酸

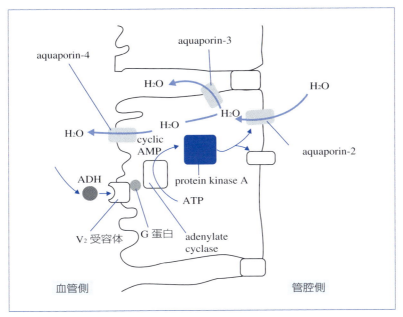

図7　集合管における水の移動と関与する分子

からなり7回細胞膜を貫通する構造をとる．

　本症患者は生下時から多飲・多尿を呈し，低張尿(浸透圧 100 mOsm/kgH$_2$O 以下)となる．妊娠中に羊水過多を呈することがある．口渇感に応じて水分を十分に補給すれば血清ナトリウムや浸透圧をほぼ正常に保持することが可能である．血漿 ADH 値は正常ないし上昇し，浸透圧性，非浸透圧性刺激による ADH の分泌は正常である．尿量が多いために年長児の約 70% に水腎症，集合管の拡張が生じる．

　I 型腎性尿崩症患者の V$_2$ 受容体遺伝子(*AVPR2*)には，(1)一塩基の欠損，挿入による open reading frame の変化による stop codon 形成，切断(その結果，形成される V$_2$ 受容体はサイズの小さい不完全な蛋白となる)や，(2)点突然変異によるアミノ酸変化(V$_2$ 受容体の三次構造が変化し機能の低下をもたらす)が生じていることが判明した．そのうち点突然変異による正常アミノ酸のシステインへの変化が全体の約 20% を占めていることは本症における特徴と思われる．また，これらの遺伝子異常が生じる部位が患者家系ごとに異なっていることは X 染色体性先天異常症の特徴を示すものである．

　V2R の codon137 のアルギニンがシステインやロイシンに変化するミスセンス変異により V2R の機能が亢進し(gain of function)，持続性の低ナトリウム血症を呈する．そのほかに codon 229 のフェニルアラニンや，codon 130 のイソロイシンが他のアミノ酸に変化するミスセンス変異例が報告されている．臨床的には SIADH に類似する病態で，nephrogenic syndrome of inappropriate antidiuresis とよばれる．

　一方，V$_2$ 受容体遺伝子の異常を有さない II 型腎性尿崩症の患者の多くは *AQP2* 異常による(常染色体劣性)．

　AQP2 蛋白は集合尿細管管腔側にほぼ限局して存在し，膜を6回貫通する．*AQP2* の異常が水チャネルの機能異常をもたらし腎性尿崩症の原因となる．AQP2 蛋白の細胞内移動に，signal-induced proliferation associated protein 1 と細胞骨格の actin が必要である．

　治療の基本は水補給と塩分摂取制限である．塩分摂取を制限すると GFR が低下し近位尿細

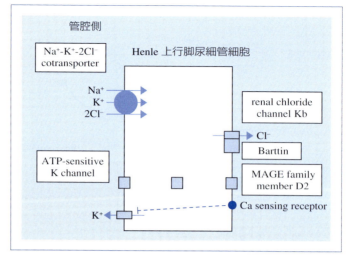

図8 Bartter 症候群の原因分子

管での水, ナトリウムの再吸収が増え, 尿量が減少する. サイアザイド系利尿薬, 低カリウム血症予防のためのカリウム製剤の補充が有効である.

2）Bartter 症候群, Gitelman 症候群(Bartter syndrome, Gitelman syndrome)

両疾患とも急激に発症する不整脈と横紋筋融解症を発症しやすいことが指摘されている. 両者を遺伝性塩類喪失性尿細管機能異常症として一連の症候群と捉えることができる.

a）Bartter 症候群

Bartter 症候群は I 型：Henle 上行脚の Na^+-K^+-$2Cl^-$ transporter(*SLC12A1*), II 型：ATP-sensitive K channel(*KCNJ1*), III 型：renal chloride channel(*CLCNKB*), IV 型：barttin(*BSND*), V 型：MAGE family member D2(*MAGED2*) のいずれかの異常による先天性疾患である(図8). なお, Ca sensing receptor(*CASR*) の gain of function 変異では ATP-sensitive K channel の機能を抑制することで, Bartter 症候群に類似した病像を示す.

成長障害, 低カリウム血症による筋力低下・四肢麻痺, 多飲・多尿, 食塩渇望, 知能障害を呈する. 前額部の突出, 両側の口角が下がった唇, すねた表情, 大きい眼と耳介などの顔貌が特徴的である. IV 型は難聴と腎機能低下を特徴とする. 妊娠中の羊水過多, 出生時の低体重などの異常を呈することが多い. 羊水中のアルドステロンが高値となる. 乳幼児期に発症する例が多い. 血漿レニン活性, アルドステロン値は著明に高値で, 動脈血分析にて代謝性アルカローシスを呈する. 高カルシウム尿症(尿 Ca/Cr 比＝平均 1.41. ただし III 型では 60％ にしか高カルシウム尿症はみられない)を呈し, 時に腎石灰化を起こす. アンギオテンシン II に対する昇圧反応が低下する. V 型は胎児期に羊水過多と早産で発症し, 出生後は自然に改善する(antenatal Bartter syndrome).

腎生検にて, 傍糸球体装置の過形成がみられ, Bowie 染色, dehilar violet 染色にてレニン顆粒が観察される. 本症の診断に腎組織の検索は必須ではない(表5).

治療はプロスタグランジン合成阻害薬(インダシン® 1～2 mg/kg/day), カリウム製剤(塩化カリウム 5～15 mEq/kg/day), 抗アルドステロン薬(アルダクトン® 1～2 mg/kg/day), アンギオテンシン変換酵素阻害薬(カプトリル® 0.3～2 mg/kg/day, レニベース® 0.01～0.02 mg/kg/day)が有効である.

本症の予後は必ずしも良好ではなく, 腎石灰化などによる糸球体・尿細管機能障害が進行し

B　尿細管疾患　243

表5	わが国における Bartter 症候群の診断基準
1.	血漿レニン活性の増加
2.	血漿アルドステロン値の増加
3.	低カリウム血症
4.	代謝性アルカローシス
5.	正常ないし低い血圧
6.	アンギオテンシン II に対する昇圧反応の低下
7.	神経性食欲不振症，慢性の下痢，嘔吐や下痢，利尿薬の長期投与がない
8.	腎生検で傍糸球体細胞の過形成を証明することが望ましい(小児では不要)

(厚生労働省研究班)

て末期腎不全に至ることがある．また，本症では脳下垂体からの成長ホルモン分泌不全を合併する場合がしばしばみられる．上記の治療にて電解質異常や代謝性アルカローシスを補正しても成長障害が改善しない症例には，骨年齢の評価，血中ソマトメジンの測定，成長ホルモン分泌負荷試験，夜間成長ホルモン分泌能などの検査を行う必要がある．

b) Gitelman 症候群

Gitelman 症候群は臨床的に Bartter 症候群に類似する先天性疾患であるが，両者は全く異なる．familial hypokalemia-hypomagnesemia syndrome ともよばれる．代謝性アルカローシス，低カリウム血症(2.6 〜 3.1 mEq/L)，低マグネシウム血症(正常の 60% 程度の値)，尿中カリウム，マグネシウム排泄の亢進，尿中カルシウム排泄の低下を呈する．臨床的には低マグネシウム血症によるテタニーを主症状とし，Bartter 症候群と異なり成長障害や多尿を呈することは少なく，尿中カルシウムの排泄が低下(尿 Ca/cr 比＝平均 0.06)しているのが特徴である．本症は乳幼児期に発症することは少なく，6 歳以後の年長児になってから発症することが多い．糸球体を通過したナトリウムの約 30% を再吸収する Henle 上行脚の障害である Bartter 症候群に対して，本症は糸球体を通過したナトリウムの約 7% を再吸収する接合尿細管の障害であり，ナトリウムの再吸収量の障害度の差が両者の臨床的差を生んでいる．成長障害がなく年長児や成人になってから Bartter 症候群と診断されている例は本症の可能性が高い．

一方，*CLCNKB* の異常を有するにもかかわらず臨床的に Gitelman 症候群と診断される症例が報告されている．本症では distal fractional chloride reabsorption [$CH_2O/(CH_2O + CCl)$] は水負荷時は正常であるが，低張食塩水負荷時に低下する．ラシックス®静注にて尿中ナトリウム，クロール，マグネシウムの排泄が増加し，尿中カルシウム排泄が以前より増加する．通常マグネシウムもカルシウムも Henle 上行脚にて大量に再吸収されるが，本症では両者の解離がみられしかもラシックス®にて尿中ナトリウム排泄が増加する．hydrochlorothiazide 1 mg/kg(成人で 50 mg)内服後に fractional excretion of chloride(FECl)の増加分を測定すると本症の多くは 2.3% 未満であるが，Bartter 症候群では 2.3% 以上となることから，両者を鑑別することができる(「HCT test」の項，p.81 参照)．

本症の原因は接合尿細管の thiazide-sensitive NaCl cotrasporter(*SLC12A3*)の異常である．患者の 60% に同遺伝子のミスセンス変異が，6% に large rearrangement が検出される．

治療は主としてマグネシウム塩(塩化マグネシウム〈$MgCl_2$〉)と食塩の投与で，それ以外の治療は基本的には不要である．重症例にはカリウムの補充，プロスタグランジン阻害薬を投与する．

3) 偽性低アルドステロン症 I 型，II 型(pseudohypoaldosteronism type I and II)

I 型偽性低アルドステロン症は生後数か月以内に発育不全，嘔吐，脱水，低ナトリウム血

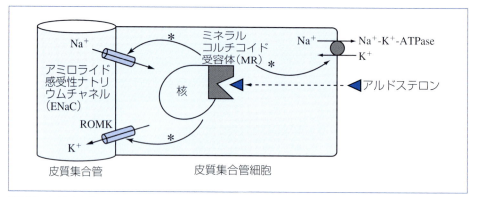

図9 皮質集合管でのナトリウム輸送機序
アルドステロンがミネラルコルチコイド受容体(MR)と結合すると，アミロライド感受性ナトリウムチャネル(ENaC)，ROMK，Na⁺-K⁺-ATPase を活性化(＊)し，皮質集合管でのナトリウム再吸収とカリウムの排泄が増加する．cortisol も MR に結合してこれを活性化するが，細胞内の 11β-hydroxysteroid dehydrogenase type 2(11β HSD2)の作用で MR を活性化しない cortisone に変換することで MR の活性化を防止している．

症，高カリウム血症，低血圧，高クロール性代謝性アシドーシスを呈する先天性の疾患である．遺伝形式は常染色体優性(腎型)と常染色体劣性(全身型)とがある．腎機能は正常で，血漿レニン活性，アルドステロンは高値となり，大量のミネラルコルチコイドを投与しても症状・検査所見は改善しない．

　本症の治療は 1 日当たり 3 〜 5 g の塩化ナトリウム(食塩)を補充することで，2 歳を過ぎる頃には治療は不要となることが多い．常染色体優性はミネラロコルチコイドレセプターが，常染色体劣性は amiloride-sensitive sodium channel の α または β または γ サブユニットの異常が原因である(図 9)．腎型は乳児期に発症するが，その後自然軽快することが多い．全身型は新生児期に発症し，より重篤である．

　II 型偽性低アルドステロン症(Gordon 症候群，Spitzer-Weinstein 症候群，chloride-shunt 症候群)は常染色体優性遺伝による疾患で，高カリウム血症，高血圧，高クロール血性代謝性アシドーシスを呈する．腎機能は正常で，血漿レニン活性は低値，血中アルドステロンは低値あるいは見かけ上正常である．年長児や成人が高血圧や高カリウム血症を契機に診断される例が多い．家族内発症する．本症では尿細管における thiazide-sensitive NaCl cotransporter の活性亢進により尿細管からの塩化ナトリウムの吸収が増し，尿細管管腔内の電気的勾配が上昇しナトリウム再吸収亢進とカリウム分泌低下が二次的に生じる．治療は食塩制限とサイアザイドが有効．ラシックス®やフロリネフ®は無効である．本症の原因は serine-threonine kinase の WNK (with no lysisne〈lysine の one-letter abbreviation は K〉)family に属する WNK1 蛋白の機能亢進を起こす *WNK1* 遺伝子の変異("gain of function" mutation)あるいは WNK4 蛋白の機能を低下させる *WNK4* 遺伝子の変異("loss of function" mutation)である．WNK1 蛋白は遠位尿細管の細胞質内に，WNK4 蛋白は tight junction に存在する．正常状態では WNK1 蛋白は WNK4 蛋白の機能を抑え，WNK4 蛋白は遠位尿細管管腔側膜の thiazide-sensitive NaCl cotransporter の機能を抑制する．*WNK1* の gain of function mutation や *WNK4* の loss of function mutation は NaCl cotransporter の機能亢進状態を招く．

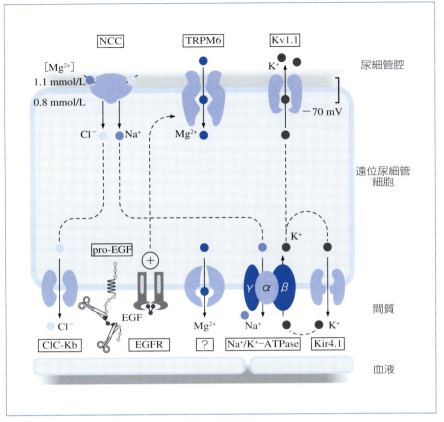

図10 遠位尿細管細胞におけるマグネシウム輸送
NCC：NaCl cotranspoter, TRPM6：transient receptor potential ion channel member 6, Kv1.1：valtage gated K channel, ClC-Kb：chloride channel-kb, EGF：epidermal growth factor, EGFR：EGF receptor, Kir 4.1：inwardly rectifying potassium channel Kir 4.1.
(Glaudemans B, et al.：Kidney Int 2010；**77**：17-22)

4）遺伝性低マグネシウム血症

a) familial hypomagnesemia with hypercalciuria and nephrocalcinosis (FHHNC) （高カルシウム尿症と腎石灰化を伴う家族性低マグネシウム血症）

患者は生後数か月から低マグネシウム血症（基準値の 60% 程度），高カルシウム尿症（平均 7.1 mg/kg/day），多尿，腎石灰化，尿路結石，血漿 PTH 高値を呈する．けいれん，テタニー，尿路感染症，不全型遠位尿細管性アシドーシスをしばしば合併する．血清尿酸値は基準値上限を示す．血清カリウム値は正常．腎石灰化による進行性の腎機能障害を呈し，10～26歳までに末期腎不全に至る．患者の多くは平均年齢15歳で診断される．Henle 上行脚（マグネシウムの大部分が再吸収される部位）尿細管細胞の tight junction protein でマグネシウムとカルシウムを尿細管管腔から間質に運搬するチャネルの paracellin 1（claudin-16）の異常が原因である．FHHNC と同じ臨床症状を示し，近視，水平眼振などの視覚障害を呈する場合は，Henle 上行脚と眼にて作用する caludin-19 の異常が原因である（FHHNC with ocular manifestation）．塩化マグネシウム（$MgCl_2$）とヒドロクロロチアジドの投与は高カルシウム尿症の是正に有効である．腎石灰化を予防するためにクエン酸カリウムも投与される．

遠位尿細管細胞におけるマグネシウム輸送の摸式図を**図10**に示す．

b) autosomal dominant hypomagnesemia with hypocalciuria
（低カルシウム尿症を伴う常染色体優性低マグネシウム血症）

乳児期からの全身性けいれん，低マグネシウム血症，低カルシウム血症を呈する常染色体優性疾患である．集合管基底膜側の Na^+/K^+-ATPase 遺伝子（*FXYD2*）の γ サブユニットのヘテロ変異が本症の原因である．FXYD2 遺伝子の調節を司る hepatocyte nuclear factor 1 homeobox（*HNF1B*）の異常も本症の原因となる．また，voltage-gated K^+channel Kv1.1（*KCNA1*）は TRPM6 の機能を調節するが，Kv1.1 の異常も本症の原因となる．

c) isolated recessive hypomagnesemia with normocalciuria（IRH）
（尿中カルシウム排泄が正常な劣性型低マグネシウム血症）

乳児期早期から低マグネシウム血症に起因するけいれん，テタニー，筋力低下などを呈する常染色体劣性疾患である．集合管基底膜側に発現する epidermal growth factor（EGF）precursor protein である pro-EGF の遺伝子の異常が原因である．Pro-EGF は細胞外プロテアーゼの作用で活性型の EGF に変換される．EGF は一種の autocrine hormone で，集合管基底膜側の EGF レセプターに結合し，集合管の transient receptor potential cation channel, subfamily N, member 6（TRPM6）を活性化し，腎でのマグネシウム吸収を促進する．

d) hypomagnesemia with secondary hypocalcemia（HSH）
（二次性低カルシウム血症を伴う低マグネシウム血症）

消化管と腎にて発現する transient receptor potential cation channel, subfamily N, member 6（*TRPM6*）の異常による常染色体劣性遺伝による疾患である．TRPM6 の異常により消化管と腎からのマグネシウム吸収が低下し，乳児期から著しい低マグネシウム血症によるけいれんを呈する．低マグネシウム血症により PTH 合成と副甲状腺からの PTH 分泌が低下して低カルシウム血症を生じる．けいれん時にはマグネシウムの静注が必要である．一生を通じたマグネシウムの補充を行う．

e) activating mutations of the Ca^{2+}/Mg^{2+}-sensing receptor
（Ca^{2+}/Mg^{2+} センサー〈CASR〉の機能亢進型遺伝子変異）

Henle 上行脚の太い部分と集合管の基底膜側および副甲状腺にて機能する Ca sensing receptor（CASR）はイオン化カルシウムおよびイオン化マグネシウムの濃度を検知し，カルシウムとマグネシウムの吸収と PTH 分泌に関与する．CASR の機能を亢進させる遺伝子異常（gain of function mutations）は血中カルシウムとマグネシウム濃度が低値であるのに高値と判断して PTH 分泌を抑制し，血中カルシウムおよびマグネシウム値が低下する．常染色体優性型の低カルシウム血症を呈する．原発性副甲状腺機能低下症と誤診されることがある．患者は小児期から中等度から軽度の低カルシウム血症を示す．症状を示す患者のみカルシウムとビタミン D の補充を行う．腎石灰化と腎機能障害の危険性があるので，血清カルシウム値は 8 ～ 9mg/dL 程度になるように薬剤を調整する．

f) EAST（epilepsy, ataxia, sensorineural deafness and tubulopathy）syndrome

K channel Kir 4.1 をコードする *KCNJ10* の異常により，てんかん，運動失調，難聴，尿細管障害（多尿，低カリウム・低マグネシウム血症，低カルシウム尿症）を呈する．Kir 4.1 は遠位尿細管基底膜に存在して，カリウムを細胞外に出して隣接する Na/K-ATPase の機能を補助する．本症を EAST syndrome あるいは SeSAME（seizures, sensorineural deafness, ataxia, mental retardation and electrolyte abnormalities）syndrome とよぶ．

5）Liddle 症候群（Liddle syndrome）

腎遠位ネフロンにおける amiloride-sensitive sodium channel（ENaC）遺伝子（*SCNN1*）の β あるい

はγサブユニットの gain of function mutation により ENaC 活性が亢進し，腎からのナトリウム排泄が低下しカリウムの排泄が増加する結果，高血圧，低カリウム血症，代謝性アルカローシス，血中アルドステロン低値，高カリウム尿症，尿濃縮力障害を呈する常染色体優性遺伝による疾患である．偽性アルドステロン血症ともよばれる．ENaC は α，β，γ サブユニットから構成され，血圧とナトリウムバランスに大きな影響を与える．β，γ サブユニットは Nedd4-2 や E3 ubiquitin-ligase を介して α サブユニット活性を抑制する．

多くは思春期以後に高血圧や低カリウム血症によるしびれ感，筋力低下，四肢麻痺，多飲多尿などの症状を呈する．年齢が高いほど高血圧の出現率が高くなる．患者は女性に多く，ほとんどが家族性に発症する．

血清ナトリウムは正常あるいは高値，血清カリウム，HCO_3^- は低下，BUN，クレアチニンは正常，血漿レニン活性，アルドステロンは低下，尿濃縮力は低下する．

治療は遠位ネフロン作用型利尿薬のトリテレン®0.5 〜 4 mg/kg/day，アミロライド 0.05 〜 0.2 mg/kg/day（本剤は遠位ネフロンにおける ASSC のナトリウム結合部位を競合阻害することによりナトリウムの吸収を阻害する利尿薬であるが，わが国では認可されていない）が有効で，抗アルドステロン薬は無効である．

6）特発性高カルシウム尿症（idiopathic hypercalciuria）

現在本症の成因は不明であり，本症を遠位尿細管機能障害と断定することは問題かもしれない．しかし，カルシウムは腎遠位尿細管皮質部の太い Henle 上行脚と接合尿細管において再吸収されており，この部位の機能異常により尿中カルシウムの排泄が増加するものと推定されるため，ここでは本症を遠位尿細管機能障害の項において記述する．

特発性高カルシウム尿症とは，明らかな原因疾患がなく血清カルシウムが正常で尿中カルシウム排泄量が増加する状態をいう．ただし，尿中カルシウム排泄の増加に関して小児期では定義が曖昧である．一般に新生児では尿中カルシウムの排泄が生理的に高く，6 mg/kg/day までは基準値内である．年長児では 4 mg/kg/day 以上を増加とする．成人では男性が 300 mg/day，女性が 250 mg/day までを基準値内，あるいは男女ともに 4 mg/kg/day，200 mg/g of creatinine 以下を基準値内とすることが多い．頻度は高く，3 〜 6% とされる．

本症の病因は，(1)腸管カルシウム吸収型，(2)腎カルシウム漏出型，(3)骨吸収型に分けられる．(3)の原因は原発性上皮小体亢進症であり，極めてまれな疾患であり，主として(1)，(2)が本症の原因として重要である．(1)と(2)の鑑別を目的に，ⓐカルシウム制限試験（カルシウム 200 mg，リン 1,000 mg の制限食を 4 日間摂取し，尿中カルシウム排泄量，血中カルシウム濃度，血中 PTH，カルシトニンを測定する），ⓑカルシウム負荷試験（カルシウム 1 g に相当する乳酸カルシウムを内服して，ⓐと同様の検査を行う）を行う（p.83 参照）．

高カルシウム尿症は尿路結石症や微少血尿の原因となる．腸管吸収型ではカルシウム摂取を制限することが尿中カルシウム漏出の軽減に有効であるが，頻度の高い腎漏出型ではカルシウム摂取制限は骨粗鬆症の誘因となるので腎漏出型にはカルシウム摂取を制限しない．エシドレックス®1 〜 2 mg/kg/day 分 3 やフルイトラン®0.08 mg/kg/day 分 3 の投与が尿中カルシウム排泄の減少に有効である．十分な水分摂取も勧められる．

二次性高カルシウム尿症の原因を表 6 に示す．

7）家族性若年性高尿酸性腎症（familial juvenile hyperuricemic nephropathy）

Tamm-Horsfall 蛋白（uromodulin ともよばれる）遺伝子（*UMOD*）の異常による常染色体優性遺伝による疾患である．尿中への尿酸排泄が低下し，高尿酸血症や痛風を呈し，成人に至ってか

表6	二次性高カルシウム尿症の原因			

renal hypercalciuria	absorptive hypercalciuria	resorptive hypercalciuria	unknown
proximal tubule	blue diaper syndrome	infantile	Beckwith-
Dent disease	Down syndrome	hypophosphatemia	Wiedeman
hereditary hypophosphatemic rickets	congenital lactase	McCune-Albright	syndrome
with hypercalciuria	deficiency	syndrome	β-thalassemia
glycogen storage disease type 1a	congenital sucrase-	NEN1 syndrome	cystic fibrosis
Lowe oculocerebrorenal syndrome	isomaltase deficiency	metaphyseal	phenylketonuria
tyrosinemia type 1	glucose/galactose	chondrodysplasia	
Wilson disease	malabsorption	Jansen type	
loop of Henle	hypophosphatemia and	neonatal self-limited	
Bartter syndrome type 1-5	absorptive hypercalciuria	primary	
familial hypomagnesemia with	hypoabsorptive	hypoparathyroidism	
hypercalciuria and nephrocalcinosis	hypercalciuria		
autosomal dominant hypocalcemia	Williams-Beuren syndrome		
distal tubule			
pseudohypoaldosteronism, type II			
distal renal tubular acidosis			
Liddle syndrome			

(Srivastava T, *et al.* : *Current Opinion in Pediatrics* 2009 ; **21**: 214-219)

ら末期腎不全に進行する．腎病理学的には chronic interstitial nephritis の組織像を示す．ザイロリック®などの薬剤にて血中尿酸値を正常化しても，腎不全の進行を抑えることはできない．変異蛋白が膜表面に発現できず細胞内に貯留することで Henle 上行脚細胞がアポトーシスを生じ，結果的に糸球体障害を起こして腎不全が生じると推定されている．尿中への尿酸排泄が低下する理由は不明である．本症と autosomal dominant medullary cystic kidney disease 2（MCKD2）および glomerulocystic kidney disease の三つを uromodulin storage disease または uromodulin-associated kidney disease とよぶ．さらに，renin 遺伝子（*REN*）の異常，mucin1 遺伝子（*MUC1*）の異常，そして uromodulin-associated kidney disease を一緒にして，autosomal dominant intersitial kidney disease ともよばれる．

2. 尿細管間質性腎症（tubulointerstitial nephropathy ; TIN）

尿細管間質性腎症とは腎尿細管，間質が主として障害される疾患の総称である．ここでは，全身性疾患，感染症，薬剤・重金属，その他の四つに分けて述べる．

a. 全身性疾患

主として自己免疫疾患による TIN を指す．

1）若年性関節リウマチ（juvenile rheumatoid arthritis ; JRA）

本症の 3.4% に間質性腎炎が認められる．原病による変化であるのか，金，フェナセチン，非ステロイド抗炎症薬，ペニシラミン，ステロイドなどの薬剤による変化であるのかは明らかでない．

2）混合性結合組織病（mixed connective tissue disease ; MCTD）

本症の 10 ～ 50% に腎疾患が合併するが．多くは膜性腎症を中心とする糸球体病変が主で，間質性病変は少ない．

3）Sjögren 症候群（Sjögren syndrome）

本症の最大の腎病変が尿細管障害である．間質への細胞浸潤の強い例ほど腎尿細管性アシドーシスが顕著となる．尿細管性蛋白尿，尿濃縮力障害，腎石灰化，Fanconi 症候群，血管炎などが認められる．抗 H^+-ATPase 抗体や抗炭酸脱水酵素 II 抗体が尿細管性アシドーシスの原因となることが推定されている．

4）サルコイドーシス（sarcoidosis）

5% の患者に腎症状が出現する．抗酸性上皮様細胞からなる肉芽腫が腎実質に出現し，腎石灰化，腎結石，高カルシウム血症，高カルシウム尿症を呈する．尿細管は萎縮し，糸球体硬化，間質の線維化，血管へのヒアリン沈着が認められる．血管には IgM，IgA が沈着する．蛋白尿と無菌性白血球尿を呈する点が特徴的である．ステロイドが腎症に有効であるが，腎石灰化の強い患者では腎不全が生じる．

5）TINU 症候群（tubulointerstitial nephritis and uveitis syndrome）

前部ぶどう膜炎（両眼性が多い）と尿細管間質性腎炎による尿細管，糸球体障害を合併する後天性疾患である．Dobrin 症候群ともよばれる．腎障害の多くは一過性である．虹彩炎と腎症状はどちらかが先行してもかまわないし，同時にみられることもある．虹彩炎の発症が遅れる場合や虹彩炎の程度が軽微で自覚症状に乏しい場合は本症の診断はつきにくく，原因不明の間質性腎炎と診断される．したがって，原因不明の間質性腎炎の場合には本症を疑って，眼科検査を繰り返すことが勧められる．若年女性に好発する．

本症の原因は不明であるが，患児が何らかの細胞性免疫の機能異常を有し，感染などが引き金になって発症する可能性が高い．腎尿細管間質とぶどう膜との間に何らかの免疫学的共通抗原性があると推定される．それらの共通抗原に自己免疫的発症機序が働いて本症が発症する．pH 変化，高濃度尿素，低 Ca 濃度によってモノマーに変化した CRP（modified CRP, mCRP）に対する自己抗体（IgG）が本症の原因とする考えがある．臨床症状は異なるが，発症機序の点でSjögren 症候群とのおおまかな類似性が指摘されている．

本症は発熱を契機にその後に貧血，多飲多尿，元気のなさ，体重減少を呈する．自覚症状は軽微であることが多い．検尿にて，軽度から中程度の蛋白尿（1 ～ 2 g/day 以下）のほかに低分子蛋白尿，アミノ酸尿，糖尿，尿酸尿などの多彩な尿細管機能障害（Fanconi 症候群）が認められる．血尿を呈することは少ない．尿濃縮力は低下し，時に H^+排泄障害や HCO_3^-再吸収障害が様々な程度に出現する．

間質性腎炎による腎不全も認められ，透析療法が必要な場合もまれに認められる．腎機能障害時には多クローン性高 γ - グロブリン血症（3,000 ～ 4,000 mg/dL）が認められる．治癒時には2,000 mg/dL 以下となるが，基準値よりも高値をとることが多い．

腎生検にて間質への単核球，好酸球の浸潤が特徴的で，糸球体には病変をみない．骨髄，リンパ節生検にて granuloma を認めることがある．

虹彩炎は全例が前部虹彩炎で，羞明，視力低下などを訴える．

本症における腎機能障害の程度は様々で，透析が必要な例から無治療にて軽快する例までがある．腎機能障害にはステロイド内服あるいはパルス療法が有効なことが多い．虹彩炎は再発することがほとんどで，ステロイド点眼を必要とする場合が多い．

本症の糸球体機能障害が軽快しても尿細管障害はしばらく残存する．糸球体障害が軽快したのち，尿中 $β_2$- ミクログロブリンや $α_1$- ミクログロブリン の測定は治療の有効性や病勢を評価するうえで有効である．診断上，sarcoidosis と Sjögren 症候群を除外することが必要である．

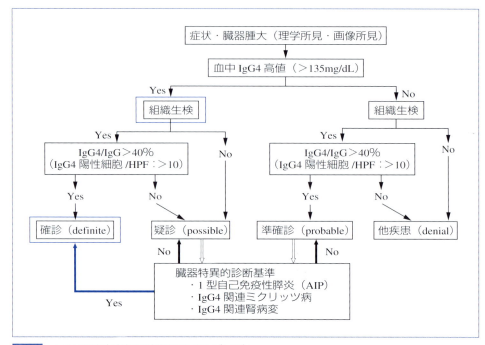

図11 IgG4関連疾患包括診断基準アルゴリズム
(Okazaki K, et al：Int J Rheumatol 2012：2012：357071)

表7 IgG4関連疾患の臨床診断基準

1) 臨床的に単一または複数臓器に特徴的なびまん性あるいは限局性腫大，腫瘤，結節，肥厚性病変を認める．
2) 血液学的に高IgG4血症(135 mg/dL以上)を認める．
3) 病理組織学的に以下の2つを認める．
   ①組織所見：著明なリンパ球，形質細胞の浸潤と線維化を認める．
   ②IgG4陽性形質細胞浸潤：IgG4/IgG陽性細胞比40％以上，かつIgG4陽性形質細胞が10/HPFを超える．

　上記のうち，1)＋2)＋3)を満たすものを確定診断群(definite)，1)＋3)を満たすものを準確診群(probable)，1)＋2)のみを満たすものを疑診群(possible)，とする．

(IgG4関連疾患包括診断基準2011(厚生労働省 岡崎班・梅原班)：日本内科学雑誌：2012：**101**：798 より抜粋)

6) IgG4関連疾患

　中高年男性に好発し，唾液腺腫長や自己免疫性膵炎と共に腎のびまん性腫大や腎腫瘤，多発する腎の造影不良像などの画像検査で発見される(図11，表7)．後腹膜線維症に伴う水腎症，尿管壁の肥厚と腫瘤や間質性腎炎を発症する．腎にはリンパ球とIgG4陽性形質細胞が浸潤し，線維化を伴う．bird's eyeとよばれる浸潤細胞を取り囲む特徴的な線維化を認める．肉芽腫性病変を認めない．間質性腎炎に伴う糸球体硬化や膜性腎症を合併する．間質性腎炎を呈する患者の約70％が低補体血症を呈する．血清IgG4が上昇(＞135 mg/dL)する．血清IgEも高値を示す．ステロイド治療により改善するが，末期腎不全に移行することがある．

b. 感染症

　エルシニア，大腸菌，ネズミチフス菌，レプトスピラ，トキソプラズマ，HIVウイルス(「HIV関連腎症」の項，p.180参照)，EBウイルス，麻疹ウイルス，ハンタウイルス，BKウイ

ルス(ポリオーマウイルスの一種)，ブルセラ，梅毒スピロヘータ，肺炎マイコプラズマなどが急性間質性腎炎による AKI の原因となりうる．反復性の細菌性腎盂腎炎は慢性間質性腎炎による慢性腎不全の原因となる．

1) エルシニア感染症

人獣共通伝染病の病原体である腸管エルシニア *Yersinia enterocolitica* と仮性結核菌エルシニア *Yersinia pseudotuberculosis* による感染症をエルシニア感染症という．わが国では *Yersinia pseudotuberculosis* によるエルシニア感染症が多い．岡山地方での報告を中心に，日本全国からの報告がみられる．

Yersinia pseudotuberculosis による感染症は多彩な臨床症状と合併症を呈することが特徴である．臨床症状は頻度の高い順に発熱，発疹，落屑，下痢・軟便，腹痛，イチゴ舌，嘔吐，咳嗽，眼球結膜の充血，心嚢液の貯留，リンパ節腫脹，関節痛，肝腫大，浮腫，乏尿がみられる．発症は 11 〜 5 月にかけて集中し，ネズミなどの感染動物が排菌し汚染された井戸水や山水が感染源となる．都市部では汚染された豚肉などを介して感染する経路も報告されている．さらに，川崎病(11%，冠動脈病変を呈することもある)，AKI(10%)，虫垂炎，腸間膜リンパ節炎，結節性紅斑などの合併症を呈することが本症に特徴的である．

AKI は尿細管間質性腎炎(interstitial nephritis)によるもので，非乏尿性のことが多い．腎は両側性に著しく腫大する．FENa > 1%，FRI > 1%，尿中ナトリウム > 40 mEq/L，蛋白尿，糖尿，尿濃縮力障害，尿中 NAG・β_2-ミクログロブリン高値となる．AKI の発症時期は解熱後まもなくの時期の 10 〜 13 病日頃である．重症例では透析療法が必要である．予後は比較的良好である．わが国の健康小児に発症する AKI の原因疾患として本症は重要である．腎組織は T 細胞の浸潤を伴う尿細管間質性腎炎の病理組織像を呈することが多い．一部で尿細管壊死をきたす．本症は川崎病の一つの原因疾患である可能性がある．

診断は菌の分離(菌の分離には，至適発育温度が 25 〜 30 ℃と低いため 48 時間の培養が必要である)と血清抗体価の測定による．急性期には白血球増加，核の左方移動，CRP 強陽性，赤沈亢進などの強い炎症所見が認められる．補体活性は亢進することが多い．*Yersinia pseudotuberculosis* は *in vitro* でマクロライド系以外の抗菌薬に感受性を示すが，*in vivo* ではその有効性は明らかではない．川崎病と同様に著しく活性化した T 細胞系を抑制し解熱させる作用は抗菌薬には期待できない．

Yersinia pseudotuberculosis はスーパー抗原としての作用を有する細菌毒素を産生することが明らかにされており，細菌毒素の尿細管障害性が AKI の病因と推定される．

2) 腸管出血性大腸菌感染症

消化管の腸管出血性大腸菌感染症(3 類感染症に分類される)後に溶血性尿毒症症候群(HUS)が発症する．HUS の組織障害は糸球体血管内皮障害と尿細管障害である．重症型は腎血管を含む広範囲の糸球体障害の生じる arterial type，軽症型は病変が比較的糸球体に限局する glomerular type に分類される(「溶血性尿毒症症候群」の項，p.203 参照)．これらの血管内皮障害は腸管出血性大腸菌の産生する Vero 毒素によるものであるが，同毒素は尿細管障害を起こしていることも忘れてはならない，すなわち，(1)Vero 細胞はアフリカミドリザルの尿細管細胞であり，Vero 毒素は尿細管細胞に対する強力な細胞障害性を有すること，(2)HUS の急性期には糸球体障害だけに帰着できない著しい尿中低分子蛋白がみられること，(3)HUS 急性期の腎組織の採取がむずかしいため検討ができなかったが，一部の症例で組織学的に糸球体障害がみられないかわりに明らかな尿細管障害が認められることなどから，HUS においては糸球体血管

252 ■ 第2部 各論

表8 急性尿細管壊死をきたす薬剤

ペニシリン，合成ペニシリン	造影剤
セフェム系抗菌薬	非ステロイド抗炎症薬
アミノグリコシド系抗菌薬	メトトレキサート
アムホテリシンB	リファンピシン
シスプラチン	ポリミキシンB

表9 慢性間質性腎炎をきたす薬剤と金属

抗悪性腫瘍薬	シスプラチン，フルオロウラシル，マイトマイシン
鎮痛薬	フェナセチン，アスピリン
その他	シクロスポリン，金，非ステロイド抗炎症薬，リファンピシン，アリストロキア酸
金　属	カドミウム，バナジウム，鉛

内皮障害だけでなく尿細管障害も AKI の発症に関与する．O157 感染症による下痢開始2日以内にホスホマイシン®などの抗菌薬を服用すると HUS の発症を予防することができると，わが国から報告されている．しかしこの報告はコントロールスタディでなく，世界的には認められていない．下痢発症時にすでに Vero 毒素が小腸から吸収されていると，下痢発症後に抗菌薬を投与しても効果を期待することができないからである．

3）腎症候性出血熱（スカンジナビア型軽症）

（hemorrhagic fever with renal syndrome〈nephropathia epidemica〉）

ヤチネズミ（野ネズミ）を宿主とするハンタウイルス（Hantavirus puumala）による間質性腎炎で，流行性腎症あるいは良性流行性腎症とよばれる．ヨーロッパでは vole fever（野ネズミ熱）ともよばれる．ウイルスを含む尿や唾液に汚染したほこりを吸い込んだり，あるいはそれらが直接ヒトの手足の傷口に付着して感染する．潜伏期間は 10 ～ 30 日で，軽度の発熱，一過性の蛋白尿，血尿がみられる．AKI を呈することは少なく，一般に生命予後はよい．腎生検にて間質の細胞浸潤がみられ，急性間質性腎炎の病理組織像を示す．糸球体のメサンギウム増殖を軽度に示すことがある．同じハンタウイルスによるアジア型は毛細血管内皮細胞を標的とし，より重症で，死亡率は 1 ～ 15% である．

c. 薬剤，重金属

薬剤による腎障害の発生頻度は他の臓器に比べ高い．薬剤の排泄経路が腎であること，腎は血流の多い臓器であること，尿細管にて薬剤の濃度が高くなることなどがその理由である．薬剤による腎障害には，（1）糸球体障害，（2）尿細管間質性腎炎，（3）血管障害，（4）腎髄質壊死に分類される（**表8，表9**）．特に薬剤誘発性の過敏反応による TIN は細菌性腎盂腎炎とともに最も頻度が高いことで有名である．

1）非ステロイド抗炎症薬以外の薬剤

ペニシリン，セフェム系などの β ラクタムで抗菌薬は最も使用頻度が高い薬物であり，急性TIN の原因として最も頻度が高い．臨床症状は薬剤服用後数日して過敏反応としての発熱，発疹，好酸球増加，無菌性白血球尿（好酸球も出現する），血尿（90%），蛋白尿（尿細管性蛋白尿

が主体），糖尿，アミノ酸尿が出現し，非乏尿性の AKI となる．尿濃縮力障害，高カリウム血症もみられる．しばしば関節痛，腰痛，リンパ節腫脹，筋肉痛などがみられる．腎の大きさが腫大し，腎組織には間質の細胞浸潤（単核球，プラスマ細胞が主で，好酸球もみられることがある），浮腫，尿細管萎縮，尿細管拡張，空胞変性などの急性尿細管壊死を示す．

アミノグリコシド系抗菌薬のうち，ゲンタシン®，トブラシン®，アミカマイシン®の腎障害性が強い．近位尿細管障害を中心とした急性尿細管壊死の原因となり，蛋白尿，アミノ酸尿，糖尿，低分子蛋白尿や乏尿性あるいは非乏尿性急性腎不全を起こす．血中濃度を上げないために 30 ～ 60 分かけて静注し，投与期間は 10 日以内とする，セフェム系抗菌薬と併用しないなどの配慮が腎障害予防に必要である．

シスプラチンは急性尿細管壊死による急性腎障害，慢性間質性腎炎による慢性腎不全をきたす．シスプラチンは近位直尿細管におけるアポトーシス抑制遺伝子 bcl-2 の発現を抑制し同部位のアポトーシスを誘導することにより，近位尿細管障害をもたらすものと推定されている．腎障害の予防に本剤投与時には十分な量の水分投与（3,000 mL/m²/day）を行う．テオフィリン（シスプラチン投与 30 分前に 4 mg/kg 静注し，シスプラチン投与後は 6 時間以上 0.4 mg/kg/min で持続静注し，以後 350 mg を分 3 にて 4 日間内服——成人の場合）の併用がシスプラチンの肝障害を予防するとの報告がある．

メソトレキセート®は急性尿細管壊死をきたす．やはり投与時には水分負荷と尿のアルカリ化を行う．

シクロスポリンの急性腎障害は近位尿細管障害を中心とした間質性腎炎，慢性腎障害は間質性腎炎に最小動脈壁の硝子様物質の沈着と壊死による．血中濃度を測定して投与量を調節するが，少量投与にても尿細管障害を避けることはできない．シクロスポリンは尿細管細胞の heme oxygenase-1 を抑制することで，活性酵素による尿細管細胞障害を起こす．また，endothelin-1 の発現を増強することにより，血管の閉塞を起こす．

ハーブやウマノスズクサに含まれるアリストロキア酸は間質性腎炎（Balkan 腎症）や尿路系のがんの原因となる．漢方薬にも含まれることがあり，Chinese-herb nephropathy を発症させる．

2）非ステロイド抗炎症薬

薬剤投与から急性間質性腎炎の発症までの時間が数か月間あり，しかも過敏反応としての臨床症状に乏しく，末梢血や尿中の好酸球増加がみられず，著しい蛋白尿を伴う AKI の病型をとることが多い．

浮腫を伴う腎疾患ではレニン・アルドステロンが亢進しこれに拮抗してプロスタグランジンの産生が亢進し腎血流が保たれているが，非ステロイド抗炎症薬はプロスタグランジンの産生を抑制して腎血流を低下させ，機能的腎不全をきたす．さらに同抗炎症薬によりプロスタグランジンの産生を抑制し尿細管の ADH 作用を増強させ，ナトリウム再吸収を促進させ，浮腫や高血圧を増悪させる．

腎組織は糸球体足突起の癒合をきたした微小変化型に上述の間質性病変が加わった病像を示す．蛋白尿がみられないときの腎組織には急性尿細管壊死像がみられる．

フェナセチンは腎盂乳頭と髄質にてアセトアミノフェンに変化して濃縮され，その部の細胞の酸化障害をもたらして乳頭壊死を生じる．

アスピリンはプロスタグランジン産生を抑制して腎への血流低下を招き，腎障害の原因となる．

3）重金属

少量のカドミウムを長期間摂取することにより主として近位尿細管障害を中心とした尿細管間質性腎炎が生じる．カドミウムは近位尿細管細胞に吸収されて蓄積され細胞を障害する．最も早く認められる症状は尿中低分子蛋白の出現である．さらに進行すると典型的な Fanconi 症候群を呈する．その結果，高カルシウム尿症が持続し，腎結石，骨粗鬆症を呈する．

バナジウムは遠位尿細管細胞障害により尿中への H^+ 排泄障害による遠位尿細管性アシドーシス，尿濃縮力障害，腎石灰化，腎結石などの原因となる．

鉛による慢性中毒は近位尿細管障害による Fanconi 症候群を惹起する．

4）メラミン

窒素濃度を上げるためにメラミン（melamine，$C_3H_6N_6$）を添加された飼料によって育てられたウシからの乳を原料にしてつくられた粉ミルクを飲んだ乳幼児に腎障害が生じる．メラミンは 90％ が腎から排泄され，遠位尿細管に沈着し，尿細管壊死，周囲の炎症，出血などを起こす．腎結石を発症することもある．メラミンはナトリウム利尿作用を有する．患児は排泄時の痛み，嘔吐，尿路感染による発熱，肉眼的血尿，腎後性急性腎不全による無尿，高血圧などを呈する．

d. その他

1）妊娠中のアンギオテンシン変換酵素阻害薬による児への影響

妊娠中の母親がアンギオテンシン変換酵素阻害薬（ACE-I）やアンギオテンシン II 受容体阻害薬（ARB）を服用していると，autosomal recessive renal tubular dysgenesis 類似の病態を児につくり出す（ACE-I/ARB fetopathy）．胎児の腎の近位尿細管の分化発育が阻害され乏尿となり，児の子宮内発育不全，胎児死亡，肺形成不全による出生後の死亡，低血圧，腎不全を呈する．その他，児には動脈管開存症や腎形成不全が生じうる．生存例では腎機能障害と腎性尿崩症が残存する．児の腎が正常に発育するうえでアンギオテンシンは不可欠の因子である．

2）妊娠中のアルコールによる児への影響

母体のエタノール摂取は児の ureteric branching morphogenesis を阻害してネフロン数を減少させる．

C 細菌性尿路感染症

細菌性尿路感染症は尿路の機能形態的異常が感染の引き金となって発症する複雑性尿路感染症と，尿路に感染誘発の原因となる異常を伴わない単純性尿路感染症の二つに大別される．小児では複雑性尿路感染症の頻度が成人に比べ著しく高い．さらに，尿路感染の典型的症状や検査所見が乏しい例があることや，的確な採尿が乳幼児では困難なために，小児では尿路感染症を正しく診断することがむずかしいことがある．

小児期に腎不全を呈する患者の約半数が腎尿路の先天的異常(congenital abnormalities of the kidney and urinary tract；CAKUT)である．CAKUT は尿路感染症の合併が極めて高い．

1. 起因菌

大腸菌，プロテウス，クレブシエラが尿路感染症の三大起因菌である．ただし，尿流停滞，神経因性膀胱，尿路結石などの尿路系の異常を合併しない場合は 90% 以上が大腸菌である．外来初診時に起因菌の判明した尿路感染症患児 355 名(男児 141 名，女児 214 名)の起因菌を表1 に示す．起因菌の決定は定量培養法にて 10^5/mL 以上の菌が培養された場合を起因菌とした．

大腸菌(パソタイプとしては，尿路病原性大腸菌とよばれる)が全体の 68% を占め，プロテウス，エンテロコッカス，シュードモナスの順である．プロテウスは年長男児に，溶連菌は年長女児に多くみられる．

新生児に限ると 80% が大腸菌で，10% がクレブシエラが起因菌である．

表1 小児の尿路感染症起因菌

起因菌		外来症例	入院症例
大腸菌群	*Escherichia coli*	241	6
	Citrobactor	2	0
Klebsiella *Enterobactor* 群	*Klebsiella*	25	8
	Enterobactor cloacae	8	1
変形菌群	*Proteus mirabilis*	13	3
	morganii	10	1
	vulgaris	7	2
	Morganella	2	4
その他の Gram 陰性桿菌	*Pseudomonas*	14	12
Gram 陽性菌群	*Staphylococcus*	6	1
	Enterococcus	17	8
	Streptococcus	9	3
真　菌	*Candida*	1	2
合計検出菌数		355	51

一方，尿路の異常を有する複雑性尿路感染症の頻度が高い入院患者37名では，大腸菌の占める割合が低下し，変形菌群や緑膿菌などのGram陰性桿菌の占める割合が高い．一方，上部尿路感染症の起因菌は大腸菌，エンテロコックス，クレブシエラの順に多い．神経因性膀胱を有する患児からは2種類以上の細菌が培養されることがほとんどである．大腸菌の学名はEscherichia coliであるが，この名称はドイツの小児科医・細菌学者のEscherichに因んでの命名である．大腸菌は中枢神経系に侵入しうる侵襲性細菌(他に肺炎球菌，インフルエンザ菌，B群溶血性レンサ球菌，髄膜炎菌)のひとつであり，5歳未満の尿路感染症では中枢神経合併症に注意が必要である．

2. 起因菌の薬剤感受性と第一選択薬

尿路感染症の起因菌の薬剤感受性は従来から最小発育阻止濃度(MIC)を指標に判定される．しかし，人体に投与された抗菌薬は血中よりも尿中では高濃度となって排泄されるため，MIC濃度にて決定された薬剤感受性と実際の臨床効果とは一致しないことがある．MIC 10 μg/mL未満を薬剤感受性陽性とした場合の主たる尿路感染症起因菌の各種薬剤に対する感受性成績を表2に示す．

三大起因菌が最も平均した高感受性を示す経口薬はミノサイクリン(MC：ミノマイシン®)で，プロテウスの感受性がやや劣ることを除けばセファクロール(CCL：ケフラール®)，セファレキシン(CEX：ケフレックス®)，スルファメトキサゾール・トリメトプリム合剤(ST合剤：バクタ®)も良好である．

ABPC，AMPCなどの合成ペニシリンは三大起因菌の感受性が低く，尿路感染症に対する第一選択薬たりえない．ただし，腸球菌はABPC感受性が高い．

NA耐性の大腸菌はST合剤に感受性を有する菌が多い．

NAの関節炎，STの骨髄抑制などの副作用を考慮して，経口薬の第一選択は1歳以上にはNAあるいはSTとし，1歳未満にはCCLあるいはCEXとする．静注薬は大量に使用するために薬剤感受性試験の結果と臨床効果とが解離することがあるが，原則的には経口薬の薬剤感受性を参考に薬剤を選択する．一般に静注薬の第一選択はセファゾリン(CEZ：セファメジンα®)とし，効果と薬剤感受性を考慮しながら必要により薬剤を変更するのがよい．近年，ESBL(extended-spectrum β-lactamase)産生大腸菌が増加しており，問題となっている．用いられる抗菌薬について表3に示す．

表2 主たる尿路感染起因菌の薬剤感受性

起因菌	薬剤								合計菌数
	ABPC	CEX	CCL	NA	ST	DXC	MC	GM	
大腸菌	44	95	96	92	96	86	100	99	241
プロテウス	40	60	75	97	73	60	90	100	30
クレブシエラ	8	92	95	96	96	100	100	100	25
腸球菌	94	11	20	0	0	82	—	59	17
緑濃菌	0	0	10	7	36	42	76	93	14

数値は百分率(%)．
ABPC：アミノベンジルペニシリン，CEX：セファレキシン，CCL：セファクロル，NA：ナリジクス酸，ST：スルファメトキサゾール＋トリメトプリム，DXC：ドキシサイクリン塩酸塩，MC：ミノマイシン，GM：ゲンタマイシン硫酸塩．

表3 尿路感染症に用いられる抗菌薬と投与量

a. 経静脈抗菌薬

第一選択	CEZ(セファゾリン)	1回30 mg/kg	1日3回
	CMZ(セフメタゾール)	1回40 mg/kg	1日3回
	CTM(セフォチアム)	1回40 mg/kg	1日3回
	CTRX(セフトリアキソン)	1回25 mg/kg	1日2回
		1回50 mg/kg	1日1回
	CTX(セフォタキシム)	1回40 mg/kg	1日3回
第二選択	複雑性UTIの場合(*P. aeruginosa*, 多剤耐性*Klebsiella*属を想定する場合)		
	CFPM(セフェピム)	1回30〜50 mg/kg	1日3回
	CAZ(セフタジジム)	1回40 mg/kg	1日3回
	GPCがグラム染色で検出された場合(*E. faecalis*, *E. faecium*を想定する場合)		
	ABPC(アンピシリン)	1回40 mg/kg	1日3回
	VCM(バンコマイシン)	1回15 mg/kg	1日3回
	TAZ/PIPC(タゾバクタム・ピペラシリン)	1回112.5 mg/kg	1日2〜3回
	ESBL産生グラム陰性桿菌が疑われる場合		
	MEPM(メロペネム)	1回20 mg/kg	1日3回
	DRPM(ドリペネム)	1回20 mg/kg	1日3回

b. 内服抗菌薬

AMPC(アモキシシリン)	1回15〜20 mg/kg	1日3回
CCL(セファクロル)	1回10 mg/kg	1日3回
CDTR-PI(セフジトレン　ピボキシル)	1回3 mg/kg	1日3回
CFPN-PI(セフカペン　ピボキシル)	1回3 mg/kg	1日3回
CPDX-PR(セフポドキシム　プロキセチル)	1回3 mg/kg	1日3回
ST合剤(スルファメトキサゾール-トリメトプリム)	1回5 mg/kg (トリメトプリムとして)	1日2回

UTI：尿路感染症, GPC：Gram陽性球菌, ESBL：基質特異性拡張型βラクタマーゼ産生菌
(深澤光晴，水野由美：小児科 2015；**56**：732 より)

3. Gram 陰性桿菌の尿路感染成立機序

　大腸菌などの Gram 陰性桿菌による尿路感染が成立するには，尿路上皮細胞に大腸菌が付着して増殖することが不可欠とされる．大腸菌は線毛の先端の adhesin とよばれる蛋白が尿路上皮細胞のレセプターと結合し粘着することが感染成立の引き金である．尿路上皮細胞のレセプターとなるのがガラクトース糖鎖に富む糖蛋白である．しかし，健康人の膀胱内に大量の大腸菌を注入しても膀胱炎は発症しないことから，生体は大腸菌の膀胱粘膜上皮への付着を阻止する機序を有する．大腸菌の線毛の adhesin と尿路上皮のレセプターとの結合を妨害するのが，(1)尿路上皮細胞の表面に突出して存在し，先端にフコース残基(大腸菌はフコースに結合できない)を有する尿路上皮抗原が大腸菌に対するレセプター(細胞表面への突出度が低い)を覆ってしまう，(2)尿路上皮から分泌される分泌型 IgA が大腸菌を凝集させ，上皮細胞表面への付着を阻止する，(3)遠位尿細管から大腸菌を結合させる Tamm-Horsfall(uromodulin)蛋白を分泌して，大腸菌の上皮細胞への結合を阻止するなどの感染防止機序である．尿中 uromodulin 濃度の高い人は尿路感染症に罹患し難いことが報告されている．

　尿路に明らかな機能形態異常がみられないにもかかわらず尿路感染症を繰り返す患者にはこれらの感染防止機序に異常がみられる可能性がある．

　集合管，尿管，膀胱の上皮細胞は antimicrobial peptide の一つである ribonuclease 7 を発現し，Gram 陽性菌，陰性菌による感染を防いでいる．

表4	尿路感染症の部位の診断法
1. 直接法	a. 腎生検組織の培養 b. 尿管尿の培養 c. bladder washout test
2. 間接法	a. 光輝細胞，白血球円柱の証明 b. 最大尿濃縮能の低下 c. 細菌に対する血清特異抗体価の上昇 d. 白血球排泄率の増加 e. antigen-coated bacteria test 陽性 f. 赤沈の促進，CRP の亢進 g. 尿中 LDH 値の上昇かつ LDH IV，V の増加 h. 尿中 β_2- ミクログロブリン値，NAG の上昇

4. 診断，部位診断

　膀胱，尿道の細菌感染症を下部尿路感染症，尿管，腎盂，腎の細菌感染症を上部尿路感染症とよぶ．下部尿路感染症は幼児以後の女児に，上部尿路感染症は乳幼児では男児（1 歳未満では 80% 以上が男児）に，年長児では女児に多い．

　尿道炎では下腹部の不快感，膀胱炎では排尿痛，頻尿，残尿感，下腹部痛などの症状がみられる．いずれも発熱を呈することはない．一方，上部尿路感染症では発熱，悪寒，不快感，背部痛，側腹部痛を呈する．乳幼児では発熱，食欲不振，肝脾腫，黄疸，顔色不良などの症状がみられる．

　尿検査では，尿中白血球増加，細胞円柱，尿中細菌がみられる．血尿を呈する場合もまれにみられる．

　以上述べた臨床症状がみられず，学校検尿などにて白血球尿を指摘された場合には，(1)下着が尿以外の粘液で汚染されやすくないか，(2)外陰部の発赤がみられないかを確かめる．それらの所見がみられる場合には外陰炎の可能性が高い．女児がほとんどである．

　尿中細菌の定量培養にて 10^5/mL 以上の細菌が検出される．検体採取から培養操作まではできるだけ速やかに行う．乳幼児では培養用の尿を採取する場合に採尿パックに採取された尿を用いることが多く，偽陽性の率が陽性例の 20% に認められる．特に複数の菌が検出される場合にはその可能性を考慮する．

　上部尿路感染症では末梢血白血球の増加，核左方移動，CRP 陽性，赤沈の亢進が認められる．下部尿路感染症ではそれらの異常所見は明らかとならない．

　以上の臨床症状と検査所見から尿路感染症の診断と部位診断は比較的簡単であるが，部位診断がむずかしい場合がある．

　部位診断のための補助診断法としては表4に示す方法があるが，最も簡便な方法は尿中 LDH 値とその分画の測定である．正常では尿中 LDH は 10.8 ± 1 mU/mL，LDH IV，V は 1.2 〜 2.3% であるが，膀胱炎では尿中 LDH 値は正常か軽度上昇し，LDH I，II を主体とする（IV，V は 1.3 〜 2.6%）のに対して，腎盂腎炎では尿中 LDH は 25 mU/mL 以上，LDH IV，V は著明に上昇（IV は 13.8 ± 8.0%，V は 15.1 ± 9.8%）する．腎組織は LDH IV，V を多く含み，細菌感染による腎組織崩壊が尿中への IV，V 漏出の原因となる．腎盂腎炎のときに上昇した尿中 LDH が正常化するのに数週間を要する．腎盂腎炎の際には尿中 β_2- ミクログロブリンや α_1- ミクログロブリンの上昇も認められる．

　腎超音波検査にて腎盂，尿管の拡張，変形，腎盂周囲のエコー輝度の増強などがみられる場

表5　小児尿路感染症に合併する尿路異常

	男　児	女　児
1. 膀胱尿管逆流 　　原発性	38	22
重複腎盂尿管	1	5
異所性尿管瘤	1	1
後部尿道弁	3	0
膀胱頸部硬化症	2	0
低形成・異形成腎	2	1
神経因性膀胱	2	2
2. 尿管狭窄 　　腎盂尿管移行部狭窄	5	7
尿管膀胱移行部狭窄	3	1
3. 膀胱憩室 　　神経因性膀胱	2	3
尿道狭窄	0	1
4. 尿道憩室	1	0
5. 膀胱尿道直腸瘻	0	2
6. 神経因性膀胱（VUR非合併）	4	5
7. 原因不明の残尿	1	3
合　　計	65	53

合には上部尿路感染症の可能性を考慮する．上部尿路感染症を疑う場合，造影 CT にて乳頭部から腎皮質にかけて楔状の造影効果不良域が単発性または多発性に認められる．

5. 尿路異常の合併

　小児の尿路感染症，とりわけ上部尿路感染症では表5 に示す尿路異常がしばしば合併する．腎盂腎炎例では膀胱尿管逆流（vesicoureteral reflux；VUR）の合併率は 62％ であり，全尿路異常の 80％ が VUR である．上部尿路感染症が一度でもみられたら，VUR を中心とする尿路異常の有無や重症度と原因を明らかにすることが重要である．腎・膀胱の超音波検査ははじめて腎盂腎炎の診断がついたときあるいは可能性が指摘されたときに，IVP，レノシンチグラフィーは感染のコントロールがついて患者の状態が改善したら，VCG は CRP が陰性となって 2 ～ 3 週間経過したときに男女を問わず全例に施行する．下部尿路感染症を繰り返すときは神経因性膀胱，膀胱尿道憩室の存在を念頭に置いて，VCG，膀胱鏡，urodynamics（膀胱内圧，尿道内圧，尿流量，残尿量を測定，外括約筋筋電図検査）検査を行う．L5，S1 を中心とする潜在性二分脊椎症は神経因性膀胱にしばしば合併する．

　胎児期から尿路異常を指摘される例が多くなっており，VUR の可能性がある症例では出生後に必要と思われる上記検査を行うのがよい．胎児新生児期から超音波検査による診断が可能な尿路感染症の原因となる疾患を表6 に示す．VUR を合併する腎のネフロン数は生まれつき正常よりも少ない（低形成）ことが指摘されている．

6. 膀胱尿管逆流の病態生理

　膀胱尿管逆流（vesicoureteral reflux；VUR）とは膀胱内の尿が尿管に逆流する現象をいう．正常では膀胱内の尿は尿管膀胱移行部での逆流防止機構により尿管内に逆流することはなく，健康小児の VUR 保有率は 1％ 未満とされる．一方，尿路感染症患児の VUR 保有率は 29 ～ 50％

260 ■ 第2部　各論

表6 胎児期，新生児期から超音波診断が可能な尿路感染の原因となる疾患

診　断	腎	尿　管	膀　胱	羊　水	予　後
一側性 UPJ*狭窄	患側性水腎症	みえない	正常	正常	根治術後は良好
両側性 UPJ*狭窄	両側性水腎症	みえない	正常	正常か減少	根治術後は良好
後部尿道弁	著しい水腎症	拡張	拡張	不定	根治術後は改善 （腎機能障害が残ることあり羊水過少症の予後不良）
プルーンベリー症候群	著しい水腎症	拡張	拡張	不定	減圧術を要する 予後は様々
多嚢胞性異形成腎 （通常は片側性）	腫大し嚢胞が多発	みえない	正常	正常	片側性は良好 （健側腎の異常の合併症に注意）
常染色体劣性多嚢胞腎	腫大，輝度亢進	みえない	小さい	減少	不良
異所性尿管瘤	大きな嚢胞 重複腎盂	拡張 重複尿管	尿管瘤	正常	根治術後は良好
原発性巨大尿管症	水腎症	拡張	正常	正常	根治術後は良好
巨大膀胱尿管症候群	両側性水腎症	拡張	拡張	正常か減少	一般に良好 羊水過小症の予後不良
原発性膀胱尿管逆流	水腎症が 3/4 に	正常か拡張	正常	正常	片側性は良好 両側性は不良のことあり

＊：腎盂尿管移行部（ureteropelvic junction）.

と高率である．VUR は腎盂腎炎およびそれに引き続く腎萎縮（reflux nephropathy）発症の最も重要なリスクファクターの一つであるとともに，先天性の腎形成異常を合併しやすいという点において，臨床上極めて重要である．また，VUR は家族集積性が高い．VUR を合併する症候群を**表7**に示す．

a. 尿管膀胱移行部における正常な逆流防止機構

　　尿管は膀胱後部から膀胱の筋肉内に入りそれを斜めに貫いた（膀胱筋内尿管〈intramural ureter〉）あとに膀胱内に入り，膀胱粘膜の下で膀胱壁上を膀胱底に向かって走行（膀胱粘膜下尿管〈submucosal ureter〉）し，膀胱底付近にて膀胱粘膜を貫通して膀胱内に開口する（尿管口）．このとき，尿管壁の一部は反対側の尿管壁の一部と連結し膀胱三角（trigone）を形成する．trigone は the center of the anti-reflux mechanism ともよばれ，膀胱平滑筋から形成される．

　　排尿時に膀胱が収縮する際に以下に述べる三つのメカニズムが作動する．すなわち，（1）膀胱三角の筋の収縮は尿管を長軸方向に進展させるため粘膜下の尿管の内腔が狭小化し，（2）膀胱内圧の上昇が粘膜下の尿管を圧排し（Pascal の定理），（3）膀胱壁内の尿管が膀胱の筋肉により圧迫される．その結果，膀胱内の尿は尿管内に逆流することなく膀胱外に排泄される．以上三つの膀胱尿管移行部の逆流防止機構のうち，最も重要と考えられるのは十分な長さの粘膜下尿管が存在することである．膀胱内尿管（intra-vesical ureter）の長さ，すなわち膀胱筋内尿管と膀胱粘膜下尿管を合計した長さは，新生児では 0.5 cm，成人では 1.3 cm とされる．さらに，排尿時に尿管が蠕動運動することも逆流防止に有効に作用している．

b. VUR の成因

1）原発性（一次性）VUR とその成因

　　原発性 VUR とは先天性で，神経筋の異常や尿路閉塞などの基礎疾患の合併がみられない

表7 VURを合併する症候群

症候群	腎尿路異常	他の異常	遺伝形式	原因遺伝子
Acrorenal（Siegler）	VUR, renal ectopia, HN, ureteral atresia/stenosis	SS, hypoplastic radii/ulnae/humeri, oligodactyly	U	
Adrenal hypoplasia-MR	VUR, HN, ureteral atresia/stenosis	Aminoaciduria, MR, muscular dystrophy, visual abnormality	XL	
Bardet-Biedl	VUR, renal cysts/dysplasia, duplicity, HN, nephritis/sclerosis	Obesity, polysyndactyly, MR, retinopathy, hypogonadism	AR	*BBS 1-10*
Branchio-oto-renal	VUR, renal agenesis, hypoplasia/dysplasia, duplicity, obstruction, HN	Branchial remnant, preauricular pit/tag, microtia, deafness	AD	*EYA1 or SIX1*
Cat eye	VUR, renal agenesis hypo/dysplasia, duplicity, HN	Atresia of colon, anus, genitalia, vertebral defects, transesophageal fistula	C	22 partial tetrasomy; inv dup （22）（q11）
DiGeorge/velocardiofacial	VUR, renal hypoplasia, duplicity, HN	Conotruncal CHD, thymic aplasia, typical face, cleft palate	C	*22q11.2 deletion*
Ectrodactyly-ectodermal dysplasia-clefting	VUR, renal agenesis, renal dysplasia, cysts, HN	Ectrodactyly, hypohidrosis, sparse hair, cleft lip/palate	AD	
Epstein	VUR	Thrombocytopathia, nerve deafness, cataract	AD	*MYH9*
Goldenhar（oculo-auriculo-vertebral）	VUR, renal agenesis, renal dysplasia, HN, duplicity	Hemifacial microsomia, ear anomalies, vertebral defects	S, AD	
Hypoparathyroidism-deafness-renal dysplasia	VUR, renal hypoplasia, renal aplasia	Hypoparathyroidism, deafness	AD	*GATA3*
Kabuki	VUR, horseshoe kidney, duplicity, HN	MR, Kabuki-like face, large ears, cleft palate	U	
Kallmann	VUR, duplicity, renal agenesis	Anosmia, cleft lip/palate, hypogonadotrophic hypogonadism	XL, AD, AR	*ANOSMIN-1*
Nager acrofacial dysostosis	VUR, renal agenesis HN, duplicity	Facial bone hypoplasia, cleft eyelid, radial ray defect	AD	*ZFP37*
Polydactyly-obstructive uropathy	VUR, HN, ureteral/urethra diverticulae	Postaxial polydactyly of hands and feet	U	
Renal-coloboma	VUR, renal hypoplasia/dysplasia, renal agenesis	Optic nerve coloboma, nerve deafness	AD	*PAX2*
Urogenital adysplasia	VUR, renal agenesis, renal hypo/dysplasia, HN	Abnormal uterus, deformity of feet and hands	AD	
Renal/Müllerian hypoplasia	VUR, horseshoes kidney, renal hypoplasia	Absent uterus, broad forehead, DD, large fontanel	AR	
Townes-Brocks	VUR, renal agenesis, renal dysplasia, duplicity, ureteral/urethra diverticulae	Triphalangeal thumb, imperforate anus, skin tag, deafness	AD	*SALL1*
Wolfram	VUR, HN	Diabetes mellitus/insipidus, optic atrophy, nerve deafness	M	*WFS1-2*

AD：autosomal dominant, AR：autosomal recessive, C：chromosomal, CHD：congenital heart disease, DD：development delay, HN：hydroureteronephrosis, M：mitochondrial, MR：mental retardation, S：sporadic, SS：short stature, U：uncertain, XL：X-linked.
（Murer L, *et al.: Pediatric Nephrol* 2007：**22**：788-797）

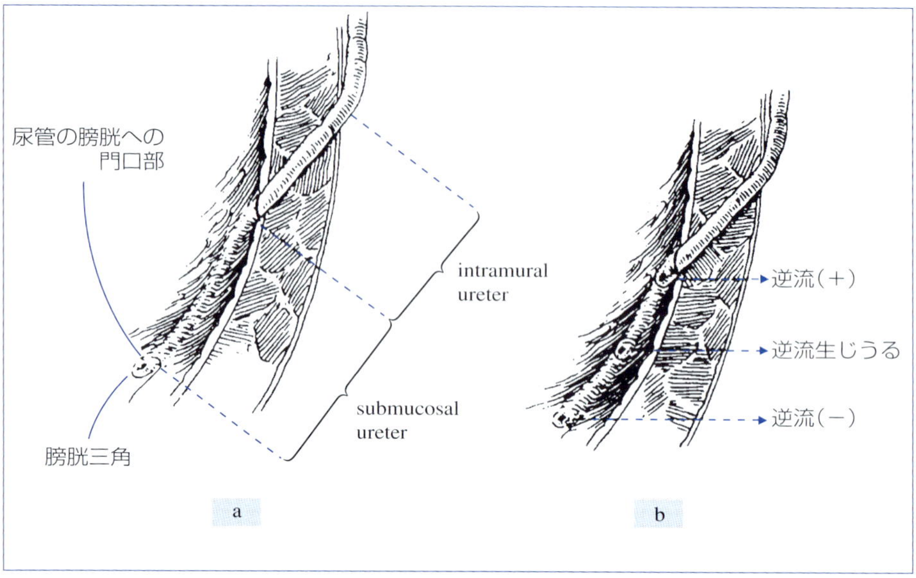

図1 正常な尿管膀胱移行部(a)と尿管口の位置の異常と膀胱尿管逆流との関係(b)
(Glenn J : *Urologic Surgery*. Harper & Row, 1975)

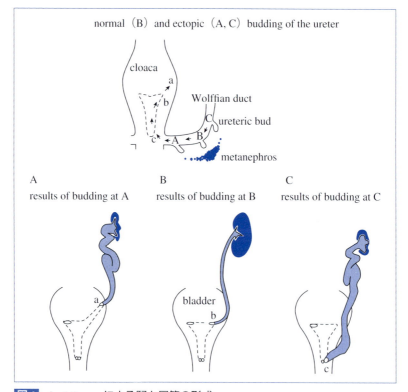

図2 bud theory による腎と尿管の形成
尿管芽(ureteric bud)がBの位置から始まると総排泄腔(cloaca)のbの位置に尿管が開口する(正常，B)．尿管芽がAの位置から始まると，正常よりも外側で頭側のaの位置に尿管が開口する(A)．同様にCの位置から始まると正常よりも内側で尾側のcの位置に尿管が開口する．AやCの位置に開口する尿管は十分な逆流防止機序が備わらないためVURを合併するとともに，後腎(metanephros)と尿管とのinteractionが十分でないため分化が不完全となり，低形成・異形成腎となる．
(Ichikawa I, *et al.* : *Kidney Int* 2002 ; **61** : 889)

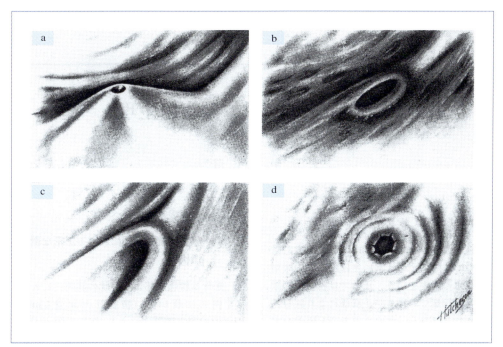

図3 膀胱尿管逆流における尿管開口部の形態
a：正常（火山型），b：競技場型，c：馬蹄型，d：ゴルフホール型．
（Kelalis PP, *et al*.：*Clinical Pediatric Urology*. WB Saunders, 1976）

VURをいう．一般に原発性VUR患者の尿管口は膀胱底部付近になく，より外側上方に位置することが多い（図1）．その結果，膀胱粘膜下尿管の距離が正常よりも短い．粘膜下尿管の距離が短ければ短いほど，逆流防止作用が低下することが臨床的観察から明らかにされている．

胎児期に尿管芽 ureteral bud が Wolf 管の適切な部位から発生しないことが尿管口が正常の部位よりも外側上方に位置するに至らせる成因となる（bud theory, 図2）．

膀胱粘膜下尿管の距離が短いと，膀胱での尿管開口部周囲の支持組織の発達が悪くなり，膀胱内視鏡にてその形状が変化していることを観察することができる．すなわち，膀胱粘膜下尿管の距離が十分であると尿管開口部周囲は盛り上がり火山型（volcanic orifice〈cone orifice〉）を呈するが，その距離が短くなるに従い次第に競技場型（stadium orifice），馬蹄型（horseshoe orifice），ゴルフホール型（golf-hole orifice）へ（より重症型に）変化する（図3）．

2）二次性VURとその成因

膀胱機能の障害に起因するVURを二次性VURとよぶ．尿管と膀胱との位置関係の異常がみられないにもかかわらず，(1)尿道狭窄，(2)神経筋異常，(3)排尿時の膀胱収縮の異常などが原因となって生じるVURの場合がほとんどである．

たとえば後部尿道弁を有する患児の約半数にVURが合併するが，狭窄の解除によりVURは自然に軽快する．神経因性膀胱でもVURを合併することがある．排尿時の膀胱内圧が異常に上昇する患児では正常な逆流防止機構を破綻させ，VURが生じる．この場合，VURの生じている尿管のすぐそばに憩室（傍尿管口憩室〈paraureteral diverticulum, Hutch diverticulum〉）がみられることが多い．精神的緊張のために尿道括約筋が異常に収縮した結果，尿路に器質的狭窄がみられないにもかかわらず尿道狭窄あるいは閉塞と同様の結果が生じ，VURが生じることがある（Hinman症候群）．乳児の完全包茎もVURの増悪因子となりうる．

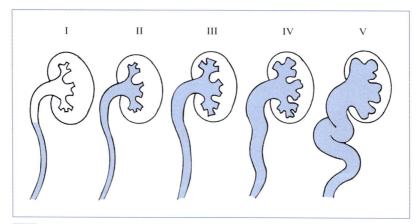

図4 膀胱尿管逆流の重症度分類(国際分類)
　　　の部分が逆流を示す．腎盂・腎杯，尿管の型と大きさに注意．

c. 排尿時膀胱尿管撮影による VUR の重症度判定

　造影剤を用いた排尿時膀胱尿管撮影(voiding cystoureterography；VCG)により VUR の重症度を判定することは，本症の治療方針を決定するうえで必須である．腎盂腎炎発症直後に明らかにされた VUR 重症度とその後の VUR の予後との間には密接な関係がみられるからである．上部尿路感染症(腎盂腎炎)を一度でも起こした小児患者には VCG を行い，VUR の有無とその重症度を必ず評価する．従来から，VCG 施行時期は尿路感染による膀胱尿管移行部の浮腫が消失する時期，すなわち細菌尿消失後 2〜4 週以降に VCG を施行するように勧められてきた．尿中細菌が治療にて消失したら VCG を早期に施行することがある．ただし，感染直後の尿管には大腸菌毒素による尿管麻痺状態が残っているので，VCG にて VUR の程度が実際よりも重度に評価される可能性がある．VCG を行って VUR の有無がはっきりするまでは抗菌薬の予防投与を続けておく．

　膀胱内に注入する造影剤の量，加える水圧($100\,cmH_2O$ 以下の水圧で)，膀胱カテーテルの太さ，注入速度(注入は自然滴下がよいとされる)，患者の安静度，X 線撮影のタイミングなどが VCG 検査のたびに異なることがあり，検査結果が必ずしも一致しないことに注意が必要である．また，VCG 検査時に尿道の細菌を膀胱内に注入する危険性があるので，膀胱内に注入する希釈した造影剤(ウログラフィン®濃度 15% 程度)には少量のアミノベンジルペニシリン(ABPC──主として腸球菌による感染予防を目的に 100 mg/500 mL の希釈した造影剤)とゲンタマイシン(GM)──主として Gram 陰性菌による感染予防を目的に 10 mg/500 mL の希釈した造影剤)などを加えておくのが安全である．

　図 4 に VUR の重症度を判定するうえで広く用いられている国際分類を示す．VCG 施行時の逆流の及ぶ部位と腎盂，腎杯，尿管の変化から重症度を決める分類法である．この分類法では，膀胱内に造影剤を注入し膀胱を拡張しただけでみられる逆流なのか，あるいは膀胱内に造影剤を注入後の排尿時にはじめてみられる逆流なのかの区別はつかない．

　重症度 I 度は逆流が尿管までのもの，II 度は腎杯にまで逆流が及ぶが，腎杯の変形がなく，尿管拡張のみられないものをいう．I 度，II 度の逆流は軽度の逆流ともよばれる．III 度は尿管の軽度あるいは中等度の拡張や蛇行があり，腎杯の拡大はあるものの扁平化やカリフラワー状の変形がみられないものをよぶ．III 度の逆流は中等度の逆流ともよばれる．IV 度は尿管の中等度の拡張や蛇行がみられ，腎杯が明らかに拡張しているものをよぶ．この場合には正常の腎杯にみられるシャープな辺縁は消失して，腎杯は丸く拡張している．V 度では尿管は著しく拡

張，蛇行し，腎盂腎杯の拡張も顕著で突起構造が消失している状態である．IV度，V度の逆流は重度の逆流ともよばれる．重症度の記載はII/Vのようにすると心雑音のLevine分類と混同せずにすむ．

　重度のVURにはVCG施行時に腎盂から集合管への造影剤の逆流がみられることがある（intrarenal reflux）．重症VUR，尿細管障害，将来の逆流性腎症発症の高い可能性を示唆する所見とされる．

　造影剤の代わりに放射性同位元素（technesium-99^m pertechnetateを0.5 millicurie程度）を膀胱内に注入し，膀胱撮影を行う方法が開発されている．この方法では放射線被爆量が造影剤を使用したVCGの1/50〜1/100と少なく，より安全である．従来のVCGでは検出困難な間欠性のVURの発見や，VURの経過観察に適している．

d. VURの予後

　原発性VURの消失は主として患児の成長に伴う膀胱粘膜下尿管の距離の延長によるものである．したがって，予後に影響する年齢因子は重要であり，年長児におけるVURは自然消失しにくく，反対に年少児のVURは自然消失しやすい．さらに重要な点はVURの重症度である．片側性VURの場合，感染の再発を完全に予防できるならば，I度，II度の原発性VURの自然消失率は高く（80%程度），III度の原発性VURの自然消失も60%程度に期待することができる．しかし，同様の条件下においても，IV度，V度の原発性VURの自然消失率は40%以下と低い．これに対して，両側性VURの消失率は低い．ただし，VURは完全に消失はしないが成長とともにその重症度が改善する可能性をもっている．しかし，膀胱内に造影剤を注入しただけでみられるVURは，排尿時のみに出現するVURに比べより重症であることが多く，その自然消失率も低い．さらに，片側に2本の尿管が膀胱に注ぐduplication of uretersでは1本の尿管（腎に二つの腎盂が存在し，下方の腎盂から由来するほう）は正常より外側上方に開口し膀胱粘膜下尿管の距離が短いだけでなく，正常な膀胱三角の構築がないため，VURの自然消失の可能性は極めて低い．ただし，乳幼児のVURは重度であっても改善する可能性が高い．

　二次性VURは原発性VURに比べ，自然消失の可能性は極めて低い．しかし，積極的に自己導尿（self catheterization）を続け，膀胱の過緊張を解除するオキシブチニン塩酸塩（ポラキス®）を内服する条件下において神経因性膀胱に合併するVURの一部は自然消失する．

　VURを有する児あるいは逆流性腎症を有する児の腎機能予後についても注意する必要がある．年長児になってから高血圧，蛋白尿，腎機能障害が出現することがあり，注意が必要である．ACE阻害薬やARBを使用することがある．

7. 治療，管理

　尿路感染症の治療は不快な臨床症状を取り除き，重篤な合併症である菌血症を予防することだけでなく，腎障害への進展（逆流性腎症〈reflux nephropathy〉）を予防することにある．腎障害あるいは腎瘢痕の形成には腎盂から尿管への逆流（腎内逆流〈intrarenal reflux〉），感染による腎尿細管障害，先天性腎低形成・異形成の程度が関与する．

a. 細菌性尿路感染症

　下部尿路感染症に対しては経口抗菌薬を用いる．第一選択は1歳以上にはバクター®0.25〜0.05 g/kg/dayとし，1歳未満にはケフラール®とする．年齢に無関係にケフラール®を投与してもよい．投与期間は最低10日間とする．抗菌薬内服を終了しても白血球尿の再発がないこ

とを確認する．水分摂取を増やすことは尿路からの細菌の排泄に有効である．重曹を小匙1杯水に溶かして1日に2〜3回内服することは尿の酸性度を下げ排尿痛の軽減に有効である．

外陰炎には入浴時の外陰部の清掃を指導し，ゲンタシン®軟膏などの抗菌薬軟膏を塗布する．抗菌薬の内服は有効でない．

下部尿路感染症を繰り返す場合には神経因性膀胱，尿道憩室などの可能性を考慮して，膀胱超音波検査，膀胱造影検査，尿道造影検査などを施行する．

上部尿路感染症に対してはできるだけ入院治療を原則とする．乳幼児では必ず入院治療とする．水分補給をかねて点滴を行い，静注用の抗菌薬を用いる．セファゾリンナトリウム水和物（CEZ—セファメジンα）100 mg/kg/day を第一選択とし，効果と薬剤感受性を考慮しながら必要により薬剤を変更するのがよい．有効な抗菌薬を静注した場合には2日以内に解熱し，全身状態も改善する．3日間使用しても解熱しない場合には無効と判断して，培養結果を参考にほかの抗菌薬を選択する．治療にて解熱し，尿，血液所見が正常化したら抗菌薬は内服とし，合計2週間投与する．その後，さらに2週間初期治療量の1/3量の抗菌薬を夜間就寝時に投与（少量予防投与）し，VCG，IVP，レノシンチグラフィー，腎機能検査を行い，尿路異常やVURの有無，程度，腎機能を評価する．

II 度以上の VUR がみられる場合には抗菌薬の少量予防投与を行う．II 度までの VUR は3年以内に消失する可能性が高いが，III 度以上の VUR は3年以内に消失する可能性は低い．特に，VCG 検査で膀胱にカテーテルから造影剤を注入したときに VUR がみられる症例の自然消失する可能性は低い．一方，乳幼児の VUR の自然消失は年長児に比べ高い．VUR の手術適応についてはいまだ定まったものがないが，両側性の IV，V 度の VUR（重症例）や，重複腎盂尿管に VUR を伴う例，尿管瘤，尿管異所性開口，膀胱尿管移行部狭窄による水腎症などは手術の適応がある．

抗菌薬の少量予防投与中は2〜4週ごとに検尿，尿培養を行い，2〜3か月間尿路感染の再発がない場合には抗菌薬は隔日投与にしてもよい．抗菌薬少量予防投与中は6か月ごとに腎超音波検査，1〜2年ごとに VCG，IVP，レノシンチグラフィーを行い，VUR の有無と重症度，腎の限局性萎縮，腎機能の評価を行う．抗菌薬の副作用チェック（血算，肝機能検査など）も定期的に行う．VUR が消失したら予防投与は中止するが，その後しばらくの間検尿は定期的に行うのがよい．

VUR の手術適応は3年後を一応の目安とするが，手術を拒む患者では抗菌薬少量予防投与を続ける．抗菌薬の予防内服も拒む患者には，腎盂腎炎の症状を説明し，感冒症状のみられない高熱時にはすぐに来院して尿検査を受け，必要な治療がすぐにできる体制をつくっておく．

VUR を有する患者では感染のコントロールがつき，明らかな腎機能障害がみられない場合でも小学生高学年以後に高血圧を呈する患者がいるので，経過中は血圧測定を必ず行う．

腎瘢痕が著しく，GFR，尿濃縮力の著しい低下，尿蛋白強陽性，高血圧の患者には VUR の手術よりも合併症の治療を優先する．

VUR を伴う神経因性膀胱は腎盂腎炎の反復により進行性の腎機能障害をきたしうる．したがって，腎機能を保ち，かつ膀胱機能を正常に近づけることを治療の目的とする．urodyamics により病型を明らかにし，合併する VUR の重症度や膀胱憩室，尿道狭窄の合併の有無を評価する．大腸菌以外の細菌（緑膿菌，変形菌，腸球菌など）が複数起因菌となることが多く，上述の抗菌薬は無効のことが多い．急性期にはアミノグリコシド系，セフェム系第二，第三世代，ニューキノロン系の抗菌薬（バクシダール®6〜12 mg/kg/day，タリビッド®6〜12 mg/kg/day）を選択して使用する．感染がコントロールされたら残尿の多い falure-to-empty bladder ではセルフカテーテルによる自己導尿を行う．抗菌薬の予防投与はできるだけしたくないが，3〜

4 種類の抗菌薬を 1 〜 2 週ごとに変更して投与することも有効である．感染のコントロールがつかない症例は回腸導管などの外科的な治療法が有効なことがあるので泌尿器科と協議して対策を立てる．膀胱の無抑制収縮を防止し，膀胱容量を増大するためにポラキス®1 〜 9 mg/day を併用することも有効である．

b. 腎周囲膿瘍，腎膿瘍，巣状細菌性腎炎と黄色肉芽腫様腎盂腎炎

1）腎周囲膿瘍（perirenal abscess）

腎膿瘍が皮質外に破裂して発症，あるいは急性腎盂腎炎に続発する．腎結石合併例に多い．膿が腸腰筋に沿って流失し骨盤腔内，腹膜，莢膜，消化管に及ぶ．腎膿瘍の破裂による場合はブドウ球菌，腎盂炎からの続発例は大腸菌，クレブシエラ，緑膿菌，プロテウスによる．患者は発熱，悪寒，側腹部痛を訴え，歩行困難をきたす．血液培養にてしばしば菌が検出される．胸部 X 線撮影にて無気肺，下肺野の浸潤，横隔膜挙上が，腹部 X 線にて psoas sign の消失，腹腔内腫瘤，腎結石，腎周囲ガス像，側彎症などがみられる．IVP では腎の描出が不十分で腎盂の位置が偏位する．腎超音波検査や腹部 CT 検査が診断に極めて有効である．

抗菌薬の静注にても解熱しない．腎周囲への外科的ドレーン留置による排膿が必要である．腎障害の強い例では腎摘出が必要となる．

2）腎膿瘍（renal abscess）

腎膿瘍には，（1）菌血症の合併症として腎皮質（糸球体に血液がはじめに到達するため）に形成される場合（起因菌のほとんどがブドウ球菌），（2）腎盂腎炎の合併症として腎髄質に形成される場合（起因菌のほとんどが大腸菌）の二つの原因がある．通常は片側性で右腎の頻度が高い．発熱，悪寒，側腹部痛を訴える．膿瘍が皮質にできると尿所見に異常がみられない．髄質付近の膿瘍では腎盂に破裂すると著しい膿尿がみられ，症状の緩和がみられる．皮質膿瘍が破裂すると腎周囲膿瘍の原因となる．

腎膿瘍は超音波検査にて，（1）腫瘤の境界は比較的明瞭で，（2）腫瘤の内部エコーは低く，（3）腫瘤内部は一般に均一であるが内部に debris エコーを認め，（4）治療にても腫瘤は消失しない．CT にて，（1）腫瘤の境界は比較的明瞭で，（2）腫瘤は不整な低吸収域（CT 値は 10 Hu〈Hounsfield unit〉以下）を呈し，（3）造影後に腫瘤壁は濃染するが内部は造影されない．

十分量の抗菌薬の静注にて軽快するが，治療が不十分な場合には壁の厚い膿瘍となり，外科的対応が必要である．

3）急性巣状細菌性腎炎（acute focal bacterial nephritis，acute lobar nephronia）

腎自身が細菌増殖の場となった疾患である．本症は腎実質の炎症性変化が強く，腎実質に限局性あるいは多発性の腫瘤を形成する．本症の約半数に膀胱尿管逆流（VUR）を伴う．発熱（39 ℃程度），腹痛（側腹部痛），膿尿，細菌尿がみられる．血液検査で白血球増加，赤沈の元進，CRP 強陽性となる．初診の尿検査で膿尿や細菌尿が認められるのは 20 〜 30 % と低率である．白血球の所見がみられないか極めて軽い症例が存在することを強調したい．本症は小児の不明熱の原因としても重要である．不明熱の患者に画像診断にて腎実質の腫瘤陰影をみた場合には本症を疑う．急性期に異常言動・行動，意識障害，痙攣などを呈する可逆性脳梁膨大部病変を有する軽症脳症（clinically mild encephalitis/encephalopathy with a reversible splenial lesion：MERS）を発症することがある．NRI で，T2 強調臓と核酸強調臓にて脳梁膨大部中間層に円形あるいは卵円形の高信号領域を認め，T1 強調臓で淡い呈信号あるいは等信号を呈する．ADC map で病変部の ADC 値は低下する．軸索の表面を覆うミエリン鞘の分離による軸索内浮腫が

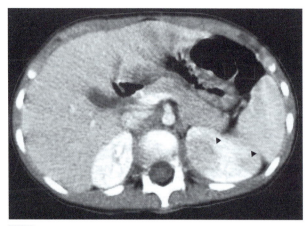

図5 巣状細菌性腎炎の造影 CT 所見
4歳，女児．左腎は腫大し，二つの炎症部位の輝度は低い．

生じていると推定される．

　本症の診断には画像検査が有用である．腎の超音波検査では病変部位は比較的無エコーに近似した低エコーの境界不明瞭な腫瘤として認められ，腫瘤による皮髄境界の破壊像がみられる．単純 CT にて病変部は周辺と比較して境界不明瞭な輝度の低い腫瘤として描出され，造影 CT では病変部は造影不良で不均一に描出され，形状は楔型あるいは腫瘤状であるが輪部が明瞭には造影されない(図 5)．CT 上の腫瘤の CT 値は 10 ～ 25 Hu のことが多い(腎膿瘍では 10 Hu 以下となる)．CT のほうが画像の分解能や腎周囲の変化の描出の点で有用である．Ga シンチグラムにて集積像を認め，血管造影では動脈の変化は少ないが腫瘤内の静脈は狭窄，閉塞像を呈する．

　治療はセファメジン®などの有効な抗菌薬の静注を 2 週間以上行う．臨床的効果がみられたら静注を終了し，その後バクター®などを数か月間経口投与する．抗菌薬の静注または内服は 3 週間がよいとの報告もみられる．その間に VUR の有無を明らかにしておく．治療効果は頻回に腎超音波検査にて評価し，造影 CT 検査にて 3 ～ 4 週間ごとに経過を観察する．

4）黄色肉芽腫様腎盂腎炎(xanthogranulomatous pyelonephritis)

　慢性の腎盂腎炎の一種である．腎とその周囲の組織が脂肪(neutral lipids)に富む組織球，プラスマ細胞，リンパ球により破壊されそれらの細胞により置き換わった状態である．腎は腫大し，しばしば結節状となり，腎結石，腎盂周囲の線維化，水腎症，いくつかの房状になった黄色の腫瘤となる．通常はこれらの変化は腎全体に及ぶが，少数の患者では部分的に限局する．しばしば腎組織から筋，大腸などへ病変が及ぶ．患者は発熱，腹部腫瘤，側腹痛，体重減少，貧血を呈す．末梢血白血球数は増加し，staghorn stone や腎盂内結石を合併することが多い．尿あるいは腎組織の培養にて，大腸菌(67%)とプロテウス(26%)が培養される．CT 検査は診断に有用で，腎周囲が造影剤で増強され，腎杯が拡張した bear paw sign(熊の足サイン)がみられる．

c. 急性出血性膀胱炎(acute hemorrhagic cystitis)

　急性出血性膀胱炎には，(1)大腸菌感染，(2)アデノウイルス感染，(3)BK ウイルス感染，(4)エンドキサンなどの薬剤によるものがある．一般に細菌性尿路感染症の 26% に血尿がみられるが，肉眼的血尿を呈することは少ない．アデノウイルス感染は 11 型，21 型による全身感

染で，男児により多くみられ，血尿は約4日間続いて自然消失する．アデノウイルス感染は全身性の疾患であり，腎にも炎症を起こしている．アデノウイルス感染による出血性膀胱炎では腎障害を示す LDH IV・V が尿中に排泄される．

BK ウイルスは JC ウイルスと同様ポリオーマウイルスの一種（ウイルス名は最初にウイルス分離された患者のイニシャルがつけられている）で，腎や下部尿路系の上皮細胞に感染し，出血性膀胱炎，尿管狭窄，間質性腎炎の原因となる．BK ウイルスは免疫不全患者の半数，健常人の 1/3 の尿中に認められる．エンドキサン®内服による出血性膀胱炎はエンドキサン®の内服を中止することで改善する．ペニシリン系抗菌薬の内服も出血性膀胱炎の原因となりうる．

d. アレルギー性膀胱炎（allergic cystitis）

主としてアレルギーが関与する難治性の慢性膀胱炎で，病理学的には膀胱粘膜下から筋層に著しい好酸球の浸潤がみられる．アレルギー性膀胱炎は臨床診断名で別名を間質性膀胱炎（interstitial cystitis）とよび，病理学的診断名としては好酸球性膀胱炎（eosinophilic cystitis）とよぶ．

膀胱炎症状（排尿時痛，頻尿，残尿感）に血尿と下腹部や会陰部の痛みを訴える．膀胱粘膜の炎症がひどい場合には二次的に膀胱尿管逆流を起こし，腎盂腎炎を合併することがある．

男女ともにみられ，小児でも珍しくない．成人では 90% が女性である．本症の病因は不明であるが，膀胱を中心とするアレルギー反応が本態と思われる．患者はアトピー性皮膚炎，鼻アレルギー，気管支喘息を有するかあるいは既往があることがほとんどである．

病理学的には，膀胱粘膜から筋層にかけて好酸球が浸潤している像がみられ，一部に線維化がみられることが特徴である．好酸球数の増加は，倍率 200 倍の光学顕微鏡にて 1 視野当たりの好酸球数が 20 ～ 50 個以上みられ，かつ浸潤する円形細胞の 50% 以上が好酸球であることが，5 視野において認められる場合に診断する．

尿培養にて細菌は陰性である．検尿では軽度の白血球尿（単核球や好酸球が多い）と血尿が認められる．膀胱超音波検査や CT 検査にて膀胱壁の肥厚と変形がみられる．確定診断には膀胱生検が必要である．麻酔下膀胱水圧拡張術を行い，コイル状の新生血管の拡張や減圧時の膀胱粘膜上の点状出血（glomerulation）が膀胱鏡下にて認められれば，確定診断としている．細菌培養陰性の難治性膀胱炎では本症を疑うことが診断の手始めとなる．

患児にとってアレルゲンが明らかな場合にはアレルゲンを除去する．抗ヒスタミン薬（ペリアクチン® 0.2 mg/kg/day，ポララミン® 0.12 mg/kg/day），抗アレルギー薬（リザベン® 5 mg/kg/day，ザジテン® 0.06 mg/kg/day）を投与し改善がみられない場合にはプレドニン® 1 mg/kg/day を使用する．抗コリン薬も有効である．アレルギー専門医と相談してアレルゲンの同定を試みること．

e. 無症候性細菌尿（asymptomatic bacteriuria）

臨床症状がみられずに尿中に細菌が出現する病態を無症候性細菌尿とよぶ．学校検尿にて白血球尿を契機に発見される．女児全体の 1% 程度に本症がみられる．再発を繰り返し，患者の約 1/3 に尿路感染症の既往がある．また，検査にて患者の 20 ～ 30% に VUR や限局性腎瘢痕化が認められる．

定期的な尿検査を行い，必要に応じて抗菌薬を投与する．

f. Ochoa 症候群（urofacial syndrome）

笑ったときに泣いたような表情になる（"inverse" smile, inversion of facial expression），遺尿症，神経因性膀胱による上部あるいは下部尿路感染症を特徴とする常染色体劣性遺伝による疾

患である．小児期に上部尿路感染症を契機に診断される．尿道狭窄，膀胱頸部硬化症による閉塞性腎症を呈することもある．患児の約 2/3 に便秘を合併する．患児の多くは繰り返す腎盂腎炎により水腎症，水尿管症，腎萎縮（逆流性腎症）を呈し，末期腎不全を呈する者が 20% 程度にみられる．

g. 気腫様腎盂腎炎（emphysematous pyelonephritis）

大腸菌，プロテウス，クレブシエラなどのブドウ糖を発酵する細菌による腎盂腎炎のうち，腎でのガス産生により腎が腫大し，敗血症性ショックや多臓器不全などに至る重篤なタイプの腎盂腎炎である．多くが糖尿病を有し，尿路閉塞を基礎疾患にもつこともある．女性が男性の 5 〜 6 倍と多く，10% が両側性である．腹部 X 線や CT にて腎の腫大と腎とその周辺のガス像が特徴的所見である．膀胱内視鏡で尿管から気体が泡となって出てくるのを観察できる（pneumaturia）．抗菌薬の投与，膿のドレナージ，水分制限，血糖値のコントロールを行う．

D 囊胞性腎疾患

胎児期に超音波検査によって腎囊胞が検出される疾患を**表1**に示す．腎囊胞性病変について**図1**にまとめて示す．

1. 腎皮質囊胞（renal cortical cysts）

a. 単純性腎囊胞（simple renal cyst）

腎には加齢とともに腎囊胞が出現する．50歳以上では腎囊胞出現率は約50%である．大きさが0.5～4cmの囊胞が1腎に1～3個出現する．CT上，(1)囊胞内は水と同じdensityを示し，(2)造影剤投与にて増強されず，(3)囊胞壁は非常に薄い，等の特徴を有する．通常は無症状であり，治療は不要である．

片側腎に囊胞の数が4個以上みられる場合には，常染色体優性多囊胞腎との鑑別が必要である．

腎囊胞の多くは尿細管細胞の線毛（primary cilia）とそれに関連する蛋白の細胞内情報伝達に障害が生じることが原因である．primary ciliaは尿細管胞内に突出して尿流を検知し，Ca^{2+}の流入を調節することで尿細細胞の形態・機能を維持する．primary ciliaの機能障害が細胞分化や尿細管構造の異常を生み出し，囊胞を形成する．

b. 糸球体囊胞症（glomerulocystic kidney disease）

両側腎皮質に限局した腎糸球体の囊胞状拡大を呈する常染色体優性遺伝による疾患である．Bowman囊が拡大し，そのなかの糸球体は機能が廃絶する．Bowman囊の拡大はネフロン形成の過程における流出路の障害による．乳幼児や小児に多くみられる例では囊胞が多発して腎機能は低下するが，年長児，成人にみられる例では囊胞は皮膜下にのみ限局して腎機能障害を呈さない．典型例では両側性の腎腫大，腎超音波検査にて腎の輝度が亢進して髄質と皮質の境界が不明瞭となる．大きな腎囊胞は皮質に限局するが，常染色体優性多囊胞腎とは超音波検査上鑑別不能である．本症の原因は常染色体優性髄質囊胞症2型や家族に若年性高尿酸性腎症と同様にuromodulin（Tamm-Horsfall protein）遺伝子の異常である．さらにわずかではあるが，hepatocyte nuclear factor 1β遺伝子（*TCF2*）の異常も報告されている．13-trisomy，18-trisomy，Zellweger症候群，馬蹄腎に合併することがある．

2. 多囊胞性異形成腎（multicystic dysplastic kidney, multicystic dysplasia）

胎生10週以前の尿細管膨大部の発生障害により，正常なネフロン，集合管，腎盂が形成されず膨大部の先端が囊状を呈し，多数の囊胞を形成する疾患である．典型的には腎はブドウの房のような囊胞状となる．本症の大部分は遺伝性がないとされるが，一部の患者は常染色体優性あるいはX染色体性である．本症の約30%にhepatocyte nuclear factor-1β遺伝子（*TCF2*）の変

272 ■ 第2部 各論

表1 胎児期に超音波検査にて腎嚢胞が検出される疾患

遺伝パターンと頻度	超音波検査での所見	
	腎の異常	腎外所見
1. autosomal recessive polycystic kidney disease（ARPKD, Potter type I, infantile, OMIM 263200）		
autosomal recessive, 〜1/20,000	enlarged, hyperechogenic kidneys; loss of corticomedullary differentiation; numerous renal cysts	oligohydramnios, pulmonary hypoplasia, cholangiodysplasia, hepatic periportal fibrosis
2. autosomal dominant polycystic kidney disease（ADPKD, Potter rype III, adult, OMIM 173900）		
autosomal dominant, 〜 1/800	bilateral enlargement of the kidneys; renal cysts of variable size	asymptomatic cysts of the liver, pancreas, spleen, testes and ovaries; cerebral aneurysms; hernias
3. multicystic renal dysplasia（Potter rype II）		
〜 1/1,000	usually, unilateral destruction of the renal structure; broad spectrum of severity; parenchymal cysts of variable number, size, and location; focal or segmental changes	urinary bladder might be not visible if bilateral urinary tract malformation is present
4. obstructive multicystic kidneys（Potter type IV）		
〜 1/3,000	subcapsular renal cysts（'rosary beads'）, various degrees of renal dysplasia	no specific extrarenal manifestation
5. cystic renal dysplasia in congenital syndromes with genetic linkage or in monogenetic metabolic disease		
asphyxiating thoracic dysplasia（OMIM 208500）		
autosomal recessive, 〜1/70,000	variable changes, bilateral renal cysts of variable size	pulmonary hypoplasia, narrow thorax
brachio-oto-renal dysplasia（OMIM 113650, 610896）		
autosomal dominant, 〜1/40,000	unilateral renal agenesis with contralateral hypodysplasia, bilateral hypodysplasia, loss of corticomedullary differentiation, hyperechogenicity of the renal cortex	preauricular pits, brachial cleft fistulas, lacrimal duct anomalies
chromosomal aberrations		
	variable changes, cortical cysts	variable extrarenal manifestations
Ehlers-Danlos syndrome（OMIM 130000, 130010, 130020, 130050, 305200）		
variable inheritance, 〜1/5,000-1/10,000	hypoplastic kidney, medullary sponge kidneys	diverticula of the bowel, bladder diverticula, hiatus hernia, aortic root dilatation, aneurysms
Joubert syndrome（OMIM 213300）		
autosomal recessive, 〜1/100,000	enlarged, hyperechogenic kidneys; bilateral renal cysts of variable size	polydactyly, hypoplastic cerebellar vermis, abnormal cisterna magna, occipital encephalocele, liver fibrosis, cardiac malformation
Bardet-Biedl syndrome（OMIM 209900）		
autosomal recessive, 〜1/140,000	bilateral renal cysts, lobulated renal outlines, nephronophthisis	polydactyly, syndactyly, hypogenitalism, hepatic fibrosis, cardiomyopathy
Meckel-Gruber syndrome（OMIM 249000, 603194, 607361）		
autosomal recessive, 〜 1/9,000	bilateral renal cysts	occipital encephalocele, hydrocephalus, polydactyly, syndactyly, hepatic fibrosis, tongue papules
oro-facio-digital syndrome Ⅰ（OMIM 311200）		
X-linked dominant, 〜 1/250,000	bilateral renal cysts	cleft lip, palate/teeth anomalies, syndactyly, clinodactyly, brachydactyly
short-rib polydactyly syndrome（OMIM 263530, 263520, 263510, 269860）		
autosomal recessive, 〜 2.5-3.3/10,000	renal agenesis or dysplasia; enlarged, polycystic kidneys	oligohydramnios, pulmonary hypoplasia, limb reduction, narrow thorax, short ribs

tuberous sclerosis（OMIM 191100）		
autosomal dominant, ～ 1/7,000	enlarged kidneys, renal cysts or renal mass (angiomyolipoma)	harmatomas of skin, brain, liver, bone, heart, and lungs
Von Hippel-Lindau syndrome（OMIM 193300）		
autosomal dominant, ～ 2-3/100,000	renal cysts, renal masses	cerebral/retinal hemangioblastomas, pancreatic cysts
Zellweger syndrome（OMIM 214100）		
autosomal recessive, ～ 1/100,000	variable renal cysts	pachygyria, micropolygyria, hepatosplenomegaly
Smith-Lemli-Opitz syndrome（OMIM 270400）		
autosomal recessive, ～ 1/20,000-30,000	renal hypoplasia or agenesis, dilatation of urinary tract	microcephaly, genital anomalies, cardiac abnormalities, pyloric stenosis, polydactyly, cleft palate
congenital disorder of glycosylation type I（OMIM 212065）		
autosomal recessive, ～ 1/20,000-1/50,000	hyperechogenic kidneys, renal tubular microcysts	cerebellar hypoplasia, pleural and pericardial effusions, cardiomyopathy
carnitine palmitoyltransferase II deficiency（OMIM 608836）		
autosomal recessive, < 1/100,000	enlarged, hyperechogenic kidneys; loss of corticomedullary differentiation; renal cysts	hepatomegaly, cerebral malformations, cerebral cysts, cardiac abnormalities
glutaric acidemia type II（OMIM 231680）		
autosomal recessive, < 1/100,000	enlarged, hyperechogenic kidneys; loss of corticomedullary differentiation; renal cysts	hepatomegaly, cerebral malformations, cardiac abnormalities
6. cystic renal malformations with sequences and associations		
prune-belly sequence（OMIM 100100）		
～ 1/30,000-1/50,000	variable changes, bilateral cystic renal dysplasia	oligohydramnios; pulmonary hypoplasia; dilated, hypertrophied urinary bladder; hydroureters; "wrinkled" abdominal wall; limb deformities
VATER association/VACTERL association（OMIM 192350）		
～ 1.6/10,000	may present like Potter type II or cystic dysplasia	vertebral dysgenesis, anal atresia, tracheoesophageal fistula, esophageal atresia, radial limb dysgenesis, cardiac abnormalities

（Distelmaier F, *et al.*：*Pediatric Nephrol* 2007；**22**：2119-2124）

異がみられる．

　従来は腹部腫瘤，腹部膨満などにより乳児期以後に診断されていた．現在では妊娠中の胎児超音波検査にて出生前に診断されることが多い．成人では高血圧，血尿，腹痛にて発見されることがある．

　超音波検査上，（1）嚢胞間の隔壁の存在，（2）最大の嚢胞性腫瘤が正中側に位置しない，（3）互いに交通性のない嚢胞が多発する，（4）腎実質がないなどの特徴を有する．まれに，超音波検査のみでは水腎症との鑑別がつかないことがある．その場合には腎シンチグラフィーや造影剤投与による腹部 CT 検査（**図 2**）にて，嚢胞のある腎が無機能であることにて診断が確定する．

　尿管は一部または全部が閉塞あるいは欠損している．多くは片側性で，両側性の場合は胎児期に死亡あるいは出生後に死亡する（Potter 症候群）．片側性の場合には，健側の上部尿路の異常（腎盂尿管移行部狭窄による水腎症が 2%，膀胱尿管逆流〈VUR〉が 21% など）を合併する．VUR の程度は重症度 I ～ II 度のものが多く，80% は 2 年以内に自然消失することが多い．

　従来，本症は大きさに関係なく発見次第嚢胞腎を摘出していた．現在では本症は大きな腎嚢

I 単純嚢胞（simple cyst）

加齢とともに増加
50歳以上で半数に認める

VI 多胞性嚢胞（multilocular cyst）

多数の隔壁を有する嚢胞で，この隔壁に腎芽腫細胞（nephroblastoma）が存在することがあり，multilocular cystic nephroma ともよばれる．悪性化の可能性がある

II 傍腎盂嚢胞（parapelvic cyst）

単純嚢胞の腎盂腎杯に近く存在するもの

VII 後天性嚢胞（ACKD〈acquired cystic kidney disease〉）

慢性腎不全に合併する嚢胞で，ほとんどが径10mm以下である

III 多嚢胞腎成人型（polycystic kidney〈adult type〉）

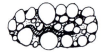

常染色体優性遺伝．両腎は腫大し，大小多数の嚢胞が存在する．30〜40歳代以降に腹部腫瘤，慢性腎不全，高血圧で発見されることが多い．肝内の多発嚢胞は70%にみられる

VIII 高度の水腎症（severe hydronephrosis）

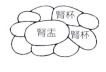

多嚢胞性異形成と画像上類似するが，鑑別点は水腎症では，内側中央の嚢胞（腎盂）を囲むように10個前後の嚢胞（腎杯）が存在する

IV 多嚢胞腎小児型（polycystic disease〈infantile type〉）

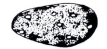

常染色体劣性遺伝．まれな疾患で両腎は腫大し，径数ミリメートル以下の無数の尿細管の嚢状拡張が，高エコーレベルにみえる

IX 腎杯憩室（calyceal diverticulum）

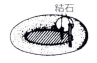

腎盂原性嚢胞 pyelogenic cyst ともよばれる．嚢胞内に結石を形成しやすく，結石を認めれば診断は可能であるが，結石が存在しない場合は超音波上単純嚢胞と鑑別できない

V 多嚢胞性異形成腎（multicystic dysplastic kidney）

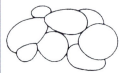

大小の嚢胞がブドウ状にみえ，腎実質は存在しない．病変は片側性である

図1 腎嚢胞性病変
（辻本文雄：腎の超音波検査・診断法(2)──腎腫瘤性病変．*Nephrology Frontier* 2007；**6**：436-448）

胞のために腹部を圧迫する場合を除いて，腎摘出せずに定期的に経過を観察することが多い．反対側の腎に合併症がない場合，CKD stage 2 以上になったり，高血圧が発症することはない．患側腎嚢胞を残しても，将来高血圧や Wilms 腫瘍が発生することは極めて少ない．近年行われたメタアナリシスでも，最長で2〜3年の経過観察を行った1,041例の患者のなかに Wilms 腫瘍が発生した例はみられなかった．約30%は嚢胞腎のサイズが縮小し，約20%は腎嚢胞が完全に消失する．

3. 多嚢胞腎（polycystic kidney disease）

腎上皮細胞の primary cilia や ceutrosome の異常による疾患を ciliopathy とよぶ（「ネフロン癆」の項，p.221参照）．

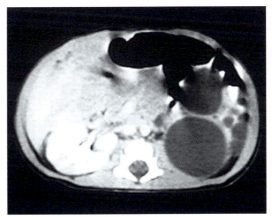

図2 左多嚢胞性異形成腎のCT所見
造影剤投与時の腹部CT像.

a. 常染色体劣性多嚢胞腎(autosomal recessive polycystic kidney disease；ARPKD)

常染色体劣性遺伝により両側腎に多発性腎嚢胞が生じ，新生児期から乳児期に末期腎不全に至る疾患である．病因はfibrocystin蛋白をコードする*PKHD1*の異常で，出生約1万人に1名の頻度である．変異の60%はmissenseである．fibirocystinは尿細管上皮細胞のcentrosomeとprimay ciliaに発現する．

両側腎の集合管の拡張により，腎は著しく腫大し，多くが出生時に腎機能障害を呈する．集合管の拡張が局所的な症例は腎障害が軽い．胆管の増生，奇形，肝線維化などの肝病変も合併する．

新生児期に発症する例(約30%)はPotter症候群を呈し，妊娠中は子宮内無尿による羊水減少，出生後は呼吸不全にて死亡する．軽症例は腎障害の程度に応じて数年から数十年後に末期腎不全となる．高血圧を呈する．肝線維症による門脈圧亢進，肝不全が死因となることがある．cyclic AMPが嚢胞形成に大きな働きをすることから，V_2レセプター拮抗薬が治療薬として使用されている．cyclic AMPは水分の分泌を亢進し，細胞を増殖する．

肝内胆管と腎の集合管の拡張を示すCaroli病も*PKHD1*の異常が原因である．

b. 常染色体優性多嚢胞腎(autosomal dominant polycystic kidney disease；ADPKD)

常染色体優性遺伝により両側腎に多発性嚢胞が生じ，次第に数と大きさが増大し，腎機能の低下する疾患である．本症ではネフロンのすべての部位が嚢胞になりうるとされていたが，集合管がおもに嚢胞化することが明らかになった．

臨床的に成人になってから発見されることが多いため，これまで成人型多嚢胞腎とよばれてきた．しかし，小児期から腎嚢胞が存在することが明らかになり，この呼称は使用されなくなっている．多発性腎嚢胞を呈する疾患のうちADPKDは最も頻度が高い．学校検尿にて小児期に蛋白尿あるいは微少血尿を契機に診断されることがある．

ADPKDには遺伝的多様性があり，(1)polycystin-1遺伝子(*PKD1*)の異常によるもの，(2)polycystin-2遺伝子(*PKD2*)の異常によるもの，(3)どちらにもよらないもの(*PKD3*)に分類される．(1)の頻度が最も高い(85%)．嚢胞は尿細管細胞由来である(図3)．polycystinは尿細管細胞のprimary ciliaに発現し，ciliaの動きに応じて細胞内へのCa^{2+}の取り組みを調節する(mechanosensor)(図4，図5)．polycystinの障害は細胞内のcyclic AMP上昇によるERK(extracellular signal-regulated kinase)カスケードを活性化させ，細胞増殖を促進させる．さらにCl依存性の

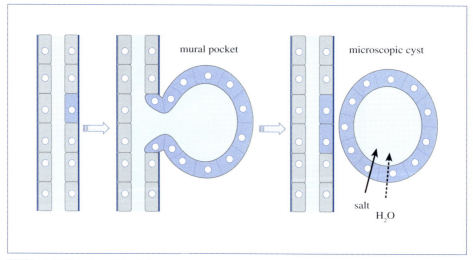

図3 尿細管からの囊胞形成

尿細管細胞の一部が増殖して，尿細管壁にポケット（mural pocket）を形成し，さらに拡大して壁から分離して，囊胞が形成される．
（Grantham JJ, et al.：Kidney Int 2008；**73**：108-116）

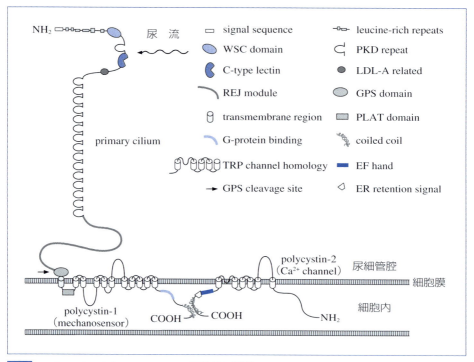

図4 polycystin-1 と polycystin-2 の構造と連関

polycystin-1 は尿細管腔内に突出した primary cilium に存在し，尿流を検知することにより，その情報を polycystin-2 に伝達し，polycystin-2（= Ca^{2+} チャネル）による Ca^{2+} の細胞内への取り込みを調節する．polycystin 複合体は尿流のセンサー（mechanosensor）である．
（Harris PC, et al.：Nature Rev Nephrol 2010；**6**：197-206）

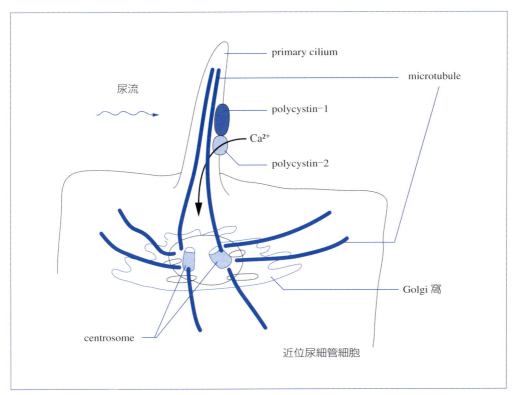

図5 primary cilium, microtubule と centrosome の関係
centrosome は細胞内の microtubule をコントロールしている．primary cilium は centrosome に根ざしているような構造をとっている．細胞内に取り込まれた Ca^{2+} はメッセンジャーとしてシグナル伝達に利用される．

水分の分泌を促進する．polycystin-1 が尿流を感知し，その情報を polycystin-2 に伝達する．polycystin-1 と polycystin-2 は pressure sensor と考えられる．polycystin-2 は Ca^{2+} permeable cation channel で Ca^{2+} を primary cilia 内に取り込むことにより，細胞内の Ca^{2+} を上昇させる．本症患者では，親から由来する *PKD1* あるいは *PKD2* 遺伝子の異常に，生後それらの遺伝子の対立遺伝子に変異が生じる(somatic mutation)ことにより発症する(second hit theory)．嚢胞形成に関与する分子メカニズムを図6に示す．

わが国での頻度は3.9人/成人100万人/year で，60歳までに36～55%の患者が末期腎不全に至る．米国ではPKD1変異をもつ者は平均54歳で，PKD2変異をもつ者は74歳で末期腎不全となる．両腎の皮質，髄質に球状の嚢胞が多発し，腎全体は腫大し，表面は不整である．腎乳頭や腎錐体は不明瞭となるが，腎形は保たれる．小児では嚢胞は非対称性で局所的に発生する．嚢胞上皮細胞の Na^+，K^+-ATPase が尿腔側に局在することが嚢胞化の一因とされる．

血尿，腎結石，尿路感染，腹部痛を訴えることが多い．尿濃縮は障害されるが，塩類喪失は少なく，尿酸性化障害はみられない．高度の蛋白尿もまれである．嚢胞でのエリスロポエチンの異常産生により，赤血球数とヘマトクリットは上昇する．

高血圧(約60%)，脳動脈瘤(約8%で同世代の3倍の頻度だが，破裂するリスクは対照群と差がない)，弁膜異常(大動脈弁，僧帽弁の逸脱による逆流現象，約40%)，肝嚢胞(約60%)，膵嚢胞(約7%)，大腸憩室，腎細胞癌の合併も本症に特徴的である．

結節性硬化症の原因遺伝子(*TSC2*)は *PKD1* に隣接する．本症の患者の4%が両遺伝子の欠失を有する(*PKD1/TSC2* contiguous gene deletion syndrome)．

治療は対症的である．嚢胞腫大が腹部諸臓器を圧迫し疼痛が著しいときは，鎮痛薬を投与す

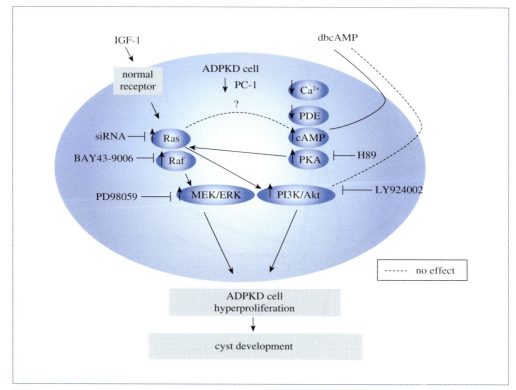

図6 ADPKDにおける囊胞形成の分子機序

insulin-like growth factor-1（IGF-1）による細胞増殖はRas×Rafの阻害により防止される．
BAY43-9006, PD98059, H89, LY924002は開発中の阻害薬のこと．
dbcAMP, dibutyryl cAMP; ERK, extracellular signal regulated kinase; MEK, mitogen-activated protein kinase; PDE, phosphodiesterase; PI3K, phosphatidylinositol-3'-kinase; PKA, protein kinase A; siRNA, small interfering RNA.
（Bello-Reuss E：*Kidney Int* 2007；**72**：135-137）

る．無効な場合は囊胞の経皮的減圧術が行われる．肝腫大に対しては動脈塞栓術が有効である．cyclic AMPの産生抑制を目指したトルバプタンなどのV_2受容体阻害薬はcyst形成を抑制し腎機能を保持するうえで有効である．ただし，eGFR15 mL/min/1.73 m^2以下には禁忌．肝機能が悪化することがある．また，細胞内のvasopressinに誘導されるcAMPの産生を抑制するsomatostatinも有効とされる．囊胞への細菌感染時にはニューキノロン系抗菌薬が推奨される．

c. Meckel症候群（Meckel syndrome；MKS）

常染色体劣性遺伝による致死性の疾患．renal cystic dysplasia, occipital encephalocele, polydactyly, biliary dysgenesisを特徴とする．

fibrocystinと構造の似た蛋白であるmeckelin（*MKS3*）の異常が原因．

4．遺伝性症候群における囊胞性腎疾患（renal cystic disease in hereditary syndrome）

a. 結節性硬化症（tuberous sclerosis complex；TSC）

知能障害，けいれん，皮膚症状を呈する常染色体優性遺伝による疾患である．腎の血管筋脂肪腫（angiomyolipoma．良性の過誤腫で，平滑筋，脂肪，血管に富む．女性患者に出現しやすい）は85％の患者に認められるが，腎囊胞も45％にみられ，しかも乳幼児，小児期の本症患児の腎に最も早期に出現することがある．腎囊胞は多発性で皮質，髄質にまたがり，腎は腫大する．囊胞壁は石灰化を呈する．angiomyolipomaと腎囊胞が合併する場合には本症の可能性

が極めて高く，高血圧や腎機能障害の原因となる．4%の患者に腎癌を合併する．angiomyolipoma が巨大であると破裂して腎出血の原因となるので，腎摘出の適応となる．mammalian target of rapamycin inhibitor は angiomyolipoma を縮小させ，その破裂を予防することができる．頭部 CT にてみられる脳室近傍の石灰化は本症の診断の助けになる．患者の40%にピンク色の辺縁の不整なざらざらとした皮疹(shagreen patch)が出現する．

本症の原因は hamartin(*TSC1*) または tuberin(*TSC2*) の異常が原因である．hamartin は polycystin-1 と 16 番染色体上にて隣接して，両遺伝子の deletion が ADPKD の4%に生じる．angiomyolipoma と腎嚢胞は hamartin の異常を有する患者により高頻度で出現する．hamartin と tuberin は結合し，mammalian target of rapamycin(mTOR) signaling pathway を抑制する．どちらかの蛋白の障害により mTOR 活性が亢進し，細胞増殖が亢進する．mTOR 阻害薬として everolimus と sirolimus が用いられる．

b. von Hippel-Lindau 病(von Hippel-Lindau disease)

常染色体優性遺伝による疾患で，小脳の血管芽種と網膜の動脈増生を初発症状とする．成人例が多い．3p25 に位置するがん遺伝子 *raf1* の近傍に存在する VHL 腫瘍抑制遺伝子の異常が本症の原因である．患者の76%に両側性の腎嚢胞を，36%に腎細胞癌を，50%に膵嚢胞を認める．膵臓癌や褐色細胞腫を合併することがある．本症の腎嚢胞は数，大きさともに比較的小さく，腎腫大は軽度で，末期腎不全に至ることは少ない．VHL は腎細胞癌の発育を抑制する蛋白(pVHL)をコードする．pVHL は ciliogenesis に関与するため，同蛋白の障害が腎嚢胞形成の原因となる．

c. Mowat-Wilson 症候群(Mowat-Wilson syndrome)

特徴的な頭頸部(眼間開離，細い顎，深い眼，目立つ鼻尖，持ち上がった耳朶，後方に回転した耳介，離れた薄い眉毛など)，小頭症，精神運動発達遅滞，てんかん，Hirschsprung 病などを呈する．胎生期の神経板と神経堤細胞の形成に寄与する ZEB2 遺伝子の異常が原因．中枢神経系，腸管神経節細胞，頭部と体節の形成異常が起こり，先天性心疾患，脳梁欠損(低形成)などの多様な臨床症状を合併する．尿道下裂，陰茎彎曲，二分陰嚢，停留精巣，水腎症，膀胱尿管逆流などの腎泌尿器の異常を約半数に認める．Bowman 囊の拡大をきたし，糸球体嚢胞症を呈する(p.271 参照)．

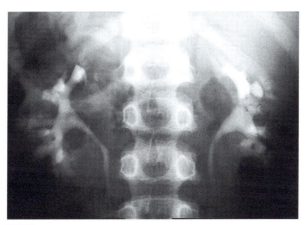

図7 髄質海綿腎(IVP)

5. 腎髄質嚢胞性疾患（renal medullary cystic disorders）

a. 髄質海綿腎（medullary sponge kidney〈Lenarduzzi Cacchi-Ricci 病〉）

集合管が嚢胞状に拡張する先天性の腎疾患で，多くは腎結石，血尿，尿路感染にて発見される．成人例（女性に多発）が圧倒的に多いが，小児例もみられる．小児例が少ない理由の一つは，血尿の鑑別診断の際に小児科医が本症を考えることが少ないためである．乳幼児例では腎腫大が特徴的である．イタリアの Padua 医科大学の 3 人の医師（放線科医，泌尿器科医，病理医）がはじめて記載した．

乳頭部の集合管が拡張し，直径は 1 〜 3 mm となる．80% が両側性に生じる．集合管内の腎結石，集合管細胞の石灰化，尿路感染を呈する．本症は進行するにつれ遠位尿細管性アシドーシス，高カルシウム尿症を呈する．尿中クエン酸排泄が低下する．

IVP では造影剤静注後 30 分以上経過すると乳頭部の拡張した集合管に造影剤が残存してはけで掃いたような像 "blush-like" pattern や，嚢胞状に拡大した集合管が葡萄の房状 "bunch-of-grapes" や花束様 "bouquet-of-flowers" にみえることが特徴である（図 7）．進行例では遠位尿細管性アシドーシスと同様の腎石灰化，腎結石が生じる．

偶然発見された症例は経過観察のみとする．腎結石，腎石灰化例では潜在性のあるいは顕在性の遠位尿細管性アシドーシスがあると考えられるので，検査施行後にアルカリとカリウムの補充を行う．

本症は片側肥大症，Ehlers-Danlos 症候群，幽門狭窄症，Marfan 症候群，Caroli 病，Beck-with-Wiedemann 症候群，馬蹄腎などに合併することが多い．

b. 髄質嚢胞腎（medullary cystic kidney disease；MCKD）

髄質嚢胞腎（MCKD）は皮質髄質移行部の腎嚢胞，尿細管基底膜の肥厚，尿細管萎縮と間質の線維化を呈する疾患である．病理組織像はネフロン癆と差がない．本症は常染色体優性遺伝による疾患で，成人になってから貧血や末期腎不全となること，痛風以外に腎外症状を呈さないが，多飲・多尿，蛋白尿を呈する点ではネフロン癆と類似する．本症は平均年齢 62 歳で末期腎不全となる MCKD1 と平均年齢 22 歳で末期腎不全となる MCKD2 とに分類される．MCKD1 の原因遺伝子は 1q21 に存在するが，まだ同定されていない．MCKD2 の原因は Tamm-Horsfall 蛋白ともよばれる uromodulin 蛋白をコードする遺伝子 *UMOD* の異常で，familial juvenile hyperuricemic nephropathy ともよばれる．変異 uromodulin 蛋白は小胞体に蓄積することにより尿細管細胞のアポトーシスを誘導する（uromodulin storage disease）．その結果，腎嚢胞や尿細管萎縮が生じる．

c. 口顔指症候群（oral-facial-digital〈OFD〉syndrome）

OFD 症候群は顔面と指の奇形を特徴とする症候群で，9 型に分類される．そのうち，OFD1 型は男性致死の X 染色体連鎖優性遺伝による疾患で，患者のほぼ全例が女性である．OFD1 の原因は *OFD1* の異常による．患者の約半数に精神発達遅滞が認められ，水痘症，孔脳症，脳梁欠損などが 10 〜 15% に認められる．口蓋裂，分葉舌，舌の過誤腫，内眼角贅皮，小顎，合指，短指，彎指を呈する．患者の 15% 程度に多発性嚢胞腎が認められ，末期腎不全となる．*OFD1* 遺伝子のスプライシング異常では多発性腎嚢胞となる．エクソン 3, 8, 9, 13, 16 の変異では知能障害を伴う．OFD1 蛋白は尿細管細胞内の centrosome に存在し，尿細管腔内の尿流を関知し，その情報を細胞質内に伝達する．特に OFD1 蛋白の N 末端部の LisH（LIS1 homology）motif 部分は microtubule の機能に重要と考えられている．

| 表2 | BBS 蛋白の原因遺伝子と遺伝子座 |

遺伝子	遺伝子座	機　能
BBS1	11q13	線毛機能
BBS2	16q21	線毛機能
BBS3	3q11.2	vesicle の移動
BBS4	15q22.3-23	microtubule の運搬
BBS5	2q31	線毛機能
BBS6	20p12	線毛機能
BBS7	4q27	fragela 内の運搬
BBS8	14q31.3	fragela 内の運搬
BBS9	7p14.3	不明（骨細胞にも発現）
BBS10	12q21.2	不明
BBS11	9q33.1	E3 ubiquitin ligase
BBS12	4q27	type II chaperonin

d. 腎嚢胞と糖尿病の合併（renal cysts and diabetes syndrome；RCDS）

　本症は常染色体優性遺伝による疾患で，若年時に発症する 2 型糖尿病（maturity-onset diabetes mellitus of the young；MODY）と先天性腎尿路異常とを呈する．原因は transcription factor である hepatocyte nuclear factor-1 β（HNF-1 β）をコードする *HNF1 β* の異常による（MODY5）．*HNF1 β* を含む 17q12 deletion では自閉症を含む神経症状を呈する．

　腎の異常は腎低形成（ネフロン数の減少），嚢胞性異形成腎，糸球体嚢胞腎などで，18 ～ 41 歳頃に末期腎不全となる．女性患者では輸卵管と子宮の無形成，腟閉鎖，双角子宮，二分腔などがみられる．肝機能異常は新生児期からみられ，新生児肝炎と診断されていた例もみられる．HNF-1 β は腎，膵，肝に発現する．HNF-1 β は他の腎嚢胞関連遺伝子である *UMOD*（髄質嚢胞腎の原因遺伝子），*PKHD1*（常染色体劣性多嚢胞腎の原因遺伝子），*PKD2*（常染色体優性多嚢胞腎 2 型）のプロモーター領域に結合して機能を活性化させる作用を有する．したがって，HNF-1 β の機能低下がこれらの遺伝子の機能を低下させ，腎嚢胞形成の原因となる．

e. Bardet-Biedl 症候群（Bardet-Biedl syndrome；BBS）

　BBS は精神発達遅延，網膜色素変性，多指症，肥満，性器発育不全を特徴とする常染色体劣性遺伝による疾患である．BBS には BBS1 ～ BBS12 まで 12 種類の原因遺伝子が同定され，すべての BBS 遺伝子には 14 塩基からなる共通のドメインが存在する（**表 2**）．BBS 蛋白は線毛と centrosome とを結合する部位に存在する．BBS 蛋白の障害は腎の発達に必須である Wnt signaling に障害を与える．BBS 蛋白が機能しないと線毛中の inversin 蛋白が細胞質に移動できない．その結果 Wnt signaling が作動せず，細胞が分化できない．また，BBS 蛋白は細胞の極性（polarity）を決定する．BBS 蛋白の障害は細胞極性を損ない，結合されていない細胞増殖を起こす．BBS の 95% に腎杯の異常が，約 60% に腎嚢胞がみられる．患児は腎濃縮力障害，尿細管性アシドーシス，高血圧を呈し，20 ～ 50% が末期腎不全となる．

f. Alström 症候群

　幼少の頃からの視力低下（弱視），羞明を訴え，成人になって失明や難聴を呈し，末期腎不全となる常染色体劣性遺伝による疾患．cilia の機能に関係するとされる ALMS1 蛋白をコードする *ALMS1* の変異が本症の原因である．本症では拡張型心筋症や肝線維化を呈する．

E 腎尿路の形成異常

　新生児の 10% に何らかの腎尿路の形成異常（congenital abnormalities of the kidney and urinary tract；CAKUT）がみられる．CAKUT はすべての先天異常のなかで最も頻度が高い．CAKUT を有する児の腎ではネフロン数が生まれつき減少している．わが国では小児期に腎不全となる疾患群のうち，CAKUT の占める割合が最も多い．CAKUT を合併する症候群を**表1**に示す．他に臨床症状を示さない isolated CAKUT の 10 ～ 15% に原因遺伝子が同定されている．

1. 閉塞性腎疾患（obstructive uropathy）

　閉塞性腎疾患とは尿路系の狭窄あるいは閉塞（urinary tract obstruction；UTO）による尿路の通過障害が進行性の腎機能障害をきたしうる病態である．臨床的には，(1)腎盂尿管移行部狭窄による水腎症，(2)膀胱尿管移行部狭窄（尿管瘤を含む）による水腎水尿管症，(3)膀胱頸部硬化症，尿道低形成などによる水腎水尿管症，巨大膀胱などが閉塞性腎疾患になりうる．これらの疾患の多くは先天性であり，妊娠中の母体に施行される超音波検査にて胎児期に診断される例が増加している．UTO の原因となる腎発生上のステップを**図1**に示す．

a. 水腎症（hydronephrosis）

1）腎盂尿管移行部狭窄による水腎症（hydronephrosis due to PU junction stenosis）

　腎盂尿管移行部狭窄（pelvicoureteric〈PU〉junction stenosis）による水腎症は小児期の水腎症の最大の原因である．尿管が狭窄症状を呈する機序には，(1)尿管壁中の平滑筋層は正常では螺旋状になっているが，腎盂尿管移行部で縦走筋のみに置換されるために尿管の蠕動運動が障害される場合，(2)尿管と腎盂との間の線維性組織の存在により尿管の屈曲が生じる場合，(3)尿管の腎盂への付着部が高位のために結果として尿管の狭窄が生じる場合，(4)異常血管による尿管の圧迫が生じる場合などがある．このうち，(1)が最も多い．(4)および尿管ポリープは間欠性水腎症の原因にもなる．

　胎児期には胎児超音波検査にて，新生児期には腹部腫瘤にて，年長児では腹痛，血尿，尿路感染などを契機に診断される．高度の水腎症では腹部への軽い打撲が血尿，腎破裂の原因となる．しかし，無症状の症例も少なくない．

　本症では直腸肛門奇形，先天性心疾患，食道閉鎖，その他の先天奇形を合併することが多い．本症は IVP，レノシンチグラフィー，腎超音波検査にて診断可能である．

　特に利尿薬投与後のレノグラフィー（利尿レノグラム〈diuretic renography〉）は閉塞性か非閉塞性かを鑑別するうえで有用である．

　高度の水腎症，中等度の水腎症でも利尿レノグラムで閉塞性と診断された場合には腎盂形成術（dismembered 法，Anderson-Hynes 法）を行う．本法による手術成績は良好で，ほとんどの症例で尿流障害は改善され，腎機能も改善する．内視鏡的腎盂切開術も行われ，手術創が極めて小

表1 腎尿路形成異常（CAKUT）を合併する症候群

症候群	原因遺伝子	特徴的臨床像
Apert 症候群	*FGFR2*	頭蓋骨早期癒合，合指症
Bardet-Biedl 症候群	*BBS1-8*	肥満，網膜症，指の奇形，知能障害，糖尿病
Beckwith-Wiedemann 症候群	*CDKN1C, NSD1*	臍帯ヘルニア，巨舌，巨人症
branchio-oto-renal 症候群	*EYA1, SLX1*	鰓弓欠損，難聴
campomelic dysplasia	*SOX9*	腎と骨格の広範囲の奇形
carnitine palmitoyl transferase 欠損症	*CPT2*	新生児期の肝腫大，心肥大，低血糖
CHARGE association	*CHD7*	眼球組織の一部欠損(coloboma)，心奇形，後尾孔閉鎖，知能障害，耳介奇形
Denys Drash 症候群	*WT1*	Wilms 腫瘍，46,XY DSD
glutamic aciduria type II	*ETFA, ETFB, ETFDH*	脂肪酸，アミノ酸，コリン代謝の異常
HDR 症候群	*GATA3*	副甲状腺機能低下，感音難聴
Fanconi 貧血	*FANCA-C, FANCD1-2, FANCE-G*	貧血，心奇形，四肢奇形
Fraser 症候群	*FRAS1, FREM2*	潜在眼球，合指症，知能障害
Kallman 症候群	*KAL1, FGFR1*	無臭覚，性腺機能低下
L1-spectrum disease	*L1CAM*	脳梁欠損，水頭症，母指内転，対麻痺，知能障害，重複腎盂尿管
Meckel 症候群		脳瘤，肝内胆管低形成，多指症
nail-patella 症候群	*LMX1B*	爪低形成，膝蓋骨低形成
oral facial digital syndrome type 1	*OFD1*	顔面，口腔，指の奇形
renal-coloboma 症候群	*PAX2*	視神経欠損
renal cyst and diabetes syndrome	*HNF1β*	インスリン抵抗性糖尿病（MODY5）
Simpson-Golabi-Behmel 症候群	*GPC3*	過成長
Smith-Lemli-Opitz 症候群	*DHCR7*	コレステロール合成障害，顔面奇形，指奇形，心奇形，小頭症，知能障害
Townes-Brockes 症候群	*SALL1*	鎖肛，感音難聴，指奇形
urofacial(Ochoa)syndrome	10q に原因遺伝子が存在	表情の異常
urogenital adysplasia 症候群	*HNF1β*	顔面奇形，指奇形，子宮奇形，腟閉鎖
VCTERL 連合	*TRAP1*	脊椎骨奇形，心奇形，気管食道奇形，腎奇形，四肢骨奇形
von Hippel-Lindau 病	*VHL*	網膜，小脳，脊髄の血管芽細胞腫，腎細胞癌，褐色細胞腫，膵腫瘍
WAGR 症候群	*WT1, PAX6*	無虹彩，性器奇形，知能障害
Zellweger 症候群	multiple PEX gene	心奇形，顔面奇形，指奇形，肝内胆管形成不全，知能障害
22q11.2 deletion 症候群	22q11.2(*TBX1* など)	副甲状腺機能低下，胸腺機能低下，心奇形(Fallot 四徴症など)

さくてすむ．しかし，成功率がやや悪く，小児にはまだ広く行われていない．

　間欠性水腎症とは，急激な尿量増加や腎盂尿管での蠕動異常が生じたときのみ尿量依存性に腎盂内圧の上昇により潜在していた水腎症が顕在化し，それらの原因がなくなると腎盂内圧が

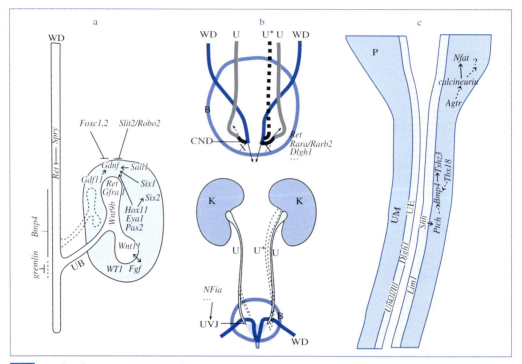

図1 尿路閉塞の原因となる腎発生上のステップ

a：中腎の発生に関与する因子．WD：Wolff 管，UB：尿管芽．
b：尿管と膀胱の接続．K：腎臓，U：尿管，U＊：異所性重複尿管（点線），CND：共通腎管，B：膀胱，X：共通腎管がアポトーシスを起こし尿管が Wolff 管から分離する．上のパネルの点線は尿管の移動が正常に起こらず膀胱への結合位置が正常とは異なることを意味する．下のパネルの左側の点線は尿管の膀胱への接合位置が正常とは異なることを，右側の点線は異所性重複尿管を示す．
c：腎盂尿管移行部における蠕動機構の完成．P：腎盂，UM：尿管の間葉組織，UE：尿管上皮．矢印は調節していることを，点線の矢印は調節している可能性のあることを示す．

正常化して水腎症が軽快・消失するものをいう．機能的狭窄部位の多くは腎盂尿管移行部である．患児は発作時のみに側腹部痛，背部痛と，様々な程度の血尿をきたす．間欠期に利尿負荷後の超音波検査，IVP，レノグラムを行うことにより腎盂の拡張や側腹部痛を誘発させ，診断することが可能である．本症の原因は，(1)正常血管あるいは異常血管や索状物による腎盂尿管の外部からの圧迫，(2)尿管ポリープ，腫瘍，(3)腎盂尿管移行部の狭窄で，原因に応じて血管切除術，血管包埋術，腎盂形成術などの処置を行う．腎盂形成術の必要な患者の 3〜4％ が本症とされる．

2）膀胱尿管移行部狭窄による水腎水尿管症（hydroureteronephrosis due to VU junction stenosis）

膀胱尿管移行部狭窄（vesicoureteric〈VU〉junction stenosis）による腎盂尿管の拡大を腎超音波検査，レノシンチグラフィーなどで確認することにより診断される．本症がみられる場合には必ず排泄性膀胱尿道撮影を行い，VUR の有無を確認することが必要である．25％ が両側性．

本症はできるだけ保存的に対処するが，一部が手術（尿管再吻合術〈ureteroneostomy〉）の適応となる．

3）後部尿道弁（posterior urethral valve）

膀胱出口部狭窄の最大の原因は男児の後部尿道弁（膜状の組織）である．1/5,000〜1/8,000 出生の頻度．新生児にみられる重症の水腎症の原因の 10％ を本症が占める．尿道弁による狭

窄は膀胱から尿道に向かっての一方向的で，尿道カテーテルを膀胱に挿入するときには抵抗が少ない．重症例では膀胱壁は肥大し，肉柱を形成し，両側性の水腎症，重度の膀胱尿管逆流，腎異形成を生じる．生存率は生後1週で88.9%，4週以後は85.2%．

在胎26週未満ではできるだけ早期に胎児手術を行う．在胎26週以降では早期娩出後に膀胱の減圧あるいは尿道弁除去術を行う（「胎児閉塞性腎疾患の治療」の項，p.139参照）．

b. 多嚢胞性異形成腎（multicystic dysplastic kidney, multicystic dysplasia）

「嚢胞性腎疾患」の項，p.271参照．

2. 腎異形成，腎低形成（dysplastic kidney, hypoplastic kidney）

腎異形成とは腎実質の発育に質的欠陥がみられる病態をいい，腎低形成とは腎実質の発育に量的欠陥のある病態をいう．腎異形成は後腎の異常な分化により異常な構造を有するのに対して，腎低形成では構造の異常はなく，サイズのみが小さい．両病態は混在することが実際には多い．

a. 腎異形成（dysplastic kidney）

胎生期の尿管芽（ureteric bud）や造後腎組織（metanephric blastema）の発育の障害による病態で，組織学的に，(1)未分化の円柱上皮のままの集合管とその周囲を覆う線維筋性組織（原始的な尿細管），(2)間葉の造後腎組織に生じる軟骨化生がみられる．尿路の閉塞を伴い，尿管，膀胱，尿道の異常が90%にみられる．障害の程度はaplastic kidneyから腎の一部の異常まで，様々である．障害が強く，原始的な尿細管の末端に異常が生じるものをPotter 2型，障害が軽度で集合管に異常が生じるものをPotter 4型とよぶ．

臨床的には，(1)閉塞性腎異形成（先天性尿路閉塞に合併する腎の形成不全），(2)多嚢胞性異形成腎，(3)嚢胞性腎異形成などに分類される．多くは原因不明である．

Meckel症候群，Zellweger症候群，Jeune症候群，Majewski症候群，Saldino-Noonan症候群，Ellis-van Creveld症候群，Elejalde症候群，Robert症候群，Smith-Lemli-Opitz症候群などに合併する．

b. 腎低形成（hypoplastic kidney）

尿管芽の不十分な分枝やネフロン形成の停止によりネフロン数が少ない場合と，ネフロンのサイズが小さい場合が原因となる．腎はサイズが小さく，両側性に生じると慢性腎不全を呈する．

臨床的には，(1)単純性低形成，(2)oligomeganephroniaに分類される．oligomeganephroniaの原因の一部はPAX2欠損症である．

c. 遺伝子異常が明らかになった腎尿路形成異常症（CAKUT）

1）autosomal recessive renal tubular dysgenesis

レニン-アンギオテンシン系（図2）に関係する蛋白の遺伝子の変異は胎児の近位尿細管の形成を著しく障害し，胎児期の無尿による羊水過多，それに引き続く肺低形成をきたし，出生後の死亡の原因となる（Potter症候群）．本症の原因としてangiotensinogen遺伝子（*AGT*），renin遺伝子（*REN*），angiotensin II受容体1型遺伝子（*AGTR1*），angiotensin II受容体2型遺伝子（*AGTR2*）の異常が知られている．児の頭骨の低形成と大泉門の拡大も特徴的な所見である．妊娠中期，および後期に母親がACE-IやARBを服用すると同様の腎障害，動脈管開存症，頭蓋骨の形成不全，早産，胎児死亡などが児に生じる．生存例には腎機能障害，Henle上行脚の形

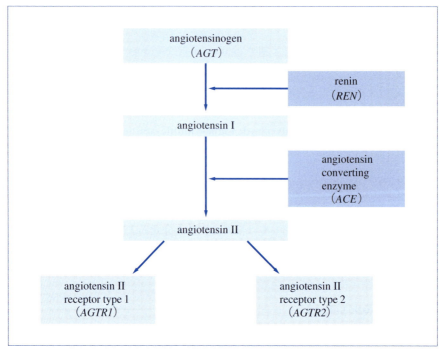

図2　レニン-アンギオテンシン系路に関連する蛋白とその遺伝子座

成不全に伴う腎実質の浸透圧形成不全による腎性尿崩症が生じる(ACE-I/ARB fetopathy).

2) branchio-oto-renal (BOR) syndrome

本症は常染色体優性遺伝による疾患で, 鰓嚢胞, 外耳奇形, 耳前嚢胞, 難聴とCAKUTを呈する. 患者の70%は*EYA1*遺伝子(ショウジョウバエのeyes absent遺伝子に相当)の異常が原因である. 一部の原因は*SIX*遺伝子の異常による. *SIX1*遺伝子の異常はEYA蛋白の発現に影響を与える.

3) renal coloboma syndrome

本症は常染色体優性遺伝による疾患で, *PAX2*遺伝子の異常が約半数に認められる. 眼内組織の一部欠損(p.28参照), 腎低形成, 末期腎不全を呈する. VUR, 腎低形成, 多嚢胞性異形成腎や軽度の難聴を呈することがある. PAX2蛋白は腎の発生期に尿管芽(ureteric bud)に発現するtranscription factorである. 特にPAX2蛋白は集合管のアポトーシスを抑制する. したがってPAX2が機能しないと, 尿管芽の枝分かれが障害され, ネフロン数が低下する.

4) renal cysts and diabetes syndrome

hepatocyte nuclear factor-1 βをコードする*TCF2*遺伝子の異常は, 糖尿病をいまだ発症していない乳児期に腎嚢胞, 腎の輝度亢進, 低形成, 片側腎(multicystic dysplastic kidneyを含む)等を呈する患児のCAKUTの原因となる. p.285を参照.

5) Kallman症候群(Kallman syndrome)

本症は無臭症, 性腺機能低下を呈する疾患で, X染色体性(*KAL1*), 常染色体優性(*KAL2*), 常染色体劣性(*KAL3*)に分類される.

KAL1 の原因は anosmin-1 をコードする *KAL1* の異常，*KAL2* の原因は fibroblast growth factor-1 をコードする *FGRR1* の異常が原因である．

片側腎の無形成は KAL1 にのみ認められる．

6）22q11.2 欠失症候群（22q11.2 deletion syndrome）

4,000 出生に 1 人の頻度で生じる疾患．欠失部には 20 ～ 30 の遺伝子が含まれるが，そのうち transcription factor をコードする *TBX1* の欠失がおもな症状の原因となる．36% に腎尿路異常（腎低形成，腎無形成，multicystic dysplasia，VUR，水腎症など）を合併し，10% が末期腎不全となる．95% の患者は *de novo* mutation によるとされる．

7）TNF receptor-associated protein1 deficiency

heat-shock protein90 に関連する mitochondrial chaperone で，antiapoptotic and endoplasmic reticulum stress signaling に関与する TNF receptor-associated protein をコードする *TRAP1* の変異は CAKUT あるいは VACTERL association の原因となる．

F 代理 Münchhausen (Munchausen)症候群

　派手な急性症状を繰り返して訴えあるいは意識的に症状や異常検査所見をつくり出し，入院や手術を受ける一種の詐病である．ただし，一般的な詐病とは違い，その行為によって患者に明らかな現実的利益をもたらしてはいないことが本症に特徴的である．時にヒステリーや真正の詐病との区別がつかないことがある．Münchhausen（ミュンヒハウゼン）とはドイツのほら吹き男爵にちなんで命名された病名──本症候群は，1783年頃にRaspe REとBurger Gの二人の作家によってフィクション化された実在の貴族Münchhausen男爵（1720〜90年）に関する2冊の冒険物語をもとに，イギリスの医師Asher Rが1951年にLancet誌に発表したもの──で，英語圏ではMunchausen（マンチョウゼンと読む）であるが，ドイツ語圏ではMünchhausenと，"u"にウムラウトをつけ，さらに"h"を一つ多くして表記される．

　小児科領域では子どもを代理（proxy）とする本症候群Munchausen by proxy syndrome（MBPS）が多く，代理（身代わり）Münchhausen症候群とよばれる．pediatric condition falsification（PCF）ともよばれる．親，特に母親が子どもに派手な症状を人工的につくり出して小児科を受診させる．患児の年齢は6歳以下が多く，広義の幼児虐待あるいは小児虐待症候群に相当する．

　救急外来や時間外，休日の受診，入院が多い．母親の訴える病歴には誇張や虚偽が多く，母親が子どもに不要な薬物を過量に長期間飲ませたり，検体に異物を混入したり，体温計を操作したり，皮膚の傷や発疹，腫脹を刺激したりして，わざと不潔にして治癒を妨害したりする．

　腎疾患として誤診してしまうのは，(1)卵白やホットケーキパウダーを子どもの尿に混入させて蛋白尿をつくり出す場合，(2)血液を尿に混入させて肉眼的血尿をつくり出す場合である．後者は年長児が自ら自分の尿道を傷つけて血尿をつくり出すことがある．

　しばらくの間経過を観察したり腎生検を含めた様々な検査やステロイド内服などの治療を受け，原因がわからず，臨床経過にも疑問がもたれてから，はじめて本症を疑うことにより診断される．症状の出現から本症と診断されるまで平均4.5年を要するとされる．母親は医学的知識に詳しく，人前では立派なよい親を演じていることが多い．ただし安易に本症の診断をつけることは危険であり，本症と診断する前に真の腎疾患を見逃すことのないよう念には念を入れて慎重に対応しなくてはならない．

　早朝尿や来院時の尿，入院中の蓄尿は母親の操作が加わっている可能性があるので，看護師あるいは医師の立ち会いのもとで採尿した検体を検尿し，蛋白尿や血尿が消失していることを確かめる．

　卵白添加による蛋白尿は，(1)尿の電気泳動（SDS-PAGE）にて分子量マーカーのovoalbumin（分子量43 kD）と同じ位置にバンドが生じ，(2)同バンドがWestern blotにて抗卵白アルブミン抗体と結合し，(3)尿と抗卵白アルブミン抗体とのオクタロニー法にて抗原抗体結合反応によるバンドが生じることにより同定することが可能である．

　血尿混入の場合には血尿の血液型を検査することが有用である．

G　排尿異常 ■ 289

G　排尿異常

　　小児の排尿異常には，(1)器質的異常のない機能的排尿異常症と，(2)神経因性膀胱，尿路奇形，腎不全などの疾患による器質的排尿異常症があり，後者の器質的排尿異常症を正しく診断することが重要である．

　　器質的排尿異常症は，(1)新生児期に脊髄髄膜瘤を発見され外科的処置を受けたが以後も腎盂腎炎を繰り返す場合，(2)乳幼児期に尿路感染症を繰り返す場合など排尿異常が主訴になる以前の乳幼児の時期に発見される場合と，(3)幼児期以後も昼間のお漏らしや夜尿が続くことで発見される場合，(4)排尿回数が異常に多いなどの排尿異常の訴えにより発見される場合がある．

　　機能的排尿異常症の多くは中枢神経機能や内分泌機能の未熟性に由来する．時間の経過とともに自然治癒するが，治癒するまでの期間，排尿異常の症状が患児や家族にとって大きなストレスとなることがある．

1. 器質的排尿異常

　　神経因性膀胱，尿路奇形，腎不全が原因となる．

　　膀胱尿管逆流(VUR)を合併する神経因性膀胱では腎盂腎炎を反復して腎機能障害を生じる危険性が高い．VURの合併のない場合には慢性膀胱炎を呈するが，無治療にて経過をみるだけでよい場合から，しばしば典型的な膀胱炎を起こして治療が必要な場合までがある．

　　神経因性膀胱では，脊髄髄膜瘤や顕在性二分脊椎を有する場合はもちろんのこと，それらがみられない場合でも脊椎のX線撮影上，潜在性二分脊椎を有する場合が比較的多い．

　　VURを合併して腎盂腎炎を繰り返す例では水腎水尿管症となる．その場合には腎機能検査が必要である．排尿前後の膀胱超音波検査で残尿の有無，程度を評価することも膀胱機能異常の診断に有用である．

　　神経因性膀胱などの膀胱機能・形態の異常を疑った場合には膀胱造影を行い，充盈像，膀胱容量，膀胱壁の厚さや性状，残尿の有無と程度について評価する．最終診断は膀胱内圧曲線(シストメトリー)の測定による．

　　尿管異所性開口にて尿管が腟に開口する場合は，正常の排尿があるにもかかわらずいつも下着が尿で汚染されるなどの排尿異常や反復性腎盂腎炎を主訴とする．IVP，腟造影などにて診断される．

　　腎低形成・異形成，ネフロン癆などの尿細管機能異常を伴う慢性進行性腎不全の患者では尿濃縮能低下により夜間の多尿による遺尿症を主訴とすることがある．各種画像診断，レノシンチグラフィー，腎機能検査，腎生検などが診断に必要である．

a. 排尿調節機構

　腎が形成した尿を蓄え(蓄尿機能)，それを効率よく排出する(排尿機能)ことが下部尿路の主たる役割である．図1に示すように，これらの機能は交感神経，副交感神経，体性神経の協調によって営まれている．

　膀胱に尿を溜めるときに膀胱体部の排尿筋は交感神経の作用(ノルアドレナリン)にて弛緩し，膀胱三角部筋，膀胱頸部，近位尿道は収縮する．一方，排尿時には膀胱体部の排尿筋は副交感神経の作用(アセチルコリン)にて収縮し，交感神経の反射的抑制が生じて膀胱三角部筋，膀胱頸部，近位尿道は弛緩する．

　膀胱の尿量が増すと膀胱平滑筋の伸展は骨盤神経を介して腰仙髄に存在する排尿中枢に伝達され，反射的に，(1)交感神経が興奮し膀胱は弛緩するが近位尿道は収縮，(2)陰部神経が興奮して外尿道括約筋は収縮する．一方，腰仙髄に伝達した信号は上行して橋部に存在する排尿中枢に伝達し，仙髄の副交感神経を興奮させて，膀胱を収縮，外尿道括約筋を弛緩させる．橋に存在する排尿中枢は前頭葉と頭頂葉に存在する排尿抑制中枢の作用を受ける．すなわち，大脳の排尿抑制中枢は橋の排尿中枢を抑制することで間接的に腰仙髄の排尿中枢を抑制し，橋の排尿中枢は腰仙髄の排尿中枢を直接刺激する．

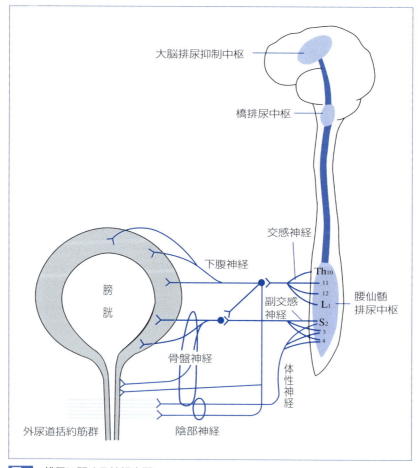

図1 排尿に関する神経支配

b. 排尿異常

腰仙髄とその末梢側の異常により膀胱体部の排尿筋は収縮が不十分となり，残尿の著しい膀胱となる．腰仙髄の排尿中枢よりも末梢側に異常がある場合は副交感神経優位となり膀胱容量が小さく膀胱内圧の高い膀胱となる．骨盤神経より末梢側の異常は収縮力が低下して膀胱容量の大きな膀胱となる．橋の排尿中枢の異常や大脳皮質障害では尿道括約筋の協調的弛緩が障害され，残尿を伴う不完全な排尿になる．

c. 蓄尿異常

腰仙髄の排尿中枢より頭部側の障害では上位中枢からの抑制がなくなり，膀胱の排尿筋の収縮が起こりやすくなり（無抑制収縮），十分な尿が膀胱に溜まる前に尿失禁が起きてしまう（低容量膀胱）．

なお，正常な膀胱容量の目安は"30 mL ＋年齢× 3 mL"程度である．

膀胱は変形し壁が肥厚して膀胱そのものが堅くなることが多い（低コンプライアンス膀胱）．膀胱の排尿筋の収縮は不随意的に起こり，尿道括約筋の弛緩も協調性がなく，排尿は不完全で残尿が生じる．膀胱頸部や外尿道括約筋の緊張が不十分であると，ちょっとした動作（笑い，咳など）で腹圧が上昇すると失禁してしまう（腹圧性尿失禁）．

d. 器質的排尿異常と機能的排尿異常の鑑別

1）器質的排尿異常

神経因性膀胱，尿路奇形，腎不全が器質的排尿異常の原因となる．器質的排尿異常には重大な疾患が隠れていることが多く，早急な診断と治療が必要である．検尿，病歴聴取，身体所見，排尿時の尿線観察を行う．さらに，全例に腎・膀胱の超音波検査，腎機能検査，IVP，VCG，レノシンチグラフィー，ウロダイナミックスなどを行う．

膀胱尿管逆流（VUR）を合併する神経因性膀胱では腎盂腎炎を反復して腎機能障害を生じる危険性が高い．VUR の合併のない場合には慢性膀胱炎を呈するが，無治療にて経過をみるだけでよい場合からしばしば典型的な膀胱炎を起こして治療が必要な場合までがある．

神経因性膀胱では，脊髄髄膜瘤や顕在性二分脊椎を有する場合はもちろんのこと，それがみられない場合にも，脊椎 X 線所見上，潜在性二分脊椎を有する場合が比較的多い．

VUR を合併して腎盂腎炎を繰り返す例では水腎水尿管症となる．腎機能障害を呈することが多く，腎機能検査が必要である．

神経因性膀胱などの膀胱機能異常や他の形態異常を疑った場合には膀胱造影や膀胱超音波検査を行い，充満像，膀胱容量，膀胱壁の厚さや性状，残尿の有無と程度について評価する．最終診断はシストメトリーによるのが望ましい．

尿管異所性開口にて尿管が腟に開口する場合は，正常の排尿があるにもかかわらずいつも下着が尿で汚染されるなどの排尿異常や反復性腎盂腎炎を主訴とする．IVP，膀胱造影などにて診断される．

腎低形成・異形成，ネフロン癆などの尿細管機能異常を伴う慢性進行性腎不全の患者では尿濃縮能低下により夜間の多尿による遺尿症を主訴とすることがある．各種画像診断，レノシンチグラフィー，腎機能検査，腎生検などが診断に必要である．

2）機能的排尿異常

生後 1 ～ 2 歳で幼児は膀胱の充満と尿意を態度や言葉で表現可能となる．腎濃縮能は 2 歳頃には成人と同等になり，3 歳までには反射的な排尿もなくなり，自覚的排尿が可能となり，昼

間の尿失禁はなくなる．昼間の尿失禁がなく夜間のみに尿失禁がみられる病態を夜尿（primary nocturnal enuresis；PNE）とよぶ．4歳以後は抗利尿ホルモン（ADH）の日内リズムが完成するので，その頃から夜間の排尿調節も可能となり，夜尿は減少する．しかし，実際には小学校入学時には20％の子どもが夜尿を呈する．中学入学時には夜尿は5％となり，思春期以後はほぼ消失する．

　したがって，夜尿として日常生活上問題となるのは小学生以後の機能的遺尿（夜尿）である．機能的遺尿は，（1）夜間尿量の多い多尿型，（2）機能的膀胱容量が少ない膀胱型，（3）夜間尿量が多く機能的膀胱尿量が少ない混合型，（4）夜間尿量が多くなく機能的膀胱容量も年齢相応の正常型に分けられる．

　多尿型はADHの日内リズムの未熟性による多尿が原因である．夜尿がみられる日の起床時尿比重が1.022以下で，年齢，性差，季節差がみられない．

　膀胱型は昼間1回平均排尿量が年齢相当の基準（6〜8歳で7 mL，8〜11歳で100 mL，12〜15歳で130 mL）以下のものをいう．

　常染色体優性の夜尿症の一部は13q13-q14.3（*ENUR1*）と12q（*ENUR2*）に責任遺伝子が存在する．

e. 治療，管理

　図2に神経因性膀胱のサブタイプと治療方法などを示す．できるだけ早期に本症を診断し，サブタイプを決め，適切な治療を開始することが大切である．

1）機能的排尿障害

　機能的遺尿は時間の経過とともに治癒する傾向がある．したがって治療の原則は生活指導で，あわてない，叱らない，起こさないを三原則とし，必ず治癒することを患者と両親に告げ，激励する．多尿型には夕食後の飲食（特に，お茶，コーヒー，コーラ）を制限する．夜尿日記を記録することで，夜尿の現状を客観化することがしばしば治療上有効である．膀胱型と混合型には排尿時，排便時の排尿訓練を行う．

　生活指導を行っても改善のない場合にはトフラニール®0.7〜1.2 mg/kg，トリプタノール®0.2〜0.4 mg/kg，アナフラニール®0.3〜0.5 mg/kgを夕食後か就寝前に投与する．膀胱型にはポラキス®0.2 mg/kg，プロ・バンサイン®0.5 mg/kgを夕食時か就寝時に投与，多尿型にはデスモプレシン®（DDAVP）5〜10μLを就寝前に投与する．起床時尿比重が1.030〜1.035になるように使用量を調節する．デスモプレシン®は単に尿量を減らすだけでなく，未知の受容体に作用してPNEの改善をもたらす可能性がある．

2）器質的排尿障害

　蓄尿機能と排尿機能の双方が正常に機能することを治療の目的とする．

a）薬物療法

（1）腰仙髄の排尿中枢より頭部側の障害（無抑制収縮）

　排尿筋の緊張状態をやわらげ無欲性収縮を予防して膀胱容量を増やすことを目的とする．抗コリン薬であるポラキス®（oxybutynin hydrochloride）0.2 mg/kg/day分2〜4，プロ・バンサイン®（propantheline bromide）0.5 mg/kg/day分2〜4で投与する．膀胱の排尿筋を直接弛緩させるブラダロン®3 mg/kg/day分2〜3の投与も有効である．中枢性排尿抑制作用が主体のトフラニール®0.7〜1.2 mg/kg/day分2〜3投与にも排尿筋の緊張をやわらげる作用がある．

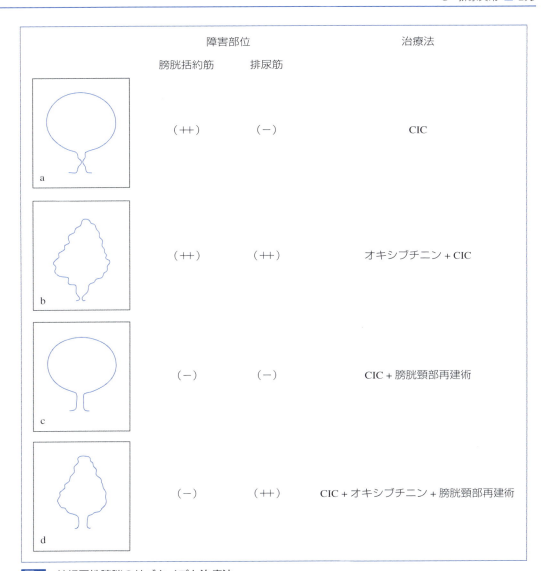

図2 神経因性膀胱のサブタイプと治療法

(2) 腰仙髄とその末梢側の障害（残尿の多い膀胱）

排尿筋の収縮を増強する目的でベサコリン®0.7～0.8 mg/kg/day 分3～4を投与する．尿道抵抗が強まるのでミニプレス®0.05～0.1 mg/kg/day 分2～3を併用する．

(3) 橋の排尿中枢の異常や大脳皮質障害（尿道括約筋の協調的弛緩の障害）

尿道括約筋を弛緩させるためにミニプレス®0.02～0.05 mg/kg/day 分3を使用する．

b) 膀胱圧迫による強制的排尿

神経因性膀胱の患者に排尿後に下腹部を両手で圧迫して排尿させるCredé法は排尿筋の収縮が弱いときに有効であるが，その他の場合にはあまり有効ではない．また，膀胱尿管逆流のある場合には禁忌である．

c) 清潔間欠的自己導尿法(clean intermittent catheterization；CIC)

手洗い後に患者の外陰部を消毒せずに患者が専用の膀胱カテーテルを用いて1日に5～6回程度導尿する方法である．排尿筋と尿道括約筋の協調的弛緩の障害がある場合に特に有効で，残尿がなくなり腎盂腎炎発症の予防となる．排尿筋の過敏な場合にはベサコリン®を併用して

膀胱容量を増やす.

d) 外科的治療法

膀胱容量が極めて小さい場合(低容量膀胱,低コンプライアンス膀胱)には腸管(小腸,S状結腸)を用いた膀胱拡大術の適応となる.

尿道括約筋の機能不全による尿失禁には膀胱頸部再建術,尿道吊り上げ術,人工尿道括約筋などの適応となる.この場合に,術後に膀胱内圧上昇による膀胱尿管逆流の出現などの可能性があるので手術の適応決定は慎重に行う.

H 急性腎障害（AKI）

　急性腎障害（acute kidney injury；AKI）とは急激に糸球体濾過率が著しく低下する病態である．以前は急性腎不全（acute renal failure；ARF）とよばれた．かつてのわが国ではウイルス感染症での重症胃腸炎による腎前性 AKI の頻度が高く，死亡率も高かった．現在では経口補液療法の普及により胃腸炎による腎前性 AKI の頻度が低減してきている．かわりに溶血性尿毒症症候群（HUS）などの占める割合が増加している．また，重症先天性心疾患手術の 36% に AKI が生じている．成人では敗血症が AKI の原因の 2 割近くを占める．

　AKI を早期に診断し，原因を明らかにし，合併症に注意しながら適切な治療を行うことが，死亡率を下げ，腎後遺症を最小限に抑えるために不可欠である．透析療法の技術向上により死亡率は改善してきているが，成人と同様に新生児の AKI による死亡率は依然として高い．新生児の AKI の死亡率が高いのは多臓器不全（MOF）の合併が高いためである．新生児の動脈管開存症の治療としてイブプロフェンが用いられる．イブプロフェンにより GFR は低下し，GFR 低下は約 1 か月間持続する．

　腎血流量の減少，糸球体毛細血管透過性の低下，円柱による尿細管閉塞，尿細管壊死が AKI の原因となる病態である．腎髄質外層は生理学的に低酸素状態になりやすく，腎虚血の際に最も傷害をうけやすい部位とされる．成人に多い敗血症由来の AKI では，NO の産生が低下し髄質部の血流が低下し，低酸素状態となる．このとき，ノルアドレナリンを投与すると髄質部の血流をさらに減少させることが知られている．なお敗血症とは感染症に対する宿主側の不適切な反応により生じた生命に危険のある臓器障害と定義される．

　重症 AKI 患者の診断や治療に関する学問領域を critical care nephrology とよぶ．

1. 診　断

　乏尿，肉眼的血尿，浮腫，高血圧などは AKI の重要な臨床症状であるが，これらの症状がみられないことがしばしばある．

a. 高窒素血症，血清クレアチニン高値

　血液尿素窒素（BUN）（20 mg/dL 以上），クレアチニン（Cr）が上昇し，BUN/Cr 比が 20 以上となる．糸球体血流量を推定するうえで血清クレアチニン値の測定は最も信頼性が高い．小児の血清クレアチニン値は年齢により基準値が異なっており，基準値（p.39，表 14 参照）との比較が重要である．

　慢性か急性かの鑑別も重要である．（1）成長障害がみられる場合，（2）腎機能低下を呈するにもかかわらず腎超音波検査上，腎の大きさが小さいあるいは肥大していないときはステージの進んだ慢性腎臓病と診断する．逆に 1 日当たり血清クレアチニンが 0.5 mg/dL 以上あるいは BUN が 10 mg/dL 以上上昇する場合は，AKI と診断してよい．

表1 乏尿の鑑別

検査項目	症　状		
	中枢神経障害，肺疾患，術後，外傷後ストレス	脱水，心不全，呼吸急迫症候群	腎障害
BUN	正常	高値	高値，上昇する
Cr	正常	正常か緩徐に上昇する	高値，上昇する
Uosm（mOsm/L）	＞500	＞500	＜350
Uosm/Posm	＞2	＞1.5	＜1.2
FENa（%）	＞1	＜1	＞2
RFI	＞1	＜1	＞2
診　断	SIADH	循環血液量の低下（腎前性 AKI）	急性尿細管壊死（腎性 AKI）

FENa：fractional excretion of sodium, RFI：renal failure index.

b. 尿量，尿中ナトリウム濃度

　乏尿（1 時間当たりの尿量が 0.5 mL/kg 未満の状態）は AKI の重要な症状であるが，現実には AKI 患者の 80% が乏尿を呈さない．乏尿がみられる場合には，血液，尿のナトリウム，クレアチニン，浸透圧を測定し，ナトリウム排泄率（FENa）（%）［fractional excretion of sodium ＝（UNa/PNa）/（Ucr/Pcr）× 100］や腎不全指数（RFI）［renal failure index ＝ UNa/（Ucr/Pcr）］を計算する．FENa とは尿細管に吸収されずに排泄されるナトリウムの割合を示す．腎前性 AKI ではナトリウムは尿細管にて再吸収されるため 1% 以下となる．腎性 AKI では尿細管機能障害によりナトリウム再吸収が低下して 2% 以上となる．ただし，新生児では元来尿細管機能が未熟であるため，腎前性 AKI の FENa は 2.5% 以下，腎性 AKI の FENa は 3% 以上となる．

　以上の検査データと臨床症状から AKI（乏尿）のタイプを鑑別する（**表1**）．

c. その他

　尿中 liver fatty acid-binding protein（L-FABP）は AKI の早期のマーカーとして有用である．尿中 L-FABP/クレアチニンが 47.1ng/mg creatinin 以上に上昇したときに AKI と判断できる．neutrophil gelatinase-associated lipocalin（NGAL），kidney injury molecule-1（KIM-1）も AKI のバイオマーカーとして用いられる．

　外科手術，sepsis，capillary leak，火傷などにより ICU に入院して大量の輸液をした患者が原因不明の AKI となることがある．これは原病と治療により血管外への leak が増えて intra-abdominal pressure（IAP）が上昇して（15 mmHg 以上，正常は 4 〜 7 mmHg），mean arterial pressure（MAP）から IAP を減じた abdominal perfusion pressure（APP）が低下して腎血流が下がるために生じる．IAP が上昇し腎などの臓器への血流が低下して生じる状態を abdominal compartment syndrome とよぶ．IAP が 15 mmHg をこえると乏尿，30 mmHg をこえると無尿となる．

　悪性腫瘍の治療にて腫瘍細胞が死滅し，細胞内の核酸が放出され，分解・代謝され，大量の尿酸が腎から排泄される．その際に，尿酸が尿細管や尿管を閉塞し，治療開始 12 〜 72 時間後に AKI を発症することがある（腫瘍崩壊症候群）．

2. 原因究明——腎前性腎障害か腎性腎障害か

　AKI の原因を速やかに診断し，適切な処置をすることが腎障害の治療に最も重要である．腎前性，腎性，腎後性のいずれかによるものかの鑑別と，それが生じた真の原因の究明が必要

表2 乏尿時ナトリウム排泄率(FENa)から推測できる急性腎障害の原因

FENa の値によって推定できる原因疾患	
1% 以内	2% 超
血管内脱水(下痢症)	腎性腎不全
心不全	利尿薬使用による腎不全
急性腎炎	慢性腎疾患
溶血性尿毒症症候群	閉塞性腎症
肝腎症候群	ミネラルコルチコイド欠乏症
急性尿路閉塞	
ミオグロビン/ヘモグロビン腎症	
造影剤誘発性腎不全	
敗血症に伴う腎不全	

である。成人では多臓器不全(MOF)の一つとして AKI が発症することが多く、その場合の死亡率は極めて高い。小児でも多臓器不全の一つとしての AKI の発症が少しずつ増加している。

現病歴、既往歴から AKI の原因をある程度推定可能である。まず、患者の尿を採取する。患者の意識状態が低下していたり乳幼児の場合には膀胱カテーテルから採尿することもある。一般検尿、尿浸透圧(比重)のほかに尿中と血液中のナトリウム、クレアチニンの測定値からFENa を計算する(表2)。腎前性 AKI を強く疑う場合には生理食塩水あるいはソリタ®T1 の輸液を行い、利尿と腎機能の回復が得られれば診断が確定する。ただし、腎性 AKI にこれらの輸液を行うと肺水腫をきたす可能性がある。腎前性 AKI と腎性 AKI の鑑別が確実でない場合はラシックス®1 mg/kg を静注して利尿が得られれば腎前性である。腎前性では尿細管でのナトリウム再吸収が亢進しているのでラシックス®の投与によりナトリウム再吸収が低下して利尿が得られるが、腎性ではナトリウム再吸収が低下しているためラシックス®に反応しない。ラシックス®に反応したらすぐに生理食塩水の静注を開始して細胞外液の補充を図ることが必要である。

変形赤血球、蛋白尿がみられる場合には糸球体腎炎を疑う。赤色尿を呈するにもかかわらず沈渣にて赤血球がみられないのに試験紙法で血尿が陽性の場合には横紋筋融解や溶血を疑う。白血球尿がみられるも尿培養で細菌が検出されない場合には尿細管間質性腎炎を疑う。腹部に腫瘍がある場合は腹部超音波検査やレノシンチグラフィーを行う。運動後に生じた AKI では、横紋筋融解や腎性低尿酸血症を疑う。後者では運動後の腰痛(腹痛を訴えることもある)が特徴である。通常の AKI では血清尿酸値は著しく上昇するが、本症の AKI では血清尿酸値が5～7 mg/dL と基準値内の値をとることも特徴である。ノロウイルスやロタウイルスによる胃腸炎・脱水症の治療時に尿酸アンモニウム結石の両側性尿管閉塞をきたし、腎後性 AKI を発症する症例が増加している。診断にエコーや CT が有用である。

AKI を疑った場合、アナフィラキシーや薬剤による腎障害の可能性を考慮し、さらに AKI では造影剤の尿路への排泄が減少し造影されないので、排泄性腎盂撮影(IVP)は施行しない。腹部超音波検査により腎サイズを調べることは腎低形成・異形成の診断に極めて有用である。腎サイズが正常よりも異常に大きい場合は水腎症、腎静脈血栓症、ネフローゼ症候群、嚢胞性腎疾患、糸球体腎炎、腎への細胞浸潤などを考慮する。水腎症がみられたら、尿管、膀胱に閉塞病変が認められないか詳しく観察する。

AKI の原因が明らかになったら、腎障害を改善するために必要な治療を速やかに開始する。

利尿期に入ると急激に尿量が増加し、水電解質喪失も著しいので、特に水電解質バランスに

注意する.

■ 3. 合併症

　AKI により水電解質の恒常性維持が障害されるため，様々な合併症が生じる．治療の目的は AKI の原因を除去するとともにこれらの合併症を正しく診断し適切に対処することにある.

a. 体液量の増加あるいは減少

　体液量が基準値の範囲内にあるように注意を払う．毎日の水分出納（水分摂取量，不感蒸泄量，尿量，ドレナージ量）を計算し，体重，血清ナトリウム値を測定する．水分バランスがとれている場合には血清ナトリウム値は正常で，体重は毎日約 1% 減少する．AKI 時には水分摂取過多による低ナトリウム血症を呈することが多い．その場合には水分摂取制限を行う．急性期の異化亢進を予防するために，最低 300 Cal/m^2/day のエネルギー量の補充が必要である.

b. 電解質異常

　高カリウム血症が臨床上最も問題となる．AKI のときには血清カリウム値を頻回に測定し，カリウムの摂取を制限する．心電図の波形観察により高カリウム血症をモニターすることも有用である．血清カリウム値が 6.5 mEq/L 以上にならないよう気をつける．緊急時はグルコンサンカルシウムや重炭酸ナトリウムの静注，またはグルコース・インスリン液の点滴静注を行う.

　酸血症は pH 7.20 以下，HCO$_3^-$ 15 mmol/L 以下の場合にアルカリの投与を考慮する．高リン血症には蛋白摂取を制限し，沈降炭酸カルシウムを投与する．著しい高尿酸血症は AKI の原因になる．ラスブリカーゼ（rasburicase〈尿酸分解酵素製剤〉）0.15 ～ 0.20mg/kg 静注が尿酸値の低下に有効である.

　血清尿酸値が上昇する.

c. 高窒素血症

　BUN が 100 mg/dL 以上になると，悪心・嘔吐，意識障害，血液凝固障害，心外膜炎などの症状が出現する.

d. 高血圧

　体液過多の状態や，急性腎炎，溶血性尿毒症症候群（HUS），新生児動脈血栓症では著しい高血圧を呈する．血圧 140 mmHg/90 mmHg をどちらかでも超える高血圧には，速やかな治療が必要である．カルシウム拮抗薬，血管拡張薬，β遮断薬などを投与する．体液過多では水分摂取を制限する.

e. 感染症

　成人では AKI 時の最大の合併症であるが，小児では頻度が低い．敗血症は ICU 内における成人の AKI の原因として大きな位置を占める．呼吸器感染症と尿路感染症の頻度が高い．カテーテル管理や喀痰排泄などに注意する．感染症は死亡率の高い多臓器不全（MOF）発症の危険因子であり，感染症対策は MOF を避けるうえで重要である．敗血症では pathogen-associated molecular patterns（PAMPs：病原体関連分子パターン）などの内毒素や，damage-associated molecular patterns（DAMPs：傷害関連分子パターン）などの傷害された細胞が放出する成分により炎症が生じ，自然免疫系に大きな影響を与える.

4. 治　療

a. 透析療法

　保存的療法にても AKI の合併症(体液量過多，電解質異常，高血圧，けいれん，神経症状など)の管理が困難なとき，血清クレアチニン値が正常の 7 〜 10 倍程度に上昇したときには(年長児や成人では BUN 70 mg/dL，血清クレアチニン 7 mg/dL が透析導入の目安)速やかに透析療法を施行する.

　患者の病態に応じて血液透析，腹膜透析を選択する.

1) 腹膜透析

　腹膜透析は出血の心配が少なく，血圧などの循環動態に与える影響が少なく，比較的簡単に行える利点があるが，異化亢進状態では透析効率が悪く腹部手術後には行えない，腹膜炎の危険性があるなどの欠点がある.

2) 血液透析

　血液透析は透析効率はよいが，低血圧などの循環動態への影響が大きい. 出血傾向のみられる患者では通常のヘパリンは使用せず低分子ヘパリン，メシル酸ナファモスタット(フサン®)を用いる.

　循環動態の不安定な患者では持続的血液濾過法(continuous arteriovenous hemofiltration；CAVH)が比較的安全である.

3) その他

　迷走神経刺激が免疫系を介して炎症反応を抑制することから，虚血性 AKI に対する迷走神経刺激が腎保護作用を期待して注目されている. また，ミトコンドリア新生の制御因子である PGC-1α(peroxisome proliferator-activated receptor gamma coactivator 1-α)の腎保護作用にも期待が高まっている.

　腫瘍崩壊症候群による高尿酸血症の治療に尿酸を分解するラスブリカーゼ(0.2 mg/kg を 1 日 1 回 30 分かけて点滴静注，最大 7 日間)が用いられる.

I 慢性腎不全と慢性腎臓病（CKD）

1. 概念，疫学

慢性腎不全（chronic renal failure；CRF）とは腎の非可逆的障害により腎機能が低下している状態である．CKD ステージ 5 が慢性腎不全に相当する（p.74，**表 17**）が，実際には CKD ステージ 4 でも CRF とよぶことがある．小児期での 1 年間の CKD ステージ 5 発生率は人口 100 万人当たり約 2 名である．米国では人口 100 万人当たり約 15 名と高い．わが国では毎年 60 ～ 100 人の子どもが CKD ステージ 5 となっている．一方，成人では毎年 1 万人が CKD ステージ 5 となる．CKD ステージ 5 に至る原因疾患のうち，腎発育不全および尿路奇形などの先天性腎尿路疾患が約 50%，糸球体腎炎が約 30% を占める．糸球体腎炎のうち，腎不全に至る原因疾患は多い順に，(1)巣状分節性糸球体硬化症，(2)紫斑病性腎炎，(3)急速進行性糸球体腎炎である．末期腎不全に至る期間は，腎低形成・異形成，多嚢胞腎，尿路奇形などの先天性腎尿路疾患では糸球体腎炎に比べ長い．CKD ステージ 5 患児の生存率は著しく改善している．15 歳未満の 5 年生存率は 88%，10 年生存率は 83% であり，米国よりも 10% 程度良好である．近年 CKD 患者のサルコペニアやフレイルが問題になっており，骨格筋萎縮が生じないための栄養管理や適切な運動の重要性が高まっている．

2. 病態生理

(1)糸球体，尿細管機能の障害に伴う腎不全物質，蛋白質代謝産物，塩分，水，リン，カリウム，有機酸の蓄積と HCO_2^- の喪失，(2)エリスロポエチン産生能低下，ビタミン D 活性化障害，内分泌ホルモンの腎における代謝障害が進行した CKD の病態生理の中心である．

3. 治療

a. 方針

患児を生命の危険から遠避け，患児が精神・身体ともに正常な成長・発達を遂げ，健康小児と同様の日常生活を味わうことのできる状況をつくり出し，患児が成人し社会の一員として自信と責任をもって生活できるようにサポートする．この目標を達成するためには両親，小児科医，泌尿器科医，看護師，幼稚園・学校の先生，ケースワーカー，カウンセラーなどと協力して慢性腎不全患児の医療，生活（学校生活を含む）を総合的に保障するシステムを構築する．

1) 合併症の評価

成長障害，貧血，骨病変などのほかに，危険な合併症である高カリウム血症，重症の酸血症，高血圧，心不全の有無を検索し，適切に対処する．

I　慢性腎不全と慢性腎臓病(CKD)　■　301

2) 基礎疾患の検討と治療

　CKD ステージ 5 に至った原因を検索する．尿路異常に伴う腎盂腎炎が主因であれば，抗菌薬や外科的処置を行い，増悪因子を取り除く．急速進行性糸球体腎炎や SLE による腎不全にはステロイドパルス療法を中心とする強力な治療を行うことにより，腎機能の改善が得られることがある．しかし，ほかの糸球体腎炎による CKD では腎機能を完全に回復させる治療法はない．

3) 透析療法

　適切な食事療法を行い良好な全身状態のもとで eGFR が 20 mL/min で(基準値は，年長児で BUN 70 mg/dL, 血清クレアチニン 7 mg/dL 程度), CAPD や HD を開始する．ドナーが得られればできるだけ腎移植を行う．eGFR 30 mL/min 以下になったら献腎移植の登録をする．

　小児の HD では，HD 施行中に悪心・嘔吐，腹痛，低血圧，ショックなどの症状が出やすい．成長に必要な栄養量を摂取し，十分量の除水を行うためには，小児には CAPD が第一の適応となる．HD 施行中に血小板第Ⅳ因子とヘパリン(heparin)の複合体に対する抗体が形成され，血栓症と血小板数が減少する heparin-induced thrombocytopenia(HIT)を発症することがある．その場合，HD 時にはヘパリンの代わりとなる抗凝固薬(レピルジン〈lepirudin〉，アルガトロバン，ダナパロイド)を使用する．維持 HD のためには自己血管使用皮下動静脈瘻が必要で，体重 20 kg 以上の小児がその作成の適応となる．血液透析に伴うカルニチン欠乏症に対して，透析終了時にレボカルニチン(10 〜 20 mg/kg)を静注する．

4) 腎移植

　小児末期腎不全患者ではできるだけ透析治療を経ずに腎移植を行う先行的腎移植が勧められる．そのほうが生活の質，生存率，移植腎生着率等が優れているためである．しかしながら，献腎が少ないことが，わが国では障壁となっている．

b. 保存的治療

1) 安静など

　できるだけ運動は禁止しない．日常生活は患児の自主性に任せる．CKD は特に下肢の筋力量を低下させる．口腔内を清潔に保つことも重要である．

2) 食事療法

　身長・年齢相当の平均摂取エネルギー量を摂取させる．蛋白質は BUN が 60 mg/dL 以上になった時点で制限する．学童で 1 〜 1.5 g/kg/day, 乳幼児で 1.5 〜 2.0 g/kg/day の蛋白質を生物価の高い良質蛋白にて補う．CKD のステージが進行した乳幼児は栄養摂取不足になりやすいので，不足エネルギー量は夜間に経管栄養にて強制的に行う．

　高血圧，浮腫などの体内水分貯留が進行してきたら塩分制限を行う．乳幼児で 1 〜 3 g/day, 学童で 3 〜 5 g/day に食塩を制限する．尿量が正常なら水分摂取は制限しない．

　カリウム排泄量は腎機能低下がかなり進行するまで保たれるので，カリウム制限食は必要としない．必要に応じて，総合ビタミン製剤や鉄製剤を投与する．

　尿毒素は嗅覚細胞の再生を抑制するため，CKD が進行すると嗅覚が低下し，食欲が低下する．テオフィリンの鼻腔内投与は CKD 患者の嗅覚機能を改善させ，食欲の回復に寄与する．

3）心循環系合併症対策

CKD ステージ 5 の小児の死亡率の 40% を心不全が占める．stage 3 の CKD の 26% に，透析患者の 75% に左心肥大が生じる．左心系の収縮力が低下し，左心肥大となる．患児の半数に胸部 X 線所見上心拡大を認める．ナトリウム，水の貯留による体液量増大，腎性貧血による心拍出量の増大，酸血症，電解質異常，尿毒性物質，ビタミン D 欠乏などによる心筋代謝障害，二次性副甲状腺機能亢進症による冠動脈硬化と石灰化，不整脈などが複合して心筋収縮力の低下や僧帽弁逸脱による僧帽弁閉鎖不全などを起こす（拡張型心筋症）．心不全時には心房性ナトリウム利尿ペプチドと脳型利尿ペプチドの血中濃度が上昇する．また，心室壁肥厚や心嚢液貯留により心室拡張能に障害が生じることがある．ナトリウム，水の摂取制限や利尿薬（ラシックス® 0.5 ～ 5 mg/kg/day）により体液貯留を改善させ，高血圧にはカルシウムチャネル遮断薬（アダラート® 0.25 ～ 2 mg/kg/day 分 4），血管拡張薬（アプレゾリン® 1 ～ 8 mg/kg/day 分 3 ～ 4）や β 遮断薬（インデラル® 1 ～ 10 mg/kg/day 分 3）にて負荷を軽減する．ACE 阻害薬（カプトリル® 0.3 ～ 5 mg/kg/day 分 3）や ARB（アンギオテンシン II 受容体拮抗薬）を使用することがある．

以上の治療が無効の場合には透析療法の適応となる．また，ナトリウム，水摂取制限にても体液の貯留が改善しない場合や，10% の患者にみられる尿毒症性心外膜炎の場合には透析療法の適応となる．心機能低下は二次的に易感染性を生じる．

2 型糖尿病患者の腎保護を目的に SGLT2 阻害薬が用いられる．血中ケトン体を上昇させる作用が腎保護作用となっている可能性が指摘されている．

4）高カリウム血症対策

血清カリウム値が 60 mEq/L 以上ではケイキサレート® 0.5 ～ 1 g/kg/day をソルビトール® と一緒に分 3 または分 4 で服用する．

5）低カルシウム血症，高リン血症対策

血清カルシウム値は 9 ～ 10.5 mg/dL に維持する．そのため，活性型ビタミン D 製剤（アルファロール® 0.025 ～ 0.05 μg/kg/day 分 1）を投与する．血清リン値を 5.5 mg/dL 以下に維持するために食事と一緒にリン吸着薬（沈降炭酸カルシウム 0.1 ～ 0.3 g/kg/day）を食事のときに内服する．食間に服用する場合はリン吸着作用としてよりカルシウム補給としての作用が主となる．乳酸カルシウムは炭酸カルシウムよりも血清カルシウム値上昇効果は強く，リン吸着作用は弱い．したがって，低カルシウム高リン血症時には炭酸カルシウムが適応となる．カルシウム製剤の腸からの吸収は空腹時が最もよい．カルシウム非含有のリン吸着薬（セベラマー塩酸塩，ピキサロマー，炭酸ランタン，クエン酸第二鉄，スクロオキシ水酸化鉄）が小児でも使用される．血中 intact PTH の管理目標値は CKD ステージ 4 で 100 pg/mL 程度，CKD ステージ 5 で 100 ～ 300 pg/mL 程度とする．PTH のコントロールにシナカルセトが有効である．

6）酸血症対策

血中 HCO_3^- 値が 20 mmol/L 以下になったら重曹（$NaHCO_3$〈炭酸水素ナトリウム〉）（1g の重曹は 12 mEq の HCO_3^- を含有）を HCO_3^- として 1 ～ 3 mEq/kg/day 分 3 ～ 4 を投与する．重曹投与はナトリウム投与でもあり，高血圧，浮腫が強い場合には注意が必要である．

7）貧血対策

成人よりも小児で，先天性腎疾患は尿細管機能障害を合併するので糸球体腎炎よりも，それ

ぞれ腎性貧血の程度が著しい．貧血は QOL（quality of life）を著しく阻害するので，適切な治療が必要である．ヘモグロビン 11 g/dL 以上 13 g/dL 以下を目標にエリスロポエチン（EPO）製剤（エポジン®，エスポー® 50 ～ 100 U/kg を週 1 回皮下注する．有効時にはヘマトクリットの上昇に先行して末梢血網状赤血球数が増加する．貧血が改善したら 100 ～ 200 U/kg を 2 週に 1 回皮下注する．より半減期の長いネスプ®は 2 週に 1 回 0.5 μg/kg から開始し，徐々に増量して 4 週に 1 回投与の維持療法を行う．貯蔵鉄不足（トランスフェリン飽和度（TSAT）≦ 20% および血清フェリチン値 ≦ 100 ng/mL）のときには鉄剤（フェロ・グラデュメット®，フェロミア®いずれも鉄として 1 ～ 4 mg/kg/day 分 1 ～ 2）を併用する．エリスロポエチン製剤投与時に血圧上昇をきたすことがある．

新規持続型 EPO であるダルボポエチンには podocyte の細胞骨格と nephrin の発現分布を改善し，蛋白尿を減らす効果が知られている．レボカルニチン（20 ～ 30 mg/kg 分 3）の内服は貧血，心機能，こむら返りに有効である．

サイトメガロウイルス感染は hypoxia-inducible transcription factors（HIF）を抑制し，エリスロポイエチンの産生を減らすことで貧血を悪化する．抗サイトメガロウイルス薬の使用は貧血の改善に有効でありうる．

8）高尿酸血症対策

高尿酸血症は腎障害のリスクと考えられている．血清尿酸値が 8.0 mg/dL 以上になったら，6 mg/dL 以下に下げることを目標に，アロブリノール，ベンズブロマロン，プロベネシドを投与する．中等度の腎機能障害まではフェブキソスタットやトピロキソスタットの投与が有効である．

9）神経症状対策

末梢神経障害，自律神経失調症状，中枢神経症状（尿毒症性脳症）がみられる．中枢神経症状は頭痛，疲労感，傾眠，集中力低下，判断力低下，幻覚，錯覚，ミオクローヌス，けいれん，昏迷，昏睡で，蛋白代謝産物，グアニジン複合体，ビタミン欠乏などが複合して原因になる．乳幼児にこれらの症状が出現すると非可逆性の脳障害が生じるので，特に注意が必要である．神経症状が軽いうちに透析を導入，あるいは透析効率を上げる，腎移植を考慮するなどの早期の対策が必要である．

尿毒症によるけいれんにはセルシン® 0.3 mg/kg の静注が有効である．低カルシウム血症によるけいれんにはグルコン酸カルシウム 50 mg/kg を心電図モニター下にゆっくりと静注する．

表1 ビタミン D パルス療法の適応基準

1. 高リン血症の是正および活性型ビタミン D 製剤の常用量投与では改善しえない中等度から高度の線維性骨炎
2. 血清リン値を 6.0 mg/dL 以下にコントロールできる症例
3. 血清補正カルシウム値が 10.5 mg/dL 内
4. DFO（デスフェロキサミン〈desferroxamine〉）負荷テストにて⊿Al（アルミニウム）が 50 μg/L 以下（＝アルミニウムの体内への有意の蓄積がない）
5. X 線上中手骨骨膜下吸収像（＋）
6. 血清 ALP 値が基準値上限を超える場合

（塚本雄介：腎と骨代謝 1995；**8**：142）

304 ■ 第 2 部　各論

表2　腎性副甲状腺機能亢進症に対する副甲状腺摘出手術の適応

A の 3 項目を同時に認め，B を 1 項目でも認めた症例	
A　主 項 目	**B　小 項 目**
1. PTH 高 値（C-PTH ＞ 20 ng/mL or HS-PTH ＞ 50 ng/mL or intact-PTH ＞ 500 pg/mL） 2. 画像診断による腫大副甲状腺の確認（超音波検査による推定容積 500 mm^3 以上または長径 1 cm 以上） 3. 骨 X 線上，線維性骨炎所見の存在または骨代謝マーカー，骨シンチグラムで，骨回転亢進の確認	1. 高カルシウム血症 2. コントロール不可能な高リン血症 3. 異所性石灰化の進行 4. 自覚症状（骨関節痛，瘙痒感，イライラ感，筋力低下など） 5. 高度線維性骨炎による骨格変形 6. calciphylaxis 7. 骨量の進行的な減少 8. エリスロポエチンに抵抗性の貧血

表3　ビタミン D パルス療法のプロトコール

1. 1.25（OH）$_2$D$_3$ を 1 日 4 μg，週 2 回，透析終了時投与から始める
2. 血清補正カルシウム値が 11.0 mg/dL を超えた場合，または血清 ALP 値が正常化した場合は前回投与量の半量に減量する 11.5 mg/dL を超えた場合は速やかに休薬する
3. カルシウム濃度 3.0 mEq/L 以下（できれば 2.5 mEq/L）の透析液を使用する
4. 1.25（OH）$_2$D$_3$ 投与前 6 時間，投与後 12 時間はカルシウム製剤を投与しない
5. 血清リン値を 6.0 mg/dL 以下にコントロールし，"カルシウム値×リン値" が 65 を超えないようにする

（塚本雄介：腎と骨代謝 1995；**8**：145）

10）感染症対策

　腎移植の前にステロイド投与量が 0.5 mg/kg/day 以下になったら積極的にワクチンを接種する．腎移植後あるいはステロイドや免疫抑制薬投与中の患児にとってワクチン未接種あるいは未感染ウイルスに罹患した者と接触した場合には当該ウイルスに対する高力価の γ‑グロブリンを投与したり，ヘルペス族ウイルス感染にはアシクロビル（ゾビラックス®）5 〜 10 mg/kg を 1 日 3 回静注や 15 〜 30 mg/kg/day 分 3 にて内服する．結核を含めた種々の感染症のリスクが高いことに注意が必要である．

11）成長障害・骨病変対策

　活性型ビタミン D，沈降炭酸カルシウムにて血清カルシウム，リンを基準値範囲内に保ち，重曹（炭酸水素ナトリウム）にて酸血症を補正し，必要な蛋白，エネルギー量を摂取していても慢性腎不全児は著しい成長障害を呈することが多い．上昇した血中 β$_2$‑ミクログロブリンは osteoclast を誘導して，骨破壊を促進する（renal osteodystrophy）．さらに，原疾患に対するステロイド投与，インスリン様成長因子 -1 結合蛋白の増加，栄養障害，貧血，二次性副甲状腺機能亢進症など様々な因子が原因と考えられる．CKD の進行に応じて出現する骨変化を CKD‑mineral and bone disorder とよぶ．骨粗鬆症にはテリパラチドやデノスマブが有効である．

　以上の必要な治療を行っても成長障害がみられる場合には，思春期前に合成ヒト成長ホルモン（ジェノトロピン®，ノルディトロピン®，ヒューマトロープ®0.5 〜 1.0 U/kg/week）の補充が成長促進に有効である．ただし，成長の改善に伴い CKD のステージが急激に進行する場合がある．血清 PTH の上昇や大腿骨頭すべり症が発症することがある．

12）二次性副甲状腺機能亢進症対策

　腎機能低下の結果として発症する二次性副甲状腺機能亢進症には，（1）アルファロール®

I 慢性腎不全と慢性腎臓病（CKD） ■ **305**

0.03 〜 0.1 μg/kg/day 分 1 投与，（2）沈降炭酸カルシウム 100 〜 200 mg/kg/day 分 3 投与，（3）成人ではカルシトリオール（活性型ビタミン D〈1,25(OH)$_2$D$_3$〉）1 〜 1.5 μg の週 3 回静注あるいは 4 μg の週 2 回内服（ビタミン D パルス療法，**表 1**），（4）PTH 分泌の抑制を目的にレグパラ®（カルシウム受容体作動薬）を 1 日 1 回 25 〜 75mg（成人）の投与，（5）副甲状腺摘出術（**表 2**）や副甲状腺へのエタノールあるいはオキサロール®の注入療法が行われている．（3）〜（5）の治療は一部 CKD ステージ 3 ないし 4 の患者に行われることがあるが，通常は CKD ステージ 5 の患者に行われることがほとんどである．なおこれらの適応基準，治療のプロトコールはいずれも成人を対象にしたものであることに注意する．経口ビタミン D パルス療法は体重 30 kg 未満の小児では 3 μg 週 2 回，体重 30 kg 以上の小児には成人と同量が用いられることが多い．ビタミン D パルス療法を**表 3** の基準を超えている症例に施行する場合には高カルシウム血症，高リン血症，異所性石灰化の原因となるので，十分な注意が必要である．血中の iPTH は 150 〜 300 pg/mL になるように管理する．iPTH が 100 以内では低回転骨，iPTH が 300 超では高回転骨の可能性が高い．

　二次性副甲状腺機能亢進症の副甲状腺（上皮小体）は組織学的に，（1）びまん性過形成（正常の小葉構造を維持したままびまん性に上皮小体実質細胞が増殖した腺）と，（2）結節性過形成（皮膜を有する 1 個ないし複数個の結節を有する腺で，腺重量がびまん性過形成よりも重く，過形成の程度はより高度）に分類される．結節性過形成に陥った上皮小体にはビタミン D パルス療法を含む内科的治療を行っても副甲状腺機能亢進症の改善を得ることは困難なことが多く，副甲状腺摘出術の適応となる．

13）MRI 検査時の造影剤ガドジアミド水和物の使用禁止

　腎機能が低下した患者の MRI 検査施行時に造影剤であるガドジアミド水和物（オムニスキャン®）を使用すると，四肢に優位で全身皮膚の"オレンジの皮様"肥厚，硬化を特徴とし，進行すると四肢関節の運動制限や多臓器不全となる nephrogenic systemic fibrosis（nephrogenic fibrosing dermopathy：NFD）を起こすことがあるので，使用しない．内臓の fibrosis も生じうる．本症の治療にはシアンや砒素中毒の治療に用いるチオ硫酸ナトリウム水和物（デトキソール®）を静注する．

4. 学校生活への適応

　患児に学校生活を可能な限り送らせることは，患児が将来社会に適応するための準備として重要である．学校側に患児を受け入れることに対して不安がある場合には，学校側に患児の病気，医療内容，起こりうる合併症と対策などにつき説明し，納得を得なくてはならない．また，患児が CAPD を施行中は学校にて患児が CAPD のバッグ交換を行うプライバシーを保てる清潔な空間とそれに必要な時間を学校に用意していただく．逆に，学校でのバッグ交換が不要になる自動腹膜灌流装置を用いた夜間透析も積極的に導入する．

5. 慢性腎不全，透析，腎移植に関する医療情報の提供

　慢性腎臓病の合併症と治療法，透析治療の具体的内容，透析治療の合併症，移植腎の生着率（生体腎，死体腎，ABO 血液型不適合移植など），移植時の合併症，移植後の原病の再発，拒絶反応，入院期間，医療費などの情報を，患者とその家族に提供する．小児科医は患者や両親と移植専門医，泌尿器科医，ケースワーカー，医療事務などとの橋渡しの役を行う．

　2015 年の日本小児腎臓病学会の調査では 2006 〜 2011 年の新規小児末期腎不全患者数は 540 人で，初回腎代替療法は CAPD 60.6%，HD 15.7%，先行的腎移植が 21.9% であった．特に 5

歳以上の症例で 30% ほどが先行的腎移植がされており，以前よりも増加している．

　成人と同様に小児の腎移植患者は一般より高率に悪性腫瘍を発症しやすい．EB ウィルス関連移植後リンパ増殖性疾患，平滑筋腫瘍，Wilms 腫瘍，脳脊髄腫瘍，腎がん，肺がん，膀胱がんなどの発症が報告されている．

　遺伝性腎疾患患児に腎移植をする際には，遺伝子解析の専門家と事前に相談し，移植腎に病気が発症し腎障害が生じるリスクについて検討することが必要である．患児の両親などの身内の方から献腎をうける際，身内の方の遺伝子変異の有無や保有状態について調べる必要がある．一般に身内の方からの献腎は問題は少ないが，*NPHS2* の R229Q 変異を有する人，高シュウ酸尿症，atypical HUS に腎移植すると，移植腎に原病が再発して腎機能が急激に低下するためこれらの患者には腎移植は勧められない．

J 高血圧

腎炎，逆流性腎症，急性・慢性腎不全の合併症としての高血圧（hypertension）を適切に治療しないと腎機能の悪化や，けいれん，意識障害，脳障害などの重大な合併症が生じてしまう．高血圧に対する有効な薬剤の開発が進み，治療法に著しい進歩がみられている．疫学研究により夜間あるいは早朝高血圧が成人の心血管病のリスクであることが明らかになった．

1. 定 義

年齢によって小児の高血圧は基準値が異なる．マススクリーニングによる血圧の経年的評価によると小児期の血圧の変化は身長の変化に類似し，1年加齢するごとに2～3 mmHg上昇する．表1に小児の高血圧の基準値を示す．この基準血圧とは安静時に坐位にて測定した結果で，運動時や体動時の血圧ではない．外来や病室にてある時点の血圧を測定しその結果から患者の病態を評価することには自ずから限界がある．したがって，数週間に最低3回以上血圧を測定し，診断が正しいことを患者も医師も確認する必要がある．血圧の日内変動，薬剤の有効性を評価する目的で24時間の血圧測定（24-hour blood pressure monitoring）が行われている．患者が外来を受診するときには正常血圧を示し，家庭では高血圧を示す状態を仮面高血圧（masked hypertension）とよぶ．仮面高血圧は，ストレス性高血圧，夜間高血圧，モーニングサージ，早朝高血圧などを含めた総称である．GFRの低下または尿細管でのナトリウム再吸収が亢進していると日中に十分にナトリウムを排泄できず，その代償として夜間本来なら下がる血圧を高く維持して尿中にナトリウムを排泄しようとすること（non-dipperの腎性機序）が夜間高血圧の一因である．一方，家庭での血圧は正常であるが外来での血圧が高血圧となる病態を，白衣高血圧（"white coat" hypertension）とよぶ．成人の白衣高血圧者は持続性高血圧へ移行する確率が正常血圧者の約2倍であることが知られている．小児の血圧測定時には上腕の長さの2/3程度の幅のカフ（3～6歳では6 cm幅，6～9歳では9 cm幅，9歳以上では12 cm幅）を使用して

表1 年齢群別の小児高血圧の基準値

年齢群		収縮期血圧（mmHg）	拡張期血圧（mmHg）
乳 児		≧ 100	≧ 65
幼 児		≧ 120	≧ 70
小学生	低学年	≧ 130	≧ 80
	高学年	≧ 135	≧ 80
中学生	男 子	≧ 140	≧ 85
	女 子	≧ 135	≧ 80
高校生		≧ 140	≧ 85

（日本高血圧学会編：高血圧治療ガイドライン2019より一部改変）

測定する.

日本高血圧学会が示した成人(若年・中年者)の血圧分類を**表2**に示す. なお, 米国心臓協会は 2017 年に成人高血圧の新しい定義を公表した(**表3**). 2 機会 2 回以上の測定の平均値を用いる.

▌2. 原因疾患

年齢によって小児期の高血圧の原因は異なる. **表4**に年齢群別で分けた高血圧の原因疾患を示す. 成人の高血圧の大部分は本態性高血圧であるが, 小児期の高血圧は低年齢であるほど原因疾患に起因する高血圧(二次性高血圧)の占める割合が高くなる. 高血圧を呈する慢性腎疾患は腎低形成や逆流性腎症と糸球体腎炎である. なお, 成人に多い本態性高血圧はレニン - アンギオテンシン系や交感神経系などに関与する遺伝因子が食塩感受性を高め, そこに食塩の摂取過多や肥満などの環境因子が加わって発症する(**図1**). 本態性高血圧患者では正常よりもネフロン数が 46% 程少ないとされる. まれであるが遺伝性高血圧である Gordon 症候群(高カリウム血症, p.244 参照)や Liddle 症候群(低カリウム血症, p.246 参照)などを忘れないようにしたい(p.311, **表6**参照).

▌3. 高血圧患者にどう対応するか

a. 現病歴, 家族歴等の問診

まず現病歴と家族歴を聴取する. 常用する薬はないか, 腎疾患の既往はないか, 家族に高血圧や腎臓病の患者はいないか, 食事の味つけはどうかなどを明らかにする. 本態性高血圧の多くに家族歴が認められる.

表2 成人の高血圧症

分 類	収縮期血圧 (mmHg)		拡張期血圧 (mmHg)
正常血圧	< 120	かつ	< 80
正常高血圧	120 ~ 129	かつ	< 80
高値血圧	130 ~ 139	かつ / または	80 ~ 89
Ⅰ度高血圧	140 ~ 159	かつ / または	90 ~ 99
Ⅱ度高血圧	160 ~ 179	かつ / または	100 ~ 109
Ⅲ度高血圧	≧ 180	かつ / または	≧ 110
(孤立性)収縮期高血圧	≧ 140	かつ	< 90

〔日本高血圧学会編:高血圧治療ガイドライン 2019 より一部改変〕

表3 米国心臓協会の定めた成人の高血圧分類(2018)

区分		SBP/DBP
正常		120 mmHg 未満 かつ 80 mmHg 未満
Elevated		120 ~ 129 mmHg かつ 80 mmHg 未満
高血圧	ステージ 1	130 ~ 139 mmHg または 80 ~ 89 mmHg
	ステージ 2	140 mmHg 以上 または 90 mmHg 以上

表4 年齢群別の小児期高血圧の原因疾患

年齢群	原因疾患
新生児	腎動脈血栓症, 腎動脈狭窄, 先天性腎奇形, 大動脈縮窄, 気管支肺異形成
乳児期~6 歳	慢性腎疾患, 大動脈狭窄, 腎動脈狭窄
6 ~ 10 歳	腎動脈狭窄, 慢性腎疾患, 本態性高血圧
10 歳以降	本態性高血圧, 慢性腎疾患

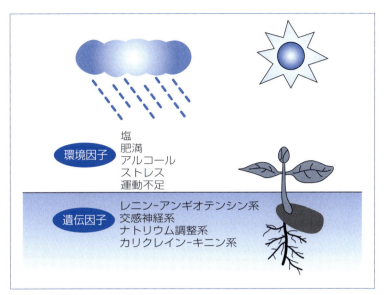

図1 本態性高血圧の発症機序
（荒川規矩男：内科学書．第6版．中山書店，2002：1442-1446）

b. 身体所見の診察

次に身体所見を診察する．大動脈縮窄症の可能性を考え四肢の血圧を測定する．足背動脈の脈拍を必ず触診する．肥満，血管炎による皮膚の発疹，関節症状に注意する．腎血管性高血圧による腹部の血管性雑音（bruit）が聴取されないか注意する．高血圧患者には全例眼底検査を行う．

c. 各種検査値の検討

次にあげる血液尿検査を行う．血算，血液像，血清電解質，BUN，クレアチニン，尿酸，総コレステロール，中性脂肪，リポプロテイン，LDL，HCO_3^-（重炭酸イオン），血漿レニン活性（PRA），一般検尿（微量アルブミン尿）．そのほかに，心臓超音波検査，腎超音波検査，排泄性腎盂造影，レノシンチグラフィーも必要に応じて検査する．

低カリウム血症，血液 HCO_3^- 高値，PRA高値なら腎血管性高血圧の可能性が高い．

蛋白尿，血清クレアチニン値高値，腎サイズが小さいなどの所見は腎低形成・異形成などの腎疾患の可能性が高い．

高血圧が持続すると腎の傍髄質糸球体輸入細動脈が損傷され，その下流の糸球体が損傷されアルブミンが尿中に漏土する．一方小葉間動脈は抵抗血管のため表層に近づくことにより血圧は低下し，輸入細動脈の血圧も低くなる．よって，傍髄質糸球体が損傷されても表在糸球体はしばらくの間損傷がない．すなわち，一部の糸球体のみが損傷されているため微量アルブミンが生じる．

d. 血圧のスクリーニング測定の検討

児童生徒の血圧検診にて発見される高血圧のほとんどは本態性高血圧である．高血圧の病態がレニン依存性か否かを明らかにするため以下のスクリーニング検査を行う．

すなわち，安静臥位にて血圧，心拍数が安定化したのを確認後カプトリル®0.7 mg/kgを経口投与し，1時間後に収縮期血圧が10％以上，または拡張期血圧が15％以上低下した場合をレニン依存性高血圧，低下しなかった場合をレニン非依存性あるいは体液量依存性高血圧と判

310 ■ 第2部　各論

表5　小児高血圧の病因

高血圧の直接的原因	病　因	原因疾患
大動脈縮窄	大動脈狭窄症	先天性
体液量の増加	腎機能低下時の輸液	慢性腎不全
高レニン血症	腎血管性	腎動脈狭窄 腎動脈瘤 腎動脈血栓症 動脈炎
	腎実質性	腎瘢痕 　逆流性腎症 　閉塞性腎症 慢性糸球体腎炎 多嚢胞腎 腎異形成 溶血性尿毒症症候群
	腎　腫　瘍	Wilms 腫瘍 過誤腫 レニン産生腫瘍
カテコラミン過剰	アミン類	褐色細胞腫 神経芽細胞腫
コルチコステロイド過剰	DOC アルドステロン	副腎皮質過形成（高血圧型） 原発性高アルドステロン血症 Cushing 症候群
本態性高血圧	不明	

定する（カプトリル®負荷試験）．

　本態性高血圧では本試験は陰性である．なお，本試験が陰性の場合でもレニン依存性高血圧を否定することはできない．

e. 病因の検討

　小児高血圧の病因について**表5**に示す．また，遺伝子異常による若年性高血圧を**表6**に示す．

4. 二次性高血圧症の診断

a. 大動脈狭窄症

　四肢の血圧測定が診断の糸口となる．Recklinghausen 病を疑い，神経線維腫，カフェオレ斑の有無やそれらの家族歴の有無を確認する．

b. 体液量の増加

　体液量の増加は慢性・急性腎不全にしばしばみられる合併症である．

c. 高レニン血症

1）腎血管性

　腎動脈主幹部もしくは主要分枝動脈の狭窄により腎への灌流圧が低下し，レニン分泌亢進が生じることによる高血圧で，臍動脈カテーテル留置，線維筋性異形成，慢性動脈炎（高安動脈炎）が主たる原因である．頻度は低いが Recklinghausen 病，Wilms 腫瘍，腹部外傷，腹部への

表6 遺伝子異常による若年性高血圧

病名	病因	症状・所見
Liddle 症候群	集合管でのナトリウム再吸収の主役である epithelial sodium chanel（ENaC）の三つのサブユニットのいずれかの異常．その結果，ENaC の活性が上がったり，分解が低下し，集合管でのナトリウム再吸収が亢進する ENaC は Nedd4 とよばれる ligase と結合し，proteosome に運ばれ分解される．Nedd4 と結合する ENaC のアミノ酸部位の変異により，ENaC は Nedd4 と結合できないため，分解処理を受けにくくなる	高血圧，アルカローシス，低カリウム血症，アルドステロン低値，PRA 低値，常染色体優性
syndrome of apparent mineralocorticoid excess（SAME）	cortisol を cortisone に変化させる 11 β-hydroxy steroid dehydrogenase type 2（HSD11 β2）の異常．その結果，細胞内の cortisol が上昇し，ミネラルコルチコイド受容体（MR；アルドステロンの受容体）と結合してアルドステロン作用（ENaC を刺激して，ナトリウムの再吸収を促進し，ROMK を刺激してカリウムの排泄を促進する）を増強する．cortisone は MR を活性化できない	高血圧，アルカローシス，低カリウム血症，アルドステロン低値，PRA 低値，尿中 cortisol/cortisone 比 の 上昇，常染色体劣性
glucocorticoid-remediable aldosteronism（I 型家族性低アルドステロン血症，グルココルチコイド奏効性アルドステロン症）	11 β-hydroxylase 遺伝子の promotor 部がアルドステロン合成酵素遺伝子の上流に入りこむ（chimeric gene）ことにより，副腎顆粒層の細胞で発現して ACTH により活性化され，過剰のアルドステロン産生が生じる	高血圧，低カリウム血症，PRA 低値，アルドステロン高値，尿中 18-oxocortisol と 18-hydroxycortisol が上昇，常染色体優性
ミネラルコルチコイド受容体遺伝子の gain of function 変異	ミネラルコルチコイド受容体（MR）の S810L 変異は，アルドステロンや cortisol だけでなく，本来結合しない cortisone や progesterone とも結合して活性化され，アルドステロン作用が亢進する．17-hydroxy steroid である spironolactone は正常の MR を阻害するが，本症では変異 MR を活性化し，高血圧をさらに悪化させる	高血圧，軽度の低カリウム血症，アルドステロン低値，PRA 低値
Gordon 症候群	WNK1 の機能亢進をきたす WNK1 あるいは WNK4 の機能を低下させる WNK4 の変異により，遠位尿細管の thiazide-sensitive NaCl cotransporter の機能が亢進することにより生じる	高血圧，高クロール血症性アシドーシス，高カリウム血症，PRA 低値，四肢の筋力の低下

放射線照射なども原因となる．高血圧は重症かつ進行性で，腎機能障害を呈することがある．腹部，側腹部に持続性の血管雑音が聴取される．年少児では遺尿症，多尿，成長障害がみられる．片側性の腎動脈狭窄による腎虚血により，アンギオテンシンIIが高値となり高血圧，正常側の腎からのナトリウム利尿と体液量減少をきたし，低ナトリウム血症を呈する病態を hyponatremic hypertensive syndrome（HH syndrome）とよぶ．

正常量の食塩を摂取し，降圧薬を服用せず，30 分仰臥安静ののちの採血でも，腎血管性高血圧の患者の半数にしか血漿レニン活性（PRA）の高値を認めない．したがって，腎血管性高血圧のスクリーニングに PRA を測定することは診断的な限界があることを知らなくてはならない．

同様にカプトリル®負荷試験（カプトリル® 0.7 mg/kg 内服前後の収縮期血圧の 15% 以上あるいは拡張期血圧の 10% 以上の低下がみられる場合をレニン依存性高血圧と診断する方法）でも診断上の問題があり，腎血管性高血圧のスクリーニングとして完全な検査法ではない．さらに，成人の片側性腎血管性高血圧の有用なスクリーニング法とされているカプトリル®負荷腎シンチグラフィー（カプトリル®負荷によりアンギオテンシンII産生が低下することにより腎

動脈狭窄のある腎は血流量が低下する)が小児にも有用であるとの証明はない.

最も正確な診断法は腎動脈の狭窄の有無, 部位, 程度を画像的に診断する腎動脈造影である. 狭窄部位の前後での圧勾配を証明し, 側副血行路の発達の程度を評価する.

さらに, 腎動脈造影時に, 腎動脈の狭窄を有する腎の腎静脈と健側腎の腎静脈から採血し, 両血液中の PRA を測定する. 狭窄側 / 健側比が 1.5 を越える場合に有意差があると判断する. 外科的治療の適応にもなるとされるが, 1.5 以下でも外科的治療が有効な例は少なくない.

2) 腎実質性疾患

様々な腎疾患に由来する高血圧で, 二次性高血圧のうち最も頻度が高い. 原因疾患としては, 逆流性腎症, 閉塞性腎症, 溶連菌感染後急性糸球体腎炎, 慢性糸球体腎炎, 溶血性尿毒症症候群, 多嚢胞腎, 腎異形成・低形成, 腎奇形などである.

尿検査, 腎の画像診断(腎超音波検査, 排泄性腎盂尿管撮影, 排泄性膀胱造影, 腹部 CT, レノシンチグラフィー), 腎生検が診断に有用である.

3) 腎腫瘍

腹部腫瘤, 腹痛, 血尿を呈する高血圧患者では腎腫瘍を疑う. 小児期に最も頻度の高い腫瘍は Wilms 腫瘍である. 新生児, 乳児には congenital mesoblastic nephroma や神経芽細胞腫にも注意する. 腎の画像診断が有用である.

レニン産生腫瘍(Robertson- 木原症候群)は傍糸球体細胞の腫瘍(juxtaglomerular cell tumor, pericytoma)で, 高血圧による頭痛, 高レニン血症, 低カリウム血症, 酸血症, 多尿, 蛋白尿を呈する. 患者は小児期から成人に至るまで幅広く存在するが, 15 ～ 20 歳に最も多く発症する. 患者の 2/3 は女性である.

本症は腎動脈撮影を行っても診断されない例, 左右腎静脈での PRA の差が認められない例, IVP にても診断されない例が, それぞれ半数にみられる. 腎超音波検査では 40% が診断されない. 最も有効な診断法は CT による腎の検索で, 腫瘍を全例に描出することが可能である.

本症の高血圧には ACE 阻害薬が用いられ多くは有効であるが, はじめから無効な例や長期使用にて無効になる例が報告されている. カルシウムチャネル阻害薬のアダラート®も高血圧治療に有効である.

d. カテコラミン過剰

神経芽細胞腫の 10% の患者が高血圧を合併する. 副腎由来の神経芽細胞腫は全体の 60% を占めるが, 腎血管を圧迫し自身がカテコラミンを分泌して高血圧の原因となる. 発熱, 体重減少, 慢性下痢, 便秘, 貧血, 不機嫌, 全身倦怠, 食欲不振, 腹部腫瘤などの症状を呈する.

腎超音波検査, 腹部 CT などの画像検査, 尿中 VMA(vanillylmandelic acid), HVA(homovanilic acid) 定量が診断に有用である(VMA 13 μ g/mg・Cr, HVA 25 μ g/mg・Cr 以上を神経芽細胞腫の疑いとする).

褐色細胞腫は全例が高血圧を呈するまれな疾患で, 10% が家族性に発症する. 半数の患者では高血圧, 動悸, 顔色蒼白が発作的に生じる. 尿中総メタネフリン(ノルメタネフリンとメタネフリン)定量にて 98% が診断可能である. 尿中総メタネフリン上昇を呈する患者では尿中エピネフリンとノルエピネフリンを定量し, 高値を確認する.

血中カテコラミンの測定は尿中総メタネフリン測定ほど鋭敏でなく, 偽陽性が多い.

m-iodobenzyl-guanidine(MIBG)を用いたシンチグラフィーにて直径 1 cm 以上の褐色細胞腫の部位を診断することが可能である. 腹部 CT や MRI も本症の部位診断に有用である.

e. コルチコステロイド過剰

　低カリウム血症，多飲多尿，夜間尿，便秘，筋力低下を訴える高血圧患者には原発性高アルドステロン血症を疑う．PRA は低値である．

　副腎原発の腺腫は副腎 CT や MRI にて診断可能である．

　患者のなかには常染色体優性で 3 週間のデキサメタゾン投与にて血清カリウム，アルドステロン値が正常化し，高血圧も改善する遺伝性のタイプがみられる．

　副腎性器症候群では中間代謝産物の増加による高血圧が認められる．

f. 甲状腺機能亢進症

甲状腺機能の亢進により，高血圧を呈する．発汗過多，いらいら，動悸，頻脈，高体温，体重減少などの症状がみられる．T3，T4 高値で，サイロイド試験，ミクロソーム試験が陽性にでる．

5. 治　療

a. 一般的治療

　高血圧の治療はそれが明らかに有効であることがわかっていても毎日続けられる治療法でないと意味をなさない．したがって，患者にとって無理のない治療法であることが前提となる．

　体重は身長に対する理想体重に近づける．食塩制限は一般に有効であるが，市販のハンバーグやポテトチップスなどの子どもの好む食品には 5 g 以上の食塩が含まれていて完全な実施には時間と根気が必要である．患児と患児の食事をつくる両親の深い理解が是非とも必要である．薬物療法の必要な高血圧には食塩を 5 ～ 6 g/day に制限する．しかし，性急で極端な食塩制限は実施困難であり，精神的な傷を遺すことになりかねない．ナトリウムのかわりにカリウムを多く摂取することで降圧作用が期待できる．周囲の者の協力が得られた場合の効果は抜群となる．成人では 1 日の食塩摂取を 5 ～ 6 g 以下に減らす運動が世界中で展開されている（WASH：world action on salt and health）．

　適度の運動は肥満を予防し高血圧を改善するだけでなく，直接的な降圧効果を有する．歩行，野球，テニス，サッカーなどの運動は血圧コントロールがうまく行われていない場合を除いて許可する．ただし，柔道，相撲，レスリング，重量挙げなどは血圧を上昇させるのでコントロール不十分な高血圧を有する小児には適さない．

　本態性高血圧の小児患者は成長期の肥満を避け，食塩制限や心臓健康食を摂取し，軽度の運動は血圧を下げることなどについて患者に指導し，定期的な管理，治療を行う．

　腎炎の糸球体では輸出細動脈の収縮と輸入細動脈の拡張により糸球体内圧を上昇させて GFR を増加させている．糸球体内圧の上昇は糸球体障害を促進するので，糸球体内圧を下げることが腎の保護となる．

　HH syndrome で体液量が減少しているときに降圧薬を使用するとショックとなることがある．初めに生理食塩水などで血管内脱水を補正してから，降圧薬を投与するのが安全である．

　若年期からの高血圧は，心肥大と心機能の低下，血管内膜・中膜の肥大，記憶・認知機能の低下を招くことが明らかにされている．

b. 薬物療法

1）高血圧緊急症

　原因のいかんにかかわらず生命への危険，臓器機能の障害を招くような重篤な高血圧に対しては速やかな降圧が必要となる．その際，血圧を下げすぎず，血圧の自己調節機構を阻害することなしに安全かつ速やかに降圧することが重要である．

表7 高血圧緊急症に用いる降圧薬の作用，使用量

	薬品名	商品名	作　用	使用量
第一選択薬	ニフェジピン	アダラート，セパミット	カルシウム拮抗	0.25 〜 0.5 mg/kg，舌下
	ラベタロール	トランデート	交感神経末梢遮断	1 回 1 〜 3 mg/kg，内服
	ニトログリセリン	ミリスロール	血管拡張	0.5 〜 5 μg/kg/min，持続静注
第二選択薬	ヒドララジン	アプレゾリン，ヒパトール	血管拡張	0.1 〜 0.2 mg/kg，静注
	クロニジン	カタプレス	交感神経中枢抑制	0.002 〜 0.006 mg/kg，内服
	フロセミド	ラシックス	ループ利尿	0.5 〜 2.0 mg/kg，静注

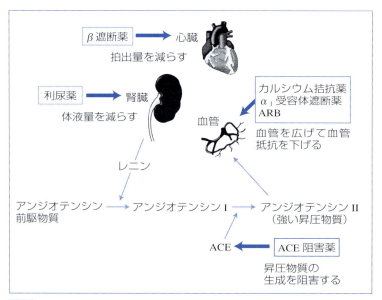

図2 代表的高血圧治療薬とその作用部位
(向井呈一：*Medical Tribune* 2008 年 3 月 6 日号：73)

　小児に最も安全で，速やかな降圧作用の得られる降圧薬はニフェジピン(アダラート®，セパミット®)0.25 〜 0.5 mg/kg の内服である．舌下投与はショックを起こすことがあるため禁忌となった．副作用が少なく，脳や腎への血流量は減少しないので，最も広く用いられる．
　その他，**表7**に示す静注薬，内服薬を用いることがある．

2）中等度から高度の慢性高血圧

　大動脈狭窄症，褐色細胞腫，原発性高アルドステロン症，慢性腎不全などを除いて，一般の高血圧には以下の治療法が有効である．二次性高血圧には薬物による降圧療法のほかに原因に応じた治療を行う．**図2**に代表的高血圧治療薬とその作用部位を示す．
　表1に示した小児の高血圧の基準値に入る高血圧を薬物療法の適応と考える．
　降圧療法の基本は，カルシウム拮抗薬，血管拡張薬またはβ遮断薬を第一選択薬とし，少量から開始し中等量でも効果がみられない場合はそのうちの 2 種類の薬剤を併用する．一つの薬剤を最大量使用すると副作用が出現しやすいので，中等量の投与で効果がみられない場合は他の薬剤を併用する．体液量の増加している患者には利尿薬を併用するのがよい．
　以上の薬剤にても無効の場合には，ACE 阻害薬(ACEI)やアンジオテンシン II 受容体拮抗薬

表8 各種降圧薬の作用，使用量

	薬品名	商品名	作用	使用量
第一選択薬	ニフェジピン	アダラート，セパミット アダラートL，セパミット-R	カルシウム拮抗（徐放薬）	0.25～2 mg/kg/day 分4 0.25～2 mg/day 分2
	アムロジピンベシル酸塩	アムロジンOD	カルシウム拮抗	2.5～5 mg/day（成人）分1
	シルニジピン	アテレック	カルシウム拮抗	5～20 mg/day（成人）分1
	塩酸エホニジピン	ランデル	カルシウム拮抗	20～60 mg/day（成人）分1～2
	ヒドララジン	アプレゾリン，ヒパトール	血管拡張	1～8 mg/kg/day 分3～4
	プロプラノロール	インデラル インデラルLAカプセル	β遮断（徐放薬）	1～10 mg/kg/day 分3 1～10 mg/kg/day 分1
	アテノロール	テノーミン	β_1遮断	1～2 mg/kg/day 分1
利尿薬	ヒドロクロロチアジド	エシドレックス	サイアザイド系利尿	1～4 mg/kg/day 分1～2
	フロセミド	ラシックス	ループ利尿	0.5～15 mg/kg/day 分1～2
	スピロノラクトン	アルダクトンA	カリウム保持性利尿	1～3 mg/kg/day 分1～2
第二選択薬	カプトプリル	カプトリル カプトリル-R	ACE阻害（徐放薬）	0.3～0.5 mg/kg/day 分3 0.3～0.5 mg/kg/day 分2
	エナラプリル	レニベース	ACE阻害	0.05～0.2 mg/kg/day 分1
	リシノプリル	ロンゲス	ACE阻害	10～20 mg/day（成人）分1
	ロサルタン	ニューロタン	アンギオテンシン受容体拮抗	25～50 mg/day（成人）分1
	ミカルディス	ミカルディス	アンギオテンシン受容体拮抗	20～40 mg/day（成人）分1
	プラゾシン	ミニプレス	交感神経末梢遮断	0.05～0.4 mg/kg/day 分2～3
	クロニジン	カタプレス	交感神経中枢抑制	0.005～0.02 mg/kg/day 分3
	メチルドパ	アルドメット	交感神経中枢抑制	5～40 mg/kg/day 分1～3
	ニカルジピン	ニカルジピン注射液	カルシウム拮抗	0.5～1.0 μg/kg/min から開始し 4～50 μg/kg/min まで増量可

（ARB）あるいは他の血管拡張薬を併用する．血圧は125/75 mmHg（年長児，成人）未満を目指す．レニン産生の亢進している病態では，最初からACE阻害薬を使用してよい（**表8**）．

プロプラノロールは最も広く使われる薬剤で，心拍出量の低下，徐脈，気管支収縮，低血糖，水・ナトリウムの貯留，Raynaud現象，悪夢，悪心，下痢，脱力感などの副作用に注意する．プロプラノロールは腎血流量を保つ．喘息患者には使用してはならない．喘息患者の場合には，かわりにアテノロールが有効である．

プラゾシンは副作用の少ない薬剤であるが，立ちくらみ，脱力感，体液貯留，口渇などの副作用に注意する．しばしばプロプラノロールと併用される．

利尿薬は原病あるいは降圧薬の副作用による水分貯留の著しい患者に使用される．低カリウム血症と腎血流量減少による腎機能低下に注意する．1日2回の投与が最も有効であるが，夕方あるいは夜間の投与は睡眠の妨げになるので早朝1回の投与が一般的である．スピロノラクトンは高アルドステロン血症による高血圧に，あるいは他の利尿薬による低カリウム血症の予防に用いられる薬剤である．高カリウム血症，女性乳房，生理不順等の副作用に注意する．

316 ■ 第2部　各論

　ヒドララジンは最も古くから使用されてきた血管拡張薬であるが，顔面紅潮，頭痛，頻脈，動悸，心拍出量の増加，水・ナトリウムの貯留などの副作用を嫌われていた．しかし，これらの副作用は他に有効な降圧薬がないために極量を使用したために発症することが判明した．ヒドララジンの少量投与と利尿薬あるいはβ遮断薬との併用は安全で有効な降圧作用を有するので，ニフェジピンと同様に第一選択としたい．

　ニフェジピンは今日最も広く使用される降圧薬で，一般の高血圧のほかに褐色細胞腫にも有効である．頭痛，顔面紅潮，頻脈などの副作用に注意する．舌下投与してはならない．内服での効果は4〜5時間とされ，安定した降圧を得るためには1日4回の服用あるいは徐放薬を用いる．一般にカルシウム拮抗薬は主として輸入細動脈を拡張する（L型）ため，糸球体内圧を上げ，蛋白尿が増えて腎障害が促進するリスクがある．一方L/N型のカルシウム拮抗薬であるシルニジピンや塩酸エホニジピンは輸出細動脈の拡張作用もあるため糸球体内圧を上げず，腎障害性がないと考えられている．

　ACEIは末梢血PRAの上昇する疾患に特に有効である．吸収が速く20〜90分で血中濃度は最高となる．白血球減少，顆粒球減少，発疹，血管浮腫，持続性咳嗽，味覚変化，腎機能低下等の副作用に注意する．本剤を使用中は血清クレアチニン値を定期的に検査する．腎機能低下例には使用しないか，あるいは十分に注意して使用する．ACEIの作用は減塩により増強する．

　ARBもACEI同様に極めて有効である．ACEIとARBには腎保護作用がある．ARBには咳嗽の副作用はない．

3) 腎障害を有する高血圧の治療

　薬物療法を行う前にまず食事療法を試みる．腎機能や浮腫の程度に応じて食塩摂取量を調節する．食塩摂取量は年齢ごとの栄養所要量の半分とし，高血圧のコントロールが悪い場合や浮腫の著しいときには短期間さらにその半分とする．蛋白制限は成人においてはGFRの低下度に応じて摂取量を制限しているが，成長期の小児においては蛋白制限がGFR低下を阻止するとの証拠が今のところなく，摂取量を制限しない．逆に，浮腫のみられるときに蛋白摂取を増やす意義はない．

　上記の食事療法にて奏効のみられないときは降圧薬療法を行うことになる．腎循環を良好に保ちながら全身血圧を安全な程度に降圧させ，水とナトリウムの貯留をきたしにくく，耐性が生じにくい薬剤が理想的である．

　従来から腎障害を有する高血圧には腎機能低下をきたすことのないメチルドパやクロニジンが用いられてきたが，長期間の使用で水・ナトリウムの貯留をきたしやすいことが問題となり，現在ではカルシウム拮抗薬とACEIまたはARBが広く用いられるようになっている．

　カルシウム拮抗薬のうちアダラート®は輸入細動脈を拡張し糸球体内圧を上昇させ，かつ輸出細動脈を拡張させる．一方，ランデル®（エホニジピン塩酸塩）は輸入細動脈と輸出細動脈の両方を拡張させる．蛋白尿減少効果や腎組織障害の進展を防止する作用を有する．カルシウム拮抗薬は肝排泄型であるためGFRが正常の1/3まで低下している患者にも腎機能障害を呈することなく使用できる．

　ACEIはアンギオテンシンⅡの産生を低下させる，ブラジキニンやプロスタグランジンの蓄積をきたすことにより，(1)輸出細動脈の拡張により糸球体内圧が低下し蛋白尿が減少し糸球体硬化が阻止される，(2)メサンギウムの収縮を防止する．しかし，レニン-アンギオテンシン系が亢進している例では血圧の低下が著しく，GFRの急速な低下をきたす．ACEIの多くは腎排泄型である．GFRが正常の1/2以下に低下している症例には使用を避ける．さらに，アルドステロンの低下による高カリウム血症も生じやすい．本剤の使用中は定期的に血清クレア

J 高血圧 317

表9 主たる降圧薬の代謝排泄経路と腎障害時の投与量の変更

降圧薬		代謝排泄経路	腎障害時の投与量
利尿薬	ヒドロクロロチアジド	腎	GFR 70 mL/min 以下では使用しない
	フロセミド	腎	不変
β遮断薬	プロプラノロール	肝	不変
	アテノロール	肝	GFR 10 ～ 50 mL/min で半量に
カルシウム拮抗薬	ニフェジピン	肝	不変
ACE 阻害薬	カプトプリル	腎	GFR 30 mL/min 以下では使用しない
	エナラプリル	腎	GFR 30 mL/min 以下では使用しない
交感神経末梢遮断薬	ラベタロール	肝	不変
	プラゾシン	肝	不変
交換神経中枢抑制薬	クロニジン	肝	GFR 10 mL/min 以下で半量に

GFR：glomerular filtration rate, ACE：angiotensin converting enzyme.

チニンとカリウムを測定する．なお，ARB は肝腎排泄型である．

GFR が 1/3 以下に低下する腎不全患者には，(1)カルシウム拮抗薬(L/N 型)，(2)ループ利尿薬をまず使用し，効果が不十分の場合には，(3)交感神経中枢抑制薬のクロニジンあるいは，(4)β遮断薬のプロプラノロールを少量併用するのが安全である．主たる降圧薬の代謝排泄経路と腎障害時の投与量の変更について**表9**に示す．

4）軽症高血圧

軽症の高血圧の薬物治療に関しては結論が出ていない．慢性腎炎などでは腎障害の進行を予防するために輸入動脈圧を低下させる ACEI の使用が勧められている．慢性腎炎やネフローゼ症候群では低蛋白血症に伴う水・ナトリウム貯留(浮腫)が高血圧の原因になる場合があり，食塩制限や利尿薬が有効である．

浮腫のみられない軽症の高血圧患者には β遮断薬やサイアザイド利尿薬の長期投与による高脂血症などの副作用を考慮して交感神経末梢遮断薬のプラゾシンなどの降圧薬の使用が勧められる．

c. 外科的治療

1）腎動脈狭窄に対する外科的治療

降圧薬にて安全な値にまで血圧を下げたあとに，バルーン拡張術，ステント押入術，狭窄部血管の切除術等を行う．

2）腎除神経術(renal nerve ablation)

生活習慣の改善や薬物療法にても十分に降圧が得られない人の一部には，交感神経が活性化していることが，高血圧の原因となっていることがある．電極カテーテルを腎動脈に挿入し，交感神経を電気焼灼する．収縮期血圧で 14 mmHg，拡張期血圧で 7 mmHg の降圧効果があることが報告されている．

K 腎尿路結石

　小児の腎尿路結石(urolithiasis)は成人(生涯罹患率約5%)に比べ頻度が著しく低い．アジアの米生産国は伝統的に膀胱結石を中心とする尿路結石の多発地帯であり，かつてのわが国もそうであった．しかし今日わが国の腎尿路結石は成人でも小児でも上部尿路結石が大半を占める．

　小児の腎尿路結石では発生原因である基礎疾患が患児の70〜90%にみられるのが特徴である．したがって，尿路奇形，尿流異常，腎尿路感染症，腎尿細管性アシドーシス，髄質海綿腎，高カルシウム尿症，種々の代謝異常症などが基礎にないかを必ず検討することが重要である．先進国では小児の腎尿路結石の頻度が増加している．米国では18歳未満の小児の腎尿路結石罹患率は18.5/10万人，わが国では男児17.7/10万人，女児12.4/10万人である．

1. 臨床症状

　疼痛，血尿，発熱が三大症状である．このうち最も頻度の高いのが血尿である．一方，尿路結石患者の半数は無症状である．小児尿路結石の95%が単純X線像によって陰影として認められる．

2. 種　類

　小児の腎尿路結石は，(1)カルシウム結石(シュウ酸カルシウム，リン酸カルシウム)，(2)炭酸リン酸カルシウム結石(尿路感染に関連した結石)，(3)尿酸結石，(4)シスチン結石が主たるもので，なかでも(1)と(2)の頻度が高い．排出された結石をフーリエ変換赤外分光高度計にて成分を分析する．原因不明の場合には患者の全エクソン解析を行うことがある．

a. カルシウム結石(シュウ酸カルシウム結石，リン酸カルシウム結石)

　シュウ酸カルシウム結石とリン酸カルシウム結石の2種類のカルシウム結石が全尿路結石の50〜70%を占める．カルシウム結石が形成されやすい条件として高カルシウム尿症(年長児では尿中カルシウム排泄が4 mg/kg/day以上，空腹時の尿中カルシウム／クレアチニン比が0.21以上)が最も重要である．カルシウム結石と高カルシウム尿症を呈する患者の一部には，Ca sensing receptorのR990G多型(gain of functionとなる)を示す患者がいる．

　長期間のベッド上安静は骨からのカルシウム吸収の原因となり，高カルシウム尿症を起こす．遠位尿細管性アシドーシスやDent病では高カルシウム尿症，尿中クエン酸排泄の低下により腎石灰化や尿路結石(リン酸カルシウム結石)が高率にみられる．なお低出生体重児の呼吸管理の際に用いられるラシックス®が尿中カルシウム排泄を増加させ，カルシウム結石を形成することがある．

　その他，高シュウ酸尿症(hyperoxaluria，正常尿中排泄量は20〜50 mg/1.73 m²/day，シュウ酸はビタミンCの代謝産物でお茶，紅茶，ココア，チョコレート，ほうれん草，大黄，大

根，ナッツ，いんげん，いちごなどに多く含まれる），高尿酸尿症（尿酸は(a)シュウ酸カルシウム結石やリン酸カルシウム結石の核になったり，(b)カルシウム結石の成長を阻害する因子〈無機ピロリン酸エステル，グルコサミノグリカン〉を吸着することによりカルシウム結石の形成促進作用を有する），尿中 pH 上昇，低クエン酸尿症（クエン酸はカルシウムやマグネシウムと結合して尿中での結石形成を予防する作用がある）がカルシウム結石の形成に関与する.

原発性高シュウ酸尿症は常染色体劣性遺伝による疾患で，シュウ酸の前駆体であるグリオキシル酸を代謝する酵素の異常が原因である．本症の I 型は肝ペルオキシソームのアラニングリオキシル酸アミノトランスフェラーゼ遺伝子（*AGXT*）の異常，II 型は hydroxypyruvate dehydrogenase/glyoxylate reductase 遺伝子（*GRHPR*）の異常，III 型は 4-hydroxy-2-oxoglutarate aldolase 遺伝子（*HOGA1*）がそれぞれ原因である．I 型は重篤で，50% が 30 歳台に腎不全となる．シュウ酸は尿細菅細胞内にてフリーラジカルの産生や脂質過酸化反応を通じて細胞傷害を起こす．シュウ酸が全身に沈着（systemic oxalosis）し，心筋症，伝導路障害，血管障害，治療抵抗性貧血，骨痛，病的骨折網膜症などを生じる．肝移植あるいは肝腎同時移植が有効である.

オステオポンチンは尿中ではシュウ酸カルシウムをキレートして，その凝集を抑制する.

b. 炭酸リン酸カルシウム結石

尿流の停滞があるときや尿路感染症時にみられる結石である．プロテウス，緑膿菌，クレブシエラなどのウレアーゼ産生菌による尿路感染では尿素が分解されアンモニアを生じ尿 pH が上昇する．その結果，尿中のリン酸アンモニウムマグネシウム，リン酸カルシウム，炭酸カルシウムなどが過飽和状態となり，それらの結晶が尿路結石を形成する.

本結石は腎盂腎炎の際にみられ（感染性結石），鹿角結石（staghorns）を形成する．本結石はゼリー状で Tamm-Horsfall 蛋白やリン酸アンモニウムマグネシウム（$MgNH_4PO_4$）や炭酸リン酸カルシウム〔$Ca_{10}(PO_46CO_2)_3$〕を主成分とする.

c. シスチン結石

近位尿細管機能異常症の「シスチン尿症」の項（p.227）を参照のこと．シスチン結石は小児の尿路結石の 1% を占める．新生児期から成人までどの年齢にもみられる．腎結石を形成することが多い．シスチンは硫黄含有量が多いので X 線像に陰影として認められる．シスチンは尿 pH7.5 以下にて結晶化する.

d. 尿酸結石，その他の結石

小児では尿酸結石は極めてまれである．尿酸結石は単純 X 線撮影には写らない（放射線透過性結石）．単純 CT では検出可能で，Dual energy CT では高電圧撮影（135 kV）と低電圧撮影（80 kV）の CT 値がほぼ同じ値を示すことから，尿酸結石と診断することができる．尿路結石をきたす疾患として，(1) 腎性低尿酸血症（URAT-1, *SLC22Al2*），(2)hypoxanthine-guanine phosphoribosyltransferase 欠損症（*HGPRT*）が知られている．極めて難溶性である 2,8-dihydroxyadenine（DHA）結石の原因は adenine phosphoribosyltransferase 欠損症（*APRT*）である．一方，xanthine dehydrogenase/xanthine oxidase 欠損症（*XO*）では xanthine 結石が形成される.

ノロウイルスやロタウイルスによる胃腸炎・脱水症の治療時に尿酸アンモニウム結石の両側性尿管閉塞をきたし，腎後性急性腎不全を発症する症例が増加している.

メラニン混入ミルクにより育てられた乳幼児にメラニン結石が生じる.

3. 治　療

腎尿路結石の治療の本質は薬物および食事療法による再発予防にある.

a. 薬物療法

　　結石予防には，(1)水分を十分に摂取し尿量を増やす(水が最も有効な薬物療法である)，(2)シュウ酸カルシウム結石，リン酸カルシウム結石，シスチン結石，尿酸結石には尿のアルカリ化を目的に重曹(NaHCO₃〈炭酸水素ナトリウム〉)0.1 ～ 0.3 g/kg/day 分 3 ～ 4 やウラリット U®0.1 ～ 0.2 g/kg/day 分 3 ～ 4 を投与する，(3)シュウ酸カルシウム結石にはビタミン C やシュウ酸を多く含む食品(前述)を制限し，酸化マグネシウム 10 ～ 40 mg/kg/day 分 3 を投与する(マグネシウムは腸管におけるシュウ酸の吸収を阻害する)，(4)シスチン結石にはアスコルビン酸60 ～ 100 mg/kg/day 分 3(アスコルビン酸はシスチンを易溶性のシステインに変える作用を有する)，d-ペニシラミンやカプトプリルを投与する，(5)炭酸リン酸カルシウムには抗菌薬による尿路感染のコントロール，尿流障害の改善のための外科的治療などを行う，(6)尿酸結石にはアロプリノール 4 ～ 20 mg/kg/day 分 2 または，フェブキソスタット(成人で 40 ～ 60 mg/day/ 分 1，10 mg から開始する)を選択する．(7)腸管吸収型の高カルシウム尿症にはコメヌカ(多量のフィチンを含み腸管からのカルシウムの吸収を阻害する)0.4 g/kg/day を投与する.

b. 食事療法

　　食事療法の目的は結石成分と患児の食生活を知り，結石成分の尿中排泄を減らし結石形成を予防することにある.

　　シュウ酸結石の場合を除いて野菜類は一般的に結石形成の予防に有効である．野菜はマグネシウムを多く含み，カルシウムの腸からの吸収を抑える．動物性蛋白はカルシウム，シュウ酸，尿酸の尿中排泄を増し，クエン酸の排泄を減少させるので，動物性蛋白と植物性蛋白を均等に摂取する.

　　カルシウムは年長児で 1 日に 600 mg 以上を摂取している場合にのみ，牛乳や乳製品の摂取を制限する．カルシウム結石の患者でも日本人にはカルシウムを過剰に摂取する者はまれであり，すべての患者にカルシウム摂取を制限することは骨粗鬆症を生じたり尿中へのシュウ酸排泄を増すので逆効果である.

c. 外科的治療

　　大量の輸液を行っても腎盂，尿管に停滞する結石には体外衝撃波砕石術(extracorporeal shock wave lithotripsy；ESWL)，経皮的腎砕石術(percutaneous nephrolithotripsy；PNL)，経尿道的尿管砕石術(transurethral ureterolithotripsy；TUL)を選択して処置する．各々の外科的治療法の適応と限界を考慮して治療法を選択する．シスチン結石は破砕されにくく数回の破砕術を繰り返す必要があり，アルカリ化などの結石溶解療法も必要である.

索引

―凡 例―

1. 索引用語の配列は，まず各索引用語の頭文字によって，和文，欧文，数字・ギリシア文字に振り分け，配列は原則として，和文索引では五十音順，欧文索引ではアルファベット順，数字索引では数字の若い順，ギリシア文字索引はアルファベット順によった．
2. 上位概念のもとに下位概念をまとめたほうが検索に便利と考えられるものは，"――"を用いてまとめた．
3. 和文索引，欧文索引，数字・ギリシア文字索引は，それぞれ独立しているわけではなく相互に補完するものである．したがって，検索に際しては，和文のみあるいは欧文，あるいは数字・ギリシア文字のみの索引にあたるのではなく，三者の索引を検索されたい．

和文索引

■ あ
アシドーシス ………………… 54
アドレノモジュリン ………… 22
アニオンギャップ …………… 56
アポトーシス ………………… 155
――の関与 …………………… 155
アリストロキア酸 …… 252，253
アルカリ血症 ………………… 54
アルカローシス ……………… 54
アルドステロン ……………… 159
アレルギー性膀胱炎 ………… 269
アンギオテンシン I（AT-I） … 22
アンギオテンシン II（AT）… 22，160
アンギオテンシン変換酵素阻害薬
（ACEI） …………………… 254
アンモニウムイオン ………… 56

■ い
移植腎生着率 ………………… 137
移植片対宿主病（GVHD） …… 217
異所性尿管瘤 ………………… 259
一側性 UPJ 狭窄 …………… 260
遺伝カウンセリング ………… 98
遺伝性塩類喪失性尿細管機能異常
症 ………………………… 242
遺伝性腎疾患 ………… 98，101
――の原因遺伝子 …………… 102
遺伝性低マグネシウム血症 … 245
イヌリンクリアランス（Cin） 18，66
いぼ状〈有刺赤血球〉 ……… 30

■ う
ウリカーゼ …………………… 39
運動後の AKI ………………… 235
運動制限 ……………………… 115
運動リハビリテーション …… 123

■ え
エクリズマブ ………………… 207
壊死性血管炎 ………………… 201
エリスロポエチン ……… 23，303
エルシニア …………………… 250
遠位尿細管性アシドーシス（dRTA）
………………………………… 236
――の病型分類 ……………… 79
塩化アンモニウム負荷試験 …… 78
円錐角膜 ………………… 28，219
エンテロコッカス …………… 255
エンドキサン® ……………… 193
――パルス療法 ……………… 198
エンドセリン ………………… 22

■ お
黄色肉芽腫様腎盂腎炎 ……… 268
オステオポンチン …………… 319
オーバーフロー ……………… 33
オルトトルイジン法 ………… 28

■ か
外陰炎 …………………… 34，266
可逆性皮質下血管性脳浮腫（PRES）
………………………………… 168
角膜石灰化 …………………… 28
火山型〈尿管開口部〉 ……… 263
家族性イミノグリシン尿症 … 228
家族性若年性高尿酸性腎症 … 247
家族性低マグネシウム血症 … 245
学校検尿 ……………………… 141
学校生活 ……………………… 305
活性酸素尿細管障害 ………… 235
活動性病変 …………………… 211
ガドリニウム（Gd）造影剤 … 93
カプトプリル ………………… 315

カプトリル® ………………… 83
――負荷試験 ………………… 83
――負荷レノグラム ………… 89
カプトリル -R® ……………… 315
下部尿路感染症 ……………… 258
仮面高血圧 …………………… 307
カリウム（K） ……………… 42
カリクレイン ………………… 22
顆粒球減少症 ………………… 193
カルシウム結石 ……………… 318
カルシウム制限試験 ………… 83
カルシウム負荷試験 ………… 83
感音難聴 ……………………… 219
寛解 …………………………… 186
管外性細胞増殖 ……………… 200
間欠的腹膜透析（IPD） ……… 130
間在細胞 ……………………… 17
間質性腎炎 …………… 159，297
間質性膀胱炎 ………………… 269
眼症状 ………………………… 27
――を呈する腎疾患 ………… 28
眼振 …………………………… 28
関節リウマチ（RA） 208，214，215
感染関連糸球体腎炎（IRGN） … 168
管内増殖性糸球体腎炎 ……… 169
肝嚢胞 ………………………… 277

■ き
起因菌 ………………………… 255
器質的排尿異常 ………… 37，289
――と機能的排尿異常の鑑別
………………………………… 291
気腫様腎盂腎炎 ……………… 270
偽性低アルドステロン症 I 型，II
型 ………………………… 243
偽性低ナトリウム血症 ……… 42

キニン ・・・・・・・・・・・・・・・・・・ 22
機能的排尿異常 ・・・・・・・・・・・・ 37
　　　──症 ・・・・・・・・・・・・・・・・ 289
逆流防止機構 ・・・・・・・・・・・・・・ 260
逆行性尿道造影 ・・・・・・・・・・・・ 87
ギャップ結合 ・・・・・・・・・・・・・・ 15
弓状静脈 ・・・・・・・・・・・・・・・・・・ 10
弓状動脈 ・・・・・・・・・・・・・・・・・・ 10
急性糸球体腎炎 ・・・・・・・・・・・・ 168
急性出血性膀胱炎 ・・・・・・・・・・ 268
急性腎炎症候群 ・・・・・・ 111, 168
急性腎障害（AKI） ・・・・・・・・ 295
急性腎障害間質性腎炎 ・・・・・・ 253
急性腎不全（ARF） ・・・・・・・・ 295
急性巣状細菌性腎炎 ・・・・・・・・ 267
急性尿細管壊死 ・・・・・・・・・・・・ 253
急性脳症 ・・・・・・・・・・・・・・・・・・ 206
急速進行性糸球体腎炎（RPGN）
　　・・・・・・・・・・・・・・・・・・・・・・・・ 199
競技場型〈尿管開口部〉 ・・・・ 263
橋底部髄鞘崩壊症（CPM） ・・ 123
巨大胎盤 ・・・・・・・・・・・・・・・・・・ 183
巨大膀胱尿管症候群 ・・・・・・・・ 260
虚脱性糸球体症 ・・・・・・・・・・・・ 225
近位尿細管細胞 ・・・・・・・・・・・・ 16
近位尿細管性アシドーシス（pRTA）
　　・・・・・・・・・・・・・・・・・・・・・・・・ 236

く
空気塞栓 ・・・・・・・・・・・・・・・・・・ 134
クリアランス（C） ・・・・・・・・ 18
くる病 ・・・・・・・・・・・・・・・・・・・・ 27
クレアチニン ・・・・・・・・・・・・・・ 38
クレアチニンクリアランス（Ccr）
　　・・・・・・・・・・・・・・・・・・・ 18, 65
クレブシエラ ・・・・・・・・・・・・・・ 255
グレープフルーツ ・・・・・・・・・・ 193
クロニジン ・・・・・・・・・・・・・・・・ 315
クロライドチャネル ・・・・・・・・ 232
クロール（Cl） ・・・・・・・・・・・・ 43

け
形質転換（EMT） ・・・・・・・ 4, 15
軽症高血圧 ・・・・・・・・・・・・・・・・ 317
経尿道的尿管砕石術（TUL） ・・ 320
経皮的腎砕石術（PNL） ・・・・ 320
血液透析（HD） ・・・・・・・・・・・・ 131
血液尿素窒素（BUN） ・・・・・・ 38
血管内皮障害 ・・・・・・・・・・・・・・ 155
　　　──性を有する物質 ・・・・ 205
血漿交換療法 ・・・・・・ 198, 200, 203
血漿レニン活性（PRA） ・・・・ 82
血清クレアチニン値（Scr） ・・ 66
血清クレアチニンの基準値 ・・ 38
血清尿酸の基準値 ・・・・・・・・・・ 39
結節性硬化症（TSC） ・・・・・・ 278
結節性動脈周囲炎 ・・・・・・ 214, 215
血尿 ・・・・・・・・・・・・・・・・・ 28, 30
　　　──、蛋白尿陽性 ・・・・・・ 146
原因遺伝子 ・・・・・・・・・・・・・・・・ 100
限外濾過（ECUM） ・・・・・・・・ 190
　　　──圧 ・・・・・・・・・・・・・・・・ 18
原発性巨大尿管症 ・・・・・・・・・・ 260
原発性ネフローゼ症候群 ・・・・ 187
原発性膀胱尿管逆流 ・・・・・・・・ 260
顕微鏡的血尿 ・・・・・・・・・・・・・・ 30

こ
抗 H$^+$-ATPase ・・・・・・・・・・・・ 249
抗 M2 抗体 ・・・・・・・・・・・・・・・・ 229
高カリウム血症 ・・・・・・・・・・・・ 43
高カルシウム血症 ・・・・・・・・・・ 47
高カルシウム尿 ・・・・・・・・・・・・ 230
　　　──症 ・・・・・・・ 232, 245, 249
抗カルジオリピン抗体 ・・・・・・ 212
口顔指症候群（OFD） ・・・・・・ 280
抗基底膜抗体・抗好中球細胞質抗
　体陽性腎炎 ・・・・・・・・・・・・・・ 214
高クロール血症 ・・・・・・・・・・・・ 44
高血圧 ・・・・・・・・・・・・・・・ 25, 307
　　　──の原因 ・・・・・・・・・・・・ 308
　　　──の治療 ・・・・・・・・・・・・ 313
抗原抗体複合物（IC） ・・・・・・ 154
抗好中球細胞質抗体（ANCA） ・・ 199
虹彩炎 ・・・・・・・・・・・・・・・・・・・・ 28
好酸球性膀胱炎 ・・・・・・・・・・・・ 269
抗糸球体基底膜抗体 ・・・・・・・・ 199
高脂血症（脂質異常症） ・・ 113, 159
高シュウ酸尿症 ・・・・・・・・・・・・ 318
後腎 ・・・・・・・・・・・・・・・・・・・・・・ 2
高浸透圧勾配〈腎髄質〉 ・・・・ 19
抗炭酸脱水酵素 II 抗体 ・・・・・・ 249
高蛋白食（蛋白負荷） ・・・・・・ 158
高張性低ナトリウム血症 ・・・・ 42
高ナトリウム血症 ・・・・・・・・・・ 42
高尿酸血症 ・・・・・・・・・・・・・・・・ 129
高尿酸尿症 ・・・・・・・・・・・・・・・・ 319
後部尿道弁 ・・・・・・・・・・・ 259, 284
高マグネシウム血症 ・・・・・・・・ 53
高リン血症 ・・・・・・・・・・・・・・・・ 51
抗リン脂質抗体 ・・・・・・・・・・・・ 208
骨塩定量法 ・・・・・・・・・・・・ 96, 97
骨髄移植後の腎症 ・・・・・・・・・・ 217
骨生検 ・・・・・・・・・・・・・・・・・・・・ 97
骨粗鬆症 ・・・・・・・・・・・・・・・・・・ 191
ゴルフホール型〈尿管開口部〉・・ 263
コロニー刺激因子（CSF） ・・ 155
混合性結合組織病（MCTD）
　　・・・・・・・・・・・・・・・・・・・ 213, 248

さ
細菌尿 ・・・・・・・・・・・・・・・・・・・・ 33
最大リン再吸収閾値 ・・・・・・・・ 48
サイトメガロウイルス感染 ・・ 303
細胞性免疫 ・・・・・・・・・・・・・・・・ 155
細胞膜電位 ・・・・・・・・・・・・・・・・ 42
刷子縁 ・・・・・・・・・・・・・・・・・・・・ 16
詐病 ・・・・・・・・・・・・・・・・・・・・・・ 288
サルコイドーシス ・・・・・・・・・・ 249
サルコペニア ・・・・・・・・・・・・・・ 300
酸塩基平衡 ・・・・・・・・・・・・・・・・ 54
酸血症 ・・・・・・・・・・・・・・・・・・・・ 54
三次検診〈学校検尿〉 ・・・・・・ 141

し
シアル酸 ・・・・・・・・・・・・・・・・・・ 13
鹿角結石 ・・・・・・・・・・・・・・・・・・ 319
糸球体過剰濾過 ・・・・・・・・・・・・ 157
糸球体基底膜 ・・・・・・・・・・・・・・ 12
糸球体機能 ・・・・・・・・・・・・・・・・ 18
糸球体機能検査 ・・・・・・・・・・・・ 63
糸球体係蹄 ・・・・・・・・・・・・・・・・ 12
糸球体腎炎の発症機序 ・・・・・・ 153
糸球体性蛋白尿 ・・・・・・・・・・・・ 32

糸球体内浸潤マクロファージ ・・ 155
糸球体嚢胞症 ・・・・・・・・・・・・・・ 271
糸球体肥大 ・・・・・・・・・・・・・・・・ 158
糸球体濾過率（GFR） ・・ 18, 65
　　　──の測定 ・・・・・・・・・・・・ 65
自己抗体検査 ・・・・・・・・・・・・・・ 208
シスタチン C ・・・・・・・・・・ 38, 68
シスチン血症 ・・・・・・・・・・・・・・ 228
シスチン尿症 ・・・・・・・・・・・・・・ 227
シストメトリー ・・・・・・・・・・・・ 289
持続的可動式腹膜透析（CAPD）
　　・・・・・・・・・・・・・・・・・・・・・・・・ 130
持続的血液濾過法（CAVH） ・・ 299
死体 ・・・・・・・・・・・・・・・・・・・・・・ 135
　　　──腎移植 ・・・・・・・・・・・・ 135
疾患感受性 ・・・・・・・・・・・ 208, 209
質量分析 ・・・・・・・・・・・・・・・・・・ 110
自動腹膜透析装置（APD） ・・ 130
紫斑病性腎炎 ・・・・・・・・・・ 152, 201
若年性関節リウマチ（JRA） ・・ 248
集合管 ・・・・・・・・・・・・・・・・・・・・ 15
自由水クリアランス ・・・・・・・・ 80
修正 trade-off 仮説 ・・・・・・・・・・ 52
重炭酸イオン負荷試験 ・・・・・・ 79
重炭酸排泄率（FEHCO$_3$） ・・ 74
出血性膀胱炎 ・・・・・・・・・・・・・・ 193
出血部位の推定 ・・・・・・・・・・・・ 30
腫瘍壊死因子（TNF） ・・・・・・ 155
腫瘍崩壊症候群 ・・・・・・・・ 296, 299
常染色体優性多嚢胞性腎（ADPKD）
　　・・・・・・・・・・・・・・・・・・・・・・・・ 275
常染色体劣性多嚢胞腎（ARPKD）
　　・・・・・・・・・・・・・・・・・・・・・・・・ 275
上部尿路感染症 ・・・・・・・・・・・・ 258
小葉間動脈 ・・・・・・・・・・・・・・・・ 10
食事療法 ・・・・・・・・・・・・・・・・・・ 111
腎異形成 ・・・・・・・・・・・・・・・・・・ 285
腎移植 ・・・・・・・・・・・・・・・・・・・・ 134
心因性多尿 ・・・・・・・・・・・・・・・・ 36
腎盂腎炎 ・・・・・・・・・・・・・・・・・・ 264
腎盂尿管移行部狭窄による水腎症
　　・・・・・・・・・・・・・・・・・・・ 273, 282
新規変異 ・・・・・・・・・・・・・・・・・・ 101
神経因性膀胱 ・・・・・・・・・・・・・・ 289
神経芽細胞腫 ・・・・・・・・・・・・・・ 312
腎血管性高血圧の診断 ・・・・・・ 83
腎血管造影検査 ・・・・・・・・・・・・ 93
腎血漿流量（RPF） ・・・・・・・・ 63
腎周囲膿瘍 ・・・・・・・・・・・・・・・・ 267
腎障害を有する高血圧 ・・・・・・ 316
腎症候性出血熱（重症アジア型）
　　・・・・・・・・・・・・・・・・・・・・・・・・ 215
腎症候性出血熱（スカンジナビア
　型軽症） ・・・・・・・・・・・・・・・・ 252
腎除神経術 ・・・・・・・・・・・・・・・・ 317
腎シンチグラム ・・・・・・・・・・・・ 87
腎髄質嚢胞性疾患 ・・・・・・・・・・ 280
腎生検 ・・・・・・・・・・・・・・・・・・・・ 94
腎生検施行時合併症 ・・・・・・・・ 96
腎性全身性線維症 ・・・・・・・・・・ 93
腎性低尿酸血症 ・・・・・・・・・・・・ 233
腎性糖尿 ・・・・・・・・・・・・・ 147, 227
腎性尿崩症 ・・・・・・・・・・・・ 36, 37
腎性浮腫 ・・・・・・・・・・・・・・・・・・ 24
腎石灰化 ・・・・・・・・・ 230, 232, 245
腎前性蛋白尿 ・・・・・・・・・・・・・・ 32
心臓血管病（CVD） ・・・・・・・・ 134

腎臓病検診 …… 142
　——有所見者 …… 142
　——有所見者対応 …… 142
診断〈細菌性尿路感染症〉 …… 258
　——〈二次性高血圧症〉 …… 310
腎超音波検査 …… 91
腎長径基準値 …… 92
腎低形成 …… 285
浸透圧クリアランス …… 80
浸透圧形成物質 …… 42
浸透圧利尿 …… 36
腎動脈 …… 10
腎動脈狭窄 …… 317
腎尿路形成異常（CAKUT）…… 283
　——を合併する症候群 …… 283
腎尿路結石 …… 318
　——の治療 …… 320
腎の異常と特異な顔貌 …… 28
腎囊胞と糖尿病の合併（RCDS）
　…… 281
腎膿瘍 …… 267
腎盤 …… 4
腎皮質囊胞 …… 271
心房性ナトリウム利尿ペプチド
　（ANP）…… 21

す

推算 GFR …… 67
髄質 …… 10
　——海綿腎 …… 280
　——囊胞腎（MCKD）…… 280
水腎症 …… 282
水腎水尿管症 …… 284
ステロイド抵抗性ネフローゼ症候
　群（SRNS）…… 151, 195, 198
ステロイドパルス療法
　…… 198, 203, 212
ステロイド反応性ネフローゼ症候
　群 …… 151, 185
スルホサリチル酸法 …… 32

せ

生下時 …… 7
　——の糸球体濾過率（GFR）…… 7
清潔間欠的自己導尿法（CIC）…… 293
生体腎移植 …… 135
成長障害 …… 26
成長ホルモン …… 304
生理的蛋白尿 …… 31
赤外分光高度計 …… 318
赤色尿 …… 29, 30
石灰化 …… 238
赤血球粒度分布 …… 31
セルフカテーテル …… 266
線維芽細胞 …… 159
線維性骨炎 …… 47
前腎 …… 2
全身性エリテマトーデス（SLE）
　…… 169, 208
選択的腎動脈造影 …… 94
先天性ネフローゼ症候群（CNS）
　…… 181
先天性白内障 …… 230
先天性リジン尿症 …… 228
前部虹彩炎 …… 249
線毛 …… 271

そ

造影剤腎症（CIN）…… 85
総酸排泄量 …… 56
爪膝蓋骨（形成不全）症候群 …… 220
巣状糸球体硬化症 …… 151
巣状分節性糸球体硬化症（FSGS）
　…… 175, 188, 195
増殖因子 …… 157
造腎帽子 …… 4
足細胞 …… 13
足突起 …… 13

た

体外循環血液量 …… 133
体外衝撃波砕石術（ESWL）…… 320
対向流交換系 …… 12, 21
対向流増幅系 …… 17, 20
胎児水腎症 …… 138
胎児治療の適応 …… 139
胎児の尿路系を評価 …… 138
胎児閉塞性腎疾患 …… 138
代謝性アシドーシス …… 56
代謝性アルカローシス …… 57
帯状角膜変性症 …… 28, 238
大腸菌 …… 255
代理（身代わり）Münchhausen 症候
　群 …… 288
脱毛 …… 193
多尿 …… 36
多囊胞腎 …… 274
多囊胞性異形成腎 …… 260, 271
多発性筋炎 …… 208
単純性腎囊胞 …… 271
蛋白制限食 …… 114
蛋白尿 …… 31, 159
蛋白尿のみ陽性 …… 145

ち

チアノーゼ腎症 …… 216
蓄尿異常 …… 291
緻密斑 …… 18
中腎 …… 2
中腎管 …… 2
中腎小体 …… 2
中枢性尿崩症 …… 36
中性リン酸負荷試験 …… 78
超音波検査 …… 140
腸管出血性大腸菌 …… 203
　——感染症 …… 251
聴力障害 …… 27
直血管 …… 10
直接小葉間静脈 …… 10
治療〈尿路感染症〉 …… 265

て

低カリウム血症 …… 42
低カルシウム血症 …… 46
低クロール血症 …… 43
低出生体重児 …… 5, 152
ディップスライド法 …… 62
低ナトリウム血症 …… 40, 42
低補体血症 …… 175, 176
低マグネシウム血症 …… 53
低リン血症 …… 48
低リン血症性くる病 …… 228
低レニン性低アルドステロン症
　…… 45

デオキシリボヌクレアーゼ I …… 208
テオフィリン …… 301
滴定酸 …… 56
出口部感染 …… 132
テトラブロムフェノールブルー
　…… 32

と

等浸透圧性水再吸収 …… 19
透析器 …… 133
透析不均衡症候群 …… 134
透析療法 …… 129
糖尿 …… 34
特発性高カルシウム尿症 …… 247
特発性乳児高カルシウム血症 …… 48
特発性尿細管蛋白尿症 …… 232
特発性ネフローゼ症候群 …… 185
ドナー不足 …… 134
トロンボキサン …… 22
トンネル感染 …… 132

な

内因性クレアチニンクリアランス
　（Ccr）…… 66
ナッツクラッカー（nutcracker）現象
　…… 92
ナトリウム（Na）…… 40
ナトリウム排泄率（FENa）…… 69
難聴 …… 236

に

二次検診〈学校検尿〉 …… 141
二次性高カルシウム尿症 …… 247
二次性ネフローゼ症候群 …… 187
二次性副甲状腺機能亢進症 …… 304
ニフェジピン …… 314
日本腎臓移植ネットワーク …… 136
乳児ネフローゼ症候群 …… 182
乳頭 …… 15, 17
乳頭管 …… 17
乳幼児腎検診 …… 140
尿簡易培養法 …… 62
尿管芽 …… 4
尿希釈試験 …… 80
尿検査 …… 58
尿細管間質性腎症（TIN）…… 248
尿細管機能 …… 18
　——検査 …… 69
尿細管最大リン再吸収閾値（TmP/
　GFR）…… 77
尿細管細胞形質転換 …… 159
尿細管細胞の線維芽細胞への形質
　転換と増殖 …… 159
尿細管性アシドーシス（RTA）…… 236
尿細管性蛋白尿 …… 32
尿細管ブドウ糖再吸収極量（TmG）
　…… 75
尿細管リン再吸収率（%TRP）…… 77
尿酸 …… 38, 39
尿酸アンモニウム結石 …… 297, 319
尿酸クリアランス（CUA）…… 76
尿酸クリアランス/クレアチニン
　クリアランス比（CUA/Ccr）…… 76
尿酸結石 …… 319
尿酸性化能 …… 78
尿酸分解酵素 …… 39
　——製剤 …… 298

尿試験紙検査 …………………… 62
尿素 ……………………………… 17
尿中アンモニアの測定 ………… 79
尿中クエン酸排泄 ……………… 82
尿中結晶の形態 ………………… 58
尿中尿酸排泄量 ………………… 76
尿沈渣 ……………………… 28，58
尿毒症 …………………………… 26
──の臨床検査 ……………… 26
尿の蛋白／クレアチニン比 …… 60
尿培養 ……………………… 34，61
尿保存法 ………………………… 63
尿流のセンサー ………………… 276
尿路感染症 ………………… 34，255
尿路感染成立機序 ……………… 257

ね
ネオーラル® …………………… 193
ネフローゼ症候群 ………… 113，181
ネフロン ………………………… 15
──瘻 ………………………… 221
年齢による陽性率に差 ………… 141
年齢別基準値〈腎長径〉 ……… 92

の
脳死腎移植 ……………………… 135
脳性塩類喪失症候群 …………… 41
脳性ナトリウム利尿ペプチド
（BNP） ……………………… 21
脳動脈瘤 ………………………… 277
能動輸送 ………………………… 19
膿尿 ……………………………… 33

は
肺炎球菌感染症に発症する HUS
 ………………………………… 203
バイオインフォマティクスの利用
 ………………………………… 109
敗血症 …………………………… 295
肺出血と腎炎を合併 …………… 215
排泄性尿路造影（IVP） ……… 84
排泄率 …………………………… 69
排尿異常 …………………… 37，289
排尿回数 ………………………… 37
排尿時膀胱造影（VCG） ……… 85
排尿中枢 …………………… 9，290
排尿調節機構 …………………… 290
白衣高血圧 ……………………… 307
白内障 …………………………… 28
白血球尿 …………………… 33，147
白血球破壊性血管炎 …………… 201
馬蹄型〈尿管開口部〉 ………… 263
パラアミノ馬尿酸クリアランス
（PAH） …………………… 63
半月体形成 ……………………… 200
半月体形成性糸球体腎炎 ……… 199

ひ
非 IgA 腎症 …………………… 175
皮質 ……………………………… 10
微少血尿 ………………………… 28
微小変化型ネフローゼ症候群
（MCNS） …………………… 186
ビタミン D パルス療法 ……… 305
ヒドララジン …………………… 314
菲薄基底膜病 …………………… 220
皮膚筋炎 ………………………… 208

被覆性腹膜硬化症 ………… 131，132
肥満関連性腎症 ………………… 216
びまん性メサンギウム硬化症
（DMS） ……………………… 184
ピラジナミド ……………… 76，233
──抑制試験 ………………… 76
貧血 ……………………………… 300

ふ
部位診断 ………………………… 258
フィンランド型ネフローゼ症候群
 ………………………………… 182
副甲状腺摘出術 ………………… 305
腹膜透析（PD） ……………… 129
腹膜平衡試験（PET） ………… 131
浮腫 ……………………………… 24
プルーンベリー症候群 ………… 260
フレイル ………………………… 300
ブレディニン® ………………… 193
プレドニン® …………………… 193
フロセミド負荷試験 …………… 83
プロテウス ……………………… 255
プロテオグリカン ……………… 15
プロベネシド …………………… 233
──試験 ……………………… 76
分子生物学的検査法 …………… 98

へ
閉塞性腎疾患 …………………… 282
ヘモグロビン尿 ………………… 29
ベルタン柱 ……………………… 10
ベロ毒素（VT） ……………… 203
変異 ……………………………… 100
変異性蛋白の機能評価 ………… 108
変形赤血球 ……………………… 30

ほ
膀胱内圧曲線 …………………… 289
膀胱内尿管 ……………………… 260
膀胱尿管移行部狭窄 …………… 284
──による水腎水尿管症 …… 284
膀胱尿管逆流（VUR） ………… 259
──における尿管開口部の形態
 ………………………………… 263
──の重症度分類 …………… 264
膀胱粘膜下尿管 ………………… 260
膀胱容量 ………………………… 37
傍糸球体装置（JGA） ………… 18
放射線腎症 ……………………… 217
乏尿 ……………………………… 35
──の鑑別 …………………… 296
傍尿管口憩室 …………………… 263
ポドサイト病 …………………… 153

ま
膜性腎症 ………………………… 152
膜性増殖性糸球体腎炎（MPGN）
 …………………………… 151，175
マグネシウム（Mg） ………… 53
マクロファージ ………………… 200
慢性間質性腎炎 ………………… 253
慢性甲状腺炎 …………………… 215
慢性糸球体腎炎 ………………… 170
慢性腎炎 ………………………… 112
慢性腎虚血 ……………………… 161
慢性腎疾患の成人への移行 …… 148
慢性腎臓病（CKD） …………… 148

慢性腎不全（CRF） ‥ 114，300，304
──への進展機序 …………… 157
慢性病変 ………………………… 211

み
ミオクローヌスてんかん〈MERRF〉
 ………………………………… 223
ミオグロビン尿 ………………… 29
ミコフェノール酸モフェチル … 193
水制限試験 ……………………… 80
水チャネル ……………………… 240
ミトコンドリア異常症 ………… 223
ミノサイクリン …………… 123，256

む
無虹彩症 ………………………… 28
無症候性血尿 …………………… 170
無症候性細菌尿 ………………… 269
無症候性蛋白尿 …………… 170，171

め・も
メサンギウム …………………… 12
──運河 …………………… 15，155
──基質 ……………………… 15
──細胞 …………………… 15，157
──増殖 ……………………… 172
──増殖性糸球体腎炎 ……… 175
メラニン結石 …………………… 319
メラミン ………………………… 254
免疫複合体 ……………………… 154
免疫抑制薬使用の予防接種 …… 162
網膜色素変性 …………………… 28

や・ゆ
夜尿症 …………………………… 292
有棘赤血球 ……………………… 30
輸入細動脈 ……………………… 10

よ
ヨウ化ヒプル酸ナトリウム …… 65
葉間動脈 ………………………… 10
溶血性尿毒症症候群（HUS） … 203
溶質利尿 ………………………… 36
溶連菌感染後急性糸球体腎炎
（PSAGN） …………………… 168
予防接種の時期 ………………… 162
予防接種の接種方針 …………… 163

ら
ラスブリカーゼ ………………… 298
ラミニン I ……………………… 217
ラミニン II ……………………… 217

り
リジン吸収不全症 ……………… 228
リジン尿性蛋白不耐症 ………… 228
リツキシマブ ……… 193，198，213
利尿レノグラム ………………… 88
リポ蛋白糸球体症 ……………… 223
硫酸ナトリウム負荷試験 ……… 79
良性家族性血尿 …………… 151，220
両側性 UPJ 狭窄 ……………… 260
緑内障 …………………………… 28
リン（P） ……………………… 48

る
ループス腎炎 ……………… 152，207

——の分類 ······· 210

れ
レニン ··················· 18

レニン産生腫瘍 ········· 312
レノグラフイー ········· 282
レノグラム ·············· 87
レノシンチグラム ········ 87

ろ
濾過機能 ················· 18

欧文索引

A
abdominal compartment syndrome
··················· 296
ABO 血液型 ············· 136
acanthocyte ············· 30
ACE-I/ARB fetopathy 254, 286
acid-bace balance ········ 54
acute focal bacterial nephritis ··· 267
acute glomerulonephritis ··· 168
acute hemorrhagic cystitis ··· 268
acute lobar nephronia ··· 267
acute phosphate nephropathy ··· 52
ADAMTS13 ············· 205
ADH ··················· 240
ADH 不適切分泌症候群（SIADH）
··················· 41
adipsin ················· 178
ADPKD（autosomal dominant
polycystic kidney disease）··· 275
AKI（acute kidney injury）··· 295
——原因 ················· 296
allergic cystitis ········· 269
Alport 症候群 152, 156, 217
——（感音）難聴 ········· 217
Alström 症候群 ········· 281
AMRF（Action myoclonus-renal
failure syndrome）····· 225
anasarca ··············· 190
ANCA（anti-neutrophil cytoplasmic
antibodies）········· 199
——関連腎炎 ············· 200
angiokeratoma corporis diffusum · 225
angiomyolipoma ········· 278
annexin II ············· 208
ANP（atrial natriuretic peptide）··· 21
antimicrobial peptide ····· 257
APD（automated PD）··· 130
apocynin ··············· 189
AQP-CD〈aquaporin CD〉··· 240
ARC syndrome 106, 229
ARF（acute renal failure）··· 295
ARPKD（autosomal recessive poly-
cystic kidney disease）··· 275
asymptomatic bacteriuria ··· 269
asymptomatic hematuria ··· 170
asymptomatic proteinuria ··· 171
AT ···················· 160
AT-I ··················· 22
atubular glomeruli ······· 159
atypical HUS ··········· 204
atypical MPGN ········· 176
AUC$_{0～4hr}$ ············· 193
autosomal-dominant familial hematu-
ria with retinal arteriolar tortuosity
and contractures ······· 171
autosomal dominant intersitial kidney
disease ··············· 248

autosomal recessive renal tubular
dysgenesis ··········· 285

B
bacteriuria ············· 33
Bartter 症候群 ········· 242
BBS（Bardet-Biedl syndrome, Bardet-
Biedl 症候群）····· 29, 281
——蛋白 ··············· 281
benign familial hematuria ··· 220
bioinformatics ········· 109
BK ウイルス ··········· 268
blush-like" pattern ····· 280
BNP（brain natriuretic peptide）··· 21
bouquet-of-flowers ····· 280
BOR（branchio-oto-renal）syndrome
··················· 286
Bowman ··············· 12
bud theory ······· 262, 263
BUN（blood urea nitrogen）··· 38
bunch-of-grapes ········ 280

C
C ···················· 18
C1q 腎症 ·············· 225
C3 腎症 ··············· 176
C3bBb ················· 176
C3G（C3 glomerulopathies）··· 178
C3NeF（C3 nephritic factor）··· 176
C5NeF（C5 nephritic factor）··· 178
Ca ···················· 44
Ca^{2+} permeable cation channel ··· 277
CAKUT（congenital abnormalities of
the kidney and urinary tract）
······· 255, 282, 283, 285, 287
calcineurin inhibitor ····· 137
calcitonin ············· 21
CAPD（continuous ambulatory PD）
··················· 130
——合併症 ········· 131, 132
Caroli 病 ············· 275
Ca sensing receptor 101, 318
CASR（calcium-sensing-receptor）
··················· 104
catch up growth ········ 134
CAVH（continuous arteriovenous
hemofiltration）······· 299
CCO（cytochrome c oxidase）部分欠
損症 ················· 224
CCPD（continuous cyclic PD）··· 130
Ccr ············· 18, 65, 66
CD19 陽性 CD5 陽性 B 細胞 ··· 173
cDNA（complementary DNA）··· 99
——library ············· 99
cellular crescent ········ 200
children and youth with special health
care needs ··········· 151
Chinese-herb nephropathy ··· 253

chloride-shunt 症候群 ··· 244
chronic glomerulonephritis ··· 170
Chvostek 徴候 ········· 47
CIC（clean intermittent catheteriza-
tion）··············· 293
ciliopathy ········· 221, 274
Cin ················· 18, 66
CIN（contrast induced nephropathy）
··················· 85
CKD（chronic kidney disease）
··········· 68, 70, 71, 148
CKD-mineral and bone disorder ·· 304
Cl ···················· 43
CLCN5 ················· 230
CLIC 5（chloride intracellular channel
protein 5）··········· 14
CNS（congenital nephrotic syndrome）
··················· 181
CO$_2$ content ··········· 74
cobalamin C disorde ····· 203
Cockayne 症候群 ··· 29, 223
Cogan 症候群 ········· 221
collapsing glomerulopathy ··· 13, 180
coloboma ··············· 27
colony-stimulating factor-1 ··· 212
column of Bertin ······· 10
complement factor H-related protein 5
nephropathy ········· 225
condensation ··········· 4
congenital mesoblastic nephroma 312
COQ2 nephropathy ····· 225
corin ················· 25
cortex ················· 10
CPM（central pontine myelinolysis）
··················· 123
crescent ··············· 200
crescentic glomerulonephrtis ··· 199
CRF（chronic renal failure）··· 300
critical care nephrology ··· 295
CSF（colony-stimulating factor）··· 155
CSWS ················· 41
CT 検査 ··············· 91
CUA ················· 76
CUA/Ccr ··············· 76
cubilin ················· 19
CVD（cardiovascular disease）··· 134
cyanotic nephropathy ··· 216
cystatin C ············· 38
cystinosis ············· 228
cystinuria ············· 227

D
DCD（donation after cardiac death）
··················· 135
DDAVP 負荷試験 ········· 80
degalactosylated IgA1 ··· 173
deletion ··············· 100
de novo mutation ······· 101

dense deposit ・・・・・・・・・・・・・・・・・・・ 176
Dent 病 ・・・・・・・・・・・・・ 152, 230, 232
dialysis disequilibrium syndrome ・ 134
dip and read ・・・・・・・・・・・・・・・・・・・ 58
DMH(diffuse mesangial hyperplasia)
・・・・・・・・・・・・・・・・・・・・・・・・・・・・・ 188
DMP(diffuse mesangial proliferative)
glomerulonephritis ・・・・・・・・・・ 188
DMS(diffuse mesangial sclerosis)
・・・・・・・・・・・・・・・・・・・・・・・・・・・・・ 184
DNA マイクロアレイ ・・・・・・・・・・・ 99
Dobrin 症候群 ・・・・・・・・・・・・・・・・・ 249
DOHaD ・・・・・・・・・・・・・・・・・・・・・・・ 152
double contour ・・・・・・・・・・・・・・・・・ 176
Drash 症候群 ・・・・・・・・・・・・・・・・・・ 185
dRTA ・・・・・・・・・・・・・・・・・・・・・・・・・ 236
DSA(digital subtraction angiography)
・・・・・・・・・・・・・・・・・・・・・・・・・・・・・・ 94
Dual energy CT ・・・・・・・・・・・・・・・・ 319
ducts of Bellini ・・・・・・・・・・・・・・・・・ 15
DWFG(death with a functioning
graft) ・・・・・・・・・・・・・・・・・・・・・・ 137
DXA(dual energy X-ray absorptiom-
etry) ・・・・・・・・・・・・・・・・・・・・・・・ 97
dynamic study ・・・・・・・・・・・・・・・・・・ 91
dysmorphic erythrocyte ・・・・・・・・・ 30
dysplastic kidney ・・・・・・・・・・・・・・・ 285
dysuria ・・・・・・・・・・・・・・・・・・・・・・・・ 37

E

EAST(epilepsy, ataxia, sensorineu-
ral deafness and tubulopathy)
syndrome ・・・・・・・・・・・・・・・・・・ 246
eculizumab ・・・・・・・・・・・・・・・・・・・・ 207
ECUM(extracorporeal ultrafiltration
method) ・・・・・・・・・・・・・・・・・・・ 190
eGFR ・・・・・・・・・・・・・・・・・・・・・・・・・ 67
emphysematous pyelonephritis ・・・ 270
EMT(epithelia mesenchymal transi-
tion) ・・・・・・・・・・・・・・・・ 3, 4, 159
ENaC(amiloride-sensitive sodium
channel) ・・・・・・・・・・・・・ 246, 247
endocapillary proliferative glomerulo-
nephritis ・・・・・・・・・・・・・・・・・・ 169
endothelin-1 ・・・・・・・・・・・・・・・・・・ 253
eosinophilic cystitis ・・・・・・・・・・・・ 269
epigenetics ・・・・・・・・・・・・・・・・・・・ 109
EPO(erythropoietin) ・・・・・ 23, 303
Epstein 症候群 ・・・・・・・・・・・・・・・・ 220
Escherichia coli ・・・・・・・・・・・・・・・ 204
ESWL(extracorporeal shock wave
lithotripsy) ・・・・・・・・・・・・・・・ 320
exercise-associated hyponatremia ・・ 41
exosome ・・・・・・・・・・・・・・・・・・・・・・ 63
exotoxin ・・・・・・・・・・・・・・・・・・・・・・ 203

F

Fabry 病 ・・・・・・・・・・・・・・・・・・・・・ 225
facial inversion ・・・・・・・・・・・・・・・・ 29
factor D ・・・・・・・・・・・・・・・・・・・・・ 178
factor H ・・・・・・・・・・・・・・・・・・・・・ 204
familial hypokalemia-hypomagnese-
mia syndrome ・・・・・・・・・・・・・ 243
familial juvenile hyperuricemic
nephropathy ・・・・・・・・・・・・・・ 247
familial TTP ・・・・・・・・・・・・・・・・・・ 205
familial tumoral calcinosis ・・・・・・・ 52

Fanconi 症候群 ・・・・・・・・・・・・・・・・ 228
Fanconi-Bickel 症候群 ・・・・・・・・・・ 227
Fechtner 症候群 ・・・・・・・・・・・・・・・ 220
FEHCO₃(fractional excretion of bicar-
bonate) ・・・・・・・・・・・・・・・・・・・ 74
FENa(fractional excretion of sodium)
・・・・・・・・・・・・・・・・・・・・・・・・・・・・・ 69
FGF23(fibroblast growth factor23)
・・・・・・・・・・・・・・・・・ 48, 49, 50, 51
FHHNC(familial hypomagnesemia
with hypercalciuria and nephrocal-
cinosis) ・・・・・・・・・・・・・・・・・・・ 245
fibrillary glomerulonephritis ・・・・・ 216
fibrocellular crescent ・・・・・・・・・・・ 200
fibronectin ・・・・・・・・・・・・・・・・・・・・ 226
―――― 腎症 ・・・・・・・・・・・・・・・・・ 226
fibrous crescent ・・・・・・・・・・・・・・・ 200
Finnish type nephrotic syndrome ・ 182
Fishberg 希釈試験 ・・・・・・・・・・・・・ 80
Fishberg 濃縮試験 ・・・・・・・・・・・・・ 80
foam cell ・・・・・・・・・・・・・・・・・・・・・ 219
focal global sclerosis ・・・・・・・・・・・ 188
focal segmental MPGN ・・・・・・・・・ 176
foot process ・・・・・・・・・・・・・・・・・・・ 13
―――― effacement ・・・・・・・・・・・ 181
frame shift 変異 ・・・・・・・・・・・・・・・ 100
Fraser 症候群 ・・・・・・・・・・・・・ 28, 283
fringe pattern ・・・・・・・・・・・・・・・・・ 176
FSDDN(fractional sodium delivery to
the distal nephron) ・・・・・・・・・ 81
FSGS(focal segmental glomeruloscle-
rosis) ・・・・・・・・・・・・ 175, 188, 195

G

gain in function ・・・・・・・・・・・・・・・ 101
gain of function mutation ・・・・・・・ 101
Galloway-Mowat 症候群 ・・・・・・・・ 226
Gb3(glycolipid globotriaosyl ce-
ramide) ・・・・・・・・・・・・・・・・・・・ 204
gene walking ・・・・・・・・・・・・・・・・・・ 99
genomic DNA ・・・・・・・・・・・・・・・・・ 98
Gerota's capsule ・・・・・・・・・・・・・・・ 10
GFR(glomerular filtration rate)
・・・・・・・・・・・・・・・・・・・・・ 7, 18, 65
Gitelman 症候群 ・・・・・・・・・・・・・・・ 243
glomerular type ・・・・・・・・・・・・・・・ 205
glomerulation ・・・・・・・・・・・・・・・・・ 269
glomerulocystic kidney disease ・・・ 271
glomerulotubular balance ・・・・・・・・ 8
glucosuria ・・・・・・・・・・・・・・・・・・・・ 34
GLUT2(glucose transporter 2) ・・・ 227
GLUT9(glucose transporter 9) ・・・ 234
golf-hole orifice ・・・・・・・・・・・・・・・ 263
Goodpasture 症候群 199, 200, 214
Gordon 症候群 ・・・・・・・・・・・ 244, 308
GPR4(G protein-coupled receptor 4)
・・・・・・・・・・・・・・・・・・・・・・・・・・・・・ 21
graft survival ・・・・・・・・・・・・・・・・・ 137
Gram 陰性桿菌 ・・・・・・・・・・・・・・・・ 257
granulomatosis with polyongiitis
・・・・・・・・・・・・・・・・・・・・・・・・・・・・ 214
"gt-ag" rule ・・・・・・・・・・・・・・・・・・ 100
GVHD(graft-versus-host disease)
・・・・・・・・・・・・・・・・・・・・・・・・・・・・ 217
GVHD-related glomerulonephritis
・・・・・・・・・・・・・・・・・・・・・・・・・・・・ 217

H

HANAC ・・・・・・・・・・・・・・・・・・・・・・ 220
―――― syndrome ・・・・・・・・・・・・ 218
hantavirus ・・・・・・・・・・・・・・・・・・・ 215
hantaviruses ・・・・・・・・・・・・・・・・・・ 215
Hartnup 病 ・・・・・・・・・・・・・・・・・・・ 227
HBVAN(hepatitis B virus-associated
nephropathy, HB ウイルス腎症)
・・・・・・・・・・・・・・・・・・・・・・・・・・・・ 179
HCO3⁻(重炭酸イオン)負荷試験
・・・・・・・・・・・・・・・・・・・・・・・・・・・・・ 69
HD(hemodialysis) ・・・・・・・・・・・・ 131
HDR(hypoparathyroidism, deaf-
ness, and renal dysplasia) syn-
drome ・・・・・・・・・・・・・・・ 47, 107
hematuria ・・・・・・・・・・・・・・・・・・・・ 28
heme oxygenase-1 ・・・・・・・・・・・・・ 253
hemorrhagic fever with renal syn-
drome ・・・・・・・・・・・・・・・ 215, 252
Henderson-Hasselbalch の式 ・・・・・ 54
Henle 係蹄 ・・・・・・・・・・・・・・・・・・・ 10
HH syndrome(hyponatremic hyper-
tensive syndrome) ・・・・・・・・・ 311
Hinman 症候群 ・・・・・・・・・・・・・・・・ 263
HIT(heparin-induced thrombocytope-
nia) ・・・・・・・・・・・・・・・・・・・・・・ 301
HIVAN(human immunodeficiency
virus-associated nephropathy) ・ 180
HLA 検査 ・・・・・・・・・・・・・・・・・・・・ 137
HNF-1 α ・・・・・・・・・・・・・・・・・・・・・ 233
HNF-1 β ・・・・・・・・・・・・・・・・・・・・・ 281
horseshoe orifice ・・・・・・・・・・・・・・ 263
hospital acquired(または induced)
hyponatremia ・・・・・・・・・・・・・・ 40
HSPN(Henoch-Schönlein purpura
nephritis、Henoch-Schönlein 紫斑
病性腎炎) ・・・・・・・・・・・・・・・・・ 201
hump ・・・・・・・・・・・・・・・・・・・・・・・・ 169
hungry bone syndrome ・・・・・・・・・ 49
HUS(hemolytic uremic syndrome)
・・・・・・・・・・・・・・・・・・・・・・・・・・・・ 203
Hutch diverticulum ・・・・・・・・・・・・ 263
HVA(homovanilic acid) ・・・・・・・・ 312
hydronephrosis ・・・・・・・・・・・・・・・・ 282
hydroureteronephrosis due to VU
junction stenosis ・・・・・・・・・・・ 284
hyperoxaluria ・・・・・・・・・・・・・・・・・ 318
hypertension ・・・・・・・・・・・・・・・・・・ 307
hypoplastic kidney ・・・・・・・・・・・・・ 285
hypoxia-inducible transcription factor
・・・・・・・・・・・・・・・・・・・・・・・・・・・・・ 18

I

IC(immune complex) ・・・・・・・・・・ 154
idiogenic osmoles ・・・・・・・・・・・・・・ 42
idiopathic hypercalciuria ・・・・・・・・ 247
IgA 腎症 ・・・・・・・・・・・ 151, 155, 172
IgA 沈着を伴う急性糸球体腎炎
(IgA-dominant postinfectious
glomerulonephritis) ・・・・・・・・ 168
IgA vasculitis(IgA 血管炎) ・・・・・・ 201
IGF-I(insulin-like growth factor-I)
・・・・・・・・・・・・・・・・・・・・・・・・・・・・ 157
IgG4 関連疾患 ・・・・・・・・・・・・・・・・ 250
IL-13 ・・・・・・・・・・・・・・・・・・・・・・・・ 188
iliac horn ・・・・・・・・・・・・・・・・・・・・ 221
immunotactoid glomerulopathy ・・・ 216

infantile nephrotic syndrome ······· 182
infantile sialic acid storage disease
　 ······································· 185
in silico 解析 ····························· 98
intercalated cell ··························· 17
interferon regulatory factor 5 ····· 208
IFN-β（interferon-β）··············· 155
interstitial cystitis ····················· 269
interstitial nephritis ··················· 251
intrarenal reflux ······················· 265
intra-vesical ureter ··················· 260
Inutest® ·································· 67
"inverse" smile ······················· 269
inverted formin 2 ············· 102，195
in vitro 解析 ····························· 98
in vivo 解析 ····························· 98
IPD（intermittent PD）··············· 130
iPS 細胞 ································· 99
IRGN（infection related glomerulone-
　 phritis）································ 168
IVP（intravenous pyelography）····· 84
IV 型コラーゲン ················ 13，217

J

JGA（juxtaglomerular apparatus）··· 18
Joubert 症候群 ························· 221
JRA（juvenile rheumatoid arthritis）
　 ······································· 248
juxtaglomerular cell tumor, pericy-
　 toma ·································· 312

K

K ··· 42
Kabuki 症候群 ·························· 29
Kallman 症候群 ························ 286
Keans-Sayre 症候群 ·················· 224
KIM-1 ···································· 59
kinin ····································· 22
Klotho 遺伝子 ·························· 23
KUB（kidney, ureter, bladder）····· 84

L

lamellation ····························· 219
laminin ··································· 13
Laurence-Moon-Biedl 症候群 ······ 28
LDH 分画 ······························ 258
LDL apheresis ························· 198
Lenarduzzi Cacchi-Ricci 病 ········· 280
Lester 徴候 ····························· 221
leukocyturia ····························· 33
L-FABP（liver-type fatty acid binding
　 protein）································ 59
Liddle 症候群 ·················· 246，308
LIMP-2（lysosomal integral membrane
　 protein type 2）······················ 225
lipoperoxidase product ··············· 206
lipoprotein glomerulopathy ········· 223
lipoprotein thrombi ··················· 223
LMX1B ································ 220
long delayed film ······················ 85
loss of function mutation ············ 101
Lowe 症候群（oculocerebrorenal
　 syndrome of Lowe, OCRL）······ 230
lupus nephritis ························· 207
lyonization ····························· 231

M

macula densa ···························· 18
mammalian target of rapamycin
　 inhibitor ······················· 137，279
masked hypertension ·················· 307
mass spectrometry ···················· 110
MBPS（Munchausen by proxy
　 syndrome）···························· 288
MCKD（medullary cystic kidney
　 disease）······························ 280
MCNS（minimal change nephrotic
　 syndrome）···························· 186
mCRP（modified CRP）··············· 249
MCTD（mixed connective tissue
　 disease）························ 213，248
mechanosensor ·········· 13，275，276
meckelin ································ 278
Meckel 症候群 ························· 278
medullary sponge kidney ············ 280
medulld ································· 10
megalin ·································· 19
melamine ······························ 254
MEPE（matrix extracellular phospho-
　 glycoprotein）························· 49
mercaptoacetyltriglycine ·············· 65
MERRF ································· 223
mesangial hypercellularity ··········· 188
mesangial interposition ··············· 176
mesangial proliferative glomerulone-
　 phritis ································· 175
mesangiolysis ·························· 217
mesonephros ···························· 2
MET（mesenchymal-epithelial
　 transition）···················· 3，4，159
metanephros ····························· 2
Mg ······································ 53
microdissection ························· 99
microglia-macrophage ················ 123
micropinocytosis ························ 33
mid-facial dysplasia ···················· 29
missense 変異 ·························· 100
mitochondrial cytopathy ············· 223
mitotic segregation ···················· 223
MN（membranous nephropathy）··· 178
MODY（maturity-onset diabetes
　 mellitus of the young）············· 281
MODY5 ································· 281
mono-symptomatic form ············· 201
moth-eaten appearance ··············· 221
MPGN（membranoproliferative
　 glomerulonephritis）················ 175
MRI 検査（magnetic resonance
　 imaging 検査）························· 93
mRNA（messenger RNA）············ 99
multicystic dysplasia ·················· 271
multicystic dysplastic kidney ········ 271
multinucleated podocytes ············ 229
mutation ································ 100
MYH9 異常症 ························· 220

N

Na ······································ 40
Na+/glucose cotransporter ··········· 227
NAG（N-acetyl-β-glucosaminidase）
　 ··· 33
nail-patella syndrome ················· 220

NAPlr（nephritis-associated plasmin
　 receptor）···························· 168
Natzelson ガス分析装置 ·············· 74
nephrocalcinosis ························ 85
nephrocystin ··························· 221
nephrogenic syndrome of inappropri-
　 ate antidiuresis ····················· 241
nephrogenic systemic fibrosis
　 ·································· 93，305
nephrogenic zone ······················· 7
nephron ································· 15
nephronophthisis ····················· 221
nephropathia epidemica ·············· 252
nephrotic syndrome ··················· 181
NFt（nephritic factor of the terminal
　 pathway）···························· 176
NGAL（neutrophil gelatinase associ-
　 ated lipocalin）························ 59
NHERF1（Na/H exchager regulatory
　 factor 1 遺伝子）····················· 49
nidogen ·································· 13
NO（nitric oxide）······················ 18
non-dipper の腎性機序 ··············· 307
nonmuscle myosin heavy chain IIA
　 syndrome ···························· 220
nonsense 変異 ························· 100
NPD（nightly PD）····················· 130
nutcracker 現象 ················ 145，171

O

obesity-related kidney disease ······· 216
obstructive uropathy ·················· 282
Ochoa 症候群 ··················· 29，269
OCRL（oculocerebrorenal syndrome
　 of Lowe, Lowe 症候群）········· 230
OCRL-1 ······························ 230
ODS（osmotic demyelination syn-
　 drome）······························ 123
ODF ···································· 280
oligo DNA ······························· 99
oligomeganephronia ·················· 221
oligomephronic hypoplasia ·········· 222
oliguria ·································· 35
OFD（oral-facial-digital）syndrome
　 ······································· 280
overfill mechanism ····················· 25
Oxford 分類 ···························· 173

P・Q

P ·· 48
PAH（paraamino hippuric acid）····· 63
parathyroid hormone ··················· 77
paraureteral diverticulum ············ 263
PAX2 ·································· 286
PAX2 ······························ 5，286
PAX2 欠損症 ··························· 285
Payne の補正式 ························· 46
PCF（pediatric condition falsification）
　 ······································· 288
PCR ······························ 99，101
PD（peritoneal dialysis）·············· 129
PDGF（platelet derived growth factor）
　 ·································· 155，157
PDSR（percentage of distal tubular
　 sodium reabsorption）················ 81
Pearson 症候群 ························· 28

Pearson marrow pancreas 症候群
　　　　　　　　　　　　　　223
pericyte ⋯⋯⋯⋯⋯⋯⋯⋯⋯⋯ 18
perimacular dots and flecks ⋯⋯ 219
perirenal abscess ⋯⋯⋯⋯⋯⋯ 267
perirenal fascia ⋯⋯⋯⋯⋯⋯⋯ 10
PET（peritoneal equilibration test）
　　　　　　　　　　　　　　131
PGE_2 ⋯⋯⋯⋯⋯⋯⋯⋯⋯⋯⋯ 22
PGI_2 ⋯⋯⋯⋯⋯⋯⋯⋯⋯⋯⋯ 22
phenotypic switch ⋯⋯⋯⋯⋯⋯ 217
PHEX ⋯⋯⋯⋯⋯⋯⋯⋯⋯⋯⋯ 228
PHEX（phosphate-regulating gene
　　with homologies to endopeptidases
　　on X-chromosome）⋯⋯⋯⋯ 49
PKHD1 ⋯⋯⋯⋯⋯⋯⋯⋯⋯ 275
PL（partial lipodystrophy）⋯⋯⋯ 178
PLA_2R（phospholipase A_2 receptor）
　　　　　　　　　　　　　　179
PNE（primary nocturnal enuresis）
　　　　　　　　　　　　　　292
pneumaturia ⋯⋯⋯⋯⋯⋯⋯⋯ 270
PNL（percutaneous nephrolithotripsy）
　　　　　　　　　　　　　　320
podocalyxin ⋯⋯⋯⋯⋯⋯⋯⋯ 15
podocyte ⋯⋯⋯⋯⋯⋯⋯ 13, 153
　　──傷害 ⋯⋯⋯⋯⋯⋯⋯ 160
　　── depletion ⋯⋯⋯⋯⋯ 196
　　── transcytosis ⋯⋯ 15, 181
podocytopathy ⋯⋯⋯⋯⋯⋯⋯ 153
polycystic kidney disease ⋯⋯⋯ 274
polycystin-1 ⋯⋯⋯⋯⋯⋯⋯ 275
polycystin-2 ⋯⋯⋯⋯⋯⋯⋯ 275
polyuria ⋯⋯⋯⋯⋯⋯⋯⋯⋯ 36
post-mitotic cell ⋯⋯⋯⋯⋯⋯ 13
posterior urethral valve ⋯⋯⋯ 284
Potter 症候群 ⋯⋯⋯⋯ 7, 275, 285
PRA（plasma renin activity）⋯⋯ 82
preemptive ⋯⋯⋯⋯⋯⋯⋯⋯ 135
PRES（posterior reversible
　　encephalopathy syndrome）⋯⋯ 168
pressure necrosis ⋯⋯⋯⋯⋯⋯ 138
primary cilia ⋯⋯⋯⋯⋯⋯⋯ 271
pronephros ⋯⋯⋯⋯⋯⋯⋯⋯ 2
proteinuria ⋯⋯⋯⋯⋯⋯⋯⋯ 31
proteoglycan ⋯⋯⋯⋯⋯⋯⋯ 13
pRTA ⋯⋯⋯⋯⋯⋯⋯⋯⋯⋯ 236
PSAGN（poststreptococcal acute
　　glomerulonephritis）⋯⋯⋯⋯ 168
pseudocrescent ⋯⋯⋯⋯⋯⋯ 180
purpura ⋯⋯⋯⋯⋯⋯⋯⋯⋯ 201
Pyk2（proline-rich tyrosine kinase）
　　　　　　　　　　　　　　159
pyrogenic exotoxin B（SpeB）⋯⋯ 168
pyruvate dehydrogenase 部分欠損症
　　　　　　　　　　　　　　224
QCT（quantitative computed tomogra-
　　phy）⋯⋯⋯⋯⋯⋯⋯⋯⋯ 97

R
RA（rheumatoid arthritis）⋯⋯⋯ 215
radiation nephropathy ⋯⋯⋯⋯ 217
rasburicase ⋯⋯⋯⋯⋯⋯⋯⋯ 298
RCDS（renal cysts and diabetes
　　syndrome）⋯⋯⋯⋯⋯ 281, 286
refeeding syndrome ⋯⋯⋯⋯⋯ 51
reflux nephropathy ⋯⋯⋯⋯ 260, 265

renal abscess ⋯⋯⋯⋯⋯⋯⋯ 267
renal coloboma syndrome ⋯⋯⋯ 286
renal cortical cysts ⋯⋯⋯⋯⋯ 271
renal hypouricemia ⋯⋯⋯⋯⋯ 233
renal medullary cystic disorders ⋯ 280
renal nerve ablation ⋯⋯⋯⋯⋯ 317
renal osteodystrophy ⋯⋯⋯⋯ 304
renal-retinal dysplasia ⋯⋯⋯⋯ 221
renal sonography ⋯⋯⋯⋯⋯⋯ 91
renogram ⋯⋯⋯⋯⋯⋯⋯⋯⋯ 87
retinal drusen ⋯⋯⋯⋯⋯⋯⋯ 28
retrograde urethrography ⋯⋯⋯ 87
reverse transcription ⋯⋯⋯⋯⋯ 99
rhesus protein RhCG ⋯⋯⋯⋯⋯ 56
rickets ⋯⋯⋯⋯⋯⋯⋯⋯⋯⋯ 27
rituximab ⋯⋯⋯⋯⋯⋯ 193, 213
Robertson- 木原症候群 ⋯⋯⋯⋯ 312
RPF（renal plasma flow）⋯⋯⋯⋯ 63
RPGN（rapidly progressive glomeru-
　　lonephritis）⋯⋯⋯⋯⋯⋯⋯ 199
RTA（renal tubular acidosis）⋯⋯⋯ 236

S
Salla 病 ⋯⋯⋯⋯⋯⋯⋯⋯⋯ 185
sarcoidosis ⋯⋯⋯⋯⋯⋯⋯⋯ 249
Schwartz の推算式 ⋯⋯⋯⋯⋯ 67
Scr ⋯⋯⋯⋯⋯⋯⋯⋯⋯⋯⋯ 68
SDS ポリアクリルアミドゲル ⋯ 61
second hit theory ⋯⋯⋯⋯⋯⋯ 277
secretin ⋯⋯⋯⋯⋯⋯⋯⋯⋯ 21
Senior-Loken 症候群 ⋯⋯⋯⋯⋯ 221
SeSAME（seizures, sensorineural
　　deafness, ataxia, mental retardation
　　and electrolyte abnormalities）
　　syndrome ⋯⋯⋯⋯⋯⋯⋯ 246
SGK3（serum-and glucocorticoid-
　　inducible kinase 3）⋯⋯⋯⋯⋯ 49
SGLT2 阻害薬 ⋯⋯⋯⋯⋯⋯⋯ 302
shagreen patch ⋯⋯⋯⋯⋯⋯⋯ 279
Shiga-like toxin ⋯⋯⋯⋯⋯⋯⋯ 203
Shigella dysenteriae ⋯⋯⋯⋯⋯ 203
SI（selectivity index）⋯⋯⋯⋯⋯ 32
SIADH（syndrome of inappropriate
　　secretion of ADH）⋯⋯⋯ 40, 41
sialin 遺伝子 ⋯⋯⋯⋯⋯⋯⋯ 185
simple renal cyst ⋯⋯⋯⋯⋯⋯ 271
SIODS（Schimke immuno-osseous
　　dysplasia）⋯⋯⋯⋯⋯⋯⋯ 226
Sjögren 症候群 ⋯⋯⋯ 208, 214, 249
SLE（全身性エリトマトーデス）
　　　　　　　　　　　　169, 208
　　──腎炎 ⋯⋯⋯⋯⋯⋯ 152, 207
slit diaphragm ⋯⋯⋯⋯⋯⋯⋯ 13
soluble CD89 Fc- α receptor ⋯⋯ 174
somatic mutation ⋯⋯⋯⋯⋯⋯ 277
Southern blotting ⋯⋯⋯⋯⋯⋯ 102
splice site 変異 ⋯⋯⋯⋯⋯⋯⋯ 100
SRNS（steroid resistant nephrotic
　　syndrome）⋯⋯⋯⋯⋯ 195, 98
stadium orifice ⋯⋯⋯⋯⋯⋯⋯ 263
staghorns ⋯⋯⋯⋯⋯⋯⋯⋯ 319
Starling 圧 ⋯⋯⋯⋯⋯⋯⋯⋯ 24
Starling の法則 ⋯⋯⋯⋯⋯⋯⋯ 24
steroid responsive nephrotic syndrome
　　　　　　　　　　　　　　185
Streptococcus pyogenes ⋯⋯⋯⋯ 168
submucosal ureter ⋯⋯⋯⋯⋯ 260

SubAB（subtilase cytotoxin）⋯⋯ 204
synpharyngitic nephritis ⋯⋯⋯ 168

T
T リンパ球交差適合試験 ⋯⋯⋯ 137
Tamm-Horsfall（TH）蛋白
　　　　　　　　　　17, 20, 247
Tamm-Horsfall（uromodulin）蛋白
　　　　　　　　　　　　　　257
T cell cross match test ⋯⋯⋯⋯ 135
telescoped sediment ⋯⋯⋯⋯⋯ 212
Tenckhoff catheters ⋯⋯⋯⋯⋯ 130
TGF- β（transforming growth factor-
　　β）⋯⋯⋯⋯⋯⋯⋯⋯ 5, 155, 157
Th1/Th2 サブセット ⋯⋯⋯⋯ 155
thiazide-sensitive NaCl cotransporter
　　　　　　　　　　　　　　244
thin basement membrane disease ⋯ 220
TIN（tubulointerstitial nephropathy）
　　　　　　　　　　　　　　248
tip variant ⋯⋯⋯⋯⋯⋯⋯⋯ 188
titrable acid ⋯⋯⋯⋯⋯⋯⋯⋯ 56
TINU 症候群（tubulointerstitial
　　nephritis and uveitis syndrome）
　　　　　　　　　　　　　　249
T_{mG} ⋯⋯⋯⋯⋯⋯⋯⋯⋯⋯ 75
TmP/GFR ⋯⋯⋯⋯⋯⋯⋯⋯ 48
TNF（tumor necrosis factor）⋯⋯ 155
TNF receptor-associated protein1
　　deficiency ⋯⋯⋯⋯⋯⋯⋯ 287
TPD（tidal PD）⋯⋯⋯⋯⋯⋯ 130
transcytosis ⋯⋯⋯⋯⋯⋯⋯⋯ 19
transmembrane potential ⋯⋯⋯ 42
Trousseau 徴候 ⋯⋯⋯⋯⋯⋯⋯ 47
%TRP ⋯⋯⋯⋯⋯⋯⋯⋯⋯⋯ 77
TS（target sequencing）⋯⋯⋯ 101
TSC（tuberous sclerosis complex）
　　　　　　　　　　　　　　278
TTKG（transtubular potassium
　　concentration gradient）⋯⋯⋯ 82
tuberous sclerosis ⋯⋯⋯⋯⋯ 278
tubuloglomerular feedback ⋯⋯⋯ 18
TUL（transurethral ureterolithotripsy）
　　　　　　　　　　　　　　320

U
underfill mechanism ⋯⋯⋯⋯⋯ 25
urate oxidase ⋯⋯⋯⋯⋯⋯⋯ 233
urea ⋯⋯⋯⋯⋯⋯⋯⋯⋯⋯⋯ 17
ureteric bud ⋯⋯⋯⋯⋯⋯⋯⋯ 4
ureteric bud branch ⋯⋯⋯⋯⋯ 4
urofacial syndrome ⋯⋯⋯⋯⋯ 269
uroguanylin ⋯⋯⋯⋯⋯⋯ 19, 25
urolithiasis ⋯⋯⋯⋯⋯⋯⋯⋯ 318
uromodulin ⋯⋯⋯⋯ 17, 247, 257, 280
uromodulin-associated kidney disease
　　　　　　　　　　　　　　248
uromodulin storage disease ⋯⋯ 248
UTO（urinary tract obstruction）⋯⋯ 282

V
V_2 受容体 ⋯⋯⋯⋯⋯⋯⋯⋯ 241
VACTERL association ⋯⋯ 273, 287
variant of unknown significance ⋯ 101
vascular type ⋯⋯⋯⋯⋯⋯⋯ 205
VCG（voiding cystography）⋯⋯ 85
Vero 細胞 ⋯⋯⋯⋯⋯⋯⋯⋯ 203

VMA（vanillylmandelic acid）······ 312
volcanic orifice ······················· 263
von Hippel-Lindau 病 ··············· 279
VT ······································· 203
VT1 ····································· 204
VT2 ····································· 204
VUR（vesicoureteral reflux）······· 259
　　――の予後 ····················· 265
　　――を合併する症候群 ········ 261

W

WAGR 症候群 ························· 185
WASH（world action on salt and
　health）····························· 313
WES（whole exome sequencing）· 101
Western blotting ····················· 102
WGS（whole genome sequencing）
　······································· 101
"white coat" hypertension ········· 307
Wilms 腫瘍 ···························· 185
wire loop 病変 ······················· 208

WNK1 ··································· 244
WNK1 ··································· 244
WNK4 ··································· 244
WNK4 ··································· 244
WT-1（Wilms tumor suppressor
　gene-1）······························· 5

X・Y

xanthogranulomatous pyelonephritis
　······································· 268
Yersinia pseudotuberculosis ········ 251

数字・ギリシア文字索引

3 歳児検尿 ···························· 140
4 components system ················ 233
22q11.2 欠失症候群 ················· 287
22q11.2 deletion syndrome ········· 287
24-hour blood pressure monitoring
　······································· 307

α- ガラクトシダーゼ ············· 225
α- フェトプロテイン ············· 182
α-mannosidase（αM-II）········· 208
α_1- ミクログロブリン ······· 32，33
β_2- グリコプロテイン I ········· 208
β_2- ミクログロブリン ············· 33

β3 adrenergic receptor ········ 20，21

■■ 著者紹介 ■■■■

氏　　名　五十嵐　隆（いがらし　たかし）
現　　職　国立成育医療研究センター 理事長
生 年 月　1953 年 7 月 東京生まれ

職　　歴

1978 年 6 月　東京大学医学部附属病院小児科研修医

1979 年 4 月　静岡県厚生連遠州総合病院小児科医員

1982 年 4 月　東京都立清瀬小児病院腎内科医員（非常勤）

1982 年 9 月　東京大学医学部附属病院小児科助手

1985 年 7 月　Harvard Medical School Children's Hospital（Boston）研究員

1988 年 4 月　東京大学医学部附属病院小児科助手

1991 年 4 月　東京大学医学部附属病院分院小児科講師

2000 年 6 月　東京大学大学院医学系研究科小児医学講座小児科教授

2003 年 4 月〜　東京大学医学部附属病院副院長
　2006 年 3 月

2007 年 4 月〜　東京大学医学部附属病院副院長
　2011 年 3 月

2012 年 3 月〜　東京大学教育研究評議員

2013 年 4 月〜　国立成育医療研究センター 理事長

2014 年 6 月　東京大学名誉教授

学会活動

日本学術会議第 20 期・21 期・22 期第 2 部会員，日本小児科学会元会長・監事，日本子ど
も環境学会会長・理事，日本保育協会理事，日本小児保健協会理事，日本腎臓学会元理
事，日本腎臓財団評議員，日本小児腎臓病学会元理事長，東京大学医師会監事，小児体液
研究会幹事

学術活動

Clinical and Experimental Nephrology Editorial Board，日本医師会学術編集委員，JMA Journal
Deputy Editor

受賞歴（筆頭者としてのみ）

1996 年第 31 回日本小児腎臓病学会奨励賞，1997 年第 100 回日本小児科学会優秀演題賞，
1999 年第 102 回日本小児科学会優秀演題賞，1999 年第 34 回日本小児腎臓病学会奨励賞，
2000 年度東京都医師会医学研究賞，2003 年第 8 回 Novo Nordisk Growth 賞，2003 年第 5
回小児分子内分泌研究会研究助成賞，2010 年日本腎臓財団学術賞

主要論文

Igarashi T, *et al.*：Functional characterization of renal chloride channel, *CLCN5*, mutations associ-
ated with Dent's Japan disease. *Kidney Int* 1998；**54**：1850-1856

Igarashi T, *et al.*：Mutations in *SLC4A4* cause permanent isolated proximal renal tubular acidosis
with ocular abnormalities. *Nat Genet* 1999；**23**：264-266

Igarashi T, *et al.*：Failure of pre-diarrheal antibiotics to prevent hemolytic uremic syndrome in
serologically-proven *Escherichia coli* O157：H7 gastrointestinal infection. *J Pediatr* 1999；
135：768-769

Igarashi T, *et al.*：Unraveling the molecular pathogenesis of isolated proximal renal tubular acido-
sis. *J Am Soc Nephrol* 2002；**13**：2171-2177

- **JCOPY** 〈㈳出版者著作権管理機構 委託出版物〉
  本書の無断複写は著作権法上での例外を除き禁じられています．
  複写される場合は，そのつど事前に，㈳出版者著作権管理機構
  （電話 03-5244-5088，FAX03-5244-5089，e-mail：info@jcopy.or.jp）
  の許諾を得てください．
- 本書を無断で複製（複写・スキャン・デジタルデータ化を含みます）
  する行為は，著作権法上での限られた例外（「私的使用のための複
  製」など）を除き禁じられています．大学・病院・企業などにお
  いて内部的に業務上使用する目的で上記行為を行うことも，私的
  使用には該当せず違法です．また，私的使用のためであっても，
  代行業者等の第三者に依頼して上記行為を行うことは違法です．

小児腎疾患の臨床 改訂第 7 版   ISBN978-4-7878-2440-0

| 2019 年 10 月 25 日 | 改訂第 7 版第 1 刷発行 |

2015年12月15日	改訂第 6 版第 1 刷発行
2012年 3 月30日	改訂第 5 版第 1 刷発行
2010年 9 月20日	改訂第 4 版第 1 刷発行
2008年11月20日	改訂第 3 版第 1 刷発行
2007年11月15日	改訂第 2 版第 1 刷発行
2006年 6 月30日	初版第 1 刷発行

前著 研修医のための小児腎疾患の臨床
| 1996年 4 月20日 | 初版第 1 刷発行 |
| 2005年 1 月 6 日 | 初版第 5 刷発行 |

著　作　者	五十嵐　隆
発　行　者	藤実彰一
発　行　所	株式会社　診断と治療社
	〒100-0014 東京都千代田区永田町 2-14-2 山王グランドビル 4 階
	TEL　03-3580-2750（編集）　03-3580-2770（営業）
	FAX　03-3580-2776
	E-mail：hen@shindan.co.jp（編集）
	eigyobu@shindan.co.jp（営業）
	URL：http://www.shindan.co.jp/
カバーデザイン	株式会社クリエイティブセンター広研
印刷・製本	広研印刷株式会社

©Takashi IGARASHI, 2019. Printed in Japan.　　　　　　［検印省略］
乱丁・落丁の場合はお取り替えいたします．

補充注文カード/書名コード2440

書店名

注文数　　　　冊

分類	小児

摘要	書名	発行
	小児腎疾患の臨床（改訂第7版）	㈱診断と治療社　著　五十嵐　隆

定価
（本体5,800円＋税）

ISBN978-4-7878-2440-0
C3047 ¥5800E

おもな遺伝性腎疾患の

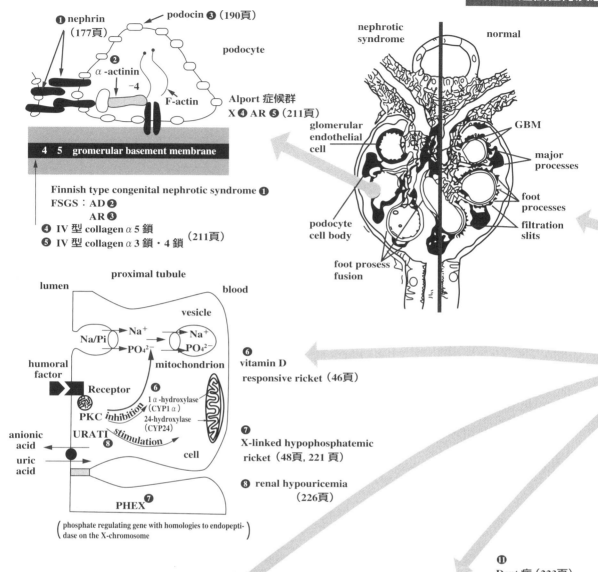
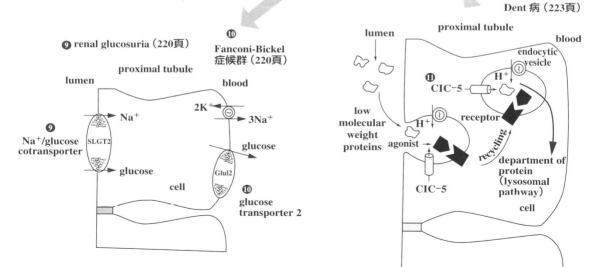